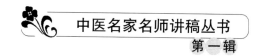

中医名家名师讲稿丛书
第一辑

连建伟金匮要略方论讲稿

连建伟 著

人民卫生出版社

图书在版编目（CIP）数据

连建伟金匮要略方论讲稿/连建伟著.
—北京：人民卫生出版社，2008.1
（中医名家名师讲稿丛书·第一辑）
ISBN 978-7-117-09522-8

Ⅰ. 连…　Ⅱ. 连…　Ⅲ. 金匮要略方论-研究
Ⅳ. R222.39

中国版本图书馆 CIP 数据核字（2007）第 183494 号

门户网：**www. pmph. com**	出版物查询、网上书店
卫人网：**www. ipmph. com**	护士、医师、药师、中医师、卫生资格考试培训

中医名家名师讲稿丛书·第一辑
连建伟金匮要略方论讲稿

著　　者：连建伟
出版发行：人民卫生出版社（中继线 010-59780011）
地　　址：北京市朝阳区潘家园南里 19 号
邮　　编：100021
E - mail：pmph @ pmph. com
购书热线：010-67605754　010-65264830
　　　　　　010-59787586　010-59787592
印　　刷：北京铭成印刷有限公司
经　　销：新华书店
开　　本：705×1000　1/16　印张：28.25　插页：2
字　　数：509 千字
版　　次：2008 年 1 月第 1 版　2023 年 12 月第 1 版第 11 次印刷
标准书号：ISBN 978-7-117-09522-8/R·9523
定　　价：47.00 元

打击盗版举报电话：010-59787491　E-mail：WQ@pmph.com
（凡属印装质量问题请与本社销售中心联系退换）

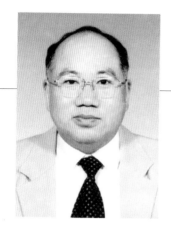

作者简介

  连建伟,男,1951年2月生,汉族,浙江嘉善县人。1966年学医,1970年行医,1978年考入北京中医学院(现北京中医药大学)首届中医研究生,专攻中医方剂学。1980年底毕业,获医学硕士学位,至浙江中医学院(现浙江中医药大学)任教。历任讲师、副教授、方剂学教研室主任、基础部副主任、主任、教授、浙江省政协常委,浙江中医学院副院长。现任浙江中医药大学副校长、教授、主任医师、博士生导师、全国政协委员、中国民主促进会中央委员。发表本学科论文100余篇。出版《历代名方精编》、《金匮要略校注》、《金匮方百家医案评议》、《古今奇效单方评议》、《中医必读》、《三订通俗伤寒论》、《连建伟中医文集》、《连建伟中医传薪录》等著作十余部。编著并出版《方剂学》教材八种。获1992年度国家中医药管理局科技进步二等奖。1996年被授予"浙江省优秀教师"称号,2001年被浙江省人民政府授予"浙江省名中医"称号,2002年被国家人事部、卫生部、国家中医药管理局确定为"全国老中医药专家学术经验继承工作指导老师"。兼任中华中医药学会方剂学分会主任委员、全国高等中医药院校《方剂学》教材副主编、台湾"中国医药大学"荣誉教授、台湾"长庚大学"客座教授。

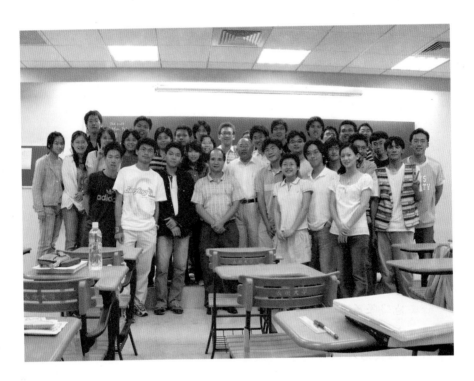

（与长庚大学学生合影）

出版者的话

自20世纪50年代始,我国高等中医药院校相继成立,与之相适应的高等中医教育事业蓬勃发展,中医发展史也掀开了崭新的一页,一批造诣精湛、颇孚众望的中医药学专家满怀振兴中医事业的豪情登上讲坛,承担起传道、授业、解惑的历史重任。他们钻研学术,治学严谨;提携后学,不遗余力,围绕中医药各学科的建设和发展,充分展示自己的专业所长,又能结合学生的认识水平和理解能力,深入研究中医教学规律和教学手段,在数十年的教学生涯中,逐渐形成了自己独特的风格,同时,在不断的教学相长的过程中,他们学养日深,影响日广,声誉日隆,成为中医各学科的学术带头人,中医教育能有今日之盛,他们居功甚伟,而能够得到各位著名专家的教诲,也成为莘莘学子的渴望,他们当年讲课的课堂笔记,也被后学者视为圭臬,受用无穷。

随着中医事业日新月异的发展,中医教育又上升到新台阶。当今的中医院校中,又涌现出一大批优秀教师。他们继承了老一辈中医学家的丰富经验,又具有现代的中医知识,成为当今中医教学的领军人物。他们的讲稿有着时代的气息和鲜明的特点,沉淀了他们多年的学术思想和研究成果。

由于地域等原因的限制,能够亲耳聆听名家、名师授课的学生毕竟是少数。为了惠及更多的中医人,我们策划了"中医名家名师讲稿丛书",分辑陆续出版,旨在使后人学有所宗。

第一辑(共13种):

《任应秋中医各家学说讲稿》　　《任应秋内经研习拓导讲稿》

《刘渡舟伤寒论讲稿》　　　　　《李今庸金匮要略讲稿》

《凌耀星内经讲稿》　　　　　　《印会河中医学基础讲稿》

《程士德中医学基础讲稿》　　　《王绵之方剂学讲稿》

《王洪图内经讲稿》　　　　　　《李德新中医基础理论讲稿》

《刘景源温病学讲稿》　　　　　《郝万山伤寒论讲稿》

《连建伟金匮要略方论讲稿》

丛书突出以下特点:一是权威性。入选名家均是中医各学科的创始人或重要的奠基者,在中医界享有盛誉;同时又具有多年丰富的教学经验,讲稿也是其数十载教学生涯的积淀。入选名师均是全国中医药院校知名的优秀教师，具有丰富的教学经验，是本学科的学术带头人，有较高知名度。二是完整性。课程自始至终，均由专家们一人讲授。三是思想性。讲稿围绕教材又高于教材，专家的学术理论一以贯之，在一定程度上可视为充分反映其独特思想的专著。四是实践性。各位专家都有丰富的临床经验，理论与实践的完美结合能给读者以学以致用的动力。五是可读性。讲稿是讲课实录的再提高，最大限度地体现了专家们的授课思路和语言风格，使读者有一种亲切感。同时对于课程的重点和难点阐述深透，对读者加深理解颇有裨益。

在组稿过程中，我们得到了来自各方面的大力支持，许多专家虽年事已高，但均能躬身参与，稿凡数易；相关高校领导也极为重视，提供了必要的条件。在此，对老专家们的亲临指导、对整理者所付出的艰辛努力以及各校领导的大力支持，深表钦佩，并致以诚挚的谢意。

人民卫生出版社

2007 年 12 月

邓序

  我与连建伟教授相识于 25 年前。记得 1982 年 10 月 18～21 日，在医圣张仲景的故里河南省南阳市召开了由中日两国医学家参加的首届仲景学说研讨会。当时我作为全国仲景学说研究会的发起人之一，在会上宣读了《伤寒论叙例辨》一文，而连君作为国内中医界优秀中青年学者，也被推荐为全国仲景学说研究会委员，并任大会秘书组副组长。连君在会上宣读了《成无己〈注解伤寒论〉浅析》一文，并与我一起在医圣祠合影留念。自此，我与连君结下了忘年之交。

  连建伟教授作为北京中医学院（现北京中医药大学）首届毕业的研究生，1980 年底到浙江中医学院（现浙江中医药大学）任教，迄今已二十八年。二十八年来，他不断地读书、教学与临症，编著出版了《历代名方精编》、《连建伟中医文集》、《中医必读》、《三订通俗伤寒论》等十多种中医著作，并主编或副主编八种高等中医药院校《方剂学》教材闻世。鉴于他在中医方剂学领域作出的成就，2006 年 11 月在广州中医药大学召开的中华中医药学会方剂学分会换届大会上，当选为主任委员，成为我国中医方剂学界的领军人物。我出席了大会开幕式，感到由衷的高兴。

  《金匮要略方论》系后汉张仲景所著。迄今已一千八百余年，被尊称为"医方之祖"。连君于 1968 年炎夏首次攻读《金匮要略方论》，由于该书古奥难懂，初学确实困难重重。但连君胸怀大志，日复一日，挥汗苦读，终于把《金匮要略方论》通读了下来。执教于浙江中医学院后，在老院长何任教授的指点下，执笔撰写了《金匮方百家医案评议》及《金匮要略校注》的后三篇，在国内中医界产生了巨大的影响。2005 年 7 月至 9 月，连君应台湾"长庚大学"之邀，作为客座教授赴台讲授《金匮要略方论》，授课 72 学时，其讲解融会各家，深入浅出，具有理论创新与临床见解，深受台湾学生之好评。为使学生真正掌握中医基本功，理解中医之精髓，连君在讲授中穿插文、史、哲知识与医德教育，引导学生爱我中华、爱我中医，真正做到了传道授业解惑。台湾讲学回来后的二年中，连君孜孜不倦，致力于《金匮要略方论讲稿》的整理，终于推出了心血浇灌的力作。

古人云:"天下事有难易乎? 为之,则难者亦易矣;不为,则易者亦难矣。人之为学有难易乎? 学之,则难者亦易矣;不学,则易者亦难矣。"连君四十年如一日,严谨笃学,志存高远,是一位有先进思想,走正确道路的中医学者,故乐为之序。

2007 年 9 月 19 日

时年九十一岁

前言

我与台湾中医院校之交往始于 2000 年。是年 8 月 31 日由浙江大学梁树德教授任团长的浙江省教育参访团一行 14 人赴台参访。9 月 6 日到达台中，我去了台湾"中国医药学院"，由该院秘书兼大陆事务主任王玉山先生接待。王先生为浙江杭州人，老乡见老乡，倍感亲切。2001 年 12 月 14 日由我任团长的浙江中医学院学术交流团一行 8 人与台湾"中国医药学院"谢明村校长、朱士宗董事等数十人在台中隆重举行了两校学术交流协议书签订暨授聘荣誉教授仪式，我赠该院台湾版《历代名方精编》一部，以作留念。2005 年 7 月 31 日应台湾"长庚大学"之邀请，我作为该校客座教授赴台北桃园，为该校医学院中医系八年制学生讲授中医经典著作《金匮要略方论》，历时一月余，授课 72 学时。这是我与台湾学生水乳交融、教学相长的一段令人难忘的经历。

为了履行好教书育人的重任，我在"长庚大学"认真备好每一堂课，参阅古今中外文献，附以己见，深入浅出，力求讲好《金匮要略方论》，不负台湾学子的一片赤子之心，让中华医学植根于台湾，造福于民众。当时由"长庚大学"的同学们将我的全部讲课内容进行了录像、录音。离台之后，我一直在考虑如何把这段善缘真实、完整地保存下来，成为海峡两岸中医文化交流史上的见证。为此，我请我的博士研究生李凯平、毛军民、徐小玉、吴小明，硕士研究生胡洁、吴梓新、连暐暐，中医专业七年制学生沈淑华及方剂学教研室徐晓东副教授等 9 人分别将上述录像、录音资料进行文字记录。我对他们的要求是"原汁原味地记录，不作任何文字更动"。感谢 9 位学生的共同努力，在 2005 年年底前拿出了初稿。我又历时一年半，针对全部初稿进行文字核对与修润，力图保证全书医理、文理的信、达、雅。

我在长庚大学课堂讲授的内容是从"金匮要略方论序"到"妇人杂病脉证并治第二十二"。仲景原书最后尚有"杂疗方第二十三"、"禽兽鱼虫禁忌并治第二十四"、"果实菜谷禁忌并治第二十五"等三篇，因限于课时数，未能作详细讲授。但我将自己对这三篇的校注及有关研究论文均交给了台湾学生，供他们课后自学。《金匮要略方论》版本用明代赵开美校刻本为底本。

为反映讲学全貌，本人还将台湾长庚大学的讲学邀请函、课时表、本人所出的《金匮要略》期中考试卷、期末考试卷、参考答案及优秀学生答卷各一份，一并附于书末，供学者研究之用。

本人离台返杭之前，全班34位学子对我情真意切的赠言，使我万分感动。台湾学生尊师重教之情，溢于言表。我在台湾的日记，其中包括讲课情况、医疗情况、交流情况、游览情况、见闻情况，均作了翔实的记录，亦附于书末。

承蒙我国著名中医学家、广州中医药大学终身教授、91岁高龄的邓铁涛先生为本书作序，谨致深深的敬意！

谨以此书献给海峡两岸的中医同道。愿和风吹遍中华，愿杏林结满硕果，愿中医铺轨世界，愿众生平安健康。

连建伟

于浙江中医药大学

2007年9月29日

2

4

5

6

7

8

9

10

11

金匮要略方论序

　　各位同学,很高兴有缘分到"长庚大学"来讲授《金匮要略》。这是我第三次到台湾了,第一次是在 2000 年,当时是随同浙江省教育参访团过来,一共 10 天时间,看了高雄、台中、台南、台北的一些大学、职业技术学院、中学、小学包括幼稚园,感觉台湾的教育还是相当不错的。2001 年 12 月,我到了台中,因为当时台湾"中国医药学院"的校长谢明村教授聘请我担任中国医药学院的荣誉教授,我当时带了 8 个人的代表团,他们也搞了一个很隆重的欢迎仪式。这次是第三次,本来应该 2003 年就过来,但因为 SARS(非典型性肺炎)的原因未能成行,一直到今年才过来。应该说,我对台湾还是很有感情的。因为我在这里有很多的病人,很多的朋友。

　　今天开始给大家讲《金匮要略》。《金匮要略》是中医的经典著作,因此这门课是中医的一门主干课。《金匮要略》是张仲景的著作,我们已经学过《伤寒论》,《伤寒》和《金匮》是姊妹篇。我们在学好《中药学》、《方剂学》、《伤寒论》的基础上学习《金匮要略》,应该说已经打好了坚实的基础。我相信同学们一定能够把《金匮》学好!

　　《金匮要略》这门课比较深奥。我问了几个同学,我说:你们《医古文》上得怎样?回答说,《医古文》上了两个学期,一共 72 个学时。我们这门课应该说和《医古文》很有关系。《医古文》基础好就能够听得比较明白,《医古文》基础差就比较难懂。我会尽量地深入浅出,力求把这门课上好。我希望同学们能够和我配合,教学相长,把这门课教好、学好。

　　其实古代这本书的书名是《金匮要略方论》。所谓"金匮","匮"通"柜",是指金子做的柜子,要藏在金子做的柜子里头,说明这是相当珍贵的医学文献,要好好地保存,不可轻易示人;所谓"要略","要"是精要之意,"略"是简略之意。说明它是藏于金匮之中很精要、很简略的一部医书。"方论",说明其中既有医方,又有医论。所以说它是"方书之祖",比它再早的是《黄帝内经》,主要讲医理,只是很简略地记载了几个小方,所谓"内经十三方"。真正全面的方书当属《金匮》。本书最早就是张仲景的《伤寒杂病论》,后来由于战乱,《伤寒杂病论》原书已经遗失。晋代的太医令王叔和整理编撰了仲景《伤寒论》,但其中没有杂病的内容。到了北宋神宗时期,翰林学士王洙在国家图书馆看到了仲景的书,由宋朝政府派专人进行了整理,才形成了《金匮要略方论》。但它已经不是《伤寒杂病论》的原貌,而是其中精要的、简略的部分。因为伤寒部分已经由王叔和整理了,所以当时就没有把它编进去。所以我在讲《金匮要略》以前要给同学们讲一下金匮要略方论序,只有把这篇金匮要略方论序学通了,才能真正明白经过了一段怎样的历史沿革才有了《金匮要略方论》一书。

下面我们一起来学习这篇序:

张仲景为《伤寒杂病论》合十六卷,今世但传《伤寒论》十卷,杂病未见其书,或于诸家方中载其一二矣。翰林学士王洙在馆阁日,于蠹简中得仲景《金匮玉函要略方》三卷:上则辨伤寒,中则论杂病,下则载其方,并疗妇人,乃录而传之士流,才数家耳。尝以对方证对者,施之于人,其效若神。然而或有证而无方,或有方而无证,救疾治病其有未备。国家诏儒臣校正医书,臣奇先校定《伤寒论》,次校定《金匮玉函经》,今又校成此书,仍以逐方次于证候之下,使仓卒之际,便于检用也。又采散在诸家之方,附于逐篇之末,以广其法。以其伤寒文多节略,故断自杂病以下,终于饮食禁忌,凡二十五篇,除重复合二百六十二方,勒成上、中、下三卷,依旧名曰:《金匮方论》。臣奇尝读《魏志·华佗传》云:出书一卷曰"此书可以活人"。每观华佗凡所疗病,多尚奇怪,不合圣人之经。臣奇谓活人者,必仲景之书也。大哉! 炎农圣法,属我盛旦,恭惟主上丕承大统,抚育元元,颁行方书,拯济疾苦,使和气盈溢,而万物莫不尽和矣。

太子右赞善大夫臣高保衡、尚书都官员外郎臣孙奇、尚书司封郎中充秘阁校理臣林亿等传上。

"张仲景为《伤寒杂病论》合十六卷,今世但传《伤寒论》十卷,杂病未见其书,或于诸家方中载其一二矣。"

张仲景写的《伤寒杂病论》全书共十六卷,当时留传下来的只有《伤寒论》十卷,其中没有杂病的部分,或者在其他医家的方中记载了其中一二。也就是在《千金》、《外台》、《肘后方》等方书中记载了一些仲景关于杂病的方剂。

"翰林学士王洙在馆阁日,于蠹简中得仲景《金匮玉函要略方》三卷:上则辨伤寒,中则论杂病,下则载其方,并疗妇人,乃录而传之士流,才数家耳。"

北宋神宗年间,翰林学士王洙在国家所藏的书库里,在被虫蛀过的书简当中得到了《金匮玉函要略方》三卷,《金匮玉函要略方》是张仲景《伤寒杂病论》的又一个传本。其中上卷讲了伤寒,中卷讲了内科杂病,下卷记载了方剂以及治疗妇科病的有关内容。于是王洙把书抄录下来,传给了士大夫之流,才几家而已。

"尝以对方证对者,施之于人,其效若神。"

这些人得到了仲景的方剂以后,遇到方证相对的病人,就把方剂给病人用,疗效相当神奇。

"然而或有证而无方,或有方而无证,救疾治病其有未备。"

但是,毕竟是在蠹简中得到的方书,有些有证而方已遗失,有些有方而证已不全,因此用于治病还是没有完备。

"国家诏儒臣校正医书,臣奇先校定《伤寒论》,次校定《金匮玉函经》,今又校成此书,仍以逐方次于证候之下,使仓卒之际,便于检用也。"

当时北宋朝廷很重视医学,看到了一些医书已近失传,于是下令有学问的儒臣校正医书,成立了一个校正医书局,编辑整理了好多医书。儒臣孙奇先校订了《伤寒论》,又校订了《金匮玉函经》,而后又校成这本《金匮要略方论》。将每个方放于证候之下,使得在仓卒之际,便于检索应用。

"又采散在诸家之方,附于逐篇之末,以广其法。"

又采集散在于《千金》、《外台》、《肘后方》等方书中仲景的方剂,附在每一篇的末尾,以推广仲景的治疗方法。

"以其伤寒文多节略,故断自杂病以下,终于饮食禁忌,凡二十五篇,除重复合二百六十二方,勒成上、中、下三卷,依旧名曰:《金匮方论》。"

西晋王叔和已经编撰了《伤寒论》,王洙发现的《金匮玉函要略方》,其上卷辨伤寒部分文句多有节略,所以就从杂病以下到饮食禁忌共二十五篇,除去方名有重复的共有二百六十二个方剂,将其编成上、中、下三卷,依旧命名为:《金匮方论》。

"臣奇尝读《魏志·华佗传》云:出书一卷曰'此书可以活人'。"

孙奇曾经读《魏志·华佗传》写道:(华佗)拿出一卷书说"这本书可以活人"。华佗最后被曹操所杀,在临刑前,他把一卷书交给狱卒说:"这本书可以活人,你拿回去好好学。"狱卒把书拿回家,他的妻子对他说:"你不能学,华佗有那么好的本事还是被曹操杀了,你学了,说不定也会是这样的下场。"于是,就把书烧掉了,这本书就这样失传了。

"每观华佗凡所疗病,多尚奇怪,不合圣人之经。臣奇谓活人者,必仲景之书也。"

我看华佗治病的方法大多比较奇怪,不符合圣人留传下来的常法。我认为所谓的活人书,一定就是张仲景的这部书。

"大哉!炎农圣法,数我盛旦,恭惟主上丕承大统,抚育元元,颁行方书,拯济疾苦,使和气盈溢,而万物莫不尽和矣。"

真伟大啊!炎帝、神农这些神圣的方法,到了我们这个时代得以昌盛,敬祝皇上治理好国家,抚育好百姓,颁行方书,救民疾苦,使得天下充溢着祥和之

3

气，万物都非常的和谐。

　　"太子右赞善大夫臣高保衡、尚书都官员外郎臣孙奇、尚书司封郎中充秘阁校理臣林亿等传上。"

　　本书是由以上这些儒臣整理并作序，呈给皇上，由皇帝认定颁行的。

　　这篇序很有意思，说明了《金匮要略方论》这本书是怎么整理出来的。昨天我和你们中医系的几位先生说，我会尽量深入浅出把《金匮》讲好，不一定说得很多。《内经》曰："知其要者，一言而终；不知其要，流散无穷"。有的书编得很厚，是否就是好？反而不好！我们要把重要的部分教给同学们，要使同学们掌握什么才是正宗的中医。要学好中医先要学好中华的文化，才能把中医真正的传承下来。中医是很了不起的！

　　东汉张仲景写成《伤寒杂病论》，大约是在公元 206 年。800 年之后，大约在公元 1066 年，高保衡、孙奇、林亿等编辑整理了《金匮要略方论》。又过 940 年后的今天，我很高兴能有幸到台湾来讲《金匮要略方论》。我认为这是一段善缘，什么善缘？中华文化的善缘！也是一段因缘，因缘成熟了，咱们就来讲了；因缘不成熟就不太好讲。

　　《金匮要略方论》原书共二十五篇。第一篇叫脏腑经络先后病篇，属全书总论的性质。它对于如何辨证提出了自己的见解，具有纲领性的意义。《伤寒论》是六经辨证，病邪先在太阳，"太阳之为病，脉浮，头项强痛而恶寒"。然后有"阳明之为病，胃家实是也"。"少阳之为病，口苦咽干目眩也"。然后传到三阴，"太阴之为病，腹满而吐，食不下，自利益甚，时腹自痛"。"少阴之为病，脉微细，但欲寐也"。最后是厥阴，"厥阴之为病，消渴，气上撞心，心中疼热，饥而不欲食，食则吐蛔，下之利不止"。而《金匮》是脏腑经络辨证，《中医诊断学》中有六经辨证、脏腑辨证、三焦辨证、卫气营血辨证、八纲辨证等，我们要把这些辨证思路融会贯通，把中医辨证的手段学好。我们只有像电脑一样先把这些内容都储存在自己的头脑里，遇到病人的时候才能拿出来用。

　　从第二篇到第十七篇属于内科病的范围，即所谓的杂病；第十八篇讲的是外科病；第十九篇是把不便于归类的几种疾病合为一篇；第二十篇到第二十二篇讲的是妇科病，称为"妇人三篇"；最后三篇是杂疗方和饮食宜忌，这三篇也很有意义，但一直没有被重视。1990 年时出过一本《金匮要略校注》，当时由我对这最后三篇作了校注。比如说，如何抢救溺死、自缢死的人，张仲景当时就提出了世界上最早的人工呼吸法、体外心脏按压法，在 1800 年前就有如此的发明是相当了不起的。书中对于一些药物炮制法、剂型、煎服法也有详细的记载，有些我可能就不一一细讲了，因为和《伤寒论》中一样。书中对于疾病的分篇，有以一种病作为一篇的，如疟病篇、黄疸病篇；有数病合为一篇的，主

4

要是因为病机相同、证候近似,如肺痿肺痈咳嗽上气病篇,三个病的病位都在肺,所以合为一篇。

本书主要以整体观念作为指导思想,以脏腑经络学说作为基本论点,采用了病与证相结合的辨证方法。仲景首先提出了病因分为三因;提出了要治未病;提出了病会传变。仲景讲脉也有独到之处,用脉象来解释病机、指导治疗、判断预后,讲解条文的时候我再一一地和大家分析。对于杂病的治疗法则,仲景的观点主要表现在以下方面:有病早治,防止疾病的传变;治病求本,重视人体的正气;特别注重"因势利导",即按病邪所在部位的不同,就近引导,使之排出体外,达到避免损伤正气的目的。比如,"其在皮者,汗而发之"、"中满者,泻之于内",病在皮肤,就用发汗的方法使病邪从皮毛而出;病邪在内、二便不利的就用泻法使病邪排出体外,这些都是"因势利导"的方法。

仲景的方剂很有特点,立方严谨,用药精当,加减变化灵活,一病可用数方,一方可治数病,体现了"同病异治"、"异病同治"的精神。比如治疗痰饮,有脾阳不运的,用苓桂术甘汤治疗;有肾阳不足的,用肾气丸治疗,这就是"同病异治"。还有"异病同治",比如肾气丸可以治疗痰饮、脚气、虚劳腰痛、妇人转胞和男子消渴,因为它们的病机相同,都是由肾阳不足引起的疾病。

书中所记载的方剂体现了"八法",即汗、吐、下、温、清、消、补、和。比如麻黄汤、桂枝汤体现了汗法;瓜蒂散体现了吐法;大、小承气汤体现了下法;乌头汤、四逆汤体现了温法;白头翁汤、泻心汤体现了清法;鳖甲煎丸、枳术丸体现了消法;小建中汤、当归生姜羊肉汤体现了补法;小柴胡汤体现了和法。到了清代,才有程钟龄高度概括前人的经验,提出了"医门八法",其实这在仲景时代早就有了。仲景还提出了表里双解法,当然现在把表里双解法包含在和法之中。什么叫和? 有两方面的问题才需要和,单方面就不需要和。既有里证,又有表证;既有正虚,又有邪实;既有寒,又有热,这个时候才需要调和。北京的故宫里有中和殿、太和殿、保和殿,刚才我们学的金匮要略方论序中也讲到要天下充溢着祥和之气。和,是我们中华民族的优秀文化,也是我们中医治病的一大特色。生病不就是因为阴阳不和、气血不和、脏腑不和吗? 我们学好了"和",也就学会了中医的精华。

原书在用药上,既注重配伍,又注重单味药的功能,即"药有个性之特长,方有合群之妙用"。每味药都有各自的专长,比如人参大补元气,鹿茸温肾阳、补精血,大黄清热泻下,但是药有利亦有弊,如果湿热很重,腹中胀满,舌苔黄腻,吃了人参不就麻烦了吗? 肝阳上亢,头痛头晕的病人吃了鹿茸不也麻烦了吗? 如果将药组合成方,配伍得当,有利之处得到最大限度的发挥,不利之处也能够得到制约。比如小柴胡汤中柴胡升发阳气,但升发太过则肝阳上亢,所以要配清热之黄芩,一升一降。同样,四逆散中柴胡配芍药,前者升散,后者酸敛;柴胡配枳实,肝气要升,胃气要降,也是一升一降。这就是"方有合群之妙用,有利而无弊"。

记得有一次我给一个女病人看病,我给她开了逍遥散方,结果她跑来找我算账,为什么?她说吃了药以后头痛,痛极了!我说我这个药吃了不会头痛,肯定有问题。原来是药房里正好缺芍药,就没有把芍药配给她。逍遥散里柴胡配当归、芍药,没有芍药的制约,柴胡升发太过,就头痛了。所以逍遥散里柴胡一定要配芍药,而且柴胡的剂量要小,芍药的剂量相对要大,如果柴胡用一钱到一钱半,芍药就要用三钱到四钱,只有这样的用药比例才能使柴胡升散之性得到制约。

正因为"药有个性之特长,有利亦有弊;方有合群之妙用,有利而无弊"。所以在仲景的方里不仅重视发挥单味药的功能,更注意药物经过配伍组合后的协同作用。同时,仲景对于药物的加减变化以及药物的炮制、煎服法都有详细的论述。具体来说,他重视单味药的主治功能:用苦参燥湿杀虫,治疗阴部蚀烂;用常山、蜀漆祛痰截疟,治疗疟疾;用茵陈、大黄利胆退黄,治疗黄疸;用黄连泻火解毒,治疗浸淫疮。他注重药物经过配伍后的协同作用,比如桂枝,由于配伍不同,在不同方剂中发挥的作用也不同:桂枝配芍药能够调和营卫;配饴糖能够温补中脏、散寒止痛;配茯苓、白术能够温化水饮;重用桂枝能够下气降逆。又如附子,配合干姜可以回阳救逆;配合白术可以温散寒湿;配合薏苡仁可以缓急止痛;配合乌头可以峻逐阴邪;配合大黄可以温阳通便。再如麻黄,配合白术能够并行表里之湿;配合杏仁、薏苡仁能够祛风除湿解表;配合石膏能够发越水气,治疗风水浮肿;配合厚朴能够散饮降逆;配合射干能够宣肺化痰,治疗咳而上气,喉中痰鸣如水鸡声;配合乌头能够散寒祛湿、温经止痛,治疗寒湿历节,不可屈伸。所以我们要重点学习仲景方的配伍。

学习配伍,简言之,就是要学习药对。所谓药对,就是两味药的有效配伍。比如桂枝汤中桂枝配芍药调和营卫;桂枝配甘草辛甘发散为阳,辛温解表;芍药配甘草酸甘化合为阴,化生津液,使得虽有桂枝辛温发汗却不致伤阴耗液;生姜配大枣调和营卫;生姜辛温发汗,配合桂枝能够更好地发挥解表的作用;大枣补气补津液,配合芍药能够使得阴液更好地恢复。大家看,小小的一个桂枝汤竟然包含了六个药对。

我们学方剂学什么?就是要学习药物之间的配伍。好的医生和差的医生,治好病的医生和治死人的医生,用的都是药房抽屉里抽来抽去的药。药房里不是有很多抽屉吗?这个抽屉里抓一把桂枝,那个抽屉里抓一把芍药。为什么有的人能治好病?就因为他配伍配得好。当然得有个前提,要辨证辨得

6

好。所以同学们一定要掌握好药物之间的配伍规律，而不能只满足于背几个汤头歌诀。光背几个汤头就像小和尚念经有口无心，真正要到病人身上发挥作用，要自己组个方就不行了，因为病是活的，方是死的。

当然，真正的理解方剂并不容易，离不开好老师的带教。到了实习的时候，最好有真正高明的中医能带你们，比如看到外感风寒表虚证，发热、恶风、汗出、脉浮缓、舌苔薄白，用桂枝汤；或者既有发热、恶寒、无汗，又有咳喘、痰色清稀，用小青龙汤；或者有发热、气喘、鼻煽、苔黄、脉数，用麻杏石甘汤。老师带你们看过一些典型的病例以后，自己就能够真正的理解，就能入门了。通过自己的努力，通过老师的指引，应该说，入门还是容易的。

但是入门必须要正，"入门正则始终正，入门不正则始终不正"，这句话很有道理。如果一开始就有好的学习环境，有好的老师带，自己又能好好地学，入门正就始终正；自己不好好学，又跟不上好的老师，反而被一些乱七八糟的人教坏了，就永远不可能成为一个好的医生。

仲景还很注重药物在方剂中的加减变化。仲景方中的加减法非常灵活，"有是证则用是药"，即有这个证就用这个药。比如小柴胡汤，《伤寒论》和《金匮要略》都有这个方剂。"若胸中烦而不呕者，去半夏、人参，加栝蒌实一枚"，胸中烦是痰热结于胸，故加栝蒌实清热化痰，去人参以免留邪，不呕故不用半夏；"若渴者，去半夏，加人参合前成四两半、栝蒌根四两"，口渴为津液不足，故去温燥之半夏，加重人参加强益气生津之功，再加生津止渴之栝蒌根；"若腹中痛者，去黄芩，加芍药三两"，腹中痛性质属寒，故去苦寒之黄芩，加缓急止痛之芍药。桂枝汤也是一样，如兼有气喘的，用桂枝加厚朴杏子汤。桂枝汤的加减法很多，我就不一一列举了。清末四川名医唐容川曾说："仲景用药之法，全凭乎证，添一证则添一药，易一证亦易一药"。仲景都是根据证来用药的，多一个证就增加一味药，变换了一个证就变换了一味药。

原书对药物分量的加减也是很有考究的。所谓"方剂不传之秘在量上"。如果只知道方剂的组成，而不知其分量，疗效就差，甚至不一定有效。比如小建中汤只比桂枝汤多了一味饴糖，但两方的主治证完全不同。桂枝汤中桂枝三两、芍药三两、甘草二两、生姜三两、大枣十二枚；小建中汤中芍药剂量加大一倍，又加了饴糖，为什么呢？因为小建中汤以"腹中痛"作为主症，所以要重用芍药六两缓急止痛，饴糖甘温建中而缓急。这样，就从调和营卫，治疗外感风寒表虚证的桂枝汤变成了治疗虚劳腹痛的小建中汤。再如通脉四逆汤和四逆汤：四逆汤是治疗少阴病的，"少阴之为病，脉微细，但欲寐也"，心、肾皆属少阴，心肾阳气虚则脉微细，心肾阳虚、精神衰微则但欲寐，老年人如果出现了这种情况，很容易死亡。如果症状进一步加重，由"脉微细"变成了"脉微欲绝"，脉微弱得好像已经感觉不到了，这时就要用通脉四逆汤。两方都由附子、干姜、甘草组成。四逆汤中干姜一两半、附子一枚，而通脉四逆汤倍用"干姜三两"，且注"强人可四两"，并加重了附子的剂量，"附子大者一枚"，以大剂挽救将绝之阳气。

　　仲景还很注重药物的炮制和煎服法。如附子的用法，回阳救逆则生用，并且要配合干姜，按照古人注解"干姜能解附子毒"，当然，甘草也能解附子毒；止痛则多炮用。因为生附子的剂量不好掌握，有效量过一点就是中毒量，现在一般都用炮附子，附子经过炮制毒性较弱。只有真正有临床经验的高手，才有把握用生附子。再如乌头，乌头是附子的母根，止痛作用比附子更强，毒性也更大。仲景就将其与白蜜同用，白蜜能缓和乌头的毒性，而且"甘能缓之"，可以延长乌头的药效，使得乌头能够缓慢而持久地发挥作用。以上这些都是需要我们去继承的。

　　陈修园曾说："《金匮要略》，仲景治杂病之书也，与《伤寒论》相表里，然学者必先读《伤寒论》，再读此书，方能理会……"说明《伤寒论》与《金匮要略》关系密切，将两书结合研究，更能收到事半功倍的效果。我们已经学过《伤寒论》，现在学《金匮要略》就相对容易些。《金匮要略》主要为中国医学奠定了治疗杂病的基础。但这本书毕竟是1800年前的医著，不可能达到完美无缺的境界，由于年代久远，在传抄过程中出现一些错误在所难免。我对最后的杂疗方、禽兽鱼虫禁忌并治、果实菜谷禁忌并治这三篇做过校注，通过校注，我对原文改了二十多个字，当然是有根据、有理由的。对于有些难以读通、难以说明白的地方，我尽量讲明白，实在讲不明白的地方，我们存疑，希望你们当中出几个医学家，青出于蓝，今后能够真正把它弄明白。

　　我到现在还没有把《金匮要略》读明白，确实深奥。我从小学《金匮》，当时有个老中医对我说："你能读通《金匮》的十分之二，就能立业成家。"他所说的"十分之二"，并不是指字面上能够读通十分之二，而是指能够真正掌握、应用；这个立业成家就是指为医学家。当然对我说这句话的老先生已经去世了，但我们要把这些中医经典好好继承下来，发扬光大。我们中国人不发扬，外国人可要学去了。日本的汉方医学，实际上就是《伤寒论》、《金匮要略》的方剂，日本人把其中一百多个方做成各种剂型出售，这些方都是好方。

　　什么是科学？不能被替代的就是科学！比如唐诗三百首就是科学，李白的诗多好，现在的人写得出来吗？"君不见，黄河之水天上来，奔流到海不复还；君不见，高堂明镜悲白发，朝如青丝暮成雪。"气势多么磅礴雄伟！颜真卿的字、柳公权的字，现在有几个人写得出来？所以说，不能被替代的就是科学。再比如，我们过去是点煤油灯的，点蜡烛的，现在有了电灯，谁愿意用蜡烛啊。

为什么我们现在还要学《伤寒》、《金匮》？就是因为《伤寒》、《金匮》的辨证方法和方剂能够有效地指导临床。包括后世的很多方剂真的很有效。

2000年，我到了台湾的顺天堂药厂，我问他们："你们哪几个药销路最好？"他们说："一个丹栀逍遥散，一个补中益气汤。"我说："你说对了！"因为现在的社会竞争太激烈，肝郁的人特别多，一点点大的孩子就要竞争，考试考不好，郁闷！所以逍遥散特别受欢迎。还有补中益气汤做成丸剂也好卖，补中益气汤是李东垣的方剂，那个时代是战乱不断，老百姓都四处逃难，饿一顿、饱一顿，现在是不是？还是！虽然现在生活条件好了，但是要竞争啊。比如一个大老板，要做生意，要谈判，谈得剑拔弩张，连中饭也来不及吃了，谈成了，晚上请客，就拼命去吃，所以叫"饮食劳倦则伤脾"。现在一般不存在吃不饱饭的情况，怎么会有那么多脾胃气虚的人，关键还是由于饮食失节。所以补中益气汤也很受欢迎。

昨天晚上我还看了一个小孩，我下飞机他们就在桃园机场等了，我在朴园住下，他们跟到朴园。这个小女孩4岁，去年得了一场支气管炎，今年得了一场肺炎，刚出院，面色萎黄，骨瘦如柴，诊诊她的脉，右关虚大，属脾胃气虚。我问家长，这个孩子是不是吃了饭以后老是觉得难受？她妈妈说，你说得一点不错，她吃了饭老是觉得肚子痛，不舒服。土能生金，土虚就不能生金，所以脾胃气虚，肺气也就虚了。肺能够"通调水道，下输膀胱"，《内经》曰："饮入于胃，游溢精气，上输于脾，脾气散精，上归于肺，通调水道，下输膀胱，水精四布，五经并行。"脾肺气虚不能"通调水道，下输膀胱"，水湿、痰湿都停留体内。我就给她健脾，培土生金，开了个处方：太子参二钱、生黄芪二钱、炒白术一钱、生甘草一钱、炒陈皮一钱、当归一钱、升麻五分、葛根五分、麦冬二钱、五味子五分、苡仁三钱、冬瓜子二钱、茯苓二钱、黄芩一钱。这个方就是补中益气汤加减，补中益气汤原方是人参、黄芪、白术、甘草、陈皮、当归、升麻、柴胡，但我没用柴胡，换成了葛根，葛根升阳明胃气。我们复习一下《方剂学》，李东垣有一个清暑益气汤，清暑益气汤中没有用柴胡，用了葛根，夏天要用葛根升胃中清阳之气。李东垣说：夏天用补中益气汤要加麦冬、五味子。因为夏天暑热耗气伤津，麦冬、五味子合太子参益气生津，等于配合了生脉饮。考虑到她舌苔黄腻，内有痰热，所以加苡仁、冬瓜子，这是取了苇茎汤中的两味药。苇茎汤中有芦根、桃仁、苡仁、冬瓜子。这两味药能够化痰湿，清痰热。不要光看到正虚的一面，还有邪实的一面。再加一味茯苓健脾渗湿化痰，茯苓配人参、白术、甘草、陈皮就是五味异功散，五味异功散专门治疗小儿脾虚。她面色萎黄，方中有黄芪、当归，不是当归补血汤也在里面了吗？又考虑到这些补药都偏温，所以再加清热之黄芩。李东垣曰："火与元气不两立"，所以他往往以补中益气汤配伍黄芩、黄连,甚至黄柏。有的人要问,这里为什么要用太子参,不用党参呢?因为太子参性偏凉,是偏于补气养阴生津的,而党参偏温,这个孩子舌质红而干,又时值夏天,所以用太子参更为对证。原方是炙甘草,而我用了生甘草,因为生甘草性偏凉。所以我们学方要融会贯通,要针对具体病证灵活加减,所谓因时因地因人制宜。死方治活病,是大忌!

在继承的同时,对于难以理解的问题我们不必强加解释,可以存疑,也可以参考历代医家的注释。《伤寒论》注家有三百多,《金匮》注家也很多。还可以看一些历代医家用金匮方治病的医案。最终的目的是在临床实践中发挥作用,所谓学以致用。

10

脏腑经络先后病脉证第一

下面我们讲第一篇脏腑经络先后病脉证。这一篇属全书的总论性质，主要提出了脏腑经络的辨证方法以及对疾病的先后传变作了原则性的提示，具有纲领性的意义。

刚才有同学很关心以后考试的内容，我想首先在脏腑经络先后病脉证篇里面我会告诉大家哪些是比较重要的，因为它是全书的总论。然后，以下的各篇同学们主要掌握其中有方有证的条文，这些条文还是要背的。

比如酸枣仁汤，大家在方剂里已经学过，它是治什么病的总要知道吧？"虚劳虚烦不得眠，酸枣仁汤主之。"实际上仲景的条文很简单，仲景的书"出证候而不言病理，出方剂而不言药性"。现在的人喜欢绕圈子，仲景才不跟你们啰里啰唆一大堆呢。那么这条条文什么意思呢？就是虚劳病由于心肝血虚造成了心烦，又由于心烦造成了失眠，用酸枣仁汤来治疗。再有，酸枣仁汤是由哪几味药物组成的？酸枣仁、知母、茯苓、甘草、川芎。各味药的作用你也要知道吧？酸枣仁味酸入肝，能够补肝血；心烦，所以用知母清热除烦；因为"不得眠"，所以用茯苓安神；又考虑到肝气与肝血的关系，肝血不足则肝气必定不能舒畅、条达，所以用川芎条畅肝气；甘草作用有二：其一，甘草能够调和诸药，其二，甘草配茯苓能够补益脾胃，脾胃健旺则气血生化有源，肝血自会充足，这叫"培土荣木"。

问曰：上工治未病，何也？师曰：夫治未病者，见肝之病，知肝传脾，当先实脾，四季脾旺不受邪，即勿补之；中工不晓相传，见肝之病，不解实脾，惟治肝也。

夫肝之病，补用酸，助用焦苦，益用甘味之药调之。酸入肝，焦苦入心，甘入脾。脾能伤肾，肾气微弱，则水不行；水不行，则心火气盛；心火气盛，则伤肺，肺被伤，则金气不行；金气不行，则肝气盛。故实脾，则肝自愈。此治肝补脾之要妙也。肝虚则用此法，实则不在用之。

经曰："虚虚实实，补不足，损有余"，是其义也。余脏准此。（一）

我们讲第一条条文。我这个课上起来跟医古文有点相近，就要把这古文给大家解释通，当然我们的学习目的是要真正的掌握仲景的辨证论治思想，所以，它跟医古文是有区别的。这第一条，它首先提出了"上工治未病"。"问曰：上工治未病，何也？"它是以一个学生跟一个老师一问一答的形式来讲的。

"上工",也就是高明的医生,上等的医生,"治未病",就是在还没有出现病的时候,就给他治,实际上也就是预防为主。最好是大家不要生病,所以"上工治未病"。

我们浙江杭州有一个美丽的传说,就是讲许仙和白娘子在断桥相遇,后来他们成家了,许仙开了一个药店。现在要保留这个古迹,把这个古店恢复起来。我去看了,它有一副对联挂在门上,上联是"只望世间人无病",下联是"何愁架上药生尘"。但愿世上的人都不生病,药架上面这些药,没人买,都积了好多灰尘了,自己也无所谓。我觉得这副对联很好,把它记下来了。医生有这样的心态,药店的老板有这个心态,那了不起啊。他宁可大家不要得病,自己穷一点没关系。

古人就提到"上工治未病",就好像这个 SARS 一样,非典型性肺炎,你首先要预防,等到得了病,不就麻烦了吗?所以张仲景在 1800 年前就提出这个观点,是非常了不起的。"上工治未病,何也?"是什么道理呢?老师告诉他:"夫治未病者,见肝之病,知肝传脾,当先实脾",这个"夫"是一个语气助词。"治未病者",就是见到肝病,知道肝病要传脾,先要补脾胃,"实脾",也就是使得脾的功能有所好转,要补脾胃。"四季脾旺不受邪,即勿补之","四季脾旺",就是一年四季脾胃功能旺盛,就不会受邪,就不必要补脾。"中工不晓相传,见肝之病,不解实脾,惟治肝也","中工",就是一般的医生,你要解释为中等医生也可以,我觉得还是一般的医生更好一些,一般的医生,他对医学没有很深入地研究,他不知道病会相传,见到肝病,不知道去给他治脾,就仅仅给他治肝。

健脾,有它临床上的重要性。临床上有好多肝病患者,到后期脸色黄黄的,血很虚,饭吃得不多,脉无力。到这时候如果再给他清热、解毒、杀病毒,你越杀病毒,他这个病越不会好。这时必须要给他补脾胃,养肝血,所以有好多很难治的慢性肝病,我给他们用八珍汤、归芍异功散,甚至用十全大补汤、人参养荣汤这一类方剂,反而病情好转了。

所以"上工治未病","见肝之病,知肝传脾",首先要"实脾"。脏腑之间的病变,它有先后的传变,病有先后,有传变,所以病是最复杂的。现代科学很发达,但美国人的平均寿命也就七十多岁,它平均寿命还没超过八十,美国前总统后来得了老年痴呆症,也没办法治。世界上什么最复杂?两个东西最复杂:一个是天地,大宇宙;一个是人体,是小宇宙。你不要看这个人就一百多斤,但好多病至今弄不明白,治不好,因为病复杂,病有传变。所以张仲景告诉我们,第一是要"治未病",其次,要知道病有传变。

"夫肝之病,补用酸,助用焦苦,益用甘味之药调之。"这就是讲肝虚的治法。肝虚的病，要"补用酸"，就要用酸敛的药物来补肝，因为"酸入肝"，如酸枣仁，就是针对肝血虚，"补用酸"。"助用焦苦"，即药味有点焦香，有点苦，比如说当归，当归就是焦苦，是辛甘苦温的，这是"焦苦"。"益用甘味之药"，如人参、大枣、甘草均是。"酸入肝，焦苦入心，甘入脾。"如枣仁、五味子，味酸是入肝的，补肝血。焦苦是入心的，能够补心血，也能补肝血。甘能入脾，能够补脾，培土以荣木。

"脾能伤肾，肾气微弱，则水不行；水不行，则心火气盛；心火气盛，则伤肺；肺被伤，则金气不行；金气不行，则肝气盛。故实脾，则肝自愈。此治肝补脾之要妙也。"这一段话很难理解，要用中医的五行生克理论来理解它。我把我的体会跟大家讲一下：所谓"脾能伤肾"呢，就是土能制水。脾是土，肾是水。这个"伤"字，应该作"制约"来解释，土能制水。土能制水，肾水就不至于过盛，这里指的"肾气微弱，则水不行"，也就是说肾中的邪水被克制了，肾水就不至于过盛。肾水不至于过盛，就不会去克火。不会克火，心火就旺盛，心火旺盛，是指正常的心火，所谓"少火"。"少火"是"生气"的。正常的心火盛了之后，就能够制约这个肺金，这个"伤"，作"制约"来解释，火能够制约金，金气就不至于过盛。本来，金气如果过盛，肝木就要得病，现在金气不至于过盛，肝气就自旺了，亦即自然正常了。所以，补脾胃以后，肝病就自愈了。治肝病，要补脾的奥妙，就在这里。仲景是用五行生克制化之理来告诉大家的。

肝虚证才能用这个办法，实证是不能用这个办法的。实证，比如说肝火很旺，肝经有湿热，就是要泻肝，用龙胆泻肝汤之类，就不能用补，所以叫"肝虚则用此法，实则不在用之。"虚证跟实证的治法不一样。这一段告诉大家：第一，要"治未病"；第二，要知道脏腑之间的病，会互相传变的，并且有先后传变的次序的；第三，虚证跟实证的治法是不一样的，所以说"肝虚则用此法，实则不在用之"。

"经曰：'虚虚实实，补不足，损有余'，是其义也。余脏准此。"，这个"经"，指的是扁鹊（即秦越人）的《难经》，共有八十一难。《难经》第八十一难曾经讲到"虚虚实实，补不足，损有余"。"虚虚实实"就是虚其虚，实其实。即本来已经虚了，再给他泻，叫"虚虚"。"实实"，就是本来已经是一个实证，你还给他补。这就叫"虚虚实实"。必须要"补不足，损有余"才对。亦即"虚虚实实"是错误的，虚证，应该补，实证，要给他泻才对。而现在，虚证使它更虚，实证使它更实。唉！古人早就指出了这个道理，现在人还弄不明白。因为张仲景撰用《素问》、《九卷》、《八十一难》等，"为《伤寒杂病论》合十六卷"。所以他提到"经曰"。"余脏准此"，亦即以上无非是用一个肝病能够传脾，肝虚要用补脾的方法来治为例，其他的脏腑也可以参考这样一种方法。也就是说，

13

其他脏腑也有传变,也要灵活的来用药,这是仲景告诉大家的一种辨证方法。

这一段很重要,说明治病的方法必须灵活运用,不是一成不变的。一般的医生,"见肝之病",不知道它会传脾,光是治肝,这就缺乏了整体观的治疗方法,就不能得到很好的效果。最后,仲景引用了经文,对虚实的治法作出了结论:不能虚证用泻法,实证用补法,这样,就使得虚者更虚,实者更实,必须要"虚则补之"、"实则泻之"、补其不足、损其有余。其他脏腑的病,也可以参照肝虚的治法来类推。所以说"余脏准此"。

夫人禀五常,因风气而生长,风气虽能生万物,亦能害万物,如水能浮舟,亦能覆舟。若五脏元真通畅,人即安和。客气邪风,中人多死。千般疢难,不越三条:一者,经络受邪,入脏腑,为内所因也;二者,四肢九窍,血脉相传,壅塞不通,为外皮肤所中也;三者,房室、金刃、虫兽所伤。以此详之,病由都尽。

若人能养慎,不令邪风干忤经络;适中经络,未流传脏腑,即医治之。四肢才觉重滞,即导引、吐纳、针灸、膏摩,勿令九窍闭塞;更能无犯王法、禽兽灾伤,房室勿令竭乏,服食节其冷、热、苦、酸、辛、甘,不遗形体有衰,病则无由入其腠理。腠者,是三焦通会元真之处,为血气所注;理者,是皮肤脏腑之纹理也。

(二)

"夫人禀五常,因风气而生长,风气虽能生万物,亦能害万物"。"夫"是语气助词。"人禀五常",人是禀受着五行,也就是五脏,实际上五行也通五脏,心、肝、脾、肺、肾。"因风气而生长","风气",是指少阳生发之气,少阳的生发之气,是一种大自然的温和之气。人在大自然中生活,离不开大自然这种正气的滋养。所以正常的情况下,风气是能够生万物的。但是"亦能害万物",如果风气太厉害了,就比如说台风来了,不是害万物了嘛。正常的风气是需要的,但是不正常的风气,那就叫"邪风"了,那就是害万物的了。

"如水能浮舟,亦能覆舟",仲景也很风趣,举了个比喻,好比水能够载舟,但是这个水也能够把船给翻了,大风来了,船都翻了,渔民都淹死了。"若五脏元真通畅,人即安和。客气邪风,中人多死。"如果说这个五常,也就是五行,也就是五脏,五脏的真元之气通畅,这个人就身体不会得病,人就安了,就和了。这就是体现了《黄帝内经》里的思想:"正气存内,邪不可干"。那么现在不是正常的气,称为"客气"、"邪风",这个"邪风",它跟"风气"不同,"中人多死",如果这个人体质差,感受了这种风邪,预后就不好,甚至会死亡。

"千般疢难,不越三条",各种各样的疾病,"疢难"就是疾病,不会超过三个方面的情况。"一者,经络受邪,入脏腑,为内所因也",第一种是邪风,影响到经络,"经络受邪",由于体质差以后呢,它就能够"入脏腑",那就是"为内所因也",就影响到体内了。我举个例子,比如说,太阳病,亦即足太阳膀胱经感受了风邪，如果这个人体质差，太阳之里就是少阴，他就会变心肾阳虚啊，一下子就心肾阳虚了，这就是"经络受邪，入脏腑，为内所因也"。"二者，四肢九窍，血脉相传，壅塞不通，为外皮肤所中也"，受邪比较浅一点，影响到皮肤，当然它可以使得"四肢九窍"的"血脉相传，壅塞不通"。第一条伤了内，第二条伤了外。第三条是"房室、金刃、虫兽所伤。"还有一种是不伤于内，也不伤于外，而是不内外因。不内外因是什么呢？是房室过度，耗伤了精血；或者是金刃所伤，被人家用刀砍了，用箭射了；"虫兽所伤"，被动物所伤害了。这个是不内外因。

"以此详之，病由都尽。"这个"病由"就是"病因"，这个"由"就是缘由，就是病因。这个病是怎么来的呢？一般来说，有三个方面的来源。虽然是邪风所中，有的是伤了内脏，有的是伤了皮肤血脉，也有是不内外因，即房室、金刃、虫兽对人造成的伤害。所以张仲景就提出了这"三因说"，这个"三因说"，跟宋代陈无择提的"三因"，当然还有所不同，仲景有他的见解。

仲景说："若人能养慎，不令邪风干忤经络；适中经络，未流传脏腑，即医治之。"如果这个人能够注意保养，不使得这种风邪来影响、侵犯经络，如果刚侵犯到经络，还没有到脏腑，就要去医治。"四肢纔觉重滞，即导引、吐纳、针灸、膏摩，勿令九窍闭塞"，就是刚觉得四肢沉重，你就要考虑到可能就是受了风邪了。一般我们感冒发热以前，觉得四肢会很沉重，你就要导引。"导引"，就是自己给自己按摩。如果叫别人给你摩啊、捏啊，那就叫按摩。

我是每天早上坚持自己给自己导引，已经坚持将近40年了，我16岁的时候，得到一本书，叫《床上八段锦》，是山东一位80多岁的谷岱峰老先生写的。他说他年轻的时候，还是清朝的末年，考上了举人，但读书太用功，身体就搞垮了。后来就有人教他床上八段锦，就是起床时或临睡前，在床上从头到脚自我按摩一遍。他说从此之后，直到80多岁，都没得过什么病，身体一直很好。我当时在念初中，买了这本书之后，很感兴趣，我就自己学、自己按摩。我每天早上6点左右起床，自己从手、头、胸腹，直到脚心，按摩一遍，大概15～20分钟，然后再起来刷牙、洗脸、吃饭。我觉得很好啊。不舒服的时候，也要坚持"导引"，自己给自己按摩。

"吐纳"是古人的一种调整呼吸的养生却病的办法，又叫"调息"。实际上，古书里都有讲的，我们现代人没有继承下来。就是一呼一息，对身体有好处。有的老太太，你看她既没有文化，也没有钱，生活得也很清苦，但身体却很好。有个老太太，她活了一百多岁，人家问她："你生活很苦，为什么身体却那么好？"她说："我念六个字，就是南无阿弥陀佛"。你不要看轻这个"南无阿弥陀佛"，实际上就是"吐纳"。"南无阿弥"，就是把气吸进去，"陀佛"，就是将

15

气吐出来。"南无阿弥陀佛","南无阿弥陀佛","南无阿弥陀佛",长期这么念,心里就很安定,身体自然就很好了,有道理啊。我这里不是说宣扬宗教,它有道理,可以念其他的字,为什么非得要念这几个字,有它的道理啊,两千五百多年念下来了嘛。

"针灸、膏摩","膏摩"就是贴膏药,不要使得"九窍闭塞"。这个"九窍",就是指一身的孔窍。"九"是比喻多,我数了数人身上的孔窍,大的孔窍就是九个:两个眼睛、两个耳朵、两个鼻孔,还有嘴巴,还有前后阴。不要使得"九窍闭塞",这样就使邪有出路。很有道理啊,比方说他感冒了,或者受了风、湿、热,如果毛孔通畅、能够汗出,能够大小便通畅,他就不会得大病;如果毛孔不通,大小便不通,这个病就要厉害起来。

"更能无犯王法",就是不要触犯国家的法律,这是很有道理的。你干了坏事、犯了法,当然古代是要用刑法的,刑法肯定会伤害身体。即使不用刑,但是你失去了自由,要干苦力、要挨饿,身心受到影响,不要得病吗?肯定要得病,所以要"更能无犯王法"。"禽兽灾伤",不要被禽兽所损伤。"房室勿令竭乏,服食节其冷、热、苦、酸、辛、甘",就是房室要有所节制,不要过分地消耗人体的精血。饮食上,不要吃得过冷、过热,也不要过分吃苦的,酸的,辛的,甘的。所以《内经》就讲到"谨和五味",即五味要调和。有的人特别喜欢吃咸,容易得高血压、水肿;特别喜欢吃甜的话,则容易得糖尿病;特别爱吃辣,到后来血压也要升高,眼睛也要不好,肝火要旺。所以饮食上要"谨和五味",不能太冷、太热、太苦、太酸、太辛、太甘。

"不遣形体有衰,病则无由入其腠理。"有的版本作"不遗形体有衰",明代赵开美本作"不遣形体有衰",即赵开美本作"遣"字,不是"遗"字。"遗"字,是明朝的《医统正脉》本。这因为历代《金匮》的版本不同,《医统正脉》本,是吴勉学的。由于不同的版本刻得不一样,《医统正脉》本作"遗",赵开美本作"遣"。这个"遣",就是"调兵遣将"的"遣",作"使得"解。不使形体衰弱,病就不可能进入人的腠理。那么什么叫"腠理"呢?"腠者,是三焦通会元真之处","三焦"是有名无实的,实际上就是指一身上下。"腠"是一身上下真气流通的地方,为血气所贯注之处。"理者",实际上就是皮肤跟脏腑之间的纹理。这是古人对"腠理"的解释。实际上,这个"腠理"也是有名而无实的,仲景云:"腠者,是三焦通会元真之处,为血气所注;理者,是皮肤脏腑之纹理也"。按照我的见解,"腠理"的功能,实际上由卫气所主。所以《黄帝内经》里讲到"卫气者,所以温分肉,肥腠理,司开阖者也",就指人体卫气旺盛,就能捍卫人体,抵御外邪,不会被邪风侵害。

这段条文,是很重要的,它就是从人与自然的这种整体观来出发,论述疾病发生的原因。首先,指出了自然界正常的气候——风气,能生万物。但是,不正常的气候,也就是"客气邪风",它能够害万物。同时又指出,疾病是可以预防的,只要"五脏元真通畅,人即安和"。疾病的种类虽然多,不外乎是三条:一条是经络受邪,由于体质差而传入了脏腑,"为内所因也";二是皮肤受邪,仅在血脉,使得四肢九窍壅塞不通,其病在外;三是"房室、金刃、虫兽所伤",这是不内外因。论述了脏腑与经络之间,先后患病的传变规律,也阐明了无病要先防,有病要早治的"治未病"的原则。仲景他很客观,既强调人体的正气,又不忽视这种"客气邪风"对人体的影响,所以仲景是"医中之圣"。他在1800年前能够这么提出来,那时西医在哪里啊?西医到现在无非三百来年,传入中国也就一百来年,所以仲景是很了不起的,这也就是现在要学他的意义所在,我们就是要学他的这种思路,学他的这种辨证的思维。当然有些条文我们要背,但更重要的是学他的这种思维的方式,按照这里的话就叫"理念",要学他的这种辨证的理念。

问曰:病人有气色见于面部,愿闻其说。师曰:鼻头色青,腹中痛,苦冷者死;一云腹中冷,苦痛者死。鼻头色微黑者,有水气;色黄者,胸上有寒;色白者,亡血也,设微赤非时者死;其目正圆者痉,不治。又色青为痛,色黑为劳,色赤为风,色黄者便难,色鲜明者有留饮。(三)

"问曰:病人有气色见于面部,愿闻其说。"这一条就是讲望诊,是望诊在临床上的应用。学生问老师:"病人在面部有气色,这种气色说明会出现某种疾病,我想听老师讲解一下。"老师讲了:"鼻头色青,腹中痛,苦冷者死"。"鼻头色青",青为肝之色,鼻属于脾,也就是肝病影响到脾。"腹中痛",说明脾胃阳气受到了伤害,而且,腹中是相当的冷,冷痛之极,这样的病人,由于阳气极度的衰弱,可能会"死",这个"死",当然不是绝对的。边上有个小注:"一云腹中冷,苦痛者死。"即另有一个版本,说是:"腹中冷,苦痛者死",就是把"痛"、"冷"两个字反了一下。我的见解是:应该二者结合起来参考,也就是腹中"冷痛",而且"冷痛"得非常厉害。这一段就说明肝病传脾而脾阳大伤,患者往往"鼻头色青",腹中冷痛。"鼻头色微黑者,有水气",黑为肾之色,肾又主水,所以说是有水气。往往是肾阳虚,不能化气利水,所以"鼻头色微黑者,有水气"。下面是"色黄者,胸上有寒",这个"色黄",不是指鼻头"色黄",而是指面色黄,因为本条第一句是"问曰:病人有气色见于面部"。有的病人是鼻头出现了青色或微黑色,还有些病人是面色黄。"胸上有寒",说明脾肺之气虚寒。黄者,脾之色,脾土能生肺金,由于脾土不足,肺气也就虚寒了,所以说"胸上有寒"。"色白者,亡血也",这个"亡",作"失"字解,说明是出血病人,亡失了血液,极度的贫血,往往就是面色白。"设微赤非时者死","设",就是假设、假如。脸色红应该是在夏天,因为赤属心,是夏天的主令,夏天天气比较热,是心火主气,这个时候,往往脸色红。而亡血的人,即严重的大出血的病人,脸色还挺红,还不是在夏天,说明是血虚之极,虚阳上浮,所以它是个死证。我刚才说了,不能死于句下,这个"死"字,说明病很难治。"其目正圆者痉",这个"痉"字,按照《说文解字》解释,是"疆急也"。《说文》是东汉许慎写的一部解释古文字的书。"痉"是一种"疆急"的病。"疆",通"强",就是项背强急。我们看古医书,包括现代的《中医诊断学》讲到:项背强急,角弓反张,这是一种动风的现象。特别是一些高热病人,肝风内动,抽搐,眼睛睁得圆圆的,说明风邪很严重,而精气已经大伤了,这个病也是不治之症。两个眼睛睁得大大的,圆圆的,但不能转动,又有筋脉的强急,这是难治的病。"又色青为痛,色黑为劳,色赤为风,色黄者便难,色鲜明者有留饮。"这句也是望面色,面色青者,为痛,色青属木,就说明木克土产生了腹痛。"色黑为劳",黑属肾,说明肾虚,肾虚精伤为虚劳病。"色赤为风",赤属火,说明风火相煽,风借火势,火助风威。"色黄者便难","黄"是脾土之色,说明是脾胃湿热。"便难",一般书上解释是大便难,而《医宗金鉴》则解释为小便难,我赞成《医宗金鉴》的说法。因为湿邪在体内,往往可以导致小便不利,所以我们讲到温病,湿邪为病的时候,"治湿不利小便,非其治也。"治湿要利小便,使得湿邪从小便排出去。所以,"色黄者便难",我是同意《医宗金鉴》的见解,是指小便难。"色鲜明者有留饮","色鲜明",就是面色看上去亮光光的,说明是有水肿,所以仲景讲这个人有"留饮",就是体内有水饮,所以会出现面色亮光光,实际上是水肿的表现。这一段讲从面部的望诊,可以知道脏腑的盛衰,气血的有余不足。所以这一条,以鼻为代表,并结合望面色进行望色。医生在望色时候,要注意分布,要结合面部,进行全面的观察,这就叫做"望而知之"。所以我们中医辨证,"望"是放在第一位的。"望而知之谓之神",这是《内经》里的话,就是通过望面色来知道病情。

师曰:病人语声寂然喜惊呼者,骨节间病;语声喑喑然不彻者,心膈间病;语声啾啾然细而长者,头中病。 一作痛。**(四)**

老师告诉学生:"病人很安静,不说话,但是他突然惊叫起来,说明他关节疼痛。"这一句就指出闻诊在临床上的意义。这个病人平时比较安静,也不太说话,但是会突然惊呼、惊叫,说明病在关节,稍微一个转动,关节就疼痛得厉害,所以就要惊叫起来,故病人"语声寂然喜惊呼者"是"骨节间病"。"语声喑喑然","喑喑然",说明说话声音很低微,发不出声音来。"不彻者",就是不响亮,说话的声音相当的低微,一点都不响亮,是"心膈间病"。我的理解是这样的:古人说:"言为心声",心气虚,发不出声音来,所以叫"心膈间病"。"语声

18

啾啾然细而长者,头中病",又一个版本,"病"作"痛"字。"啾啾然"、"啾啾",指说话声音很细小,但是细小而长,说明病人头痛很厉害,如果大声说话,头痛会更厉害,所以他不敢发出大的声音。这条说明了闻诊在临床上的应用。"闻而知之谓之圣"。

师曰:息摇肩者,心中坚;息引胸中上气者,咳;息张口短气者,肺痿唾沫。(五)

"息",作"呼吸"解释。"息摇肩",就是呼吸比较困难,两个肩膀往上抬,这是气喘病。所谓"心中坚",就是指有痰热壅塞于胸中,使得肺气不宣,呼吸困难,胸很闷,它是一种实证,所以叫"心中坚"。"息摇肩者,心中坚",是仲景经过观察得来的。"息引胸中上气者,咳",这个"息",也是"呼吸",呼吸的时候,气往上逆,肺气上逆,造成咳嗽。我们可以结合《方剂学》,用止嗽散治疗。即患者呼吸的时候,胸中有气上来,影响到咽喉部位,觉得痒,要咳嗽,可以用止嗽散,治一般肺气上逆的咳嗽。"息张口短气者,肺痿唾沫",是指呼吸困难,呼吸的时候把嘴巴张开来,气挺短的,这是一种虚证,这个病叫"肺痿"。"痿"跟"萎"是相通的,"肺痿"是《金匮》的一个病名,由于肺气耗伤,肺中的津液也耗伤,而产生了"肺痿"。现代医学也有肺萎缩,有的人 X 线片可见有肺萎缩。仲景仔细地观察到有这样的病,取名叫"肺痿",很有见地啊!"肺痿唾沫"是指肺痿的病人,老是吐口水,而不是吐出真正的痰,这种口水叫"唾沫"。唾沫越是吐,就越是耗伤肺中的津液。肺失去了肺津的濡养,人就越来越虚,所以他在呼吸的时候,要"张口短气",亦即气很短,把嘴巴张开来呼吸。这一段是讲通过望形态,来诊断疾病的方法。

师曰:吸而微数,其病在中焦,实也,当下之即愈;虚者不治。在上焦者,其吸促,在下焦者,其吸远,此皆难治。呼吸动摇振振者,不治。(六)

"师曰:吸而微数,其病在中焦,实也,当下之即愈"。上一条这个"息",指的是呼吸,这里这个"吸",是专指吸入之气,吸气比较短促、比较快,说明"病在中焦",由于邪气壅塞了中焦,影响肺气下降,这个病因在中焦,是一个实证。"当下之即愈",即可以攻下,攻下了之后,这个病就会好了。"虚者不治",是实证,可以攻下,如果是虚证,就很难治疗了。再连下文,我的看法就是"虚者不治"后面应该是用逗号,接下文。"在上焦者,其吸促,在下焦者,其吸远",肺在上焦,上焦肺虚,吸气很短促;还有一些气喘是下焦肾虚所造成的,所谓"其吸远",就是吸气很长。"此皆难治",这些病都是难治的病。下面老师又讲到:"呼吸动摇振振者,不治",如果在呼吸时,患者身体抖动得厉害,这个病就没法治了,说明这个人虚得厉害。

我们可以再结合《伤寒论》,《伤寒论》专门讲到,治疗少阴阳虚有水气的真武汤。真武汤证是"身瞤动,振振欲擗地","身瞤动",就是身体抖动。"振振欲擗地",也说明这个人抖动得厉害,将要摔倒在地上。说明他是阳虚,有水气。如果是肺虚、肾虚,呼吸很困难,甚至于呼吸的时候这个人身体都在摇摆、抖动,这个病就是不治之症。

这一条论述了据呼吸来辨别病位的上下,并且判断预后的吉凶。呼吸比较短促,有实证,也有虚证。实证,往往是病在中焦,"下之即愈",因为病在中焦,它可以影响到上焦,使肺气不降,可以通过攻下来治疗。而虚证就很难治。虚者,往往就是肺虚和肾虚,因为"肺主气","肺为气之主","肾为气之根",肾虚不能纳气,所以病人要吸一口长气,所以叫"其吸远"。如果他呼吸的时候,连身体都在摇摆,都在抖动的,说明这人已经虚弱到相当严重的程度了,是一种危险的病症。

师曰:寸口脉动者,因其旺时而动,假令肝旺色青,四时各随其色。肝色青而反色白,非其时色脉,皆当病。(七)

"寸口",在这里是指两只手上寸、关、尺部的脉。诊脉,就是按这个"寸口",寸口也就是一寸长左右的口子。为什么叫寸、关、尺呢?"掌后高骨,名曰关上",我们诊脉,首先要自己摸到掌后高骨,就是手掌后面这个骨头,有点高突起来,叫掌后高骨,它就称为"关"。"关前为寸,关后为尺"。为什么叫"寸"呢?因为掌后高骨到鱼际这块肉啊,就是一寸长。那么"关后为尺"呢,是指从掌后高骨到肘关节弯曲处的曲池穴是一尺长。古代一尺,比现在的一尺要短一些,古代的寸,也比现在的寸要短一些,所以叫寸、关、尺。"寸口"的"脉动","因其旺时而动",就是根据四时的季节,四时的时令,脉搏也随之跳动。"假令肝旺色青",比如说春天,应该是肝木主气,应该肝旺,其脉应该弦,其色应该青,这里简略了,没有说肝脉弦。"假令肝旺色青",我们要作比较完整地解释,就是说:假如在春季肝木之气旺盛的时候,脉应该是弦的,色应该是青的。"四时各随其色",也就是说:春天,脉是弦的,色青;夏天,脉是洪的,应该色赤;秋天,脉是浮的,应该色白;冬天,脉是沉的,应该色黑。这是在正常情况下,所以叫"四时各随其色"。"肝色青而反白,非其时色脉,皆当病",春天,应该是脉弦,色青,而现在反而是色白,脉浮,不是这个时令,而见到了这样的脉和色,都应当得病。从这个脉上、色上,医生就可以判断它会不会得病。这一条,就是讲脉色要相互结合的诊病方法,因为四时的季节改变,脉象和色泽也随之变动。这一条有所节略,这条应该是讲脉的,但是后面光是讲"其色"怎么样,都是举例,实际上应该包括色和脉两个方面。这条色脉并举,说明我们临床就应该色脉相参,望、闻、问、切结合起来用。

现在说实在的,真正研究脉的很少,真正的中医脉学好的不多,所以我很遗憾。现在的所谓科学化，学生诊脉，用什么脉象仪，实际上不能替代真人身上的脉诊。这两年，我去过好多大学，我到广州中医药大学、广西中医学院、天津中医学院，去评估他们的本科教学水平，去看他们的实验室。他们的诊脉，都是在仪器上诊察脉搏的跳动。那天我跟上海中医药大学的老校长严世芸在一起，叫我摸摸脉象仪。我说："如果真的是出现这个脉，这个人就要死了。"为什么呢？因为《内经》里有一篇《脉要精微论》，它就讲这个脉学，是至精至微的，并不是很好学的，你必须要在虚静的情况下诊脉。"持脉有道，虚静为保"，就是医生心里头不能有任何的杂念，心要很清静，而且自己的呼吸很调匀，在这样的情况下，你才可以诊病人的脉，你才可以仔细地分辨他这个脉象是怎么样的。如果你自己的心里头有好多杂念，自己的心不定，自己的呼吸也不是很调匀，你给人家号脉，要号得出病来是不可能的。所以叫"持脉有道，虚静为保"。首先，你自己的心里头，不能有什么乱七八糟的杂念，要很清静。比如说，你一边给人家诊脉，一边在跟其他人说话，那你肯定这个脉诊不好。脉跟四季气候有关系，春弦、夏洪、秋浮、冬沉。比如说，春天脉弦，夏天脉比较洪大，但是，弦也好，洪也好，其中都应有一种雍容和缓之气。脉弦并不是弦得很厉害，脉洪也并不是洪大得很厉害，它都有一种和缓之象，弦中带缓，洪中带缓，这才是正常人的脉象，必须要多多体会。

我们的同学，比如住在一个宿舍里头的，互相可以诊诊脉。比如现在夏天，应该脉比较洪大。如果夏天，摸不到洪大脉，脉很细，很沉，肯定是脾肾功能有问题，阳气不足。因为夏天比较热，人跟大自然相应，脉也应比较洪大。还有，看舌苔，同学之间也应该互相看看。同样地都是正常人，都在上课，可能他是黄腻苔，他是白腻苔，他是舌质红绛，他是舌边有齿痕，都是不一样的。正常人不等于没有任何毛病，这个可能有湿热，那个脾虚则比较重一些，只要你经常看看，然后今后在病人身上再看看，慢慢地，就会积累到经验。而所谓的脉象仪，不过是塑料做的手，它没有人的脉象上那种和缓之气，洪脉光是洪，怦怦怦地跳，弦脉光是弦，怦怦怦地跳，如果真的出现了这样的脉，我说这个人肯定快要死了，就是脉中无胃气。"有胃气则生，无胃气则死"。

现代科学虽然发达，但还有好多东西弄不清楚，它还不到这个程度。我们中医，真正是在人身上摸索出来的，通过几千年在人身上的摸索，得出的一些医疗经验的总结，并上升为理论。这一段就是告诉大家，脉要跟四时、要跟色，都要合参，如果是非其时而有其脉、其色，是属于不正常的情况。

问曰：有未至而至，有至而不至，有至而不去，有至而太过，何谓也？师曰：冬至之后，甲子夜半少阳起，少阳之时，阳始生，天得温和。以未得甲子，天因温和，此为未至而至也；以得甲子，而天未温和，为至而不至也；以得甲子，而天

大寒不解,此为至而不去也;以得甲子,而天温如盛夏五六月时,此为至而太过也。(八)

这条条文很有意思,特别对于预防温病、预测温病是很有意义的。"问曰:有未至而至,有至而不至,有至而不去,有至而太过,何谓也?"学生问老师:"有未至而至",前面这个"至",是指时令;后面那个"至",是指那个时令的气候。时令还没有到,但是这个时令的气候已经到了。"有至而不至",有时令到了,但气候还没到。"有至而不去",有时令到了,但早先的气候还没有过去。"有至而太过",有时令到了,但气候已经太过了。老师告诉学生:"冬至之后,甲子夜半少阳起,少阳之时,阳始生,天得温和。"

中国人是很注重节气的,"冬至"是一个很大的节气,一般的老百姓要在"冬至"前后吃一些补药,为什么呢? 因"冬至"为"至阴之时,一阳生"。这是过去的一位老先生告诉我的,我开始也不理解为什么老百姓都差不多在"冬至"时吃补药。后来有个老中医,现在估计早已去世了,他告诉我说:"至阴之时,一阳生"。"冬至"那一天,晚上是最长的,白天是最短的,叫"至阴之时"。但是在"至阴之时"的时候,又蕴育着阳气,阳气慢慢的要生发起来了。所以老百姓往往在这个时候吃一些人参、鹿茸、冬虫夏草来补他的阳气。一方面祛散阴寒,一方面使阳气更好地生发。老师说:"冬至之后,甲子夜半少阳起",就是冬至之后,过了一个"甲子",也就是过了六十天。这个"甲子",是古代用天干和地支配合起来计算年、月、日的方法。天干有十个,就是:甲、乙、丙、丁、戊、己、庚、辛、壬、癸。地支有十二个:子、丑、寅、卯、辰、巳、午、未、申、酉、戌、亥。互相配合,始于甲子,终于癸亥,一共是六十个。比如说国民革命,就是在辛亥年。又比如说一个人过了六十岁,那就是过了花甲之年了,就是过了一个甲子。"冬至之后"过了六十天,也就是过了一个甲子,那天的后半夜以后,就是"少阳起"了。"少阳"是小阳,少者,小也,说明阳气刚刚生发。"少阳之时,阳始生,天得温和",少阳的时候,阳气开始生发了,天气也就要温和了。冬至以后,过了六十天,就是雨水了,就已经到了春天了,天气慢慢地暖和起来了。"以未得甲子,天因温和,此为未至而至也",什么叫"未至而至"呢? 就是冬至以后还没过六十天,没有到雨水这个时节,天就很热了,天就温和了。就是说,时令还没有到,但是气候已经到了。"以得甲子,而天未温和,为至而不至也",已经冬至之后又过了六十天了,但是天还很冷,还没有暖和,这叫"至而不至也"。就是时令到了,但是这个气候还没有到。"以得甲子,而天大寒不解,此为至而不去也",已经冬至以后过了六十天,但是天还是那么的冷,跟冬天一样,就说明时令虽然已经到了,但是寒冷的气候还不肯去。"以得甲子,而天温如盛夏五六月时,此为至而太过也",冬至以后过了六十天,天气跟五六月的盛夏那么温暖。这个"五六月"指的是农历五六月,即现在的七八月份那么热,这叫"至而太过也",也就是这个气候来得太厉害了。这段条文说明时令、节气和气候应该是适应的,如果不适应,太过不及,都会引起疾病的发生。这种"未至而至","至而不至","至而不去","至而太过",都是异常的气候,都能使人发病,必须要注意调养。所以仲景告诉我们,怎么去适应大自然的这种反常的气候。

因此这一段,对预防温病、预测温病是有意义的。如果是"以得甲子,而天大寒不解",那肯定要出毛病了。"以得甲子,而天温如盛夏五六月时",肯定大毛病都要来了,温热病、瘟疫要来了,但是那时的瘟疫不一定叫"非典"。所以我说现在的西医,研究来研究去,至今仍研究不出个所以然来,因为病毒每年都在变。以"SARS"为例,你再研究它,而可能过几年还会出现这个病,但它可能就已经不是原来的SARS病毒了,而是其他的病毒了,又变异了。早在1800年前,仲景就看到这个问题了,看到气候的变化对疾病产生的影响。所以我说这一条条文很有意义。我们希望大自然也是和谐的,所谓"风调雨顺,国泰民安"。如果天不肯风调雨顺,要"未至而至","至而不至","至而不去","至而太过",那人们肯定要出毛病,因此我们做医生的就要预防。所以本条对预防温热病、预测是不是会发生温热病,都有相当的帮助。

师曰:病人脉浮者在前,其病在表;浮者在后,其病在里,腰痛背强不能行,必短气而极也。(九)

"病人脉浮者在前",这个"前"是指关前,为寸。寸脉浮,说明病在表。寸脉是主肺的,肺是主皮毛的,主表的,所以如果寸脉浮,应该是病在表。而"浮者在后"的"后",是指尺脉,尺脉在关后。如果尺脉浮,说明病在里,因为尺脉是候肾的。当病人"病在里,腰痛背强不能行",就是腰背强痛,走路都不能走,那么这个病人是肾虚,且虚得很厉害。"必短气而极也",其中的"短气"是指肾不纳气,肾虚。病人既有腰背疼痛,强直不能行走,还有"短气",而且"短气"是极度严重,所以叫"必短气而极也"。这一段条文,说明同一个脉象,同一个浮脉,因为出现的部位不同,有的出现在寸,有的出现在尺,病也就各有不同了。这说明我们不但要诊出这个脉,而且还要诊出是哪一部脉的病。比如说它是浮脉,但它这个浮,到底是寸脉浮呢? 还是尺脉浮呢? 会出现哪一种疾病? 这个要诊出来。所以说很不容易。所以叫"切而知之谓之巧"。这个"巧",就是要熟能生巧,因此医者若切脉多,就能够生巧了。

在古代,南齐的褚澄讲了一句话:"多诊识脉,屡用达药"。"多诊识脉",就是要多给病人按脉,若诊了十万个人的脉,医者肯定慢慢地心里就有数了。医者不仅要诊出这个脉是什么脉来,而且要区别寸、关、尺哪一部的脉出了问题。另一句话"屡用达药",就是当医者经常用某个药,就对这个药的性味、作用或者是它对人体的毒副作用慢慢地有所了解。你这个药没有用过,你怎么了解?你用得多了,你就了解了。在《论语·乡党篇》里,孔夫子的学生要孔夫子吃药,孔夫子说:"丘未达,不敢尝"。"我不了解药性,所以不敢吃",他就拒绝吃药。所以用药就要"屡用";诊脉就要"多诊"。所以叫"多诊识脉,屡用达药","切而知之谓之巧","巧"就是要多啊,熟能生巧啊。

问曰:经云:"厥阳独行",何谓也? 师曰:此为有阳无阴,故称厥阳。(十)

学生问:"医经上说:'厥阳独行',这是什么意思呢?"老师说:"这是有阳而没有阴,所以叫厥阳。"这个"经云",是指古代的医经,按照我的理解即是《素问》。《黄帝内经》上讲到,若人的肾精大伤而阳气太亢盛,就会昏厥过去。这个叫"有阳无阴"。所谓"厥阳",也就是"孤阳"。我们中国讲传统文化,讲古代哲学。阴阳是不能分离的,所谓"孤阳不生,独阴不长"。我们不妨留意一下太极图的阴阳,这个阴阳很有意思,阴中包含着阳,阳中包含着阴。阴阳是互为根本的,因此不能把它们截然地分开。阴阳化生万物。所以说"有阳无阴"就叫"厥阳"。"厥阳"就是"孤阳"。正因为是"孤阳",所以医经上说"独行",它是单独的,是没有依靠的,主要是因为它无阴嘛! 光有阳气而没有阴精,那肯定是不行的。会出现这样的病,比如肝阳上亢,眩晕,甚至于中风。为什么老年人往往容易出现这类疾病呢? 因为当人到一定的年龄,阴精就会越来越不足了,这使得阴阳失去平衡。在正常情况下,阴阳是平衡的。但若阴越亏,阳越亢,这就使得"孤阳"往上升,当到一定的程度时,人就会出现突然昏厥的情况。

下面一条是接本条而言的,就是讲到中风的问题。

师曰:寸脉沉大而滑,沉则为实,滑则为气,实气相抟,血气入脏即死,入腑即愈,此为卒厥,何谓也? 师曰:唇口青,身冷,为入脏即死;如身和,汗自出,为入腑即愈。(十一)

"寸脉",就是指心或肺,左寸属心,右寸属肺。心主血,肺主气,所以这个病就是血气的问题。"沉",说明病在里;"大",说明病属实;"脉沉而大",是一个里实证。"滑",说明痰气交阻、痰热交阻,是一种痰热的实证。痰热再加瘀血,所以叫"实气相抟"。"血气入脏即死,入腑即愈","入脏",说明病比较深,"入腑",说明病比较浅。"此为卒厥","卒厥"就是突然昏厥过去了。老师告诉学生:"唇口青,身冷,为入脏即死;如身和,汗自出,为入腑即愈"。如果病人口唇发青,说明其血脉已经不通了;而见身上都冷了,这个病就比较深了,称为"入脏",就要"死"。如果是"身和",就是身上挺暖和的,还有汗出,说明这个病就比较浅,叫做"入腑",这个病还可以治愈。

24

这一条就是讲中风的脉证及其预后。"沉"而"大",说明在里,是一个实证。"滑"是痰气胶结在一起。既有痰热又有瘀血,就造成突然一下子昏厥过去。病浅的可以救过来,病深的就救不过来了。

问曰:脉脱入脏即死,入腑即愈,何谓也? 师曰:非为一病,百病皆然。譬如浸淫疮,从口起流向四肢者可治,从四肢流来入口者不可治;病在外者可治,入里者即死。(十二)

学生问:在脉一时摸不到的情况下,若病邪比较深的,病人就要死;若病比较浅的,就可以治愈。这是为什么呢? 老师说:不仅是刚才讲的那种猝然昏厥的病,所有的病都是这样的道理。"譬如浸淫疮",浸淫疮是由湿热所造成的皮肤病,"从口起流向四肢者可治,从四肢流来入口者不可治;病在外者可治,入里者即死"。说明病从深重的转向轻浅的,就可治。疮若在"四肢",病比较浅;若在"口"的话,病就比较深了。因此,若轻浅的病越来越深了,就不可治。"病在外者可治,入里者即死",这个"外"和"里",亦表示病的浅和深。病浅的可治,病深的就不可治。

事实上,本条也暗示病要早治。就像我们穿衣服一样,现在大家生活条件好,不会穿破的衣服。过去生活条件艰苦的时候,人们大多穿过破旧衣服。若"小洞不补,大洞就吃苦"了。若小洞不去补,这个衣服、裤子的洞就会越来越大,就难以补好了。治病也是这个道理。老师在讲《方剂学》时候,为什么总要把解表剂放在第一章来讲? 因为病刚开始都是轻浅的,从表而来的。所以《内经》说:"善治者治皮毛,其次治肌肤,其次治筋脉,其次治六腑,其次治五脏。治五脏者,半死半生也"。当有病的时候,不要让病严重起来,严重起来入于五脏,就麻烦了。入五脏:心、肝、脾、肺、肾。真正是心脏的病、肺脏的病,或肾脏的病,严重的肾炎、尿毒症,就麻烦了。每天血透,一个是负担重,再一个也弄不好。我曾经去台湾彰化的秀传医院,这是当地一间颇有规模的私立医院,其中有很多血透的病人,尿毒症的病人,躺在血透室中,痛苦不堪,医生每天给他们行血透治疗,但也不能使他们痊愈。所以《内经》里讲得很有道理:"善治者治皮毛,其次治肌肤,其次治筋脉,其次治六腑,其次治五脏。治五脏者,半死半生也"。不要让病发展到"五脏"。一旦肾脏病极其严重的话,就是医疗条件再好也没有用。也就是说,尽管调动了所有的医疗资源,最终仍可能是死证。所以,不要使病重起来,在轻浅的时候就给他治。所谓"入脏"、"入腑"、"入外"、"入里",是说明病情发展的深浅而言。不要拘泥条文,脏啊、腑啊,主要是表示一个病深、一个病浅。

问曰:阳病十八,何谓也? 师曰:头痛、项、腰、脊、臂、脚掣痛。阴病十八,何谓也? 师曰:咳、上气、喘、哕、咽、肠鸣、胀满、心痛、拘急。五脏病各有十八,合为九十病,人又有六微,微有十八病,合为一百八病,五劳、七伤、六极、妇人三十六病,不在其中。

清邪居上,浊邪居下,大邪中表,小邪中里,馨饪之邪,从口入者,宿食也。五邪中人,各有法度,风中于前,寒中于暮,湿伤于下,雾伤于上,风令脉浮,寒令脉急,雾伤皮肤,湿流关节,食伤脾胃,极寒伤经,极热伤络。(十三)

"阳病"有"头痛、项、腰、脊、臂、脚掣痛"。在此仲景是举太阳经的病来讲的。在太阳经,仲景就列出了这六个病。而在表的有三阳,三阳合起来就有十八种病,所以叫"阳病十八"。仲景在此举的无非是与太阳病相关的病证。我们再复习一下《伤寒论》太阳病的麻黄汤证,麻黄汤证就是发热、恶寒、头痛、身痛、腰痛、骨节疼痛、无汗而喘。"阴病十八,何谓也?""阴病"是指脏腑的病。在阴病中,仲景另外列了"咳、上气、喘、哕、咽、肠鸣、胀满、心痛、拘急"等病证。其中,"咳"就是咳嗽;"上气"就是肺气上逆;"喘"就是气喘;"哕"就是呃逆,胃气上逆;"咽"就是咽喉部有梗塞的感觉,如半夏厚朴汤,治疗的就是这种咽喉部有梗塞感的病;"肠鸣",是指肚子里鸣响;"胀满",指的是腹中胀满;还有"心痛";以及筋脉的"拘急"等。仲景共举了九种病,脏病有九种,再加上与其相合的腑病也有九种,合起来就是十八种,叫"阴病十八"。就是指在内的,在脏腑的病有十八种。"五脏病各有十八,合为九十病",是指每一脏都有十八种病,故五脏共有九十种病。"人又有六微","六微"就是六腑,因为腑病比脏病较为轻微,所以叫"六微"。"微有十八",就是每一腑有十八种病,人有六腑,合起来就有一百零八种病。还有"五劳、七伤、六极、妇人三十六病"均"不在其中",指的是还没有包括在上述仲景所提到的疾病中。"五劳",实际上是五脏之劳,这在《黄帝内经》的《素问》和《灵枢》里都有记载,即"久视伤血,久卧伤气,久坐伤肉,久立伤骨,久行伤筋",是"五劳"所伤。"久视伤血",伤的是肝血,因为肝主藏血。"久卧伤气",伤的是肺气,因为肺主气。"久坐伤肉",伤的是脾,因为脾主肌肉,若人老是坐着不动,肠胃蠕动就会减少,而脾胃功能也就相对减弱了,所以叫"久坐伤肉"。"久立伤骨","久立"是伤肾的,因为肾主骨。"久行伤筋",因为肝主筋。"七伤",据隋代·巢元方的《诸病源候论》记载:"大饱伤脾,大怒气逆伤肝"。大饱以后,脾胃就受伤了,所以不能吃得过饱。现今长寿的人,往往吃得都不多。相反地,拼命大吃大喝的人反而不长寿,往往比较短命,也较容易罹患高血压、中风、糖尿病等疾病,所以叫"大饱伤脾"。"大怒气逆伤肝",发脾气则易伤肝。还有"强力举重、久坐湿地伤肾"。若力所不及,强举重物,肯定伤肾。除此之外,"久坐湿地"也可伤肾。"形寒饮冷则伤肺",若毫无节制的吃棒冰、喝冷饮、吃冰库里的冷西瓜,则往往容易咳嗽,因为肺被寒邪所伤。因此冷食吃得太多不行,只能少量吃一些。"忧愁思虑伤心",即伤了心血了,有的人忧愁思虑,晚上不能睡觉,因为心血伤了。要用归脾汤,归脾汤就是治疗心血不足失眠的。"风雨寒暑伤形",外来的风、雨、寒,或者是夏天的暑热,都能损伤形体。"大恐惧不节伤志","大恐惧"就是受惊、害怕,伤了"志",即伤了肾,因为肾主志。所以我们不能随便吓人,因为吓人是会致病的。这叫"七伤"。"六极"是:气、血、筋、骨、肌、精之极。这个"极",就是极度劳损,气、血、筋、骨、肌、精的极度劳损。这种说法也是源自于巢元方的《诸病源候论》。巢元方写的这部书是很了不起的。王叔和和巢元方均是太医令,相当于太医院院长,都是了不起的人物。连同"妇人三十六病",妇女有各种各样的妇科疾病,还没有包括在阳病、阴病之中。所以说病是很多很多,各种各样的。当然,我们不必拘泥于仲景在此所提到疾病的数目。

"清邪居上,浊邪居下,大邪中表,小邪中里,槃饪之邪,从口入者,宿食也",这部分主要在讨论"五邪"致病。"五邪"致病,第一种叫"清邪居上",这个"清邪"是指早上的雾。早上的雾很大,比如说,在雾很大的天气里头,人跑在外面,会受到雾的伤害,它往往伤害人体的上部,雾是"清邪"。相对来说,"浊邪"就指"湿"。"湿"为重浊的邪气,粘滞的邪气,湿邪多伤人体的下部,所以叫"浊邪居下"。"大邪中表","大邪"是指风邪,"风为百病之长",各种病往往都是由风邪引起的,所以风邪是"大邪","大邪"往往伤害人体的肌表,所以叫"大邪中表"。而"小邪中里","小邪"是指寒邪。风和寒比较起来,风邪中人更多,寒邪中人相对少一些。寒邪往往是中人体的脏,比如说少阴受寒,太阴受寒。寒邪中里比较多一些,风邪中表多一些。"槃饪之邪",这第一个字念 gu 字,它跟"水谷"的"谷"是相通的,所以下面是一个"禾",禾苗的"禾"。"槃饪",指饮食,就是吃得太多了。"从口入者,宿食也",过了一晚上还不消化,就变成了"宿食"。"宿食"就要用大承气汤了,《伤寒论》讲"宿食"用承气汤来治。"五邪"也就是雾、湿、风、寒,以及宿食伤人。接着仲景又讲到"五邪中人,各有法度",这个"中"作"伤"字看。所以《伤寒论》里头"太阳中风",这个"中风"不是现在的中风,这个"中风"实际上就是伤风、感冒。这个"五邪"伤人不是乱来的,它有它的"法度"。"风中于前",这个"前"就是早晨,因为下边还有"寒中于暮","暮"就是傍晚,一个"朝",一个"暮"。"风中于前",这个"前"就是早晨,就是"朝"。因为早上阳生,风大,风为阳邪,所以往往在早上伤害人体。"寒中于暮",到了傍晚,天气越来越冷了,要受寒。"湿伤于下",因为"湿"是一种重浊的邪气,它往往是伤于下的。"雾伤于上","雾"比较高,它往往伤害到人的部位也是比较高的,比如说有表证头痛等。"风令脉浮","风"使病人出现浮脉,脉浮是主表的。"寒令脉急","寒"

使脉来得紧急,所以"太阳伤寒"就是"脉浮紧"。"雾"伤害人的皮肤腠理,"湿"往往流于人体的关节,而饮食伤了人的脾胃,即"食伤脾胃"。"极寒伤经,极热伤络"。所谓"极寒伤经",就是指吃的东西太寒冷要损伤脾胃之气。而吃了过多的热物,"极热"要"伤络","络"是指血络,损伤了血络,可以导致出血。比如说吃酒或吃辣过多,往往都会出现胃出血、便血,在胃镜的观察下,可发现胃黏膜有充血或溃疡的现象。张仲景讲得很有意思,他说是"极热伤络"。因此我们做科研时,要用中医的理论来指导,你说这个饮食所伤,"极热伤络",怎么样结合胃镜来检查,还是很有意义的。因为我治脾胃病比较多,看到有这种情况,胃镜上能表现出来。

这一条条文,主要是讨论病证的分类,接着讨论到"五邪中人"。"五邪中人"也是要活看,不是绝对的,但是有一定的意义。这意义在哪里呢?他主要说明病邪中人也是要同气相求的。我们可以学一下《医宗金鉴》的一段话:"槃饪者,饮食也,饮食之邪,从口而入,食伤隔夜不化,故名曰宿食也。五邪谓风、寒、湿、雾、饮食也。夫五邪之中人,莫不各以类而相从。"所以说病邪是同类相从、同气相求。"前者早也,风中于早,从阳类也",早上是阳生。"寒中于暮,从阴类也",寒属阴,暮也属阴。"雾邪清轻,故伤皮肤;湿邪浊重,故流关节;饮食失节,故伤脾胃。极寒之食伤经,以经属阴也";太冷的东西吃了以后,肯定使脾胃虚寒。"极热之食伤络,以络属阳也"。据此可知,病邪中人也是有法度的,所以仲景讲"五邪中人,各有法度"。

问曰:病有急当救里救表者,何谓也? 师曰:病,医下之,续得下利清谷不止,身体疼痛者,急当救里;后身体疼痛,清便自调者,急当救表也。(十四)

这一段讲了表里缓急的治法,是先要救表还是先要救里。学生问老师:"病有急当救里救表者,何谓也?"有的病人先要救他的里,有的病人先要救他的表,这是什么道理呢?"师曰:病,医下之,续得下利清谷不止,身体疼痛者,急当救里"。老师说:这个病——是指太阳病,也就是表证,应该要发汗,而现在被医生误治了,"医下之",也就是医生不给他发汗,而是误用了承气汤之类的寒凉泻下的药。这些药损伤了人体的阳气,造成了脾肾阳虚,所以吃了药以后就"续得下利清谷不止"。所谓"下利清谷不止",就是吃什么拉什么,吃了饭不消化,拉出来可能还是饭粒,这就是"下利清谷不止",又叫"完谷不化"。但是患者的表证依然存在,所以"身体疼痛"。由于医生没有给他正确的治疗,损伤了脾肾的阳气,又有"下利清谷",这个时候表证、里证同时存在,而以里证为急——以脾肾阳虚为急,所以"急当救里"。因为脾肾阳虚,"下利清谷不止",如果不治疗,马上可能会危及生命。"后身体疼痛,清便自调者,急当救表也",就是吃了救里的药,比如说四逆汤,能够温脾肾、散寒邪,如果吃了以后,大便正常了,即所谓"清便自调",但是身体还是疼痛,在这种情况下,就应"急当救表也",就是再要来治他的表证。这一段就是论述了表里同病时先后缓急的治则——急者先治,缓者后治。这个时候,以脾肾阳虚,以里证为急,所以"急当救里",等到里证解决了,再解除表邪。这条条文也见于《伤寒论》,但是《伤寒论》还有两句话:"救里用四逆汤,救表用桂枝汤"。而在《金匮要略》的这段条文中,就没有写出具体的方治,说明这两本书应该合参。一般来说,在既有表证又有里证的情况下,应该是先表后里的。但是现在里证比较急,比较重,那么就得先里后表。还有一种治法,叫"表里同治",我们可以联系《伤寒论》的葛根黄芩黄连汤。既有发热,又有下利,发热就用葛根,下利就用黄芩、黄连,再加了一味甘草,是调和药。这就是既有表证的发热,又有肠胃的里热下利,所以用葛根黄芩黄连汤。我们读仲景书,就是要掌握他的治疗方法。这三种治法要根据病人病情的主次和缓急轻重来决定,要灵活地运用。所以做医生是蛮辛苦的,你真的要动脑筋啊! 到底什么情况下先表后里,什么情况下先里后表,什么情况下表里同病,要自己考虑。所以古人说了这么一句话:"医者意也",有人就攻击中医,"医者意也",是不是就凭自己想想。实际上这个"意"是科学的思维,理性的思维,而不是随便地用药,要真正用心去想,当然它要根据古代的哲学,根据中医的辨证。

夫病痼疾加以卒病,当先治其卒病,后乃治其痼疾也。(十五)

这个"夫"字是语气助词。得了什么病呢? 这个病叫"痼疾",《说文解字》:"痼,久也"。比如说得了肝病很久了,已经五年了,是慢性肝病,这就叫"痼疾"。所以"痼疾"就是患病时间很久的病,是旧病,比较顽固的病。现在在陕西北部,平时老百姓还常说某某人得了"痼病"。这个病人患有时间很久的疾病,再加上"卒病","卒病",就是突然一下子得的病。比如说得了慢性肝病,已经五六年了,两天前,又感冒,发热了,就是在"痼疾"上面加上了"卒病"。"当先治其卒病,后乃治其痼疾也"。怎么治疗? 暂时不要管他的肝病,先要把他的感冒发热治好,所以要先治"卒病",然后治他的"痼疾"。这条就说明了新旧同病的一般治则。既有旧病,又有新病,怎么治呢? 就是先要治他的新病,然后再治他的旧病。因为这个"痼疾"已经很深了,也不是说一天两天可以治得好的,反正已经拖了五六年了。而现在来的病,比如说感冒发热,可以一两天、两三天就治好。那么,趁病人的新病还没有很深,先要祛邪,使新病去掉,然后再治他的旧病。这就告诉我们学医的人,要知道治病的先后。

师曰:五脏病各有所得者愈,五脏病各有所恶,各随其所不喜者为病。病者素不应食,而反暴思之,必发热也。(十六)

老师告诉学生:"五脏病各有所得者愈"。所谓"所得",就是指适合于病人的饮食。比如说"肝欲酸",肝血虚的病人,喜欢吃一些酸的东西。女人常喜欢吃酸酸的话梅,女子由于月经、流产、生孩子,往往肝血虚的多,"酸入肝",它有敛阴的作用,所以对身体有好处。而肝郁的人,心情不舒畅,有句成语叫"借酒消愁",可能他们就喜欢喝点酒。酒是辛散的,可能在一定的情况下还是有点用处的,它有辛散、理气血的作用,当然吃得太多对身体不好。所以叫"五脏病各有所得者愈",就是针对五脏各有适合于病人的饮食,哪一些适合这个病人就给他吃,对病有好处,病也会好转起来。"五脏病各有所恶",五脏病也可以有它不喜欢的,"所恶"也就是不适合病人吃的,病人所厌恶的饮食。比如说这个人湿很重,脾胃有湿,往往舌苔很厚腻,这时候往往就不喜欢吃油腻的东西,给他吃大肥肉他肯定不喜欢吃。"所恶"了,就不要给他吃了。"各随其所不喜者为病",病人所不喜欢的,你要给他吃,那他的病就要严重起来。"病者素不应食,而反暴思之,必发热也",就是病人很想吃本来不应该吃的东西,吃了就对他的身体不好,必然要发热。当然并不一定都会是"发热",就说明这个病要加重。有的病人很固执啊,他说要吃什么东西,但是不一定是有利于他的,你给他吃了,那么这个病就要加重。这就是张仲景告诉我们:在临床上,应该根据五脏的喜恶来进行食疗和护理。这就是食疗。因为中医是"药食同源"的,所以食疗很重要,现在称为"自然疗法"。在台北还有一个《自然疗法》杂志,是陈紬艺先生主编的。他在几十年前就编了《大同中医》杂志,现在又编了多年的《自然疗法》杂志。"自然疗法"就是不一定要吃药,就是通过饮食、导引、按摩、吐纳来治病。仲景实际上就已讲到"自然疗法"。昨天下午,"自然疗法世界总会"里的一个人来看我。我跟他说《金匮》里早就讲"自然疗法"了,1800年前就讲"自然疗法"了。《金匮》讲到刚要得病,"四肢才觉重滞,即导引、吐纳、针灸、膏摩",这些都是"自然疗法"。本条就是讲到"药食同源",是一种食疗的方法。比如说糖尿病人吃山药就很好,能降糖、健脾、补肾。还有对糖尿病、高血压,台湾人多吃芭乐(番石榴)。有一次,两个台湾朋友到大陆来找我治病,拿来好多芭乐。他们可能看到我有一点肥胖,说是你吃吃芭乐。本条就是讲到要根据五脏的喜恶来进行护理,进行食疗。病人不应该吃的东西,就不要给他吃。所以我看到肝火旺的人,就跟他们说:"牛羊肉不要吃,鸡肉不要吃",因为牛羊肉比较热,鸡肉也是动风的,对血压高的人也是不利的。鸭子就比较好,比较凉。这就是一种饮食疗法。我们浙江杭州过去有一位老先生,现在已经去世了,是浙江省一个很著名的老中医。他自己不吃药,就是每天早上照照镜子看自己的舌苔。比如今天的舌苔比较厚,湿比较重,他就叫家里的人买冬瓜,买祛湿的蔬菜。比如今天的舌质比较红,说明有热,就叫家人买西红柿,夏天买西瓜。今天看看舌质比较淡,他又要想办法,比如说用些补气血的食品。所以他就是通过食疗来纠正自己体内的阴阳,使它平衡。并不一定要吃药,因为是药就有三分毒啊。药总是取它的偏性来纠正疾病,总有一些药对人体是有坏处的。

夫诸病在脏,欲攻之,当随其所得而攻之,如渴者,与猪苓汤。余皆仿此。(十七)

"夫诸病在脏",这个"脏"是指在里。"欲攻之",这个"攻"是指治疗。韩愈在《师说》里讲到:"术业有专攻,闻道有先后"。本条的"攻"并不一定指攻下,而是指专门治疗。"当随其所得而攻之",什么叫"随其所得"?我们联系上一条,"五脏病各有所得"。这个"所得"就是合适的东西,上面一条是指合适的饮食,本条就是指适合病人的方药。"得者,合也","相得"就是相合,就是要用适合病证的治疗方法。下面仲景举例:"如渴者,与猪苓汤",比如说这个病人口渴,我们可以给他吃猪苓汤。这个"渴"是水热互结所致的渴。我们学过《方剂学》,也学过《伤寒论》,就知道猪苓汤是治疗水热互结,上可以见到渴,下可以见到小便不利。这里是省文,把"小便不利"省掉了。如果水热互结的渴,我们给他吃猪苓汤,这就对了,就合适了。"余皆仿此",其他的也是要参照这样的治疗方法,就是说病人有病,我们给他治疗,就是要选择适合于病证的治疗方法。我们再结合上面一条,说病人有病,要选用合适的饮食来给他吃,不合适的、他不喜欢的、对他病情不好的,就不要给他吃。用药也是这样,如果他有病,我们选择药物来给他治疗,也是要挑选适合病证的治疗方法,比如对水热互结的,有口渴的,给他用猪苓汤。大家还记不记得猪苓汤这个处方:猪苓、茯苓、泽泻、阿胶、滑石各三两,剂量是相等的。

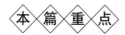

《脏腑经络先后病篇》就给大家讲完了,我再从头给大家讲一下必须要记的条文,因为这本书,不可能都要求记,都要大家记,哪受得了?但是一些重要的条文要记,要背背,要念念。所以我想上完每一篇,就把最重要的内容跟大家说一下,大家记一下。

第一条,"上工治未病,何也?师曰:夫治未病者,见肝之病,知肝传脾,当先实脾,四季脾旺不受邪,即勿补之;中工不晓相传,见肝之病,不解实脾,惟治肝也。"把第一段记一下,它提出了"上工治未病",而且举例肝病可以传脾,所以要"实脾"。

第二条,"千般疢难,不越三条",哪三种病因?"一者,经络受邪,入脏腑,为内所因也;二者,四肢九窍,血脉相传,壅塞不通,为外皮肤所中也;三者,房室、金刃、虫兽所伤"。疾病有三种来源,仲景在东汉末年已经提出来了。

第八条,要知道人类如何适应大自然的反常的气候来进行养生。"有未至而至,有至而不至,有至而不去,有至而太过",把这些意思弄明白,什么叫"未至而至"?什么叫"至而不至"?什么叫"至而不去"?什么叫"至而太过"?

第十条,"问曰:经云:'厥阳独行',何谓也?师曰:此为有阳无阴,故称厥阳"。什么叫"厥阳"?把它弄弄清楚。它就是"孤阳",有阳无阴。阴阳必须要协调,阴阳不协调就要得大病。

第十三条,要知道"五邪"的病。是哪"五邪"?"清邪居上,浊邪居下,大邪中表,小邪中里,䉺饪之邪,从口入者,宿食也",要知道这个"五邪中人"。

第十四条,就是"病有急当救里救表者,何谓也?"一段,要知道表里先后的治法。

第十五条,要知道"夫病痼疾加以卒病,当先治其卒病,后乃治其痼疾也",是新旧同病的治则。

32

痓湿暍病脉证治第二

"痓"这个字,在古代的一些书上写作"痉",这是古人在传抄时的错误。有些书上印的是"痉湿暍",应该是"痓湿暍"。《说文》:"痓,强急也",就是项背强急,角弓反张。"湿"是外感六淫之一。"暍",《说文》:"伤暑也",比如说夏天农民在田里拼命地干活,中午太阳暴晒下来,就会中暑。

痓、湿、暍三个病放在一起讲,作为一篇,因为这三个病都是感受六淫邪气造成的。"痓"是感受了风寒,"湿"是感受了湿邪,"暍"是感受了暑邪。它们都是外感引起的,而且往往病起的时候都有表证。

"痓"是以项背强急,角弓反张,甚至牙关紧闭,即"口噤不开"为主症。在仲景书上,主要是指因外感风寒引起的痓病。它跟温热病热盛动风造成的痉厥,或者热极伤阴造成的痉厥有所不同。温病的热盛动风,用羚角钩藤汤;阴虚动风,用大定风珠之类。

"湿"主要影响到肌肉、关节。《脏腑经络先后病篇》就讲到:"湿流关节",所以往往以关节痛、发热、身重为主症。这里讲的主要是外感之"湿",及其兼症。

"暍",是以发热、自汗、烦渴、尿赤、少气、脉虚为主症。伤暑病,一是发热,二是伤津液。因为高热以后要汗出,汗出多了,就伤津液,就会口渴,小便少。暑热往往有这几个特点:一个是"暑必挟湿"。暑往往和湿连在一起。夏天很热,但反过来,地上的水气上蒸,人正好在暑跟湿之间,所以往往既受了暑,又受了湿。第二个特点是"暑能耗气,暑能伤津"。到了夏天,人就觉得懒洋洋的,汗出过多,因而耗气伤津。

清代温病学家王孟英就教大家多吃西瓜。西瓜叫"天生白虎汤",白虎汤就是石膏、知母、甘草、粳米。白虎汤清热,夏天受了暑热,并不一定要吃白虎汤,买两个西瓜吃吃,可能暑热就祛了,所以叫"天生白虎汤",这也就是药食同源。

太阳病,发热无汗,反恶寒者,名曰刚痓。(一)

太阳病,发热汗出,而不恶寒,名曰柔痓。(二)

这两条,说明痓病有刚痓和柔痓的区别。就好像我们学《伤寒论》一样,太阳病有太阳伤寒和太阳中风。太阳伤寒:发热、无汗、恶寒。而太阳中风:发热、汗出、恶风，有时候也恶寒。我们学了《伤寒论》，对《金匮》就比较好理解。这个病是因外感而起的，所以叫"太阳病"。它发热、无汗、恶寒，而且还有项背强急，甚至角弓反张，就叫做"刚痉"。张仲景这条条文没有把项背强急、角弓反张写进去，省略了。因为过去写字很不容易，都要刻在竹简上，所以他能省略尽量省略。正因为仲景在后面已经说了："名曰刚痉"，就说明病人已经有"痉"的症状，还有"发热无汗，反恶寒"，所以是"刚痉"。如果既有项背强急，甚至角弓反张，但"发热汗出"、"不恶寒"，那就是"柔痉"。刚痉"无汗"，柔痉"汗出"；刚痉"恶寒"，柔痉"不恶寒"。

当然在古代有些书上，"不恶寒"这个"不"字是没有的，我们通过校勘，在巢元方的《诸病源候论》里，就是"发热汗出，而恶寒"，叫"柔痉"。在《脉经》里，"不恶寒"下边有个小注，说"一本云恶寒"。《脉经》这本书比较可靠，因为它是王叔和写的，而王叔和又是注解《伤寒论》的。根据我个人的理解，《脉经》和《巢源》是有道理的，应该是"发热汗出，而恶寒，名曰柔痉"。"恶寒"说明有表证，《伤寒论》有一条讲桂枝汤证："啬啬恶寒，淅淅恶风……桂枝汤主之"。

以上说明痉病有刚、柔的区别。刚痉属于表实，发热、无汗、恶寒；柔痉是腠理疏松，不恶寒而汗出，或者是恶寒而汗出，属于表虚。既然成为"痉"，肯定有项背强急、角弓反张，甚至口噤不开这些症状，但是仲景没有写，他省略了。因为他既然写了刚痉、柔痉，就把这个"痉"的主症概括进去了。

这两条就是教大家区别刚痉、柔痉。根据《内经》，刚柔实际上也就是阴阳。《内经》里讲："察色按脉，先别阴阳"，还有一条讲："先别柔刚"，所以刚柔就是阴阳的意思。阴阳又是虚实的意思。我们《中医诊断学》讲八纲辨证：阴阳、寒热、表里、虚实。实就是阳，就是刚；虚就是阴，就是柔。男人要有阳刚之气，女人要温柔一些。病人无汗，是表实，实就是阳，就是刚，所以叫"刚痉"，也就是"阳痉"。汗出属于虚，属于阴，所以叫"柔痉"。

太阳病，发热，脉沉而细者，名曰痉，为难治。（三）

本条讲"太阳病"，当然是由外感而来的。有"发热"，角弓反张，项背强直这些问题，但是它的脉是"沉而细者"。"沉而细"说明里虚，脉沉主里，脉细主虚。正气已经大伤了，无力抗邪，预后不良，所以"为难治"。仲景从脉来论述痉病的预后。他认为痉病的脉应该比较浮，或者比较弦，因为弦主动风，浮主外感。而现在"脉沉而细"，这是脉证不符，病就比较凶险，比较麻烦。

我们在临床上看到高热病人，如果脉浮数，按之有力，那可能就会好起来，说明正气充足，正跟邪在抗争；如果脉很细，或者摸不到脉，那就麻烦了，说明正虚无力抗邪。《医宗金鉴》在解释这一条的时候，就说"发热"，是太阳病，但是"脉沉细",是少阴脉,是肾虚、里虚的脉,说明阳气已经衰弱了,就比较难治了。

太阳病,发汗太多,因致痉。(四)

本条讲痉病跟误汗、汗出太多有关系。因为痉病要动风,出现项背强急、角弓反张。"太阳病",就是外感病,如果汗出太多,就伤了人体的阴津,筋脉就会失养。因为"汗血同源",汗出太多以致阴血亏损,阴血亏损后则筋脉失养,就造成了"痉"。所以说"太阳病,发汗太多,因致痉"。

夫风病,下之则痉,复发汗,必拘急。(五)

"风病"是指感受了风邪,这是一个外来的表证。误用"汗"、"下",都是不对的。"下"是伤阴津的,按照现代医学的说法,拉得太厉害就会脱水,所以"下之则痉"。"下"了以后,伤了阴津,医生再去给他"发汗",肯定会筋脉"拘急",肯定会动风。所以我们的治疗一定要对。上一条是治疗太过,太阳病应该发汗,但是汗出太多,发汗太过了。本条是感受风邪的表证,医生不给他发汗,先给他"下","下"后伤了阴津,再给他"发汗",病人肯定会出现动风的症状,因为伤了阴津,筋脉失养。

疮家虽身疼痛,不可发汗,汗出则痉。(六)

"疮家",就是指经常患痈疽疮疡的病人。这些痈疽疮疡往往要流脓水、流血水,因而病人本身就阴血不足。所以"疮家""不可发汗"。《伤寒论》里也有这样的条文。"疮家"虽然有外感表证,有身体疼痛,但是不能给他发汗,"汗出"就更伤阴津。疮家不停地流脓、流血,已经阴津、阴血大伤了,医生再给他发汗,再伤他的阴,病人就会筋脉失养,所以也要变成"痉"。这就说明很多疾病是由医生造成的。现代医学就讲是医源性疾病、药源性疾病,有的是被医生治坏了,有的是用药用坏了。据国外统计,因医生用药不对而被治死、治坏的病人所占的比例是很高的。所以我们学医就一定要学好,仲景时代就已经这么讲了。

温病学派有一个重要的医家叫吴鞠通,他学温病就是因为几位家人都是得了温热病后被医生治死的。吴鞠通在《温病条辨》序里有这么一段话,他说:"生民无辜,不死于病,反死于医,是有医不若无医也。学医不精,不若不学医也"。"生民无辜",老百姓有什么过错啊,白白的给医死了。"不死于病,反死于医",不是死在病里头,而是被医生治坏了,治死了。"是有医不若无医也",有医生还不如没医生。"学医不精,不若不学医也",学医就必须要精。所以我希望大家学士读完再读硕士,硕士读完再读博士。学医不精,好多病就看不来,就没办法处理,那还不如不学。把人看坏、看死,跟人家打官司,还不如不学医。所以我希望大家要有志向,学医必须要立志:要学就要做"上工"。

"上工治未病",就是要知道疾病的传变,知道如何把疾病治好。我从1980年登上讲台讲课,讲了25年的课,我给每一届学生都学这段文字。我们既然学医,就必须要学好,否则就干脆不要学。

还有一句话说:"学书费纸,学医费人"。"学书费纸",学书画要费很多的纸,因为要经常写,经常画。"学医费人",学医会消耗很多精力、气血。学医的学生很苦,我们学校里的学生有些小毛病让我看看,我诊诊脉,多是细弱的。那么多方剂要背,那么多中药要记,那么多辨证的本事要学,包括现代医学也要记,现代的药理也要记,望、闻、问、切,视、触、叩、听,什么都要会。学医是最苦的,学中医更苦。现在学中医,西医不学又不行,人家会说你西医不懂,不会急救。但一个人总只有这点精力,这点时间,人家学西医的一天到晚只学西医,我们既要学西医,又要学中医,多辛苦啊!况且中西医又是两种不同的理论,需要两种不同的学习方法。所以我经常为我们的学生呼吁,我说他们太辛苦,学得太累了。但是既然学了,那还是得要学好。

上面讲的三条,都是由于医家的误治而造成的痉病:不应"汗"而"汗",不应"下"而"下",这样就造成了疾病。这就提醒我们:治病要谨慎。

病者身热足寒,颈项强急,恶寒,时头热,面赤,目赤,独头动摇,卒口噤,背反张者,痉病也。若发其汗者,寒湿相得,其表益虚,即恶寒甚。发其汗已,其脉如蛇。一云其脉浧。(七)

"病者身热足寒,颈项强急,恶寒,时头热,面赤,目赤,独头动摇,卒口噤,背反张者,痉病也。"这里基本上把痉病所有的症状都写出来了。病人有表证,有"身热足寒"、"恶寒"。但又有"颈项强急",或者"头动摇",或者"口噤",即牙关紧闭,不能说话,或者"背反张",即病人角弓反张,背部无法平卧于床上。本条说明痉病虽然是由外感风寒引起,但病邪郁而化热,伤津动风,所以就会有"头热,面赤,目赤"这些症状。"若发其汗者,寒湿相得,其表益虚,即恶寒甚。"疾病是由寒湿引起的,但医家给病人发汗太过,就会使得寒去而湿不去,并且因大发汗而表更虚,所以病人相当怕冷。"发其汗已,其脉如蛇。"这句话很难理解,脉怎么会像蛇一样?好多注家都没有解释清楚,我也考虑了好久。发汗太过,表虚了,但是湿还没有去,所以脉象就变得像蛇行似的既柔且缓。

暴腹胀大者,为欲解,脉如故。反伏弦者,痉。(八)

本条接上文。病人突然肚子胀大,病情反而是向好的方向发展。因为《内经》上讲到:"诸胀腹大,皆属于热"。肚子胀胀的,往往就属于热,说明寒去就热,阴出于阳,这是好现象,所以是"为欲解"。"脉如故",脉还是像原先那样柔缓。痉病的脉往往比较弦,而现在不仅是弦,"反伏弦",脉沉得厉害称为"伏"，说明邪气更加深入了，病情在进一步发展。本条也是讲脉象：如果脉比较缓和，病就有所好转；如果脉伏而弦，那就说明痉病未解，还要发作。

夫痉脉，按之紧如弦，直上下行。一作筑筑而弦。《脉经》云：痉家其脉伏坚，直上下。（九）

"紧如弦"，这个"如"实际上就是"而"，这两个字是相通，古人是互用的，所以还是念"而"。痉病，特别是刚痉，往往感受了风寒，所以脉紧，又因动风，筋脉强急，所以脉弦，故"按之紧如弦"。脉弦而有力，主风，主强直。"直上下行"说明寸关尺三部的脉象都是紧而弦的。这条讲了痉病的主脉。

痉病有灸疮，难治。（十）

痉病患者往往津液不足，筋脉失养，患者又有灸疮，灸过以后，往往就形成一个疮，会流脓、流血水。流脓、流血水是耗伤阴津的，所以得了痉病又有灸疮的人，津液耗损就比较严重，故"难治"。张仲景认为患了疮，不管是痈疽疮疡还是灸疮，都是伤津的。

太阳病，其证备，身体强，几几然，脉反沉迟，此为痉，栝蒌桂枝汤主之。（十一）

栝蒌桂枝汤方：

栝蒌根二两　桂枝三两　芍药三两　甘草二两　生姜三两　大枣十二枚

上六味，以水九升，煮取三升，分温三服，取微汗。汗不出，食顷，啜热粥发之。

栝蒌桂枝汤是张仲景在《金匮要略》里的第一张处方。前面讲的猪苓汤实际上在《伤寒论》里已经有了，所以没有出药味组成。"太阳病，其证备"，"其证备"说明表证具备，即头项强痛、发热、汗出、恶风，而且"身体强，几几然"。在《伤寒论》里我们学过"项背强几几"，这个字念"紧（jǐn）"。这个"几几"，成无己说是"鸟伸颈貌"，成无己是第一个注解《伤寒论》的人。《诗经》毛亨注："几几，拘貌"。"脉反沉迟"，本来痉病的脉应该比较弦，而现在反而沉迟，说明体内津液不足，筋脉失养。这种柔痉，用栝蒌桂枝汤治疗。本篇第一、二条条文讲了刚痉、柔痉，柔痉有"发热、汗出"，这就应该用桂枝汤。加上栝蒌，也就是栝蒌根，又叫天花粉，能清热生津、滋养筋脉，故用它来配合桂枝汤调和营卫，解除太阳外感之风邪，所以可以治疗柔痉。本方是治疗柔痉的主方。我们可以把这条条文跟《伤寒论》太阳病篇的桂枝加葛根汤证进行鉴别。在桂枝汤证的基础上，由于"项背强几几"，可以加上葛根。葛根是治疗项背僵硬的专药，重在解肌。柔痉主要是津伤，所以加栝蒌根，重在生津。桂枝汤是《伤寒论》的第一首方，而加减法又是最多的，加减一味药就变成另一个方。所以桂枝汤是仲景"群方之冠"，"外证得之，解肌和营卫；内证得之，化气调阴阳"。"外证"就是外感病,用了桂枝汤,能够"解肌和营卫";内证就是内伤杂病,用了桂枝汤,可以"化气调阴阳"。我们学过《伤寒论》就知道,小建中汤实际上就是"化气调阴阳"的。小建中汤治疗中焦虚寒,不光是阳气虚,阴血也虚,所以有"悸"、"衄"、"腹中痛"。栝蒌桂枝汤"解肌和营卫",治疗外证,又因为有"痉",有伤津,所以加栝蒌根以滋养津液。

太阳病,无汗而小便反少,气上冲胸,口噤不得语,欲作刚痉,葛根汤主之。(十二)

葛根汤方:

葛根四两　麻黄三两(去节)　桂枝二两(去皮)　芍药二两　甘草二两(炙)　生姜三两　大枣十二枚

上七味,哎咀,以水一斗,先煮麻黄、葛根,减二升,去沫,内诸药,煮取三升,去滓,温服一升,覆取微似汗,不须啜粥,余如桂枝汤法将息及禁忌。

本条是讲刚痉的正治法。栝蒌桂枝汤治柔痉,葛根汤治刚痉。刚痉是无汗的。"太阳病",表示病人发热、恶寒。"无汗",按理小便应该比较多,因为汗是津液所化,小便也是津液所化。而现在"小便反少",说明阴津已伤。病人还有"气上冲胸",说明无汗、小便少是因为营卫三焦之气不通。气机不通,气反而向上冲胸。病人牙关紧闭,不能说话,说明马上就要抽筋了,所以叫"欲作刚痉"。病人马上就要角弓反张、项背强急,所以要用葛根汤来治疗。

葛根汤实际上是桂枝汤加了麻黄、葛根两味药。因为无汗,所以加麻黄、葛根。麻黄、葛根能够发汗,开腠理,并且葛根能舒筋脉。因为病人小便少,所以本方还有芍药,根据《神农本草经》的记载,芍药能够养阴,利小便。按理无汗不能用桂枝汤,因为桂枝汤里有芍药,芍药酸敛,而现在还是用桂枝汤,因为芍药能利小便、养阴。

以上两条都是论述痉病的治疗:柔痉用桂枝汤加栝蒌根,即栝蒌桂枝汤。刚痉也用桂枝汤,加葛根和麻黄。因为刚痉无汗,所以要用发汗、开腠理的药物。本来无汗不能用桂枝汤里的芍药,而现在小便少,所以用芍药来养阴、利小便。

痉为病,一本痉字上有刚字。胸满,口噤,卧不着席,脚挛急,必齘齿,可与大承气汤。(十三)

大承气汤方:

大黄四两(酒洗)　厚朴半斤(炙去皮)　枳实五枚(炙)　芒硝三合

上四味,以水一斗,先煮二物,取五升,去滓,内大黄,煮取二升,去滓,内芒硝,更上火微一二沸,分温再服,得下止服。

本条痉病的症状有"口噤,卧不着席","卧不着席"就是角弓反张,身体不能完全平躺在席子上,"脚挛急",就是脚抽搐、拘挛,甚至有因牙齿咬动而发出的声音,所以叫"必齘齿",但是病人还有"胸满",说明邪气深入阳明。见到这种痉病,可用下法。按照我的理解,"胸满"两字包含了痞满燥实,说明阳明里气壅滞,有里热,必须要攻下,攻下可以"急下存阴"。"痉"、抽搐,是筋脉失养,阴津不足的表现,而这种里热又是一种实热,是最伤阴津的,只有"急下",才能保存阴液,所以张仲景提出可用大承气汤来治疗。

大承气汤方我们已经学过,在这里就不细讲了。大承气汤煎服的时候,要先煮厚朴、枳实,后下大黄,最后加入芒硝,芒硝溶化后就可以吃了。我们在临床上使用大承气汤,必须根据仲景的煎服法,才有疗效,而不能四味药放在一起煎。要先煎两物——厚朴、枳实,后下大黄,大黄后下才能保留其较强的泻下作用,最后加入芒硝,将之溶化。现在芒硝一般是冲服的,就是把芒硝放在药碗里,药熬好后倒进去,然后趁热把它搅一下,使之溶化。

这个方剂是通过"急下"保存阴津来治疗痉病的。现代的一些名医,也用这个方治痉病,所以我在这里跟大家讲一个医案。一个女孩子,八九岁,发热面赤,角弓反张,谵语,家人以为有鬼附在她身上,给她搞了一些驱鬼的符,但没有用,就去叫医生来治疗。这位医生是广东名医黎庇留。农村里头以为是鬼物附身,所以就用渔网蒙在这个女孩子的脸上,还用一把刀拍桌子赶鬼,但是这个小孩子根本就不怕。黎医生说,这不是鬼物的问题,是痉病,不能吓她,否则病会加重。投以大承气汤。女孩吃了一服以后,下了两三次,病就好了。这个医案很有意思,病人高热以后,影响到神志,会说胡话,甚至发生痉病,所以用大承气汤泻下之后,神志就清醒了。《伤寒论》记载大承气汤治好多神志的疾病:有的"目中不了了,睛不和",就是眼睛看出去不太清楚,有的"谵语",即胡言乱语……,这些都可以用大承气汤来治。

上面的几条条文,着重讲了治疗柔痉和刚痉的方剂。所谓柔痉,有发热、汗出,又有身体强,几几然,用栝蒌桂枝汤进行治疗。桂枝汤可以调和营卫,治疗外感风寒表虚证。因为病人汗出表虚,所以用桂枝汤。再加上栝蒌根,因为栝蒌根能够清热、生津、滋养筋脉。

刚痉发热、无汗,所以刚痉的治法是在桂枝汤的基础上加了葛根和麻黄,葛根和麻黄都是发汗药,能够解表,而且葛根也是治疗项强的一味主药。病人小便比较少,说明在里的津液有所损伤,所以加了芍药。一般来说无汗是不能用芍药的,而现在小便少,说明津伤,所以用了芍药。芍药能够养阴,生津,还能够利小便。芍药有较好的利小便作用。

在《伤寒论》里有个真武汤,就是治疗阳虚,小便不利,水肿。因为肾阳不足,水气不化,出现水肿。真武汤以附子为主,温其肾阳,然后有利水的白术、茯苓,还有芍药,再加上生姜温散水寒之气。芍药在真武汤里一方面能够利小便,止腹痛;一方面由于附子温热,所以用芍药可以防止附子因温热而伤阴。

第三个方是大承气汤,它所治疗的痉病没有表证,主要是里热消耗了阴津,产生了"口噤,卧不着席,脚挛急","龄齿"这些动风的现象。首先要把里热排出,急下可以存阴,所以用了大承气。通过大承气汤的急下,保存了人体的津液,筋脉得以濡养,痉病也就好了。

太阳病,关节疼痛而烦,脉沉而细—作缓者,此名湿痹。《玉函》云中湿湿痹之候,小便不利,大便反快,但当利其小便。(十四)

"太阳病",说明这也是一个外感疾病,因为这种湿邪是外来的湿邪,是一种外湿。正因为湿流关节,所以"关节疼痛而烦"。这个"烦",说明关节疼痛得相当难受。"脉沉而细",另有一个版本将"细"作"缓",因为"缓"是湿病的主脉。这个病名叫"湿痹","痹者,闭也",由于湿邪闭阻了关节,所以产生了关节疼痛。在《金匮玉函经》中称为"中湿",也就是说被湿邪中伤了,被湿邪侵犯了。"湿痹之候,小便不利,大便反快,但当利其小便。"这是讲湿痹的治则:治湿痹要利小便,使得湿邪从小便排出去。湿在体内往往可以见到小便不利,大便反而会比较多,比较溏薄,所以说"小便不利,大便反快,但当利其小便"。

金元四大家之一的李东垣就提出"治湿不利小便,非其治也"。就是说治疗湿邪为病,必须要利小便,使得湿邪从小便排出去。李东垣的这句话实际上就来源于《金匮要略》的这条条文。张仲景早就讲了治湿痹的大原则:"当利其小便"。我们学了《方剂学》,就比较好理解了。《方剂学》里的五苓散,就是治疗水湿的,实际上就是利小便。还有治暑湿的六一散,也是利小便的。像这样的病,一般注家认为可以用五苓散来利小便。通过利小便通阳化湿,湿痹就可得以消除。

湿家之为病,一身尽疼—云疼烦,发热,身色如熏黄也。(十五)

本条讲了湿邪可以化热,可以发黄,出现黄疸。感受了湿邪的病人,因为湿阻气机,湿留经络,所以"一身尽疼"。全身都觉得疼痛,相当的难受,所以一本作"疼烦",这个"烦",就是相当的难受。又有"发热",说明湿从热化。湿热郁蒸不解,时间久了就会出现黄疸,所以"身色如熏黄也"。这个"熏黄"是黄而晦暗,好像烟熏似的,说明以湿为主,湿重于热。湿热阻遏气机,湿邪不去,所以"身色如熏黄"。这样的病,可以用茵陈五苓散,就是五苓散加一味茵陈,因为茵陈是退黄疸的主药。

张仲景有好多方剂,体现了专病专方专药,既是辨证论治,又跟专病专方专药相结合。像这样的病,以湿为主,那么"治湿不利小便非其治也",所以用五苓散,加了一味茵陈,因为茵陈是治疗黄疸的专药。所以湿重于热而导致的黄疸,可以用茵陈五苓散。我们学过《方剂学》,就比较能够理解。加了一味茵陈,因为茵陈能够利尿,能退黄疸,清湿热,又能够疏肝胆之气。如果是热重于湿,那么就要用茵陈蒿汤了。茵陈蒿汤,《方剂学》讲过,《伤寒论》也讲过。湿热相交产生的黄疸,以热为主,就要用茵陈蒿汤,茵陈蒿汤就是治疗黄疸病的专方。所以仲景既是辨证论治,又与专病专方专药相结合。

专方专药还是很有意思的,对有的病,就非得要拿出一个处方或者一味药来。比如说治疗疟疾,现在一般用青蒿。"青蒿治疟",就是在《肘后救卒方》里发现的。我国的药学工作者,他们研究治疗疟疾的处方,然后根据《肘后救卒方》的记载来提取青蒿素。但刚开始是用高温提取,提取物的疗效很差。后来他们又仔细看了《肘后救卒方》,书上说青蒿"渍,绞取汁"用。说明青蒿不是高温煎煮,而是用水浸泡,然后把汁绞出来吃的。他们这就开悟了:不能用高温提炼。于是改用低温,最后在 60℃ 以下提炼出了白色的结晶物,这就是青蒿素。现在国际上都用青蒿素治疗疟疾,特别是一些比较贫穷的国家,那里的疟疾病比较多。这就是专方专药。

辨证论治和专方专药相结合的这条路应该走下去,这是一条非常正确的路,这样才能真正找到中医一些有效的方药。湿热黄疸,以湿为主,所以"身色如熏黄",像烟熏一样黄而晦滞,而不是黄而鲜明。黄而鲜明,身黄如橘子色,是热重于湿,那就要用茵陈蒿汤。茵陈蒿汤以清热为主,茵陈五苓散以去湿为主,虽然它们都用了茵陈这味退黄疸的专药。

湿家,其人但头汗出,背强,欲得被覆向火。若下之早则哕,或胸满,小便不利—云利,舌上如胎者,以丹田有热,胸上有寒,渴欲得饮而不能饮,则口燥烦也。(十六)

受湿以后,由于湿阻阳气,气机不畅,所以病人即使出汗,也只是头部出一点汗,而不是全身出汗。如果全身出汗,可能就把外来的湿邪排出去了。只是头部汗出,所以叫"但头汗出"。湿祛不了,湿阻经络,所以"背强",背部很僵硬,不舒服。病人喜欢被子盖得多一些,喜欢热一些,所以叫"欲得被覆向火"。因为湿为阴邪,被子盖得多一些,暖和一些,阳气就会通达,就可以把湿邪赶出去。"若下之早则哕",如果医生予以攻下,就会损伤病人的胃气。

我们学了《温病学》,知道湿病一般来说不能攻下,也不能养阴。《温病》讲了三仁汤,讲到湿阻三焦,气机不畅,面色淡黄,胸闷不饥。这个时候要宣畅气机,要给病人宣上焦,畅中焦,利下焦,使得湿邪排出去,而不能攻下,也不能养阴。如果医生治错了,给病人攻下,下得太早,就会导致胃气上逆,就会"哕","哕"就是呃逆。

41

"或胸满,小便不利",因为湿阻气机,所以上见胸闷,下见小便不畅。治湿病要用三焦辨证的方法。因为湿阻阳气,所以在上焦可以见到胸闷,中焦可以见到腹部胀满,不想吃饭,下焦可以见到小便不通畅。"舌上如胎者",这个"胎"就是舌苔的"苔",就是舌上苔比较厚,比较滑腻。湿邪往往要化热,就是所谓的湿热,湿热在体内,所以"丹田有热,胸上有寒"。"丹田",是指下焦,脐下三寸,名曰丹田穴。下焦有湿热,所以小便不利;上焦有寒湿,所以胸闷。"胸满,小便不利",实际上就是"丹田有热,胸上有寒"。

"渴欲得饮而不能饮,则口燥烦也",这个病是湿热,湿中有热,所以病人想喝水,"渴欲得饮"。"而不能饮",就是不能多喝水,因为体内有湿,多喝水,就化不了。所以湿热病人,往往是要喝一点水,但不能多喝。病人老是想喝水,但只能喝一点点,所以嘴巴是干燥的。"口燥烦",就是嘴巴里干燥,挺难受的,这个"烦"作难受解。嘴巴里很干燥,很难受,为什么?因为湿在体内,津液不能四布。

本条条文讲了湿热病的主症。湿热病往往"胸满","小便不利",舌苔比较厚,想喝水但又喝不进多少水,嘴巴里很干燥。湿病主要是湿阻阳气,津液不布,所以比较难治。

现在好多人都以为治疗湿温病是明、清以后的温病学家提出来的,实际东汉时代,张仲景就讲述了湿热病的主要症状。医学是不断地发展的,明清温病学派,就是继承了仲景的学术思想。《千金要方》与《外台秘要》里也有好多治疗温病的处方,不过现在没有人好好地去研究。若去好好研究,就会发现很多处方都是相当好的。

湿家下之,额上汗出,微喘,小便利—云不利者死;若下利不止者,亦死。(十七)

"湿家",感受湿邪的病人。这个"下之",是指医生误用了清热泻下的药物。湿家是忌下的。我们学了《方剂学》,知道湿病的治法有这么几种:一种是苦温燥湿,一种是清热燥湿,一种是淡渗利湿,一种是芳香化湿。苦温燥湿的有苍术、厚朴,清热燥湿的有黄芩、黄连,淡渗利湿的有猪苓、茯苓、泽泻,芳香化湿的有藿香、佩兰、砂仁、白蔻仁。但不能用下法。医生误用了苦寒、咸寒的泻下药物,如大黄、芒硝之类,就会损伤病人的阳气。湿重的人,本身阳气就虚,叶天士在《外感温热篇》中说:"湿胜则阳微也"。因为湿为阴邪,阻碍气机,湿重是伤阳的。病人本身阳气就不足了,医生再用寒凉泻下,就更伤阳气,出现了虚阳上越的情况,即"额上汗出",这就相当于《中医诊断学》上讲的亡阳。"额上汗出,微喘,小便利者死",湿家本来小便不利,而现在小便反而很多,说明阴液也伤了。阳气伤了,阴液也伤了,阴阳两伤则"死"。如果用了寒

42

凉泻下药后,病人"下利不止者,亦死"。因为"下利不止",体内失水严重,既亡阳又亡阴,阴阳都衰竭了,所以"亦死"。本条讲了湿病误下而造成的坏病。仲景书上有好多地方都讲到了坏病,坏病就是医生误治后产生的病变。

风湿相抟,一身尽疼痛,法当汗出而解,值天阴雨不止,医云此可发汗,汗之病不愈者,何也? 盖发其汗,汗大出者,但风气去,湿气在,是故不愈也。若治风湿者,发其汗,但微微似欲出汗者,风湿俱去也。(十八)

本条条文实际在《伤寒论》上也有记载。仲景讲"风湿相抟",也就是风邪和湿邪结合在一起伤害了人体,病人往往"一身尽疼痛"。因为病在表,所以治疗还是应当发汗,"汗出而解"。正逢"阴雨不止"的天气,湿就更重了。所以医生就说应当给病人发发汗。因为本身是风湿病,浑身疼痛,再加上天又"阴雨不止",湿很重,所以医生说可以发汗。但是发汗后,病还是不肯好,这是什么原因呢? 因为发汗发得过分了,汗大出,"但风气去,湿气在,是故不愈也"。风为阳邪,易从表散,所以风气是去了。但是湿为阴邪,其性重浊粘滞,难以速去。所以发大汗后,风气虽去了,湿气还留在体内,所以汗之病不愈。那怎么发汗才对呢? "若治风湿者,发其汗,但微微似欲出汗者,风湿俱去也"。治疗风湿病,就是要让病人微微地持续地出一点汗,这样才能风湿俱去。"微微似欲出汗",这个"似"作"持续"讲。现在一般"似"就是"好像",但这里不是。中医有好多文字,由于年代久远,意思和现在不同,不能按照我们现在的意思讲。现在的"似"就是"好像",而在古代作"持续"讲。

民国初年,上海有一个很著名的中医,叫曹颖甫,他写了三本书:《经方实验录》、《金匮发微》和《伤寒发微》。《经方实验录》是他用经方治病的记录。而在《金匮发微》和《伤寒发微》里,他把《金匮》、《伤寒》条文的微妙之处,作了很好的解释。曹颖甫是清代末年的举人,文学相当好,据他的考证,这个"似"作"持续"讲。就是吃了发汗药,不能让病人大发汗,要让病人微微地持续地发汗,这样才能让风、湿都排除出去。光是发一阵大汗,时间又不是很长,风气是赶出去了,但湿气还存在体内。所以发汗,汗不能出太多,要微微的,但是持续一段时间出汗,这样才能"风湿俱去",病才能好。这就是风湿病的发汗方法。

曹颖甫很了不起,他文学好,医学也好,而且很有民族气节。日本人侵略大陆的时候,他们到过曹颖甫的家。曹颖甫破口大骂,教训他们。最后就被日本人用刺刀刺死了。曹颖甫是上海中医专门学校的教师,祖国大陆上有好多名医,都是从那个学校培养出来的。

湿家病身疼发热,面黄而喘,头痛鼻塞而烦,其脉大,自能饮食,腹中和无病,病在头中寒湿,故鼻塞,内药鼻中则愈。《脉经》云:病人喘,而无湿家病以下至而喘十

43

一字。（十九）

湿病的患者"身疼发热"，有表证。"面黄"，不是黄疸，而是由于湿造成的。"喘"，是因为有表证，肺气不宣。还有"头痛鼻塞"，相当的难受。"脉大"，说明是一个实证，不是虚证。"自能饮食，腹中和无病"，说明这个病跟中焦脾胃无关，能吃饭，"腹中和"，就是肚子里头是舒服的，没有什么疼痛、难受，腹中没病。病在上焦，所以说"病在头中寒湿，故鼻塞"。病在上焦，寒湿影响到头部。这种鼻塞，"内药鼻中则愈"。"内，纳也"，就是把药放在鼻子里头，就可以治愈了。

张仲景第一个提出把药放在鼻子里的治疗方法，实际上就是外治搐鼻法。病在上焦，在头部，有表证，"身疼发热"，有气喘，肺气不宣，鼻为肺窍，所以放药到鼻子里头，可以宣通肺气，祛散寒湿。比如白芷、辛夷，这些药物都可以用。还有一些草药，如鹅不食草也可以用。可以把药放到鼻子里头。古代的注家提出来可以用瓜蒂散。

张仲景《伤寒论》有一个方剂叫一物瓜蒂散。瓜蒂放在鼻子里头，它有一定的刺激性，鼻子里会流出黄水，出了黄水以后，肺气就通了，湿邪也就去了。这种瓜，大陆上叫黄金瓜，要取没有成熟的黄金瓜的瓜蒂，如果用成熟的黄金瓜的瓜蒂，作用就差了。一般瓜农不愿把没有成熟的瓜采下来，所以现在一般能够适合药用的瓜蒂比较少。

这个病仲景没有写明究竟用什么方，但他提出来一种外治的方法，就是把药塞到鼻子里。因为鼻为肺窍，肺主一身之气，气化则湿化。我们学了《温病学》，可以联想到三仁汤，三仁汤就讲到这个问题："气化则湿亦化也"。三仁汤用杏仁，我小时候刚学三仁汤的时候也不懂，病人又没咳嗽，为何要用杏仁？我们以为杏仁是止咳的，实际上好好地去分析一下，杏仁能够开肺气，肺主一身之气，气化则湿化，所以该方用了三个"仁"——上焦用杏仁，中焦用蔻仁，下焦用薏苡仁。所以叫宣上、畅中、渗下。使得湿邪从小便排出去。肺主通调水道，下输膀胱，肺气宣通了，小便就多了。小便多了以后，湿邪就可以排泄出去。

湿家身烦疼，可与麻黄加术汤发其汗为宜，慎不可以火攻之。（二十）

麻黄加术汤方：

麻黄三两（去节）　桂枝二两（去皮）　甘草一两（炙）　杏仁七十个（去皮尖）　白术四两

上五味，以水九升，先煮麻黄，减二升，去上沫，内诸药，煮取二升半，去滓，温取八合，覆取微似汗。

病人受了湿邪，身上疼痛得相当地厉害，而且相当的难受，所以叫"身烦疼"，说明寒湿在表。怎么治？"可与麻黄加术汤发其汗为宜"。可以用麻黄汤加白术，叫麻黄加术汤。"发其汗为宜"，发汗就合适了。"慎不可以火攻之"，千万不能用火攻的方法，比如古代用火熏，用温针——就是把针加热。不要用这种火攻的办法，因为火攻的话，病人就要大汗淋漓，就会风气去而湿不去，病必不除。

这句条文很简单，实际上就讲了一个症——"身烦疼"。用了麻黄汤，说明不止是身疼，还有无汗、发热、恶寒，这叫以方测证，用方剂来推测病证。张仲景那个时代，说话很简练，很古朴，实际上好多都是省略了，他没有写。他既然用了麻黄加术汤，用了麻黄汤的原方，说明病人有发热，无汗，恶寒。再加上身上疼痛，有寒湿之气，所以在麻黄汤发汗解表的同时加了一味白术。白术有什么用处呢？白术去湿、燥湿，麻黄得白术，虽发汗而不至于过汗。麻黄汤发汗是很厉害的，但这个方子重用白术，麻黄三两，白术四两，白术的剂量最大了。白术能燥湿，又能止汗。这是很重要的，湿家要微微的给他出汗，而不能大出汗。麻黄汤是发汗峻剂，我们学了《伤寒论》，知道麻黄汤发汗峻猛之极，那就不太合适了。所以加白术，虽然发汗而不至于过汗，这就适合于寒湿的病情，使解表但微微汗出。

我们在《方剂学》学过玉屏风散，就是黄芪、白术、防风。白术能止汗，能去湿。它使得麻黄发汗而不至于过汗。所以在麻黄加术汤煎服法的最后说"覆取微似汗"，就是吃了药以后，给病人盖上被子，让他微微地持续地出汗。《伤寒论》麻黄汤仲景就不是让病人微微的出汗。但这里麻黄加术汤要微微的出汗，因为病人感受风寒，再加上湿，故"湿家身烦疼"。

病者一身尽疼，发热，日晡所剧者，名风湿。此病伤于汗出当风，或久伤取冷所致也。可与麻黄杏仁薏苡甘草汤。（二十一）

麻黄杏仁薏苡甘草汤方：

麻黄（去节）半两（汤泡）　甘草一两（炙）　薏苡仁半两　杏仁十个（去皮尖，炒）

上剉麻豆大，每服四钱匕，水盏半，煮八分，去滓，温服，有微汗，避风。

病人一身都疼，发热，而且发热"日晡所剧"。"日晡所"就是在下午三到五点，称为申时。在日晡的时候发热的温度相对高一些，这个病是风湿病。我们学过《伤寒论》，《伤寒论》记载"日晡所"发热高的是阳明病，是承气汤证。因为阳明之气旺于申时，所以阳明病到"日晡所"要来得厉害。现在为什么也是"日晡所"发热厉害呢？因为这个病人也是阳热比较盛，胃中有湿热，所以在下午三到五点钟的时候发热要高一些。这是一个风湿热，不光是风湿，还有热。

　　这种风湿热是怎么引起的呢？"此病伤于汗出当风"，主要是汗出而没有擦干，然后跑到凉快的地方，让风吹，或者在空调房间里，让他凉快。实际上汗水都吸收进皮肤里去了，就是湿啊。"或久伤取冷所致也"，就是他老是要贪凉快，那风湿毛病就来了。现在有"空调病"，空调房间里温度很低，外边很热，人跑进来，汗出了很多，又没有擦干，拼命地吹，让他凉，就要得这种风湿病。到后来要身疼、发热，下午发热更要高一些。这样的病，实际上就是有风湿，而且有热，所以是一个风湿热。治疗用麻黄杏仁薏苡甘草汤。

　　这个方剂是很有意思的。我们学过麻黄汤，麻黄汤是解表散寒的，这个方剂跟麻黄汤也就差一味药：麻黄汤用桂枝，这里用苡仁。桂枝是辛温的，帮助麻黄解表，治疗太阳伤寒表实证。而现在去了桂枝，辛温的程度就差了，加了苡仁，苡仁能够清热，能够去湿。病人有湿热，所以加了苡仁。仅仅是一药之差，但就不是辛温解表，而是解表祛湿，也兼有清热作用。所以治疗风湿热用麻黄杏仁薏苡甘草汤。

　　在吃药的时候，剂量也很少。我们看煎服法："上剉麻豆大"，也就是把这些药弄碎了，弄得很小。"每服四钱匕"，这个"四钱匕"相当于多少呢？古代抄取药物，这时药已经碾碎了，简单一点，就用铜钱。古代有各种铜钱，像刀形一样的铜钱叫钱匕。手拿这个钱匕，在药粉里头抄一下，抄一下就是一钱匕，以药物在钱匕上面不掉下来为度。一般的一钱匕相当于现在的两克左右。那么四钱匕，也就是八克，共有四味药，一味药也仅两克左右，剂量很小。吃了以后，要让病人出点微汗，那就风气去，湿气也去了。还要"避风"，不要让他被风吹了。

　　这个方剂跟麻黄汤只有一味药之差，但作用就不同了。我们在《伤寒论》还讲过了麻黄杏仁石膏甘草汤，那是清肺热的方剂，肺热的气喘，相当于现在的肺炎。很严重的肺炎，用这个方剂效果就很好。它清肺热，重用石膏。所以一味药不同，方剂的作用就发生了变化。麻黄汤是辛温解表的，治疗外感风寒表实证；麻杏石甘汤解表清热，治疗肺热；而麻杏苡甘汤治疗风湿热。根据我个人的看法，这个方子用来治疗现在的空调病，应该有很好的效果。我们今后比如到五六年级，或者读硕士搞科研的时候，可以找三十个"空调病"病人，给他们吃这个方，我想会有效。这个病的病机是"汗出当风"，"久伤取冷"，和现在的"空调病"是很一致的。

　　二十条是麻黄加术汤，二十一条是麻黄杏仁薏苡甘草汤。从这两条我们可以见到：这个湿，往往是外来的湿邪，再加上体内也有内湿，叫内外合邪。麻黄加术汤加了白术，因为治的是寒湿，所以用白术，是温的；而麻黄杏仁薏苡甘草汤，治的是风湿热，所以用苡仁，是凉的。上面一个方治疗寒湿，后面一个方治疗风湿热,有所不同。

风湿,脉浮、身重,汗出恶风者,防己黄芪汤主之。(二十二)

防己黄芪汤方:

防己一两　甘草半两(炒)　白术七钱半　黄芪一两一分(去芦)

上锉麻豆大,每抄五钱匕,生姜四片,大枣一枚,水盏半,煎八分,去滓,温服,良久再服。喘者加麻黄半两,胃中不和者加芍药三分,气上冲者加桂枝三分,下有陈寒者加细辛三分。服后当如虫行皮中,从腰下如冰,后坐被上,又以一被绕腰以下,温令微汗,差。

这个病人是风湿病。"脉浮"说明受了风邪,"脉浮"主表。"身重",说明是湿邪,湿性是重浊的,是粘滞的,湿困住了人体往往就觉得身很重。"汗出恶风",说明表虚。有风湿,又有表虚,那怎么治呢? 就用防己黄芪汤来治疗。

防己,有汉防己,有木防己,这里应该用汉防己。汉防己是专门治风湿的。在《千金要方》与《外台秘要》上,都记载有防己黄芪汤,就是用汉防己的。防己去风湿,作为君药。黄芪能够固表,能够止汗,而且也能去皮肤中的水湿,所以用防己配黄芪。又用了白术,既能帮助防己去湿,又能帮助黄芪固表。再用了甘草和姜、枣(在煎服法里加用了姜、枣)。甘草配姜、枣是补脾胃,因为脾主运化水湿,所以要补脾胃,通过补脾胃,使得水湿能够更好的去除。而且姜、枣还能调和营卫,有利于风邪排出体外。

这个方剂有四个加减法:"喘者加麻黄",如果有气喘的,可以加上麻黄平喘;"胃中不和者加芍药","胃中不和",往往就是胃痛,所以加芍药可以止痛;"气上冲者加桂枝",桂枝可以降气,《伤寒论》里有个桂枝加桂汤,治疗气往上冲,大量的桂枝能够降冲气;"下有陈寒加细辛",如果下焦肾有寒,肾阳不足时日较久的,可以加细辛,细辛能够温肾散寒。

服药以后"当如虫行皮中",吃了防己黄芪汤,觉得皮肤痒痒的,好像虫在皮里走,这是什么意思呢? 就是说明吃了防己黄芪汤以后,阳气要通了,湿要去了,所以"如虫行皮中"。这个病人的湿是偏寒的,所以"从腰下如冰",就是下半身很冷。怎么给他护理呢? "后坐被上",就是让他坐在被子上。"又以一被绕腰以下",再用一条棉被,绕着腰,腰以下给他盖上。这是一种助阳行湿的护理方法。因为湿为阴邪,让他暖和一点,有利于出汗。

中医实际上在 1800 年前,就有了护理法。不光是跟你说要用什么方,药怎么吃,还跟你讲护理的方法。特别是在《伤寒论》里头,第一个方——桂枝汤,后面就有护理的方法:吃了以后要吃热稀粥,然后还要禁"五辛"、"恶臭"这些东西。西医的护理是从南丁格尔开始的,过去还没有。中医很早就有了护理方法,但是不系统,散在于一些条文的后边。吃了药,盖了被子以后,让他暖和起来,微微的汗出,汗出以后就"差"。"差"通"瘥",就是病愈了。

这一条讲了风湿表虚的证治,风湿要给它去除,而表虚要给它固表,所以这个方子既有祛风又有固表的作用。

伤寒八九日,风湿相抟,身体疼烦,不能自转侧,不呕不渴,脉浮虚而涩者,桂枝附子汤主之;若大便坚,小便自利者,去桂加白术汤主之。(二十三)

桂枝附子汤方:

桂枝四两(去皮) 生姜三两(切) 附子三枚(炮去皮,破八片) 甘草二两(炙) 大枣十二枚(擘)

上五味,以水六升,煮取二升,去滓,分温三服。

白术附子汤方:

白术二两 附子一枚半(炮去皮) 甘草一两(炙) 生姜一两半(切)大枣六枚

上五味,以水三升,煮取一升,去滓,分温三服。一服觉身痹,半日许再服,三服都尽,其人如冒状,勿怪,即是术、附并走皮中,逐水气,未得除故耳。

这个病是感受了寒邪,又有风湿,实际上是风寒湿造成了"身体疼烦",身体疼痛,相当难受,翻身都翻不了,"不能自转侧",也就是自己不能翻身,躺在那里不能动了。风寒湿三气影响到肌表,筋脉不利,所以"身体疼烦,不能自转侧",病位在表。他"不呕不渴"说明什么问题呢?"不呕",没有影响到中焦,如果影响到中焦,胃里就要难受了,胃气上逆,要呕吐。"不渴"说明这种风寒湿没有化热,还没有化热伤阴,所以嘴巴不渴,不想喝水。它是一个寒湿,而病人体质又是比较差的,所以"脉浮虚而涩"。"脉浮",病在表,风寒湿在表,但又"虚而涩",说明他阳虚,脉浮,但按之虚而不流畅,是表阳虚,可用"桂枝附子汤主之"。

这个方《伤寒论》也有。桂枝附子汤就是桂枝汤去了芍药,加了附子,就是桂枝、甘草、生姜、大枣,再加了附子。这个病是风寒湿,要把风寒湿发散,而不能收敛,所以将桂枝汤去了芍药。桂枝、甘草辛甘发散为阳,生姜、大枣也能发散,调和营卫,再加了一味附子,能够散寒。病在表,风寒湿在表,但他又阳虚了,所以加了附子。附子能够治疗阳虚,而且能够去寒湿之气。风寒湿要温散,所以这个方剂是温散的方。因为他口不渴,说明没有发热,所以可以用桂枝、附子这种温药。

下边一段,"若大便坚,小便自利者,去桂加白术汤主之。"《伤寒论》叫去桂加白术汤,《金匮》名白术附子汤。就是把前边桂枝附子汤的桂枝去掉,加一味白术。因为"小便自利",所以去桂。桂枝能够化气利小便,而现在小便很通畅,"小便自利"就是小便很正常,很通畅,所以去了桂枝。这也说明前面

48

桂枝附子汤证还应该有小便不通畅的问题，但仲景省略了，他没有说。"大便坚"，所以加白术，白术能够运脾，这个病人脾阳不足，所以大便比较硬，可用白术来运脾。"大便坚"的"坚"字，《伤寒论》作"鞭"，这两个字是相通的。这个字一般字典里头是没有的，我们打字也打不出来，就是鞭子的鞭去掉中间的单人。这两个字是通的，念"坚，jiān"，也有的书上念"硬，yìng"，实际上应该念"坚，jiān"，因为《伤寒杂病论》是"坚"字。

　　《伤寒杂病论》从汉慢慢地到了隋、唐，隋代有个隋炀帝，叫杨坚。古代是这样的：皇帝的名字出现这个字，即使音同字不同，这个字你就不能用，这叫避讳，"避尊者讳"。封建社会皇帝是至高无上的，皇帝用了这个字，老百姓就不能用。后世的人，碰到这个"坚"字怎么办呢？就造了一个字出来，就造这个字，就是"鞭"去掉单人，也念"坚，jiān"。山药，古代叫薯蓣。到了唐代，唐代是李家的天下，唐代宗叫李预，所以薯蓣这个"蓣"就不能说了，避讳改为"薯药"；到了宋代，宋英宗叫赵曙，避讳就叫山药。还有玄参，到了清代，出了个康熙皇帝名叫爱新觉罗·玄烨，那个玄参的"玄"，就改写这个"元"了。这就叫"避尊者讳"。所以我们学中医要懂一些古代的历史。这个是据前人的考证——我看了张山雷的考证。张山雷是民国时期大陆上一位著名的医学家，也是一名医学教育家。他很早创办了中医学校。他先在上海创办，后来在浙江兰溪创办了中医专门学校。他一辈子搞学问，据他考证，这个"坚"主要是避隋炀帝的讳，所以改成马鞭子的鞭中间去了单人旁。因为"小便利"，所以去桂，不需要通阳化气利小便。因为"大便坚"，所以加白术，白术能够运脾。

　　"一服觉身痹"，吃了一次白术附子汤以后，身上觉得有点麻木，这个"痹"，据《一切经音义》"手足不仁也"。半天左右再吃一次，一日把三次药都吃完。"其人如冒状，勿怪"，这个人好像有点头晕，你不要奇怪，不要害怕。"即是术、附并走皮中"，就是白术、附子的药性跑到皮肤里头去了。"逐水气"，要把体内的寒湿去掉。"未得除故耳"，还没完全去掉，但已经在产生药理作用了。这是很有道理的，古代有一部书叫《尚书》，《尚书·商书·说命上》说："药勿瞑眩，厥疾不瘳"。就是说患者吃了药以后，什么反应都没有，如果不会头晕，这个"瞑眩"就是眩晕，病反而不肯好。有的人吃了药可能会有一点反应，反而是药对病了，它产生药理作用了，你不要害怕。有时候也有病人打来电话给我，有的说吃了药以后拉肚子了，有的说吃了药以后觉得有点头晕了，实际上药是很对证的。我就跟他们说："你不要害怕，是药产生了作用。吃了药什么反应都没有，反而不好。"所以张仲景在书里就说吃了药以后"其人如冒状"，这个"冒"就是头晕，头上像戴了顶帽子一样，你不要害怕，不要奇怪，是白术、附子在产生药理作用，在祛除寒湿之气，但是还没有完全祛除。

49

风湿相抟,骨节疼烦掣痛,不得屈伸,近之则痛剧,汗出短气,小便不利,恶风不欲去衣,或身微肿者,甘草附子汤主之。(二十四)

甘草附子汤方:

甘草二两(炙)　白术二两　附子二枚(炮,去皮)　桂枝四两(去皮)

上四味,以水六升,煮取三升,去滓。温服一升,日三服,初服得微汗则解,能食,汗出复烦者,服五合。恐一升多者,取六七合为妙。

本条也讲风湿病,有的版本写的是"风湿相搏","搏",赵开美本作"抟",这个字念"团,tuán"。"抟"就是聚合的意思,就是风和湿合在一起,使得"骨节疼烦掣痛"。"疼烦掣痛"这四个字放在一起。我们看了好多的注家,往往认为讲的就是疼痛。疼痛两字连用则意义相同,疼就是痛,痛就是疼;如果分开来讲——在有的语句里分开来讲,这两个字是互通的。但是它放在一起,"疼烦掣痛",实际上这个"疼"和"痛"是有程度的区别的。疼得严重的叫"痛",相对来说不太厉害的叫"疼"。这个病人觉得骨节疼得比较难受,厉害的时候,他关节抽掣,不能够屈伸。"近之则痛剧",如果手碰上去,痛得相当严重,所以后边是两个"痛",前边是"疼"。实际上这个"疼"和"痛"在程度上是有所区别的。

正因为疼痛严重,所以这个方剂用甘草,因为甘草能够缓急,能够止痛,所以这个方名叫甘草附子汤。以疼痛作为主要的症状,所以用甘草,是由于寒湿,所以用了附子,所以叫甘草附子汤。

下面一个症是"汗出短气",说明气虚不能固表,所以用白术,白术既能去湿,又能固表止汗。"短气",用白术配甘草,能够益气,能够扶正,相当于四君子汤的一半。下面是"小便不利,恶风不欲去衣,或身微肿者"。这个病人,小便是不通利的,主要是因湿在体内。"恶风",不想脱衣服,说明在表的阳气虚。或者"身微肿",主要是小便不利以后,湿邪不能排出体外,所以"身微肿",所以张仲景在这个处方里头又加了一味桂枝。桂枝能够温阳,化气,利小便,又能散风邪。所以针对"小便不利,恶风不欲去衣",仲景用了桂枝,能够通利小便,能够疏散在表的风邪。而小便通利以后,湿邪排泄出去,"身微肿"这个症也就能够得到治愈。所以用甘草附子汤来进行治疗。

本条是风湿,表里的阳气都比较虚,故用甘草附子汤。甘草作为第一味药,作为方名,说明甘草在这个方剂里头的作用是比较重要的,主要是用它来缓急止痛,因为本条有好多疼痛的症状——"疼烦掣痛,不得屈伸,近之则痛剧",所以用甘草,取它缓急止痛的作用,所以把它作为方名。

下面我再把甘草附子汤的用法跟大家说一下,它是水煎了以后,"温服一升,日三服,初服得微汗则解,能食,汗出复烦者,服五合。恐一升多者,服六七合为妙"。古代张仲景那个时代的煎服法,用六升水,煮去了一半,剩了三升,这个三升是分三次吃的,所以叫"温服一升,日三服",就是一天三次,把这个药吃完。比如说现在煎了300ml,那么一次吃100ml,分三次吃完。

最后的11个字:"恐一升多者,取六七合为妙",如果吃一升太多,因为怕附子比较温热,有毒,所以如果嫌药吃得多的,也可以吃十分之六,十分之七,不要一下子把它吃完。亦就是吃三分之二,不要全部吃完。吃了以后,使得微汗,病就解了。张仲景已经说过了,治疗风湿俱病,要微微地,持续地出汗,就是说要使病人微汗,病就解了。"汗出复烦者,服五合",如果吃了这个药微汗以后,过一会,他又关节不舒服起来了,又难受起来了,再吃每剂药的二分之一的药量,说明这个病没有完全解除,那么这个时候吃药可以减量服。

本条就是讲风湿,表里的阳气俱虚,又以疼痛为主要症状的治疗方法。

太阳中暍,发热恶寒,身重而疼痛,其脉弦细芤迟。小便已,洒洒然毛耸,手足逆冷,小有劳,身即热,口开,前板齿燥。若发其汗,则恶寒甚;加温针,则发热甚;数下之,则淋甚。(二十五)

"太阳中暍,发热恶寒,身重而疼痛,其脉弦细芤迟。"这个病叫中暍,"暍"就是伤暑,也就是夏天受了暑热,暑热伤了皮毛,所以叫"太阳中暍"。太阳主表,病起的时候有表证。暑伤皮毛,所以"发热恶寒"。因为暑要挟湿,所以"身重而疼痛"。暑热耗气伤津,所以脉是"弦细芤迟"的,这样的脉象说明元气、津液已经损伤了。

这里特别跟大家讲一个芤脉,这个脉称为洪大中空的脉。我们学过《伤寒论》,其中的白虎汤证,是脉洪大。而这个病,脉虽然洪大,但是按上去中间是无力的,是虚的,所以古人说"如按葱管",好像按在葱管上,葱管中间是空的。比喻这个脉按上去好像挺洪大,但仔细地体会,实际上中间是无力的,洪大而中空,这个脉称为芤脉,说明精气损伤了。这里这个"迟",并不主寒,也是由于精气损伤,血液运行无力。

"小便已,洒洒然毛耸,手足逆冷,小有劳,身即热,口开,前板齿燥。""小便已"就是小便完了以后,这个病人小便完了以后精气更伤,所以"洒洒然毛耸",就好像冷水浇一般的,毫毛竖立起来,起了一身鸡皮疙瘩。因为阳气虚了,所以"手足逆冷",手脚全是凉的。"小有劳,身即热",稍微劳累一点,就要发热,因劳累以后,更加耗气,所以出现气虚发热,把嘴巴张开来的话,就露出了前面的门牙,"前板齿"这个"板齿"就是门牙,就是大牙,大牙很干燥。由于胃中的津液损伤了,所以牙齿很干燥。

像这样的病,需要怎么治疗呢?有暑热,就应该清热,暑热耗气伤津,就需要益气生津。所以"若发其汗,则恶寒甚;加温针,则发热甚;数下之,则淋

51

甚"。如果医生没有给他用正确的治疗方法,反而给他发汗,发汗以后,更加损伤了阳气,就要出现怕冷更加严重的现象。如果给他用温针,即用针插到人体里,然后针上面加艾点燃,那他里热更重,更加阴伤,所以"发热甚",就是里热津伤更加重了。"数下之,则淋甚",给他用攻下的办法,那么津液就更加损伤,所以小便淋漓。

这一条论述了中暍的主要的证候,以及误治以后的变证。最后二十一个字,就是讲到医生的误治。误治以后就会出现各种各样的变证。所以《伤寒论》里头就讲了不少"误汗、误下、误吐"之后出现的变证。甚至于有一种叫坏证,就是被医生治坏了,被医生用药治坏了,甚至治死了。仲景在《伤寒论》里说:"知犯何逆,随证治之"。要知道是犯了哪一种治疗上的错误,然后就根据患者出现的证,再进行正确的治疗。所以仲景对于误治以后的变证,或者坏证,提出了这个治疗大法:"知犯何逆,随证治之"。

太阳中热者,暍是也。汗出恶寒,身热而渴,白虎加人参汤主之。(二十六)
白虎加人参汤方:

知母六两 石膏一斤(碎) 甘草二两 粳米六合 人参三两
上五味,以水一斗,煮米熟汤成,去滓,温服一升,日三服。

本条就是太阳中暍具体的治疗方法。中暍又叫中热,所以仲景说"太阳中热者"就是暍,就是感受了暑热邪气,被暑热邪气所中伤,所以叫"太阳中热者,暍是也"。患者主要的症状是三大症。白虎汤讲到四大症,身大热,汗大出,口大渴,脉洪大,就是阳明经证,阳明经的热证是四大症。现在有三个,就是汗出,身热,口渴。汗也是大出,中暑之后汗出得很多,身也是发热的,口也是很渴的,所以白虎汤的四大症,中暍应该具有三个大症。白虎汤的四大症,还有一个是脉洪大,但是中暍的脉不洪大。脉是芤脉,洪大而中空。脉表面上看看也挺大,但仔细地按,中间是空虚的,按之是无力的,如按葱管,是一种芤脉。当然本条原文没有讲脉象,但我们可以对照上一条。说明患者的精气受到了损伤,由于汗出太多,耗气伤津。暑能耗气,暑能伤津,汗就是津液。汗出过多,不光是津液伤,还损伤了身体的阳气,所以"恶寒"。阳明有热应该不恶寒的,在《伤寒论》阳明病的提纲证里,阳明病"不恶寒,反恶热",患者不怕冷,就是怕热。现在为什么怕冷?这个怕冷不是表证,而是由于汗出太多了,随着汗出,伤了津,耗了气,所以"恶寒"。这个"恶寒"不能用解表法,而是要用补益法,要补气,补津液。

正因为患者有汗出身热口渴,所以用了白虎汤。恶寒,耗气伤津,所以加了人参。人参能够补气,能够补津液。古代的人参,跟现在的人参有所不同。古代的人参真正是好的人参,它不光是补气,而且能够生津的。现在一些人参,特别是那些红参,质量比较差,没有生津的作用,吃了之后,反而是温燥的,口渴的。古代是天然的,现在是人工种的。人工种的参往往要浇农药,所以生津的作用就被破坏了。现在的人参温阳还可以,用于生津,效果就比较差一些。白虎加人参汤,就是白虎汤加了人参。

白虎汤的煎服法,就是"煮米熟汤成"。煎这个药,等到米熟了,这个药也就煎好了,所以叫"煮米熟汤成"。在熬药的时候,加上一把粳米,等到粳米熟了,这个药也就熬好了,所以叫"煮米熟汤成"。因为这种热是伤胃气的,石膏、知母寒凉清热,也是伤胃气的,所以加了甘草,再加了粳米,粳米能和胃气。白虎加人参汤就是治疗中暍,也就是中暑的方剂。因为考虑到暑对人体的损伤,暑要耗伤人体的津液,人体的阳气,所以用白虎汤加人参。

上一节课我讲到王孟英,他提出天生白虎汤就是西瓜。因为西瓜能够清暑热,而且能够补充水分,补充津液,所以称为"天生白虎汤"。

太阳中暍,身热疼重,而脉微弱,此以夏月伤冷水,水行皮中所致也。一物瓜蒂汤主之。(二十七)

一物瓜蒂汤方:

瓜蒂二十个

上剉,以水一升,煮取五合,去滓,顿服。

本条条文也是"太阳中暍",也是受了暑,但是情况就不同了。这个暑,主要是暑湿,以湿为主,而不是以热为主。上一条是以热为主,偏于阳盛而多热,就用白虎加人参汤。而本条是偏于阴盛,体质是阴寒比较盛,多湿。同样都称为中暍,但是情况不同了。他有"身热疼重",也有一点发热,但是身上还疼,还觉得挺重,说明暑夹湿,而以湿邪为主。湿又是伤阳气的,所以脉是"微弱"的,这称为"湿胜则阳微也"。寒湿比较重,损伤了人体的阳气,所以脉是"微弱"的,而不是洪大而中空的。

是什么原因呢?"此以夏月伤冷水,水行皮中所致也"。感受寒湿的中暍,是由于夏天过饮冷水,或者是汗出后到冷水里洗澡,水到皮肤里头去了,就造成了发热、身疼、身重。所以要把水湿排出体外,用"一物瓜蒂汤主之"。

一物瓜蒂汤就是一味药,就是瓜蒂,也就是甜瓜的蒂。瓜蒂要在瓜青的时候,还没成熟的时候才有效。瓜蒂是很苦的。煎了以后,"顿服"之,就是一下子把这个药汤吃了。吃了以后有两个可能:一个可能会吐,我们学过《方剂学》,学过《伤寒论》,瓜蒂是涌吐剂,它可以涌吐,使得水气吐出来;还有一个可能,吃了以后,可以使得汗出。因为瓜蒂本来是涌吐剂,涌吐剂主要使得阳气往上往外越,这样也会产生一种发汗的作用,所以往往吃了这个药汤以后,病人会出一点汗,出了汗以后,水湿就散掉了,病也就可能好了。

53

　　最后我跟大家讲一下医案举例。这个医案就是《伤寒发微》上的，是我介绍过的曹颖甫先生写的，曹颖甫是上海的名医。他说："仲师于《金匮》出一物瓜蒂汤"，仲景先师在《金匮要略》上出了这个一物瓜蒂汤方。"历来注家，不知其效用"，历代注解《金匮》的注家，不知道它的作用，也不知道怎么用。"予治新北门永兴隆板箱店顾五郎亲试之"，"我"治疗新北门那个地方，永兴隆板箱店的顾五郎这个人，"我"曾亲自用过一物瓜蒂汤。"时甲子六月也"，农历六月，相当于现在七月份。"予甫临病者卧榻，病者默默不语，身重不能自转侧，诊其脉则微弱，证情略同太阳中暍"，"我"刚走到病人的床边，病人也不说话，他的身体很重，自己翻身都很困难。他的脉是微弱的。他的证有"身重"，他的脉"微弱"，跟仲景治太阳中暍的这条条文差不多。"独多一呕吐"，就是单独还多了一个症状，就是呕吐。"考其病因"，"我"就思考为什么会得这个病。"始则饮高粱酒大醉，醉后口渴，继以井水浸香瓜五六枚，猝然晕倒"，开始因为夏天吃了高粱酒，吃得大醉，醉了以后还口渴，再吃用井水浸过的香瓜五六个，吃了以后就突然晕倒。"因念酒性外发，遏以凉水浸瓜，凉气内薄，湿乃并入肌腠。此与伤冷水，水行皮中正复相似"，酒性应该往外发的，但现在没有让他外发，主要是吃了凉水浸瓜以后，凉气往内逼迫，寒湿影响到肌腠，就跟《金匮要略》所谓的"伤冷水，水行皮中"差不多。"予乃使店友向市中取香瓜蒂四十余枚，煎汤进之，入口不吐"，"我"就叫店里的人到市场上取了四十多个香瓜的瓜蒂煎汤给他吃，他吃了不吐。"须臾尽一瓯，再索再进，病者即沉沉睡，遍身微汗。迨醒而诸恙悉愈矣"，过了一会儿，吃光了一大碗瓜蒂汤，病人要，就再给他吃，病人就昏昏入睡了。后来就全身微微地汗出，醒来以后病也就好了。

　　以上是曹颖甫先生碰到病人，对照《金匮》的原文，用了瓜蒂汤之后写下的一段体会。所以我个人的见解：瓜蒂汤它可以吐，但是有的病人也不一定吐，他往往会发汗。因为瓜蒂是涌吐剂，涌吐剂是向上的，向外的。正因为它的药性向上，向外，使得阳气往外发越，它有一种发汗的作用，使得寒湿离开人体。

　　我们学了这两条条文，也可以联系到《方剂学》。《方剂学》有个方剂叫香薷饮，又叫香薷散，是香薷、厚朴、扁豆。这个方剂是《太平惠民和剂局方》的一个处方，它主要就是治疗夏天吃了冷的东西，受了凉而造成的暑病。但是在《方剂学》上不叫中热，也不叫中暍，而叫阴暑。暑有阳暑，有阴暑。所谓阳暑，就是中午的时候，在太阳底下，拼命干活，是真正的受了热，所以出现了白虎加人参汤证这样的情况。汗大出，口大渴，身大热，又由于汗出多，这个人怕冷，耗气伤津。脉洪大但按上去是无力的，称为芤脉，这个是阳暑。还有个叫阴暑,就是夏天暑热主气,但是他条件比较好,没有在太阳底下干活,没有去劳动,而是乘凉,吃冷的东西。比如冰箱里的东西吃得多了,冷饮、饮料吃得多了,又空调开得太低了。皮毛受了寒气以后收缩了,寒主收引,收缩以后汗不出,就要发热,要恶寒。再加上吃进去的东西,他胃里很难过,要呕吐,要拉肚子。这个时候就要用到香薷,香薷是"夏月之麻黄",可以发散。厚朴、扁豆,和中止呕。

我们由此也看到医学在不断地发展。在仲景的时代,他就提到由于夏天吃了冷的东西,或者是洗澡,水到了皮肤里头去,就要得病,他说这是太阳中暍。而到宋代以后,就提出来叫阴暑,提出来用香薷,香薷是"夏月之麻黄"。《局方》还提出一个藿香正气散,藿香正气散也是夏天用的。夏天有表证,外伤了风寒,内又有食滞。藿香、苏叶,都是辛温的,发散的,让他出点汗。胃里难受,又拉肚子,所以用厚朴、陈皮、茯苓、大腹皮这类药物,芳香化湿理气。所以这实际上说明医学在不断地发展着。在汉代就提到感受寒湿而引起的中暍,是相当了不起的。仲景就好像佛教的释迦牟尼,道教的老子,儒教的孔子,他开创了中医的理法方药,辨证论治这条道路,所以到现在还要学他。

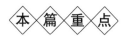

第一条、第二条,首先要知道什么叫刚痉? 什么叫柔痉? 痉,就是项背强急,甚至于角弓反张,口噤不开,若有"发热无汗,反恶寒者,名为刚痉";"发热汗出,而不恶寒,名为柔痉"。

第十一条,柔痉的治法,"太阳病,其证备,身体强,几几然,脉反沉迟,此为痉,栝蒌桂枝汤主之。"柔痉,应该是汗出的,其证备,就是具备太阳病的症状,就是发热、汗出,再加上身体强,几几然,脉沉迟。脉沉迟说明在里的津液不足。筋脉失却了津液的濡养,而导致柔痉,用栝蒌桂枝汤。即桂枝汤加栝蒌根,能清热生津以滋养筋脉。

第十二条,刚痉,则要用葛根汤治疗,也就是在桂枝汤的基础上,加麻黄、葛根,因为无汗就要发汗,所以用麻黄,用葛根。葛根这味药能够舒筋脉、发汗、除邪、开腠理。

第十三条,就是要知道病邪深入到阳明,阳明里热,高热耗津,使筋脉失养,也会产生痉病,这种里热造成的痉病,可以用大承气汤。因为大承气汤是急下存阴的方剂,通过急下,使实热去了,保存阴液,使筋脉得到阴液的滋养,痉就可以治好。

第十八条,要记住最后两句,就是治风湿,怎么发汗? 治风湿不能使之汗大出,汗大出则风气去而湿气在,所以治风湿发汗的正确方法,是"微微似欲汗出者"，"似"，作持续解，微微的持续的让病人出一些汗，这样才能风湿俱去。

第二十条，"湿家身烦疼"，受了寒湿，用麻黄加术汤。受寒，用麻黄汤，有湿加白术，白术能燥湿，又能使麻黄的发汗不至于太过，因为白术还有止汗的作用。用麻黄汤，光去寒而不去湿，所以要用麻黄加术汤。

第二十一条，"病者一身尽疼，发热，日晡所剧者，名风湿。"用麻黄杏仁薏苡甘草汤治疗。麻黄发汗，杏仁开皮毛降肺气，肺主通调水道，下注膀胱，有利尿作用，去湿作用，薏苡仁清热利尿去湿，甘草调和药性。所以这也是麻黄汤去了桂枝加上薏仁，就比较平和，就不太热了，因为薏仁是凉的。

第二十二条，"风湿，脉浮，身重"，脉浮是有风，身重是有湿，但还有表虚，"汗出恶风"。表虚的风湿证，要用防己黄芪汤来治疗，防己能去风湿，黄芪能固表止汗，而且黄芪也能去肌表中的水气，白术燥湿止汗，甘草调和诸药，在煎服的时候加姜、枣来调和营卫。

第二十六条，"太阳中热者，暍是也"，就是感受了阳暑，汗出恶寒，身热而渴，用白虎加人参汤。

百合狐惑阴阳毒病脉证治第三

这一篇是讲三个病。百合，称为百合病，是一个病名，狐惑也是一个病名，阴阳毒也是一个病名，在这一篇里张仲景是把三个病的辨证和治疗放在一起讲。百合病，是发生于热病之后，余热未尽，或者因为情志的关系而造成的，所以主要出现一些精神或神经方面的症状，而且还有口苦，小便赤，脉微数，作为这个病的特征。因为百合是治疗这个病的专药，所以叫百合。百合可以养阴清热，而这个病有热、有阴伤，所以用百合作为这个病的专药。因为用一味百合可以治疗这个病，所以叫百合病。

狐惑，在有的书上，写成这个"蜇"，下边有一个虫字；也有的这个虫字放在边上，写作"蜮"。这三个字在古代是相通的。狐惑这个名字，日本人作过了比较深入的考证，有一位名为山田正珍的人，他在研究《伤寒》、《金匮》方面有一定的成就，并专门写了一本书，名为《金匮要略集成》书中讲到狐惑，一名射工，又称短狐，它是古代的一种动物，这种动物是有毒的。这个病或蚀于上，或蚀于下。蚀于上者，咽喉溃烂，而且发不出声音，说不出话；或者蚀于下，即前后二阴溃烂，好像中了射工的毒。射工又叫短狐，在《山海经》和《说文解字》等古书里都有谈到这个问题。《说文解字》认为惑就是射工或短狐，短狐的外形像鳖，鳖即是甲鱼，但短狐仅有三只脚，而我们所看到的甲鱼有四只脚。一些古书认为短狐即是鳖，而且有三只脚，我们不能完全相信这种说法。因为短狐还具备一种会伤害人的毒。所以把狐惑作为一个病名，因为这个病，除了发热以外，还会有喉咙烂或前后阴烂等表现，就像是一种毒气伤人，所以把它称为狐惑。隋代医家巢元方在《诸病源候论》里，就讲到狐惑是由湿毒之气所造成的。古人当然看不到这些致病的东西，便说这是一种湿毒。我认为《诸病源候论》的说法是正确的，狐惑是一种湿热毒气，侵害到人体，造成人体发病。在张仲景的书里，说蚀于上者，蚀于咽喉部的，叫"惑"，蚀于前后二阴的，叫"狐"。它的临床表现，主要是咽喉和前后二阴的腐蚀溃烂。这是一种湿热毒邪，侵害到人体。阴阳毒也是与感受疫毒有关，以皮肤上发斑，咽喉痛为主要症状，发斑如果是红色的，称为是阳毒；如果是青色的，叫阴毒。所以阴阳毒又分阳毒和阴毒，属于急性热病的范畴。

论曰：百合病者，百脉一宗，悉致其病也。意欲食复不能食，常默默，欲卧

不能卧，欲行不能行，欲饮食，或有美时，或有不用闻食臭时，如寒无寒，如热无热，口苦，小便赤，诸药不能治，得药则剧吐利，如有神灵者，身形如和，其脉微数。（一）

此段经文主要在说明百合病的症候。百脉一宗的"百"，是说多也。如百家姓的百，也是多的意思，并不是指一百家。事实上，百家姓所包含的姓有三百多家。百脉一宗的"宗"，按《广雅》记载："聚也"。聚，就是各种脉聚在一个地方。聚在哪里？实际上是聚于肺，所谓肺朝百脉，实际上就是百脉朝宗于肺。按《黄帝内经》的理论："肺藏魄"。《黄帝内经》所说的"心藏神，肝藏魂，肺藏魄，脾藏意，肾藏志"，就是指神经系统的问题和五脏有关，所以百合病，类似于现代医学所说的神经衰弱或神经官能症。这个病很奇怪，到西医那里检查不出来。因为它是神魂不安，丧魂落魄，这个人可以说出好多好多的不舒服，所以说百合病实际上是肺藏魄的功能受到影响而造成的疾病。百脉朝宗于肺，我认为要结合《黄帝内经》来讲，否则讲不通。

"意欲食复不能食"。就是心里想吃饭，但又吃不下。"常默默"，老是不想说话，很沉默。"欲卧不能卧，欲行不能行"，想睡睡不着，想走路又走不动。"欲饮食，或有美时，或有不用闻食臭时"，他要吃饭，有时这一顿吃得很好，很好吃的，到下一顿闻到食物的气味，就又觉得很难受，不要吃了，这就叫"或有不用闻食臭时"，"食臭"就是饮食的味道。"如寒无寒，如热无热"，你要说他怕冷吧，又不是真正的怕冷，好像有点发热吧，但又不是真正的发热，这都是一些精神神经方面的症状。嘴巴里很苦，小便也很红，各种药吃了都没什么作用，有时吃了药还要发生剧烈的呕吐或泄泻。好像有神灵附在身上，这人不安宁，一会觉得这样不舒服，一会那样不舒服，家里碰到这种病人，家里就不得安宁，叫他到医院去，都检查不出毛病，所以说这个病，"如有神灵者"。从这个人的形体看，还好像和正常人一样，这就叫"身形如和"。跟和平的、正常的人一样，看不出来，但他老是饭也不想吃，话又不想说，要睡又睡不着，要走路又走不动，要想吃饭时吃一顿，有时又不想吃，就是这样的一种疾病。"脉微数"，说明这个病还是有阴虚里热，脉数主热。口苦，小便赤，脉微数，这些倒是真正的问题，而上述的其他一些症状是不一定有的，但他是有热的、阴伤的，所以口苦、小便赤、脉微数。

以上讲了百合病的病因，是由于肺阴虚有热造成的。还讲了一些临床症状，会出现各种各样的不舒服。仲景还说百合病，是个慢性病，为什么是个慢性病？我们看下一条：

每溺时头痛者，六十日乃愈；若溺时头不痛，淅然者，四十日愈；若溺快然，但头眩者，二十日愈。（一）

你要治愈百合病需要六十天,即两个月,说明百合病是个慢性病,不是急性病。在上述的症状上,如果小便时头痛的话,病就要重一些,治疗的时间也就要长一些,所以要两个月才能治愈。因为肺主通调水道,下输膀胱,而肺又是和皮毛相合的,所以小便时头痛,病就相对比较重,治疗时间要久一些才能痊愈。

"若溺时头不痛",但有点怕冷怕风,所谓"淅然者",就是恶风的样子,要四十天才能好。因为肺与皮毛相合,肺阴伤,所以他怕风,但他没有头痛,如此要四十天才能好。

"若溺快然",就是小便很通畅,只是略有眩晕。头不痛而有些许眩晕,说明他小便通畅,肺主通调水道的作用比较好,如此病也比较轻,二十天就会痊愈了。仲景根据病人的症状来判断病情的轻重,再来决定他的治疗需要多少时间。

在我二十来岁的时候,看过一位老中医治病,这位老中医很有经验,碰到百合病患者,他说你要吃两个月的药,因为他知道吃几天药没有用,这是神经系统的疾病,不是吃了药马上就会好的,要慢慢地调整,所以这位老中医说:"你要多吃一些,吃两个月的药"。

其证或未病而预见,或病四五日而出,或病二十日或一月微见者,各随证治之。(一)

这个病人或许在没有得热病之前就有一些精神神经症状,有一些是得了热病过了四五天会出现以上的症状,也有些得了病二十天或一个月以后,慢慢地会出现症状的,还是要根据具体的症状作辨证论治。所以说"各随证治之",并不是一定要用哪个方,而是要根据他的证来治疗。

以上讲的是百合病的病因、证候、诊断以及治疗原则。实际上,"百脉一宗",指的是百脉朝宗于肺,所以叫"百脉一宗,悉致其病"。肺藏魄,肺阴不足,所以魄不安,以致出现了各种精神神经的症状。

因为肺主通调水道,下输膀胱,现在肺热阴伤,水道不畅,所以这个病小便赤,脉微数,均是肺热阴虚的症状,如果小便很通畅,溺快然者,说明肺阴虚内热不甚,病比较轻。

张仲景在此所说的时日,都是不一定的,他无非是举个例子而已。六十日,四十日,二十日,都是一些大致的时间,说明病有重、中、轻的不同,所以治疗要取得疗效,也就有快有慢了。

百合是治疗肺阴虚的主药,也就是君药,专门治疗这种病,所以叫百合病。

百合病,发汗后者,百合知母汤主之。(二)

百合知母汤方:

百合七枚(擘)　知母三两(切)

上先以水洗百合,渍一宿,当白沫出,去其水,更以泉水二升,煎取一升,去滓;别以泉水二升煎知母,取一升去滓;后合和煎取一升五合,分温再服。

所谓"发汗后者",也就是本来是热病,误用发汗,更加伤阴,肺更热,所以要用百合知母汤来治疗。因为前一条条文已经讲到,要"各随证治之",即要根据症状的不同,而用各种方剂来治疗。因此下面就是具体的一条条的来讲。这一条是由于百合病误用汗法,汗就是更加伤阴,使得肺更热,所以要用百合知母汤来治疗。因为百合能清肺热,知母能养阴清热、润燥生津。在此仲景没有讲具体的症,因为具体的症,在上一条介绍百合病的条文里已提到了。另外,我们还可以方测证,估计此病应会出现心烦、口燥,故加知母来配百合。

百合病下之后者,滑石代赭汤主之。(三)

滑石代赭汤方

百合七枚(擘) 滑石三两(碎,绵裹) 代赭石如弹丸大一枚(碎,绵裹)

上先以水洗百合,渍一宿,当白沫出,去其水,更以泉水二升煎取一升,去滓;别以泉水二升煎滑石、代赭,取一升去滓,后合和重煎取一升五合,分温服。

本条也是由于医生误治所致。外感热病,误用了下法,后来变成了百合病,所以治疗要用滑石代赭汤。也就是以百合作为君药,再加上滑石和代赭石。因为下之后,津液更加受伤,里热因而加重,所以小便肯定短少。为了能利尿,又能清热,所以选用了滑石。《金匮》的条文往往写得比较简单,因此条文中虽然没有说病的详细表现,在此仍可以方测证。由于误下之后伤了胃气,可能会出现呕吐、呃逆或者是嗳气等胃气上逆的情况,故加了代赭石以重镇降逆止呕。

百合病,吐之后者,用后方主之。(四)

百合鸡子汤方

百合七枚(擘) 鸡子黄一枚

上先以水洗百合,渍一宿,当白沫出,去其水,更以泉水二升煎取一升,去滓,内鸡子黄,搅匀,煎五分,温服。

也有一些百合病是由于医生误用了吐法所致。吐不仅伤津液,而且伤胃,胃中的津液受伤,也可以出现心烦。所以仲景选择了百合配鸡子黄,先煎百合,然后再加鸡子黄,把它搅匀了,给病人喝。鸡子黄能养阴、清热、和胃。

关于这一点我们可以和《伤寒论》的方剂联系起来,《伤寒论》里有一个治疗少阴病心烦的方,即黄连阿胶汤,方中就用到了鸡子黄,配合黄芩、黄连、芍药、阿胶等药以针对因肾阴不足,心火旺盛所致的心烦有热。

另外,还有一个方剂也用到了鸡子黄,即大定风珠,这是个温病方,治疗肝肾阴伤,虚风内动。方中用了炙甘草、生地、麦冬、阿胶、麻仁、龟甲、鳖甲、牡蛎、龙骨、鸡子黄等药。鸡子黄确能养阴、清热、和胃。

以上三条，或者误用发汗，或者误用泻下，或者误用吐法，都能伤阴，使得肺更热，阴更伤，所以都要用百合养阴清肺。但是具体来说，又有发汗后、下后或吐后等情况的不同，故分别选用其他的药物，或配知母、或配滑石及代赭石、或配鸡子黄，而百合则是始终要用的，因为百合是治疗百合病的君药，君药不能随意减去。

百合病不经吐、下、发汗，病形如初者，百合地黄汤主之。（五）

百合地黄汤方：

百合七枚（擘） 生地黄汁一升

上以水洗百合，渍一宿，当白沫出，去其水，更以泉水二升，煎取一升，去滓，内地黄汁，煎取一升五合，分温再服，中病，勿更服。大便当如漆。

这一条是接着以上的三条，就是讲百合病，医生没有误治，没有给他误发汗、误下或误吐。"病形如初"，就是说疾病的形状，即疾病表现出来的症状，都是和刚开始一样，比如说他已经得百合病一个月了，但还是和原先刚得病时一样，就是意欲食复不能食，常默默，欲卧不能卧，欲行不能行，欲饮食，或有美时，或有不用闻食臭时，如寒无寒，如热无热，口苦，小便赤，脉数等。这些症状，称为"病形如初"。仲景认为：医者不应该看到患病的时间比较长久就改用其他的治疗方法，这个病还是百合病，应该以此病出现的症状作为依据。还存在这些症状就还是要用以百合为主药的方剂来治疗。

百合地黄汤是百合病的正治方，百合病没有经过汗、吐、下，百合病的症状没有改变的，就是要用百合地黄汤来治疗。百合和生地黄汁都是另煎的。先用水洗百合，洗后浸一个晚上，其后水面上会出现一些白沫，把有白沫的水去掉，再换成泉水，因泉水清热的作用很好，用泉水煎百合，煎了之后去渣，加入生地黄的汁水，再煎，煎了以后，分两次喝。百合能补肺、清热、养阴。生地黄汁能清热养阴，配合百合，更能起到清热养阴的作用。

方后注中提到"中病，勿更服"。"中病"，就是吃了之后病好转起来了，就不要再吃下去了，告诉大家中病即止的道理。"大便当如漆"，就是这个药吃了之后，大便颜色是有点黑的，为什么呢？因为地黄汁是黑的，所以往往吃了药之后，大便有点黑，而不是肠道出血，所以医者要告诉病人不要害怕，这是吃了药之后的反应，因为地黄是很黑的，所以地黄汁吃了以后，大便当如漆。

百合病一月不解，变成渴者，百合洗方主之。（六）

百合洗方：

上以百合一升，以水一斗，渍之一宿，以洗身。洗已，食煮饼，勿以盐豉也。

百合病是慢性病，有时候过了一个月，病还没有好，且口渴的，说明阴虚内热很重,用百合洗方来治疗。在张仲景的时代,除了内服吃药,还用外洗的方法,使药性通过皮肤到达体内。因为肺与皮毛相合,百合病和肺有关,通过洗身,药性从皮肤进入到体内,便能更好地起到清肺热的作用,肺与皮毛相合,其气相通,所以用百合浸出来的水来洗身,故称为"百合洗方"。

这个病是一方面吃药,另一方面配合外洗,内外兼治,但方中都没有离开百合。百合能清热、养阴。

"洗已,食煮饼",就是洗了澡之后,食煮饼,即以面作饼煮食之,取其养胃。因肺属金,脾属土,培土生金,是一种食疗的方法。而且"勿以盐豉也",即不要加调料,古代用很咸的豆豉做调料,吃煮饼,要淡吃,不要用咸的豆豉,因为人吃了咸的食物之后往往会口渴伤津。饮食应清淡,吃多了盐要口渴,而且百合病患者本身已经渴了。"百合病一月不解,变成渴者",所以不要用太咸的调料,否则病人会更加口渴伤津。

百合病,渴不差者,栝蒌牡蛎散主之。(七)

栝蒌牡蛎散方:

栝蒌根　牡蛎(熬,等分)

上为细末,饮服方寸匕,日三服。

前面这个方剂,是外用洗身的,因为肺与皮毛相合,通过百合清肺热,让药性从皮肤进去,能够起到养阴清热的作用,如果用了还是口渴不愈就要用栝蒌牡蛎散治疗。栝蒌牡蛎散就是用栝蒌根和牡蛎这两味药,栝蒌根即天花粉,能清肺热,生津止渴;牡蛎咸寒清热,并能引热下行,所以如果渴不解的,就专门用这两味药,生津止渴,引热下行。

百合病,变发热者,一作发寒热。百合滑石散主之。(八)

百合滑石散方:

百合一两(炙)　滑石三两

上为散,饮服方寸匕,日三服,当微利者,止服,热则除。

前面第一条没有提到发热,而是"如寒无寒,如热无热",好像有热,但没有真正的发热。现在真的发热了,就用百合滑石散来治疗。在此还是用百合,因为百合能清肺热;而滑石能够清热利尿,使热从小便排泄出去。《外台秘要·卷二》也记载着这个处方。但王焘记载的与此处有所不同,王焘记载:"一本云:治百合病,小便赤涩,脐下坚急",我们可以把仲景的《金匮要略方论》跟《外台秘要》结合起来看,说明这个病人除了发热以外应该还有小便赤涩,因为百合病本身就应该小便色赤,这在第一条就已提到过了。小便赤涩的"涩",就是不利的意思,说明病人小便不利,因小便不利,膀胱就要胀起来,所以脐下坚急,"脐下",就是指膀胱部位,觉得很硬,很难受。而且还要发热,因为小便不畅,湿热排不出去,所以用百合清肺,肺主通调水道,下输膀胱;滑石清热,利小便。

根据《外台秘要》,我们更应该了解,仲景当时是省略了部分内容,因为当时写书多写在竹简上,其困难度也较高,加上历代流传,可能有些症状有所遗漏,所以看古书时,《千金翼方》及《外台秘要》等医籍可以补仲景的不足。因为在唐代时,孙思邈及王焘等医家们是看到了《伤寒杂病论》的原本。孙思邈在七十一岁时写《千金要方》,当时没有看到仲景书,他说"江南诸生,秘仲景方而不传",江南的这些医生,对仲景方是很保守的,藏起来没有传出来,后来随着他年纪大了,见多识广,所以在他一百零一岁那年,也就是他写了《千金要方》三十年后,写了《千金翼方》,把张仲景的条文、张仲景的方都记录在《千金翼方》里。王焘比孙思邈晚一百年,王焘那时候看到的是仲景的《伤寒杂病论》,包括了伤寒和杂病两个部分,王焘把他看到的仲景书,一条条都记录在《外台秘要》里。所以这两本书都是相当有价值的书,可惜现在的人没有好好地深入研究这两本书。在《外台秘要》里就记载了治百合病的这条条文,所以我们把这两条条文对照起来看,我们就清楚了,不光是有发热,还有小便赤涩,还有膀胱部位硬,很不舒服,所以采用百合滑石散来治疗。

刚才有同学问我剂量问题。张仲景是东汉人,当时的一两,相当于现在的一钱,这是李时珍讲的话。明代李时珍在写《本草纲目》时,距离现在约四百年。李时珍做过一番考证,他说:"古之一两,今之一钱也",就是张仲景书上的一两,相当于现在的一钱。张仲景的桂枝汤:桂枝三两,芍药三两,甘草二两,生姜三两,大枣十二枚。桂枝三两,相当于桂枝三钱。所以我们现在开剂量,不要因为《伤寒论》里记载桂枝用量为三两,你也开三两;小柴胡汤中用柴胡半斤,你也开半斤,这种剂量可是会吃死人的!实际上那时候的度量衡跟现在的确是不同的。

民国时代有一位伟大的文学家兼革命家,叫章太炎。据太炎先生考证,东汉时期之一两等于现在之一钱。太炎先生主要是研究古文字学的,他的考证亦是如此。所以我们现在不要盲目按照古书上所记载的剂量,而是应该遵循现在《中药学》的常用剂量,不要用得太多。至于一定要用多少,要慢慢进行摸索,包括我们临床实习,跟老师,包括今后在看病的时候自己也要摸索。

在剂量的计算方面,祖国大陆上都是用克,而台湾则是用钱,有人找我看病,我就是给他们开钱啦。而且祖国大陆上的一斤,是五百克,台湾的一斤是六百克,还是不同的。同样的一钱,祖国大陆上的一钱,我们开三克,按六百克一斤来算,一钱是三克多了,将近四克,所以有所不同。

台湾度量衡制是延续明、清的。我是怎么知道的?在 2000 年 9 月,我第

63

一次到台湾,到了高雄市,当地有一个餐旅管理学校,在台湾略有名气。在学校里有一个陈列馆,其中有历代度量衡的表,历代的度量衡制度,从后汉到唐、宋、元、明、清,都记载得很清楚,明、清一斤折合现在的597克,为计算便利,台湾一斤折合为六百克的。

因此许多事情,要到各处游览参观多了才知道。明代有一位学者叫顾炎武,他说要"行千里路,读万卷书",现在千里路没什么稀罕的,但古代行千里路是一件很了不起的事。有的事情,通过我们自己去走就很容易了解了。我昨天跟一个台湾的朋友说,唐诗中有一首名叫"过瓜洲渡口",这瓜洲是在哪里?不知道。后来有一次我到了江苏的镇江,镇江到扬州这条水路,古代就叫瓜洲渡,我去了才知道。又如唐诗《黄鹤楼送孟浩然之广陵》,"故人西辞黄鹤楼,烟花三月下扬州"。其中"广陵"到底在哪里也不知道。后来我到了扬州,扬州的城区叫广陵区,这样就知道了。所以还是要走呀,你走了才知道了,不走就不知道。

我的一位学生,在台湾阳明大学取得免疫学硕士学位。他也是个古怪人,他就不喜欢学免疫学,他要学中医。他到了香港念浸会大学,这是个教会大学,他读五年中医本科,从头读,连工作也辞掉了。读完之后,经香港浸会大学教授的介绍,考取了我的博士生。他是台湾南投竹山人。我昨天就到了竹山吃饭,饭店里叫来的菜呀,都是用竹笋做的,竹笋烧的猪肉啊,竹笋丝炒的菜啊。一桌有好多素食,基本上是用竹笋做的,当时我才恍然大悟,为什么那个地方叫竹山?竹山就出竹子嘛。

我们杭州也是山清水秀,也有竹子,但到这个季节就没有那么多竹子,也就吃不到这么多竹笋做的食物。杭州人一般吃竹笋是在五六月份,到八月份就没有竹笋吃了。竹山还有个庙叫竹山寺,当地人说闽南话,闽南话里的竹山和得山是同音的,即竹和得是一个音的。所以说你要去跑呀,跑了才知道,你不跑怎么知道。我说我们还要跑,我鼓励大家今后能够出去跑还是要去跑跑,去看看,有好多知识在书里是学不到的。因此"纸上得来终觉浅,绝知此事要躬行",这句话还是很有道理的,否则你坐井观天,你不知道外界的事情。

整个中国,若在浙江就只能看到浙江这一点点地方,在杭州就只能看到杭州这一点点地方,这一点我是很有体会的。你不到甘肃就不知道中国的大,甘肃那边有的是一望无际的沙漠及戈壁滩。我去年到了敦煌,当地有很多出土的文物。敦煌有千佛洞,有好多的古迹,但在清末民初时不少文物都给外国人拿走了。不过现在还保留着好多洞穴,当中还保留着不少文物。我去了那边之后,看了阳关,看了玉门关,才知道一句诗叫"西出阳关无故人",还有一句叫"春风不度玉门关"。不到那边还真难体会这两句诗。阳关这个地方,再往西边去,就是西域,就是丝绸之路。古代的丝绸之路,一直通国外,那里出去就没有故人了,没有熟人了,因此才叫"西出阳关无故人"。而"春风不度玉门关",除了阳关,还有一个玉门关。出了玉门关就是新疆的和田,当地出产的白玉,是国内最好的玉。新疆和田的玉,最好的叫羊脂白玉。在玉门关里,现在还有一个遗址,有像城堡一样的,有点砖啊,土啊。西域那边把玉运过来,到了这个地方,然后就进了我们中国,因此此地叫玉门关。"春风不度玉门关",就是那边没有春风,不像我们这里,春天有和风,那里风沙大得不得了。我是九月份去的,他们告诉我,超过十月十五日就不能再去那边,因为到了那时候,那个地方的风会很大。那里的石头,都被吹裂得一条条的,所以也叫风棱石,其意思是说这些石头都被风吹得满布棱角、且一片一片的,所以叫"春风不度玉门关"。可见对许多事物,一定要走得多才能理解,不过这些都是题外话。

中医书里的知识,足够大家一辈子去领悟,因此一辈子都不可能读完中医书,一辈子能学个十分之一二,那就已经非常了不起了。因为中医书实在太多了。有句成语叫汗牛充栋,所谓汗牛充栋,就是把书放在牛的身上,牛都要出汗,叫汗牛;充栋就是把书放到家里一直高叠到栋梁上,都还是放不下。就是说古代的医书之多,我们现在无非学一点皮毛而已。我是实实在在讲。我在祖国大陆上也是这样讲,我们实际上根本没有深入地研究进去。刚才我跟同学讲,有同学就问我这条百合洗方,这百合洗方就是外洗方,因为在 1800 年前,仲景就提到好多病可以用外洗的方法来治。接下去我还要跟大家讲狐惑病的治疗法,有洗的还有熏的。

百合病,见于阴者,以阳法救之;见于阳者,以阴法救之。见阳攻阴,复发其汗,此为逆,见阴攻阳,乃复下之,此亦为逆。(九)

本条是说百合病,有一些是偏于阳热的,也有一些是偏于阴寒的,如果是百合病偏于阴寒的,那就要用温阳的方法来治疗,"以阳法救之"。见到百合病偏于阳热的,就要用养阴的办法来治疗,所以叫"见于阴者,以阳法救之;见于阳者,以阴法救之"。如果见到阳热很重,不仅不给他补阴,反而是"攻阴",使他的阴更虚。如何使他的阴更虚呢?就是"复发其汗",看到他阳热重,看到他阴伤,还要再给他发汗,伤他的阴液,所以叫"见阳攻阴,复法其汗,此为逆"。这种治病的方法是错误的,逆是跟顺相对而言的。逆,就是不对,不顺,这个病就可能变成坏病,治疗上就更加困难了。比如说,阳热的人,给他用桂枝汤来发汗,那肯定是阴更伤了。阴更伤,则热更重。"见阴攻阳,乃复下之,此亦为逆。"在阴寒较重的情况下,若再攻其阳气,用大黄、芒硝之品予以泻下,会更伤阳气,这种治法也是不对的,所以叫"此亦为逆"。这个"逆"字与上

65

面所说的逆是同一个意思,都是指因医生误治,使疾病愈加难治之意。所以《脉经》在本条条文两处"为逆"之下都有"其病难治"四个字。我个人的见解就是非但是百合病,而是所有的病都应该是这样。就是病偏于阴寒重的,当予以补阳、温阳;偏于阳热重的,当予以养阴、生津、清热。"见阳攻阴,复发其汗,此为逆",看到阳热,还是发他的汗,使阴液更伤,肯定治坏了;"见阴攻阳,乃复下之,此亦为逆",看到阴寒重,还要给他攻下,使阳气更伤,这也是不对的。这一条正说明整体观与辨证论治的重要性。中医强调辨证论治,目的就是使病人阴阳调和。阴寒重的,要使得他阳气充足;阳热重的,要使他阴液充足。这样阴阳就平衡了,病也就治好了。如果用得不对,"此为逆"。《伤寒论》里有四逆汤这个方,为何叫"四逆汤"?四逆汤有两个意思,首先,逆是跟顺相对而言,就是说这个病相当不顺了,当病发展到四逆汤证时,已到了很重的阶段;其次四逆就是指"四肢厥逆",手脚都冰凉了,当病到了手脚冰凉、脉很微细的程度,就是阳气大伤,是很难治的,所以用四逆汤。

狐惑之为病,状如伤寒,默默欲眠,目不得闭,卧起不安。蚀于喉为惑,蚀于阴为狐。不欲饮食,恶闻食臭,其面目乍赤、乍黑、乍白。蚀于上部则声喝一作嗄,甘草泻心汤主之。(十)

甘草泻心汤方:

甘草四两　黄芩　人参　干姜各三两　黄连一两　大枣十二枚　半夏半升

上七味,水一斗,煮取六升,去滓,再煎,温服一升,日三服。

狐惑病和百合病也有一些相似的地方,所以放在同一篇来讨论。狐惑这个病跟伤寒有点相像,比如说这个病也可以出现与伤寒类似的发热症状;"默默欲眠",也就是神情比较沉默,不想说话,总是想睡,但又不是真正睡着;"目不得闭",眼睛闭不起来;"卧起不安",躺下去又要坐起来,很不安宁。"蚀于喉为惑,蚀于阴为狐",就是在咽喉部会出现腐蚀现象,这种咽喉部蚀烂的病叫"惑"。如果是在下部即前后阴部位出现溃疡腐烂的病叫"狐"。为什么张仲景称此病为狐惑?按照仲景自己的解释,就是这个病在上可见到咽喉部溃疡、腐烂;在下则可见前后阴腐烂。所以咽喉腐烂,叫"惑";下部腐烂,叫"狐"。这是仲景的解释。在此我再做一点补充,为什么这个病叫狐惑啊?这与症状的多变而不定有关。就好像这个狐狸,就是多疑不定的。狐狸和狼不一样,当狼要跳起来要吃人时,就是真的要吃人。但狐狸不同,它会躲在暗处先行观察,要先作一番考虑。因此狐狸是比较多疑不定的,所以叫"狐",叫"惑"。狐惑症状也是不定的,症状有很多,比如说,他是想睡但眼睛又闭不起来,躺下也不能安宁,而且不想吃饭。"恶闻食臭",就是闻到饮食的味道,就觉得很讨厌,不想吃。而且病人面部的颜色也是不定的,一会儿是红,一会儿是黑,一会儿是白的。如果上部咽喉腐蚀蚀烂,病人的声音就会嘶哑,发不出声音来。所以我个人的看法,实际上是仲景跟你讲的最准确,什么叫狐? 什么叫惑?"蚀于喉为惑,蚀于阴为狐"。而且这个病的症状是多变不定的,如狐性之多疑惑,所以叫狐惑。狐惑是这个病的病名。至于其病因,主要是由于湿热毒邪在体内所致的。所以此病的治疗方甘草泻心汤,是清湿热解湿毒的,此方实际上就是半夏泻心汤的加减,就是把半夏泻心汤里的甘草剂量加大了。这一点我们学过《伤寒论》或《方剂学》就明白了,半夏泻心汤由半夏、干姜、黄芩、黄连、人参、甘草及大枣等七味药组成,而甘草泻心汤则重用甘草到四两,甘草在此主要是起清热解毒的作用,因为狐惑病是由毒邪所造成,所以用甘草。既然此病是一种湿热毒邪,因此在治疗上就要清热燥湿,清热用黄芩与黄连,此两味药还兼有解毒的功用;祛湿用半夏及干姜。因为湿与热相互凝结,故用半夏与干姜祛湿,黄芩与黄连清热,扶正则用人参及大枣。但关键还是去湿热、解热毒。因为狐惑病的病因是湿热毒邪,所以重用甘草解毒,而最终选择了甘草泻心汤来治疗此病。仲景除了用汤剂治疗以外,还用了洗剂和熏剂来治疗。洗剂就是下面一条。

蚀于下部则咽干,苦参汤洗之。(十一)

苦参汤方:

苦参一升,以水一斗,煎取七升,去滓。熏洗,日三。

"下部"指的是前阴部。前阴部蚀烂而且咽喉干燥。前阴部是足厥阴肝经所过之处,当肝经有湿热,咽喉也会干燥,这是热毒影响到咽喉,此时当用苦参汤来洗前阴部。苦参能够解毒燥湿,也可以杀虫,但主要作用还是清热解毒燥湿。用苦参一味煎汤之后熏洗,所谓"日三",是指一天洗三次。狐惑这个病现代医学也有,叫"口、眼、生殖器综合征"或称为"白塞氏综合征"。现代医学也没有什么好办法来治疗这个病。咽喉烂,前后阴也烂,眼睛不舒服,眼睛红,所以叫口、眼、生殖器综合征。

我们可以学一个医案:郭某某,36 岁,女,口腔及外阴溃疡半年,在某医院确诊为口、眼、生殖器综合征,曾用激素治疗,但效果不好。根据病人的脉证,赵锡武老先生认为此人患的是狐惑病,就采用了甘草泻心汤,重用甘草 30 克以解毒,在此基础上再加生地清热。另外,再用甘草配苦参各 12 克煎水外洗阴部。经过 12 天的治疗以后,病人口腔和外阴的溃疡就基本愈合了。赵锡武是相当有名望的一位中医老大夫,现在已经去世了。我听过他一次课,是在1979 年,当时我在读北京中医学院第一届中医研究生。赵锡武当时是中国中医研究院的副院长,已经八十多岁了。他来给我们做一个讲座,但只讲了半个多小时,毕竟年纪大了,气色也不大好,就请他提前回去休息了,后来就没有再

67

见到他。过了半年多时间,他就去世了。赵老生前治病确实疗效很好,就是用甘草泻心汤配合苦参外洗来治疗这个很难治的病。

蚀于肛者,雄黄熏之。(十二)

雄黄熏方

上一味,为末,筒瓦二枚合之,烧向肛熏之。《脉经》云:病人或从呼吸上蚀其咽,或从下焦蚀其肛阴。蚀上为惑,蚀下为狐,狐惑病者,猪苓散主之。

上一条,"蚀于下部",是指前阴。这一条是蚀于后阴,蚀于肛门。狐惑病造成的肛门蚀烂,可用雄黄来熏。雄黄具有较强的燥湿、解毒、杀虫作用,但此药有毒,所以内服是不合适的。而且病在后阴,用熏法更能直接针对这个局部的患处。用"雄黄一味为末,筒瓦二枚合之"。这是过去很土的方法,就是用两片有点圆的瓦片合起来,把雄黄放在中间烧,烟熏上去,然后让病人把裤子脱下来,对着肛门去熏,叫"向肛熏之"。雄黄,是一味很好的解毒杀虫药。所以在仲景的时代,光是对狐惑病,既有甘草泻心汤这一内服汤剂去湿、清热、解毒;又有苦参汤来洗前阴;另外还有雄黄熏方来熏后阴。但是不管哪一种方法,都是清湿热解毒,因为当湿热毒邪解除了,狐惑病也就可以治愈了。狐惑,按中医的说法,是一种热毒、湿毒。这个病现代医学还没有弄清楚,因此姑且称此病为"口、眼、生殖器综合征",而且到现在没有好的治疗方法。现在西医多用激素治疗此病,但是激素毕竟不能常吃,如果常吃激素,可以产生很多副作用,如骨质疏松、满月脸等,所以还得要治本。本是什么?本就是湿热、毒邪,所以要去湿热解毒。通过去湿热解毒,使症状得以消除。

病者脉数,无热,微烦,默默但欲卧,汗出。初得之三四日,目赤如鸠眼,七八日,目四眦黑,若能食者,脓已成也。赤豆当归散主之。(十三)

赤豆当归散方:

赤小豆三升(浸令芽出,曝干)　当归

上二味,杵为散,浆水服方寸匕,日三服。

本条实际上也是狐惑的一组证候。"病者脉数",说明有热,但是病人却没有发热,脉上有热,却没有发热,而有心烦的感觉,说明有里热,而无表热。神情比较沉默,老是想睡。"汗出",也是由于里热所致。在初得病的三四天,"目赤如鸠眼",眼睛红得像斑鸠的眼睛。斑鸠是种鸟,这种鸟的眼睛是红色的,所以仲景就比喻目赤如鸠眼。

上海过去有位很著名的中医教授叫金寿山,金先生是上海中医药大学的教授,已经去世了。他经过仔细的观察,认为张仲景讲的目赤如鸠眼,就像斑鸠的眼睛这么红,这样的眼睛红是虹膜炎而不是结膜炎。结膜炎的眼睛红是白睛发红,虹膜炎主要是眼睛中间的瞳子发红,以病情来说,虹膜炎比较严重。

若病了"七八日,目四眦黑",眼睛有内眦、外眦,左右眼各两个,所以叫目四眦黑。目四眦黑说明热已到了一定的程度,瘀热内结,所以眼睛的四眦发黑。"若能食者,脓已成也",还能吃饭,说明胃气没有损伤。前面这条"蚀于肛者",就是说明病人在肛旁有化脓,所以"脓已成"者,就是产生了化脓的症状。

脓成怎么办呢?就要清热、祛湿、活血,所以用赤豆当归散。赤豆,又叫赤小豆,赤小豆能够清热祛湿、解毒排脓;当归活血化瘀,使得肛旁的脓肿能够消除,此方是做散剂用的,所以叫赤豆当归散。

所谓"散剂",是把药物放在一个器皿里,用杵捣碎,"杵为散"。然后用"浆水服方寸匕"。方寸匕,约相当于现在的 2 克左右。浆水,就是用一种小米,又称粟米,把这种粟米煮熟后,放到冷水里面浸五、六天,浸了之后,其味有点酸,上面生白花,像浆的样子,所以叫浆水,又叫酸浆水。这种酸浆水有清热的作用。比如说陕西的老百姓,到了夏天,天比较热,他们就故意地把一些小米煮熟了以后,放在冷水里浸,几天以后,水有点酸味,但是没有变质,可以吃。当地老百姓认为这种酸的米饭更能清热、解暑。

本方就是取赤豆、当归清热解毒祛湿、活血化瘀,以去除肛旁的脓肿。在仲景的条文里面没有说这个脓肿在肛旁,但是我们根据条文前后排列的顺序,本条是放在"蚀于肛者"之下,而且《金匮要略·惊悸吐衄下血胸满瘀血病脉证治》里记载:"下血,先血后便,此近血也,赤小豆当归散主之"。如果是便血,先出血,后有大便,这就是病在肠道,即大肠出血,用赤小豆当归散。这就说明若是大肠下端出血可以用这个方,那肛门旁的脓肿也同样可以用这个方。这也是针对狐惑病导致肛旁脓肿的一种治法。

目赤,就是肝有热,血分有热。肝开窍于目,肝主藏血,所以血分有热,目赤到一定的时候,体内慢慢越来越热,导致瘀热内结,酿而成脓。

阳毒之为病,面赤斑斑如锦纹,咽喉痛,唾脓血。五日可治,七日不可治。升麻鳖甲汤主之。(十四)

阴毒之为病,面目青,身痛如被杖,咽喉痛。五日可治,七日不可治,升麻鳖甲汤去雄黄蜀椒主之。(十五)

升麻鳖甲汤方:

升麻二两　当归一两　蜀椒一两(炒去汗)　甘草二两　鳖甲手指大一片(炙)　雄黄半两(研)

上六味,以水四升,煮取一升,顿服之,老小再服。取汗。《肘后》、《千金方》:阳毒用升麻汤,无鳖甲有桂;阴毒用甘草汤,无雄黄。

阴阳毒可分为阳毒和阴毒。阳毒和阴毒,主要是从面色来区分,阳毒是

"面赤斑斑如锦文",阴毒是面目青。"斑斑如锦纹",锦纹是一种丝织品,织锦上的一种彩色花纹,其色是红的。因此阳毒就是面部会出现一些红色的斑纹,类似现代医学的红斑狼疮,是一种免疫系统的疾病。"面赤斑斑如锦文",这是一种血分的热毒,这种热毒,可以导致咽喉痛,严重的甚至会吐脓血,这是因为热甚成脓所致。

"五日可治,七日不可治",这种说法也是一种约略之词,不可拘泥,其主要目的是在强调早期治疗的重要性。这个病可以很重,因此早治的可以治好,晚治的就治不好,可以用升麻鳖甲汤来治疗。

升麻鳖甲汤这个处方,主药用了升麻和鳖甲。按《神农本草经》记载:升麻"主解百毒"。有清热、解毒的作用。升麻主要是入阳明经的,而面颊是阳明经脉所过之处,所以用升麻解毒,足阳明胃是多气多血之经,要解毒,清经中之热。鳖甲清热软坚散瘀。所以用升麻配鳖甲。并以甘草配升麻,甘草也是解毒的。鳖甲能够化瘀,配了一味当归,也是活血化瘀的。另外本方还用了雄黄和蜀椒。雄黄可以解毒,而蜀椒能够发散,蜀椒是辛散的,能引药外透以发散热毒,所以这药吃了以后往往会发汗。故在升麻鳖甲汤方后注讲到"取汗",说明这个方是藉由出汗使热毒排出。火郁在里,给它发散,这也正是《内经》所说的"火郁发之"。

阳毒与阴毒的不同,除了面色以外,还有"唾脓血",这说明阳毒的热毒比较重。根据《脉经》的记载,阳毒的脉是浮大数,脉浮而大而且比较快,说明它是阳证、热证,它是血中热毒。而阴毒面色青,说明血脉凝滞了。阳毒以血中的热毒为主,阴毒以血脉凝滞为主,全身的血脉不通,血脉凝滞,所以阴毒是面色青,而且身痛如被杖。被杖就是被木棍打。全身痛得像上刑,像被木棍打伤般的疼痛。为什么呢? 主要也是血脉不通,血脉凝滞。咽喉也痛,说明里面还是有热毒,当然这个病也是要早期治疗,所以称为"五日可治,七日不可治"。同样也是用升麻鳖甲汤,但是去了雄黄,去了蜀椒,因为血脉凝滞,主要要活血。这个方剂里用了鳖甲、当归这些活血药,甘草也能够通利血脉。如《伤寒论》炙甘草汤,用炙甘草也有通利血脉的作用。

当然对本条条文,历代的医家有不同的看法。如清代徐灵胎,他和叶天士基本上是同时代的人,所以叶天士写了《临证指南医案》,徐灵胎就专门批《临证指南医案》,好的地方好在哪里,他会批,不好的地方在哪里,他也会批。徐灵胎的学问很好,徐灵胎研究仲景的书,他说蜀椒是辛热的,阳毒用,而阴毒反而去掉,所以他提出"疑误",这是一家之言,可以参考。阴阳毒,除了面色不同以外,脉象也不同。这点在《脉经》上有讲到。王叔和的《脉经》说阴毒"脉沉细紧数"。在脉象方面,阳毒脉浮大,阴毒脉沉细而有力,称为紧,它是实证不是虚证,但毕竟也有毒,所以脉来带数。升麻鳖甲汤和升麻鳖甲汤去雄黄蜀椒这两个方,其中雄黄、蜀椒这两味药在运用上确实有一定的难度,雄黄有毒,蜀椒温热,所以现在的人用这个方时一般会弃雄黄、蜀椒不用,因为用雄黄怎么掌握剂量这个度比较难。

这个方现在一般多用于现代医学的红斑狼疮,红斑狼疮是自身免疫性疾病,比较难治。但红斑狼疮的一个特征就是颜面部发斑,特别是以两颧比较明显,而且有的是蝶形斑,就是斑的形状像蝴蝶,颜色是鲜红的。一般来说,西医要做一些化验,有狼疮细胞,才能诊断为红斑狼疮。现在中医治疗就是用升麻鳖甲汤加减,即在这个方的基础上加一些清热凉血解毒的药如银花、连翘、丹皮、生地等,这样可使热毒解散。

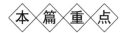

第一条,"论曰:百合病者,百脉一宗,悉致其病也。意欲食复不能食,常默默,欲卧不能卧,欲行不能行,欲饮食,或有美时,或有不用闻食臭时,如寒无寒,如热无热,口苦,小便赤,诸药不能治,得药则剧吐利,如有神灵者,身形如和,其脉微数。"百合病的这些症状要记住,否则的话碰到百合病你也不知道。但百合病固定的症状实际上只有三个:口苦、小便赤、脉微数。

第五条,"病形如初者,百合地黄汤主之。"这条是百合病的正治法。

第十条,"狐惑之为病,状如伤寒,默默欲眠,目不得闭,卧起不安。蚀于喉为惑,蚀于阴为狐。不欲饮食,恶闻食臭,其面目乍赤、乍黑、乍白。蚀于上部则声喝一作嗄,甘草泻心汤主之。"要掌握狐惑病的症状,主要是"蚀于喉为惑,蚀于阴为狐"、"蚀于上部则声喝"。还有治疗方剂甘草泻心汤及其组成。

第十一及十二条,"蚀于下部则咽干,苦参汤洗之。""蚀于肛者,雄黄熏之。"这是狐惑病的外治法。

第十四及十五条,要记住阳毒、阴毒的症状,还有治疗方剂升麻鳖甲汤。

疟病脉证并治第四

本篇是专论疟病的,前面几篇都是把几个病合在一起,如痉湿暍,百合狐惑阴阳毒,一般是三种病、四种病合在一起。这里专论疟病,专论一个病,说明疟病古代就很多,流行广。

疟病最早有文献记载,是在《周礼·天官冢宰》:"疾医掌养万民之疾病,四时皆有疠疾,春时有痟首疾;夏时有痒疥疾;秋时有疟寒疾;冬时有嗽上气疾"。"四时"就是四季,春、夏、秋、冬,都有比较严重的一些疾病。"春时有痟首疾",春天往往头部病多,因为春天肝木主气,风木主气,"巅顶之上,唯风可到"。风邪影响到巅顶,影响到肝经,所以头痛病比较多。"夏时有痒疥疾",夏天的时候,身上发痒,皮肤病比较多,夏天天热,而且那时候条件不像现在,不可能经常洗澡。夏天皮肤病发作,身上痒,得疥疮,所以叫"痒疥疾"。现在有的地方卫生条件不好,也有疥疮的,身上极痒。而"秋时有疟寒疾",到秋天的时候就患"疟寒疾",就是疟疾发作,一阵冷一阵热,类似于少阳病的往来寒热。为什么这种病在秋天会比较多呢?按照现代医学的说法,认为是有疟原虫,经由蚊子传播,由于夏天被蚊子叮咬后,传播了疟原虫,后来就得了疟疾,在秋季发作。

在《内经》里也可看到这种说法,其中说:"夏伤于暑,秋必痎疟",夏天由于暑热的缘故,到秋天就必然要发疟疾。当然古人没有观察得那么细,不知道有疟原虫。中国北部,过了黄河以北,就没有这个病。黄河以北如黑龙江、辽宁、吉林东北三省天气比较寒冷,不利于蚊子生长,因此也就没有这个疾病。相反地,在广东、海南等地,蚊子就非常多,所以广东、海南那些地方,过去是疟疾成灾的,而且往往是恶性疟疾。古时朝廷经常把官员贬到岭南,岭南就是指广东一带,那些地方多瘴疟,即瘴气、湿气重,疟疾多,而且得了疟疾往往治不好,所以古代就有这个病。"冬时有嗽上气疾",冬天咳嗽上气,上气就是气喘,往往老年人到了冬天,气喘病就要发作了。

在周代,已经对医生进行了分类。有"疾医",是给人治病的;有"兽医",是给动物治病的;有"食医",即现在的营养师;也有"疡医",即相当于现在的外科医生。所以在《周礼》时已经有了医师制度,可见中国医学发展得相当早。张仲景的《伤寒杂病论》实际上不完全是他自己的,仲景是总结了汉以前我国人民治疗疾病的经验。所以徐灵胎说张仲景集"三代以前之遗方",这个三代就是指夏、商、周。三代以前遗留下来的处方,张仲景把它总结起来。并不是说张仲景一个人发明了如此多辨证论治的方法,发明了如此多的处方,当然《伤寒杂病论》有张仲景自己发明的东西,但是也有好多张仲景以前的东西。

据说商代有一位伊尹,原先是个奴隶,在厨房里做饭的,后来他得志了,当上了商代的丞相。伊尹就是著《汤液经》的,其中就是记载治病的方法及汤液。相传《伤寒论》第一方——桂枝汤,就是伊尹所作。因为伊尹是在厨房里烧饭做菜的,而这五味药,即桂枝、芍药、甘草、生姜及红枣,全是厨房里的调料,伊尹就是把这几味调料合在一起组成了桂枝汤,所以叫药食同源。

中医方剂从单味药到复方,是医生慢慢地从老百姓身上摸索出来的。西医是以小白鼠、兔、狗等做实验来证实,而中医几千年来都是在人身上做实验。包括我们这些医生,到现在也有点经验了,实际上我们在好多好多的老百姓身上试呀,这个方到底有效无效? 对不对? 实际上就是几千年试下来的,在人身上试下来的,所以它有效,就是有效。比如说"金匮肾气丸",治疗肾阳虚的病,确实有效。国内的几个大药厂,比如北京同仁堂,仅肾气丸一种成药一年都能卖到几个亿。这证明肾气丸是有效的,能针对肾阳不足、肾气虚弱的病而起作用。

疟病单独成篇,说明古代对这个病很重视,所以在《周礼》就有"秋时有疟寒疾"的记载。《说文解字》里讲到,疟,就是"寒热休作"。疟疾的发病就是一阵冷,然后一阵热。冷的时候,可能盖几条被子也还是冷得发抖;到热的时候,就要把所有的衣、被去掉,所以是寒热往来。其发热的情况类似于少阳证,一阵冷,一阵热,往来寒热。所以《释名》认为疟就是"酷虐也",很残酷。他说,凡是病,要么是冷,要么是热,而这个病,先是寒后是热,所以这个病很"酷虐",所以把它称之为"疟"。这一篇专论疟病,虽然条文比较少,但在《内经》的基础上,对疟疾的病机、症状、脉象、分类、治法都有所论述,为后世论疟、治疗疟疾奠定了理论基础。本篇的方剂、药物,用于现代临床也是行之有效的。中医就是在人身上试出来的,试了那么许多年。有的药理试验,在动物身上有效,不等于在人身上也有效,人和动物不一样。我举个例子,比如老鼠,大白鼠、小白鼠,吃泻下药,和人吃泻下药不一样。巴豆很厉害,人吃了巴豆以后拚命要拉,比大黄还厉害,但老鼠吃了巴豆不拉,它非但不拉,而且还长得很肥胖,所以人和老鼠的肠胃完全不一样,不能等同。而且人有七情,喜、怒、忧、思、悲、恐、惊,当然不否认老鼠也会受惊恐,但它毕竟比较低等,所以得的病不同。所以在老鼠身上试验有药理作用,不等于在人身上也有完全相同的药理作用。所以我说中医真是从人身上试验出来的。所以这些处方到现在还有效。因为疟疾，自古就多这种病，在《周礼》、在《黄帝内经》就有记载。《黄帝内经》有一篇叫《疟论篇》，专门论疟，称为疟论；还有一篇叫《刺疟篇》，是对于疟疾怎样用刺疟的方法，都有记载。

师曰：疟脉自弦，弦数者多热，弦迟者多寒。弦小紧者，下之差，弦迟者，可温之；弦紧者，可发汗、针灸也；浮大者，可吐之；弦数者，风发也，以饮食消息止之。（一）

本段是讲疟病的脉象，包括了它的病机和治疗原则。第一句，"疟脉自弦"，疟病的脉应当是弦脉，因为疟病是以往来寒热为主症的，实际上病位是在半表半里，所以以弦为主脉，类似于小柴胡汤证。它的发热也是这样，往来寒热，病是在半表半里，脉是弦的，所以说"疟脉自弦"。"弦数者多热，弦迟者多寒"，弦而兼数的，是有热，弦而兼迟的，是以寒为主。说明疟病以寒热往来为主症，但也有偏热偏寒的不同。"弦小紧者，下之差"，弦而小又有力的，"紧"作有力解，说明体内有积滞，这种积滞是寒冷的积滞，所以需要下，这个下不是大承气汤的"寒下"，而是要用"温下"。"弦迟者，可温之"，脉迟而弦的，有寒，可以用温法。"弦紧者，可发汗、针灸也"，脉弦而紧，也是偏于有寒，偏于表，所以要发汗、针灸，这些都是去邪的方法。"浮大者，可吐之"，脉浮大，说明病位偏于上，所以可以吐。"弦数者，风发也"，脉弦数是由于阳热重，风为阳邪。"以饮食消息止之"，所谓"饮食消息"，就是通过饮食调养，从而使疟病减轻。因为脉弦数是有风有热，所以饮食上要用一些清热的食物来调养，所谓"消息"也就是加减的意思，这个饮食对他有好处，就给他加一些，有的饮食对他没好处，该减的，就要减一些，所以叫"饮食消息止之"。这一段专门讲了疟病的脉象，疟脉一般来说，应该是弦脉，但由于还有其他的情况，如有热、有寒等等，它的脉象各不相同。所以通过脉来辨证，而且指出了一些治法：可温之、可下之、可吐之、可发汗、针灸，还可以用饮食来进行调养。所以仲景的书里，他的篇名是"疟病脉证并治"，首先讲脉，然后讲证，最后讲治，所以叫"脉证并治"。我们现在的医生大多都不讲脉了，这很遗憾，实际上好的医生通过诊脉就大致可知道病人的疾病。现在较少有人钻研脉学，而仲景就是讲脉，从脉上来知道疾病的大致情况。

病疟，以月一日发，当以十五日愈；设不差，当月尽解；如其不差，当云何？师曰：此结为癥瘕，名曰疟母，急治之，宜鳖甲煎丸。（二）

鳖甲煎丸：

鳖甲十二分（炙） 乌扇三分（烧） 黄芩三分 柴胡六分 鼠妇三分（熬） 干姜三分 大黄三分 芍药五分 桂枝三分 葶苈一分（熬） 石韦

三分（去毛）　厚朴三分　牡丹五分（去心）　瞿麦二分　紫葳三分　半夏一
分　人参一分　䗪虫五分（熬）　阿胶三分（炙）　蜂窠四分（炙）　赤硝十二
分　蜣螂六分（熬）　桃仁二分

　　上二十三味,为末,取煅灶下灰一斗,清酒一斛五斗,浸灰,候酒尽一半,着
鳖甲于中,煮令泛烂如胶漆,绞取汁,内诸药,煎为丸如梧子大,空心服七丸,日
三服。(《千金方》用鳖甲十二片,又有海藻三分,大戟一分,䗪虫五分,无鼠妇、赤硝二味,以鳖甲煎
和诸药为丸。)

　　学生问老师:如果这个人得了疟疾病,以这个月的初一开始发作,应当到
十五,病就好起来了。如果还没有好,这个"差"和"愈"意思是一样的,那么再
过十五天,到当月的月底,到三十,就应该全好了。如果还是不好,究竟是什么
病呢? 古代以十五天为一个节气,所以十二个月是二十四个节气。古人按节
气来说,他们认为过了一个节气了,十五天了,这个病也应该好了,如果还不
好,那么过两个节气了,一个月了,就应该好了。还是没有好,这个疟疾那么厉
害,那应该算是什么病? 老师就告诉学生:"此结为癥瘕,名曰疟母,急治之,
宜鳖甲煎丸"。老师说患疟疾时间太久了,就在腹中结成了癥瘕,叫做疟母。
这个癥瘕就是腹中的结块,这个疟母也就是现在所谓的脾脏肿大。因为疟疾
病发的时间久了,会导致脾肿大,古人就把它称为癥瘕,称为疟母。癥瘕是个
统称,就是腹中的结块,比如说肝硬化,摸上去肝很硬,脾肿大,脾摸上去很大,
包括肝癌,摸上去很硬,均可称作癥瘕。癥瘕,分开来讲,癥和瘕还是不一样
的,统称之是腹中的积块。癥,是真正的血积造成的,而瘕是气聚造成的,所以
又叫积聚。癥瘕,有的书上又叫积聚。癥瘕,比如说肝肿大,肝硬化,脾肿大,
实际上按照中医理论就是血瘀。血积,积到一定程度,这个硬块叫癥。而聚,
是气聚,比如说有的人跑来,他说我肚子里好像觉得有个块,但这个块是不固
定的,一会这个地方摸上去好像有个东西,一会又觉得其他地方又有。这不是
真的有瘀血积蓄,而是由于气机不畅所造成的一个气块。癥,应读作"真",而
瘕则可读作"假",癥是真的东西,真的长了这个就麻烦了。病情最轻浅的,就
是脾肿大,脾肿大还没有生命危险。再严重,比如说肝癌,这也是属于"癥"的
范围。瘕,不要紧的,是假的,没有问题。比如心情不舒畅,特别是女性朋友常
有这种情况,说自己肚子里有个东西,一会跑到这里,一会跑到那里,实际上这
是气郁而造成的。只要给她理气之品如木香、香附、乌药、沉香等,把气机疏通
了就没有问题。所以癥瘕是腹中结块的统称,但实际上癥与瘕还是有区别的。
癥是血积,而瘕是气聚。所以癥要活血化瘀、软坚散结,而聚则从疏理气机着
手即可。癥是真东西,现在西医的治疗方法就是开刀,如脾肿大的唯一治法就
是开刀切除脾脏。中医在这方面早就有办法,而且是张仲景提出来的:"急治

之,宜鳖甲煎丸"。"急治之",就说明面对这个病绝不可以拖延时间,应尽快服用鳖甲煎丸。这个病的名称叫疟母,是由于疟疾病时间久了以后导致了脾肿大,脾肿大在左胁下,称为疟母。疟母就是用鳖甲煎丸来治疗,这个方由很多药组成,所以不要求学生背。因为这个丸药,是个很大的方,而且包含很多虫类药,一般要开汤剂是不可能的,因此只有买成药。大陆上有一些大的药店或药厂生产此药,如北京同仁堂、杭州胡庆余堂等。鳖甲煎丸里有鳖甲软坚散结,乌扇就是射干,能够清热、去水;黄芩、柴胡、半夏和人参,就相当于小柴胡汤的意思,有黄芩与柴胡这两味药,就说明这个病有往来寒热,时间久了,变成疟母,所以用和解的药;鼠妇就是地虱,这是一种活血化瘀、通经脉的虫类药,但鼠妇喜欢钻在泥土里,因此不太好找;干姜、大黄、芍药、桂枝四味药,包含着桂枝汤的方意,其中桂枝和芍药能调和营卫;而葶苈、石韦和瞿麦则能去水邪;厚朴理气;牡丹活血;紫葳,又叫凌霄花,有清热活血的作用;䗪虫就是地鳖虫,能活血化瘀;阿胶养血;蜂窠,则具有软坚散结的作用;赤硝又称为硝石,它能清热泻下、软坚散结;蜣螂就是蜣螂虫,也能软坚散结;桃仁活血化瘀。以上药味很多,一共23味药,其中包括了桂枝汤的桂枝、芍药;小柴胡汤的柴胡、半夏、黄芩、人参;承气汤里的大黄、厚朴;桂枝茯苓丸的桂枝、赤芍、丹皮、桃仁,治疗妇女癥病的。所以在这个方里,包含了调营卫、和少阳、清热泻下及活血化瘀等作用。在此基础上,再加上虫类药如鼠妇、䗪虫、蜂窠及蜣螂虫等,这些虫类药主要起了祛瘀的作用,能够把瘀血从经络中搜剔出去。另外,再加去水、化痰、理气、清热及补气血的药如人参、阿胶等,最终使得癥瘕消散。鳖甲煎丸是一个消导剂,属八法中的消法。因为疟母这个病不是一天二天起来的,因此在治疗上需要好长一段时间,按照本条条文的描述,起码要一个月以上,所以这个方一般都是做成丸药,而使癥瘕慢慢地得以消除。这个方在空腹时服食七丸,一天吃三次,而分量方面,每次服用则相当于现今的一至二钱。为什么叫鳖甲煎丸呢? 因为这个丸药的制作方法很特殊,我们学了那么多的方剂,包括《伤寒论》的方剂,没有一个方剂的制法是像这个方的。它是取煅灶下灰一斗,这种灰是从打铁得来的。我们看铁匠师傅打铁的时候,铁屑会伴随火花从灶上掉下来,把这种灰收集起来,然后用清酒一斛五斗,这分量要比铁灰多了十五倍,清酒就是澄清的米酒,日本人到现在还是叫清酒。然后用这种清酒浸灶下灰,灶下灰会吸走约一半的酒,然后把鳖甲放到酒里一起煮,煮得要很烂,直到如胶似漆的地步,再把它绞取汁,再加入诸药再煎,煎到很粘稠,再做成丸药,所以叫鳖甲煎丸。鳖甲煎丸实际上指它炮制的方法,做药丸的方法,鳖甲怎么个煎法? 丸怎么个做法? 才叫鳖甲煎丸。做成丸很小,就如梧桐子般大。"空心服七丸","空心"就是空腹,仲景书上写的"心"实际上就是现在的"胃"，所以张仲景那个时代有那个时代的说法，我们不能按照现在的说法来理解。我们再复习一下张仲景治疗肠胃不和的一个方——半夏泻心汤，半夏泻心汤治疗心下痞满不舒，这里所说的心，实际上也是胃，是指胃中不舒服。泻心实际上就是泻胃。直到现在，老百姓讲话也是这样，所谓"吃点心"、"点点心"呀，实际上都是吃到胃里去了。所以仲景时代讲的心就是现在的胃。"空心"就是空腹吃。吃七丸，基本上相当于现在的一钱左右，一天吃三次。这个药很厉害，但是少量服。"丸者缓也"，慢慢地让它起到软坚散结、消除疟母的作用，这个方所代表的是消法。疟病时间久了，就产生了疟母，而疟母不消的话，这个疟还是难愈，就是还会继续往来寒热，造成了一种恶性的循环。所以要把这个疟母给治好，仲景说要"急治之"，不能再给病人拖延时间，得病了就要急治。

师曰：阴气孤绝，阳气独发，则热而少气烦冤，手足热而欲呕，名曰瘅疟。若但热不寒者，邪气内藏于心，外舍分肉之间，令人消铄脱肉。（三）

"脱肉"，《医统本》作"肌肉"，所以有两个版本。我们这里选用的是明代赵开美的版本，赵本写的是"脱肉"。但明代还有一个《医统本》，写的却是"肌肉"。事实上，我认为"脱肉"和"肌肉"都可以说得通，脱肉就是肌肉消瘦，脱掉了。"师曰：阴气孤绝，阳气独发"，指的是这种瘅疟的病因病机。所谓瘅疟，实际上在《黄帝内经·素问·疟论》里就已经讲到了这个病。唐代注解《黄帝内经》的人是王冰，王冰是唐代的太医令，即太医院院长。他在注解《黄帝内经·素问》中说："瘅者，热也"。所以瘅疟是疟疾的一种，它的发热是但热不寒，和一般的疟疾不一样。一般的疟疾是往来寒热，一阵冷，一阵热，冷的时候，要穿好几件衣服或盖好几层被子；但热的时候，他要把衣服、被子全部拿光。而瘅疟则是但热不寒，病人光是发热，但不怕冷。为什么产生瘅疟？是"阴气孤绝，阳气独发"。也就是阴伤了，人体的阴液不足，到了相当亏损的程度，所以叫阴气孤绝。阴阳应该是平衡的，现在阴液亏损得很厉害，阳热之气就偏盛了。所以"则热而少气烦冤"，就是发热，而且因为这种热是耗气的，所以少气；"烦冤"，就是形容心中烦闷不舒，好像受了什么冤枉一样。这里所说的阳热太重，主要还是指胃中的阳热太重而言。而脾胃又是主四肢的，所以"手足热而欲呕"，四肢发热，而且还想呕吐。因为胃热阴伤，胃气上逆，所以"欲呕"。这个病名叫瘅疟，但这种疟疾是但热不寒的。瘅者，热也。"邪气内藏于心"，这个"心"指的是"胃"，也就是说，邪热影响到胃。"外舍分肉之间"，分肉就是指皮肤跟肌肉之间，也就是指疟疾的邪气还是在半表半里，但又偏于胃热。正因为胃热，而脾胃又是主肌肉的，所以"令人消铄脱肉"。主要是胃热阴虚，所以使得肌肉消瘦。本条条文，张仲景没有说用什么方来治疗瘅疟,但后世的医家有主张用白虎汤、白虎加人参汤或用竹叶石膏汤。我认为用竹叶石膏汤比较合适,因为胃热少气,所以用石膏配人参;手足热而欲呕,所以用麦冬配半夏;清胃热所以用竹叶、甘草,和中就用粳米、甘草,这就是竹叶石膏汤组成,竹叶、石膏、人参、麦冬、半夏、甘草及粳米,我觉得比较对证。

温疟者,其脉如平,身无寒但热,骨节疼烦,时呕,白虎加桂枝汤主之。(四)

白虎加桂枝汤方:

知母六两　甘草二两(炙)　石膏一斤　粳米二合　桂枝(去皮)三两

上剉,每五钱,水一盏半,煎至八分,去滓,温服,汗出愈。

刚才上条讲的是瘅疟,瘅疟是但热不寒的,以胃热阴伤为主。而温疟也是无寒但热,所以温也就是热。温疟的病人身上不觉得冷,而仅有热的感觉。"其脉如平",说明病人的脉跟正常人差不多,"平",就是"平人",就是和没有病的人差不多,脉上的变化不大。但病人的症状是发热、不怕冷,而且"骨节疼烦,时呕"。病人的关节疼得很难受,而且有时候要呕吐,所以用白虎加桂枝汤来治疗。白虎汤是清热的,因为病为温疟,温者,热也,因此在治疗上就要清热。因为病人不怕冷,而发热,伴随呕吐,说明了这个病的病机为胃热兼胃气上逆,所以用白虎汤治疗。"骨节疼烦",关节疼痛得很难受,说明里有热而表又有寒,所以用桂枝解表。桂枝能够通关节,能够活血,所以用白虎汤加桂枝,白虎汤用来清热,而一味桂枝主要治疗骨节疼烦,用来解表,用来活血。所以这个病是温疟,就是用清热的白虎汤,因为有骨节的疼烦才加桂枝,就是白虎汤的加味方。

这里有一个医案,是岳美中先生的医案。岳美中先生是祖国大陆上著名的中医学家,如果他还活着的话,现在已经是106岁了。他是1982年5月12日去世的,因为我是他的学生,所以比较了解。他医术很高明,而且专门用经方治病。他能把《伤寒论》和《金匮要略》两本书全部都背下来。到了老年,每年他还要抽一个月时间来把《伤寒论》和《金匮要略》从头到尾地再学一遍。他觉得每学一遍就有一遍新的心得体会。他曾经跟我说,只要把《伤寒论》和《金匮要略》学好就很不错了。这就说明他对这两部经典特别重视,当然他也会研读其他医书。但他对张仲景的书特别重视,而且他也用仲景法来治病。在1962年,当时印度尼西亚和中国关系比较好。当时印度尼西亚总统苏加诺得了石淋,左肾功能丧失了。外国的医生建议摘除肾脏,但是总统不同意,因为把肾脏摘除,如果手术弄得不好,将来还怎么当总统。后来周恩来就派岳美中到印度尼西亚住四个月给苏加诺治病。结果岳先生把这个病治好了,左肾功能恢复正常,苏加诺给岳先生授了勋章。岳美中写了几本书,包括《岳美中医案集》、《岳美中医话集》、《岳美中论医集》及《岳美中老中医治疗老年病经验》，这四本书已经结合在一起，并且在六年前已于台湾出版了。

书中记载有患疟疾的一个女孩子，医生用柴胡剂无效。她的脉象是洪滑的，洪滑说明有热，而且她发作的时候，热多寒少，而且兼有汗大出、恶风、烦渴而喜饮等表现。岳美中先生认为这个病是温疟。脉洪滑，烦渴而喜饮，就是白虎汤证，而汗出恶风，则符合桂枝汤证，所以他就用白虎加桂枝汤。病人在这里虽然没有骨节疼烦，但有汗出恶风，因为每个人的临床症状都不一样，不可能全部都符合书上所写的，所以医生要辨证。岳美中先生认为这有桂枝汤证，所以他开了白虎加桂枝汤。按照原方，吃了以后，一剂就病愈大半，两剂疟疾就好了。他说有些人相信柴胡剂或者其他治疟疾的特效药，而不知道灵活掌握，就失去了辨证论治的规律，岳美中先生说医者在治病时还是要靠临床辨证，当病人有白虎汤证时就用白虎汤，有桂枝汤证时则用桂枝汤。因为这个病人有汗出恶风，所以加桂枝。张仲景的条文里有骨节疼烦，所以加桂枝。他都是"有是证用是药"，就是有这个证才用这个药，没有这个证，就不要随便给他用药。所以用桂枝汤，一般来说就应该有桂枝汤证出现，发热、恶风、汗出、脉浮，要有这种证出现；用麻黄汤就应该有麻黄汤证出现，发热、恶寒、无汗、头痛、身痛、骨节疼痛、气喘，这些证出现才给他用，所以叫"有是证则用是方，有是方则用是药"。这样方和证能够真正对得起来，才能有效。

本篇在一开始就提出了疟脉自弦。疟病的脉一般来说是弦脉，但由于病人体质和发病原因上的差异，故疟病除了出现弦脉以外，往往也会伴有其他的脉。所以在诊病时必须要仔细辨脉，才可能把病治好。接着又提到疟疾时间长了以后，要积为癥瘕，名曰疟母。治疗疟母可以用鳖甲煎丸，这个方一共有23味药，是一个比较大的处方。它集中了解表、和解、祛水、化痰、理气、清热、补益气血及活血化瘀的药物，并做成丸药，使癥瘕得以缓缓地消除。由于癥瘕、积聚往往都有一个较长的形成过程，因此不可能指望它一下子就能够消除。譬如脾脏肿大，吃鳖甲煎丸虽然可以使脾脏小下去，但是要恢复到原来的大小是很难的。然后又讲到了但热不寒的瘅疟，以及无寒但热，骨节疼烦、呕吐的温疟，温疟是用白虎汤加桂枝来治疗。因为它无寒但热，所以用白虎汤，骨节疼烦，所以加上桂枝，结合起来叫白虎加桂枝汤。

疟多寒者，名曰牝疟，蜀漆散主之。（五）

蜀漆散方

蜀漆（洗去腥） 云母（烧二日夜） 龙骨等分

上三味，杵为散，未发前以浆水服半钱。温疟加蜀漆半分，临发时服一钱匕。一方云母作云实。

79

"牝疟"，在赵开美本叫"牡疟"，这个"牡"字其实是错误的。现在按照《外台秘要》第五卷引《仲景伤寒论》的原文，作"牝疟"，把它改正过来。牝和牡古代指是的雌雄两性，牝是雌的，牡是雄的。汉代的时候，有一位叫毛亨的人，写了一本《训诂传》，其内容是解释一些字在古代的意思。据此书记载："飞曰雌雄，走曰牝牡"。飞的叫雌雄，如麻雀，能在天上飞，其中按性别又可分为雄性与雌性的麻雀。走的叫牝牡，牝牡在古代也是指雌雄两个性别。譬如老鼠，这是行走的动物。因此，雄鼠屎，在《千金要方》和《外台秘要》里写的是牡鼠屎。老鼠屎也是一味中药，但它一定要是雄鼠屎，雌鼠屎不能入药。雄鼠屎能够活血祛湿。如何知道老鼠屎是雄鼠还是雌鼠排出的呢？这可从老鼠屎的形状来鉴别。雄鼠屎又叫两头尖，因为雄鼠屎的两头是尖的。雌鼠屎，相对来说，其两头就比较圆了。在叶天士的《临证指南医案》里，两头尖被用以活血化瘀。这里为什么叫牝疟呢，因为疟多寒者，寒属于阴，而牝也是属于阴，所以阴寒表现较突出的疟疾名曰牝疟。赵本作牡疟，估计就是在抄写的时候，由于字形相近，抄错了，毕竟这两个字的字形相差不多。依照《外台秘要》引《仲景伤寒论》的原文，应该把这个字改过来。吴昆《医方考》说："牝，阴也，无阳之名"，所以多寒的称为牝疟。前面讲到的疟疾都是以热为主，但热不寒者有瘅疟，有温疟，现在是多寒者，就是怕冷的意思，患者的热不高，以怕冷为主，寒多热少，这种疟就叫做牝疟。为什么导致牝疟呢？主要是由于素体阳虚，再加上饮邪阻遏了阳气，使得患者出现寒多热少的表现。蜀漆散是祛痰截疟的处方，方中的蜀漆就是常山苗，常山是治疟的，青蒿也能治疟，但蜀漆能够祛痰和截疟，所以这个方把蜀漆作为君药，称为蜀漆散。再配云母及龙骨，这两种都是矿物类药。云母能吸湿行痰，所以能够治疗牝疟。龙骨，据《本草纲目》记载，能够"止阴疟"，而且龙骨又兼有镇心安神的作用。但治疗疟疾的处方，其疗效与吃药的时间有关。一般来说，应该在疟病未发前的两小时左右吃药，其效果最佳。所以在蜀漆散的煎服法里写道："未发前以浆水服半钱"。为什么要在未发前服呢？就是使药物在疟病未发作之前能够更有效地起到截疟的作用，使疟疾能够被控制下来。疟疾的发作一般有时间性，有的是一天发一次，有的是二天发一次，有的是三天发一次，所以医者往往可以从病人上一次疟病发作的时间，而估计到疟病将在什么时候再次发作，以推算服药的时间。另外，蜀漆散的煎服法又讲到："温疟加蜀漆半分，临发时服一钱匕"，就是把蜀漆的剂量再加大一些，而且把整个方的用量也加大一点，服药时间则照旧。这里所说的温疟，有的注家认为，这个"温"字是"湿"字之误，因为牝疟本身就有痰湿。所以这里说的，应该是湿疟，而不是温疟。而且温疟是要发热的，发热就不能用蜀漆散这种偏温的方。据《张氏医通》记载："稍加蜀漆，则可以治太阴之湿疟"。主要是蜀漆的功效能够祛湿痰,所以增加一点剂量,可以治疗太阴有湿而造成的疟疾。因为湿为阴邪,使得阳气不能通畅,故湿疟必以寒多热少为主。《金匮》本方后误作"温疟",是错误的,因为云母和龙骨都是偏温的,用来治温疟就不合适了。古代的书上,往往由于字形相近,如温和湿,牝和牡,有一些传抄之误,造成千古疑团。现代药理证实,常山对疟原虫的抑制率在90%以上,它能够迅速控制症状,清除血中疟原虫,疗效比较快。但常山、蜀漆在单用的时候,有较强的催吐作用。病人在服药后有呕吐现象时,可以适当地给予止吐药如半夏、陈皮、生姜等。常山一般的用量在三钱到四钱左右。下面再讲讲几个附方。

在《金匮要略》这本书里,还附了好多《外台秘要》、《千金要方》和各家的一些医方。这些医方,是经过林亿、孙奇等人在校《千金要方》、《外台秘要》的时候,觉得有好多方,在仲景的书里都遗漏了,所以就把这两本书里的一些方都附加进去了,他们认为这些也是仲景的方,所以作为附方。

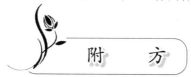

附　方

牡蛎汤:治牝疟。

牡蛎四两(熬)　麻黄四两(去节)　甘草二两　蜀漆三两

上四味,以水八升,先煮蜀漆、麻黄,去上沫,得六升,内诸药,煮取二升,温服一升。若吐,则勿更服。

第一个是牡蛎汤,也是治疗牝疟的。《外台秘要·卷五·牝疟方二首》记载:"《仲景伤寒论》疟多寒者名牝疟,牡蛎汤主之方"。牡蛎汤里用了蜀漆,它能够祛湿祛痰截疟。由于牝疟多寒,有寒痰阻遏了阳气,所以又配了麻黄以驱散寒邪。再考虑到疟疾时间久了,要造成胁下痞硬或疟母,故加了牡蛎,仲景小柴胡汤加减法就讲到胁下痞硬的要加牡蛎,牡蛎能散少阳经之积,而且牡蛎还能够止汗,防止麻黄的过分发散。至于甘草,则用来调和诸药。四味药互相配合,能治疗由于寒痰阻遏阳气而造成的这种寒多的疟疾。

柴胡去半夏加栝蒌根汤:治疟病发渴者,亦治劳疟。

柴胡八两　人参　黄芩　甘草各三两　栝蒌根四两　生姜二两　大枣十二枚

上七味,以水一斗二升,煮取六升,去滓,再煎,取三升,温服一升,日二服。

第二个是柴胡去半夏加栝蒌根汤。这个方剂实际上是个真正治疟疾的处方,是"治疟病发渴者,亦治劳疟"。这个方实际上就是小柴胡汤加减,因为疟疾就是一阵冷一阵热,以寒热往来为主症,以脉弦为主脉,病在半表半里为主,所以应该是用小柴胡汤。疟疾有发热,发热以后就渴欲饮水,所以把半夏去掉,加了栝蒌根,也就是天花粉,所以这个处方就是柴胡、黄芩、人参、甘草、生姜和大枣,然后以栝蒌根取代半夏,亦即小柴胡汤去半夏加栝蒌根。这个方亦治劳疟,所谓劳疟,就是由于久疟不愈,反复发作,耗伤气血,所以称为劳疟。小柴胡汤也治疗劳疟,因为处方里有人参、甘草和大枣等药,能够扶正、补气,而柴胡、黄芩又能和解少阳,祛疟邪。这是一个治疗疟病的方。

柴胡桂姜汤:治疟寒多微有热,或但寒不热。服一剂如神。

柴胡半斤　**桂枝**三两(去皮)　**干姜**二两　**栝蒌根**四两　**黄芩**三两　**牡蛎**三两(熬)　**甘草**二两(炙)

上七味,以水一斗二升,煮取六升,去滓,再煎,取三升,温服一升,日三服。初服微烦,复服汗出便愈。

柴胡桂姜汤所治疗的疟以偏于寒为主,或寒多热少,或但寒不热。所以这个方是在小柴胡汤的基础上,加桂枝和干姜以散寒,不用生姜而用干姜,是因为干姜的散寒作用较好;这个方也是去半夏加栝蒌根,因此病人肯定也有口渴的现象;再加牡蛎,目的是防止疟病进一步发展而产生疟母,所以小柴胡汤加减法就讲了,胁下坚硬的可以加牡蛎,而且又可防止因柴胡、桂枝发散所导致的汗出过多;甘草则用以调和诸药。这个方剂旁还有一个小注:"服一剂如神",就是强调柴胡桂姜汤治疗寒多或但寒不热的疟疾是相当有效的,它在和解少阳的基础上,以桂枝和干姜散寒邪,黄芩与栝蒌根清里热,牡蛎散结,甘草调和药性,所以它是一个和解少阳,调和阴阳寒热的处方。

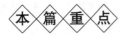

本篇重点

第一条,"疟脉自弦",掌握疟病的主脉。

第二条,掌握疟母的治法,用鳖甲煎丸来治疗。

第四条,掌握温疟的症状和治疗方法,"无寒但热,骨节疼烦,时呕,白虎加桂枝汤主之"。鳖甲煎丸的药味不要求记,但白虎加桂枝汤应该要记住。

第五条,要知道"疟多寒者,名曰牝疟"和牝疟的治疗方剂蜀漆散。

最后附的《外台秘要》方,其实也是仲景的方,要记住柴胡去半夏加栝蒌根汤,以治疗疟疾有往来寒热,口渴者。

　　这一篇文字虽然不多,但对疟病作了比较好的论述。讲到弦脉是疟疾的主脉,寒热往来是疟疾的主证,小柴胡汤是疟疾的主方。但热不寒的叫瘅疟,可以用竹叶石膏汤来治疗;热多寒少的叫温疟,用白虎加桂枝汤治疗;但寒少热的叫牝疟,可以用蜀漆散来治疗,而鳖甲煎丸可以治疗疟母,我们主要掌握这些就可以了。

83

中风历节病脉证并治第五

本篇论述中风和历节两种疾病。历节实际上就是现代医学所说的风湿性关节炎、类风湿性关节炎等疾病。为什么叫历节呢？因为这种病往往出现疼痛遍历全身关节的症状。古人认为这两种病都属于风病的范畴，中风当然是中了风邪，历节的症状是关节疼痛，"风、寒、湿三气杂至合而为痹"，也与中了风邪有关，所以把它们放在一起讨论。本篇所说的中风与《伤寒论》里的中风不同。《伤寒论》所说的中风是外感风邪，"中"就是中伤，被风邪所伤害，"发热、汗出、恶风、脉浮缓"，就是桂枝汤证。而《金匮》所讲的中风是属于杂病的中风，是内科疾病。所以《金匮》实际上是中国最早的杂病专书。这里所讲的中风和历节都是由于正气亏虚，又感受了外邪所致。

夫风之为病，当半身不遂，或但臂不遂者，此为痹。脉微而数，中风使然。（一）

本条论述了中风病的脉证以及与痹症的鉴别。"夫风之为病，当半身不遂"，中风病的症状应当是半身不遂，即半边的肢体活动不利。"或但臂不遂者，此为痹"，如果仅是手臂活动不利，或麻木，或疼痛，就叫做痹，也就是现在所说的关节炎之类。痹者，闭也，就是血脉不通，与中风是有区别的。"脉微而数，中风使然"，根据我的看法，脉微而数是阴虚所致，阴血不足则脉微，阴虚生内热则脉数。阴血不足为病之本。为什么高年容易中风？因为到了一定的年龄阴血逐渐亏耗，使得肝阳上亢，导致中风。所以说阴虚是导致中风病的根本。

寸口脉浮而紧，紧则为寒，浮则为虚；寒虚相抟，邪在皮肤；浮者血虚，络脉空虚；贼邪不泻，或左或右；邪气反缓，正气即急，正气引邪，喎僻不遂。（一）

本条条文是以脉来论述中风的病因病机。"寸口脉浮而紧，紧则为寒，浮则为虚"，"寸口脉"，指手上寸关尺三部脉，脉紧为外受风寒，脉浮为内有血虚。"寒虚相抟，邪在皮肤"，风寒与血虚相合，就会影响到皮肤。"浮者血虚，络脉空虚"，脉浮为血虚所致，血虚则络脉空虚。"贼邪不泻，或左或右"，《内经》里讲"虚邪贼风，避之有时"，"虚邪贼风"即是"贼邪"，就是指伤人的风寒邪气。络脉空虚导致贼邪不去，影响到人的左半身或右半身。"邪气反缓，正气即急，正气引邪，喎僻不遂"，受邪的一侧，因为络脉闭阻不用，故见松弛状态;而无病的一侧,相对的反而拘急,出现口眼㖞斜的症状。所以临床上的中风病人,口眼向左歪斜的病在右,向右歪斜的病在左。本条讲了中风病的病机是内本血虚,复感风寒。

> 邪在于络,肌肤不仁;邪在于经,即重不胜;邪入于腑,即不识人;邪入于脏,舌即难言,口吐涎。(二)

张仲景第一个提出了中风病有中脏腑和中经络之分。中经络,病较轻浅;中脏腑,病较严重。中经络又有中经和中络之分,"邪在于络,肌肤不仁",风邪中于络脉,营气不能运行于肌表,所以出现肌肤麻木不仁,只要疏散风邪就可以了。"邪在于经,即重不胜",风邪中于经脉,血气不能运行于肢体,所以出现肢体沉重。"邪入于腑,即不识人",邪气入腑,就不认识人了,甚至连家人、朋友都不认识了。"邪入于脏,舌即难言,口吐涎",邪入于脏最为严重,舌不能说话,口中吐痰涎。舌为心之苗,心开窍于舌,"舌即难言",即心脏受损。心藏神,"得神者昌,失神者亡",心脏受损则为难治。脾不摄液,所以"口吐涎",说明后天之本亦伤。

仲景认为阴血不足,复感风寒导致中风。中风又有轻重之分,轻者中经络,肌肤麻木不仁,或者肢体重滞不易举动;重者中脏腑,不识人,不会说话,口吐涎。

后世医家对中风病的认识有所发展,其中较著名的有:金元四大家之一的刘河间,他提出"五志化火",就是五脏情志过极化火,所以情志要有所控制,不能太过。我见过一个中学校长,本来就患有高血压,一天为了学校的事不高兴,把教导主任叫来训话,拍桌瞪眼,大发雷霆,突然就从椅子上滑下去了,就半身不遂了。

张景岳提出"非风说",他认为中风的病因不是外来的风邪,而是内伤发展到一定的程度导致的。就像这几天台风很大,为什么长庚大学的房子没有被刮倒? 因为长庚大学的房子结实。一些差一点的、不结实的房子就全倒塌了,因为它本身的结构就不牢固。人也是一样的,为什么老人容易中风,你们就不会呢? 因为你们气血旺盛,而老人身体慢慢在衰退,阴血不足到了一定的程度,突然一下子就像房子一样倒塌了。有些人在中风前身体早就有病了,但是还是拼命地工作、赚钱,一旦"病来如山倒"就后悔莫及了。所以人要靠平时的保养,特别是人到中年,每年都应该去体检一次,平时有个头晕脑胀的,不要不当回事,应该量个血压,休息休息。

到了清代,叶天士提出"阳化内风"说,叶天士是个了不起的人物,我们讲的温病大部分是叶天士的东西,他一生忙于诊务,著作不多,有《外感温热篇》、《临证指南医案》。《临证指南医案》是他的学生在他去世之后收集他的医案整理而成;《外感温热篇》是叶天士在去游览洞庭山的小船里口授,由他的学生顾景文记录下来的。"温邪上受,首先犯肺,逆传心包。肺主气属卫,心主血属营"等。吴鞠通提取了叶氏的一些好医案,编了《温病条辨》。所以《温病条辨》里的方有很多都是叶天士的方,比如银翘散,叶天士只是开了方剂,并没有方名,而吴鞠通给他加上了方名。叶天士对仲景的书很有研究并加以发挥。叶天士认为中风是由于肝阳上亢、肝风内动所致,所以叫"阳化内风"说。

叶天士对于肝阳上亢、阳亢动风引起的眩晕、抽搐等症有其独到的用药特色:"厚味以滋之,酸味以收之,介类以潜之"。"厚味以滋之",就是用大熟地、阿胶等味厚、滋腻的药来补养肝肾之阴;"酸味以收之",就是用五味子、山萸肉等味酸的药物来补养肝阴,并且起到收敛的作用,使得肝阳不至于上亢;"介类以潜之",就是用牡蛎、石决明、鳖甲、龟甲等介类药物来平肝潜阳。到了民国时期,张锡纯提出"内中风",认为"风自内生,非风自外来也"。他治疗"内中风"的著名方剂是镇肝息风汤,方中重用牛膝、代赭石各一两,牛膝补养肝肾、引血下行,代赭石平肝潜阳;玄参、天冬、龟甲、芍药补养肾阴,涵养肝木;龙骨、牡蛎潜阳镇逆;又考虑到肝为将军之官,性喜条达,不能一味地镇肝,所以用了茵陈、川楝子、大麦芽疏肝泄热、条达肝气;再加甘草,甘以缓肝急,且可调和诸药。以上都是历代医家在仲景的基础上对中风学说的发挥。下面我们讲侯氏黑散。

侯氏黑散:治大风四肢烦重,心中恶寒不足者。《外台》治风癫。

菊花四十分　白术十分　细辛三分　茯苓三分　牡蛎三分　桔梗八分防风十分　人参三分　矾石三分　黄芩五分　当归三分　干姜三分　芎䓖三分　桂枝三分

上十四味,杵为散,酒服方寸匕,日一服,初服二十日,温酒调服,禁一切鱼肉大蒜,常宜冷食,六十日止,即药积在腹中不下也。热食即下矣,冷食自能助药力。

侯氏黑散到底是哪个"侯氏",无从查考。仲景书中一般条文的体例都是什么病什么方主之,而本条条文以及后面的风引汤、防己地黄汤则有所不同,都是方名在先,症状在后。很可能是仲景引了别人的方剂,因为仲景也是吸收了汉以前许多医家的经验而成书的。"治大风四肢烦重","四肢烦重"是说明风中于经,引起四肢沉重、难以举动。我们讲到过"邪中于经,即重不胜"。"心中恶寒不足",说明有怕冷的症状。侯氏黑散共有十四味药,方中重用菊花祛风清热为君,《神农本草经》记载菊花"主风,头眩肿痛"。防风疏散风邪为臣药。菊花配防风能够祛除表里之风。"邪之所凑,其气必虚",考虑到气血不足为病之本,所以用了人参、茯苓补气生血;"风气通于肝",所以用当归、川芎补养肝血。气虚之人容易生痰生湿,所以又用了白术、桔梗、矾石,其中白术健脾燥湿,桔梗宣肺祛痰,矾石能化风痰。风邪既能夹寒又能夹热,所以用桂枝、干姜、细辛祛寒,又有黄芩清热。风邪中人往往导致头晕目眩,所以用牡蛎平肝潜阳。菊花、防风、桔梗皆升,而牡蛎沉降,这是升降的结合。总的来说,本方攻补兼施、寒热并用、升降相合,配伍很有特色。

我们还要知道本方服用方法上的一些禁忌:"上十四味,杵为散,酒服方寸匕,日一服",把以上十四味药做成散剂,用酒送服方寸匕,相当于现在2克,一天一次;"初服二十日,温酒调服,禁一切鱼肉大蒜,常宜冷食",开始的二十天用温酒调服,禁食一切鱼肉大蒜,并且最好吃冷的食物;"六十日止,即药积在腹中不下也",这个病病程比较长,一下子治不好,六十天为一个疗程,药物就在体内起作用了;"热食即下矣,冷食自能助药力",热服对药力有影响,冷服才有助药力。

下面给大家介绍几个医案:山西有一个58岁的农民,会杀猪宰羊,平常喜食肥甘厚味,身材胖大,腿粗腰圆,一向身体很好。由于两腿疼痛去医院看病,检查血压达220/140mmHg,马上住院治疗。给予西药降压,并配服侯氏黑散汤剂,每天一剂。四剂后,血压就降到170/120mmHg,后因故停服中药,只靠西药治疗,血压就不再下降。又加服侯氏黑散四剂,血压又降到150/110mmHg。后来又停用中药,尽管用各种西药降压,血压一直停留在这个水平,不再下降。又再用侯氏黑散治疗,血压继续下降到140/110mmHg。他的两腿疼痛的症状随着血压的降低而逐渐减轻。出院回家后,继续服用侯氏黑散,每天12克,血压一直稳定在140/110mmHg。随访五个月都没有再复发。第二个病案:一个54岁的农民,平时很喜欢喝酒,患高血压也很久了。半年以来觉得手脚沉重,尤其是两条腿;心窝部位发冷,按书上所说就是"心中恶寒不足"。给予侯氏黑散每次服3克,一天2次,用温开水或温黄酒送服。一个月后,就觉得心窝部位发冷大为好转,手脚也有力了,并且量了两次血压都不高。

以上两个病案均根据侯氏黑散原方剂量的比例用药,疗效良好,说明中医的不传之秘在量上。本方重用菊花,我也在喝菊花,我把菊花和绿茶泡在一起喝,绿茶能够清肝明目,我们杭州最好的茶就是龙井茶,杭白菊也是比较好的。我也有高血压,每天上课也很辛苦,自己要注意保养。严格来说,上一节课要用六节课的时间来备课,才能把课讲好。我每天晚上看书要看到十一二点。为了上好课,我从大陆带了很多书过来,比如刚才的两个医案就是按照这本《金匮方百家医案评议》讲的,这本书是我和何任老先生编的,里面收集了一百七十多个医家运用金匮方治病的医案。

寸口脉迟而缓,迟则为寒,缓则为虚;营缓则为亡血,卫缓则为中风。邪气中经,则身痒而瘾疹;心气不足,邪气入中,则胸满而短气。(三)

本条也是以脉来论述中风病的病机。"寸口脉迟而缓",就是手上寸关尺三部脉迟而缓;"迟则为寒,缓则为虚",脉迟属寒,脉缓属虚;"营缓则为亡血,卫缓则为中风",营气虚气不摄血就会失血,卫气虚失其捍卫作用就要为风邪所中;"邪气中经,则身痒而瘾疹",风邪中了经络,使人皮肤瘙痒并发出瘾疹,这种血虚生风引起的瘙痒、瘾疹,可以用四物汤来治疗,就是"地、芍、归、芎"。我在临床上一般"地"用生地,"芍"用赤芍,因为血虚生风,风生热,而生地和赤芍能够凉血;并且当归和川芎性温,剂量要小一点。还可以加上养血的生首乌,生首乌对于皮肤瘙痒有相当好的疗效;以及祛风的荆芥、防风、蝉衣、白蒺藜等等。"心气不足,邪气入中,则胸满而短气",如果心气不足,邪气内传,影响到心肺,就会出现胸满、短气。

风引汤:除热瘫痫。

大黄 干姜 龙骨各四两 桂枝三两 甘草 牡蛎各二两 寒水石 滑石 赤石脂 白石脂 紫石英 石膏各六两

上十二味,杵,粗筛,以韦囊盛之,取三指撮,井花水三升,煮三沸,温服一升。治大人风引,少小惊痫瘈瘲,日数十发,医所不疗,除热方。巢氏云:脚气宜风引汤。

前面我们提到过风引汤的体例也与仲景别的方不同。所谓"风引",就是风痫掣引的意思,也就是癫痫病发作时的状态。癫痫病突然发作会抽搐、口吐白沫、发出猪、羊般的鸣叫,所以民间又叫"羊痫风"、"猪癫风"。本病的病机是肝火偏旺、肝风内动,故用风引汤重镇潜阳、清热熄风。方中汇集了六种金石类药来清热重镇熄风,有石膏、寒水石、滑石清热以泻火,赤石脂、白石脂、紫石英重镇以潜阳;大黄苦寒泻热外出;龙骨、牡蛎重镇潜阳安神;又恐金石类药寒凉伤胃,所以反佐以干姜、桂枝温中;甘草调和诸药。

什么叫反佐?就是选用与君药性味相反,而在治疗中起到相成作用的药物。比如左金丸,黄连配吴茱萸,黄连是清热的,而吴茱萸是温热的,但用了吴茱萸能够使黄连苦寒而不至于伤胃,而且吴茱萸除了入胃经,还能入肝经,能够散郁,用于肝火犯胃引起的胃痛、呕吐等效果非常好。

本条条文后面写了一段小字:"治大人风引,少小惊痫瘈瘲,日数十发,医所不疗,除热方"。治疗大人由于肝风内动引起的癫痫抽搐,小孩受惊癫痫发作抽搐,一天发作几十次,医生都治不好,用这个方剂能够除热熄风。

下面给大家讲一个医案:有一个36岁的男子,得癫痫病很久了,每周要发作二三次。发作时神志不清,痰鸣,抽搐,片刻苏醒,脉弦,舌苔厚。当时求诊于我们浙江中医学院的老院长何任教授。何教授就用了风引汤，按照原方剂量研为细末，每晚临睡时吞服 6 克。之后，癫痫十几天没有发作。后来就一直继续服用这个方。

明代有一个医学家叫楼英，他在《医学纲目》里把本条条文的"除热瘫痫"改动了一个字，变为"除热癫痫"，意思就是风引汤治疗的是风热引起的癫痫病。我觉得他改动了这个字，从意思上看更加贴切，因为这个方治疗癫痫病确实效果比较好。

防己地黄汤：治病如狂状，妄行，独语不休，无寒热，其脉浮。

防己一钱　桂枝三钱　防风三钱　甘草二钱

上四味，以酒一杯，浸之一宿，绞取汁，生地黄二斤，呚咀，蒸之如斗米饭久，以铜器盛其汁，更绞地黄汁，和，分再服。

"病如狂状"，指病人就像发狂一样；"妄行"，就是指病人行为反常，比如有些精神病人会乱跑乱走，一下子跑到哪里去，找都找不到；"独语不休"，就是自言自语，说个不停；"无寒热"，说明病在里，非表证；"其脉浮"，这里的脉浮不是指表证，而是指阴血不足，仲景在中风历节病篇前面讲脉学的部分，就讲到"浮者血虚，络脉空虚"，是一种浮而无力的脉象，他认为这个病是由血虚生风造成的，把病狂作为风病来讲，所以放在中风篇中。后世医家把这种病称为"狂风"、"风狂"、"心风"等等。"心风"一词，早见于《素问·风论》："心风之状，……善怒吓"，就是指这种病人往往容易发怒，有时候又胆小，容易受到惊吓。仲景认为这种病和血虚有关，因此治疗以养血为主，佐以祛风。"上四味，以酒一杯，浸之一宿，绞取汁"，先把防己一钱、桂枝三钱、防风三钱、甘草二钱放入一杯酒中浸泡一晚上，绞出汁水；"生地黄二斤，呚咀"，重用生地二斤清热养血凉血，用牙咬碎，不知道大家有没有注意《伤寒论》桂枝汤的煎服法中就有"呚咀"一词；"蒸之如斗米饭久，以铜器盛其汁"，蒸地黄就像用蒸米饭那么久的时间，大约半个到一个小时，把铜器放在下面盛取汁；"更绞地黄汁，和，分再服"，蒸好后再绞出地黄的汁水，与前面四味药的汁合在一起服，能够起到凉血清热、养血祛风的作用。

头风摩散方

大附子一枚（炮）　盐等分

上二味为散，沐了，以方寸匕，已摩疾上，令药力行。

头风摩散没有提到是治什么病的，实际上是治疗由于感受了风寒而引起的头痛，这种头痛往往比较严重，比较顽固，所以又叫"头风"。古书中曾提到华佗给曹操治头风病。本方用大附子一枚，散经络中的风寒，再加等量的盐，盐能够渗透络脉，帮助附子更好地起到活血止痛的作用。"上二味为散"，就

89

是把两味药做成散剂；"沐了"，就是先把头洗干净；"以方寸匕，已摩疾上，令药力行"，取两克左右散剂摩在头痛部位，使之发挥祛风散寒止痛的作用。我见过一篇报道，说一个病人只摩了三次，头风就治愈了，说明这个方剂是很有价值的。所以在《千金》《外台》中都记载了这个方剂。并且头风摩散是外用的方剂，不会产生什么副作用，我们在临床上不妨一用。

以上讲的都是中风病，下面我们来讲历节病的脉证和治疗。

寸口脉沉而弱，沉即主骨，弱即主筋，沉即为肾，弱即为肝。汗出入水中，如水伤心，历节黄汗出，故曰历节。（四）

"寸口脉沉而弱"，指手上的寸关尺三部脉沉而无力；"沉即主骨，弱即主筋，沉即为肾，弱即为肝"，沉说明在里在肾，肾主骨，弱说明肝血虚，肝主筋。这个病人本身就是肝肾不足，肾阳不足，肝血也虚，肝肾虚的人就容易得历节病。肝肾不足是内因，外因是"汗出入水中"，体质差又不注意保养身体，出了汗又去洗澡、游泳；"如水伤心"，就是指水湿伤及了血脉，心主血脉；"历节黄汗出，故曰历节"，关节疼痛、肿胀，汗出色黄，这样的病就叫作历节。

趺阳脉浮而滑，滑则谷气实，浮则汗自出。（五）

趺阳脉，位于足背上五寸骨间动脉处，即足阳明胃经的冲阳穴。形象地说，就是我们系鞋带的部位。"趺阳脉浮而滑，滑则谷气实，浮则汗自出"，趺阳脉浮而滑，滑说明胃口好，吃得比较多，所以叫"谷气实"；吃得多湿热就重，再加感受了风邪，风为阳热之邪，导致汗出。《金匮要略论注》在解释这段条文时说："皆因饮酒汗出当风所致"，酒助湿热，又加汗出当风，就引发了历节病。这条是以脉象来讲病机的。

少阴脉浮而弱，弱则血不足，浮则为风，风血相抟，即疼痛如掣。（六）

少阴脉据书上讲有两处，一处指手少阴的神门脉，在掌后锐骨端陷中；一处指足少阴的太溪脉，在足内踝后五分陷中。一般来说少阴脉指的是后者。"少阴脉浮而弱，弱则血不足，浮则为风"，少阴脉弱说明阴血不足，浮是指感受了风邪；"风血相抟，即疼痛如掣"，由于阴血不足，风邪乘虚侵袭，使得经脉痹阻，所以关节抽痛，不得屈伸。

以上三条分别用寸口脉、趺阳脉、太溪脉来说明历节病的内因或是肝肾不足，或是饮食太过，或是阴血不足，又感受了外来的邪气，或是"汗出入水中"，水湿伤及血脉，或是受了风邪，风、湿、虚是导致历节病的最主要因素。仲景很重视人的体质。同样三个人出去，外面刮着台风，为什么有的人回来就生病，有的人就没事？就是因为体质的差异。

明代的《名医类案》里收载了明以前许多好的医案，其中一则就说到，有三个人骑马穿过一片树林，里面瘴气缭绕，阴森潮湿，脚下的树叶都在腐烂，他们出来后一个人没事,另一个生病了,还有一个不久就死了。原来他们进去之前,死了的那个人是空着肚子的,他的抵抗力就差;生病的那个人吃了饭;而没事的那个不仅吃了饭还喝了酒。酒能辟秽,秽就是指秽浊之气,所以有时候适当的喝酒是有一定作用的。古人的医案很有意思。

盛人脉涩小,短气,自汗出,历节痛不可屈伸,此皆饮酒汗出当风所致。(七)

所谓"盛人",就是指人形体比较肥胖、丰盛。不要以为肥胖好,肥胖不好,反而是"脉涩小",按上去脉体很小而且脉来不流畅,并有"短气"、"自汗出"等症状,所以一般来说肥胖的人反而多是阳气虚的人。《中医诊断学》中讲到"至虚有盛候",临床上有些人看上去很壮、很高大,但你按他的脉细小无力。阳气虚就容易得病,"历节痛不可屈伸",就是关节疼痛,伸不直。"此皆饮酒汗出当风所致",饮酒导致内湿重,汗出当风又导致外有风湿,内外合邪乘虚侵犯关节,引起了历节病。

以上讲了历节病的脉证和成因。

诸肢节疼痛,身体尪羸,脚肿如脱,头眩短气,温温欲吐,桂枝芍药知母汤主之。(八)

桂枝芍药知母汤方

桂枝四两 芍药三两 知母四两 麻黄二两 生姜五两 白术五两 甘草二两 防风四两 附子二枚(炮)

上九味,以水七升,煮取二升,温服七合,日三服。

"身体尪羸",赵开美本是"身体魁羸",魁者,大也,所以一些书上的注解是"形容关节肿大"。我不是这样理解的。根据其他的版本,像清代的《医宗金鉴》及《金匮》的一些注家如沈明宗、尤在泾等,"魁",均作"尪"。"尪",弱也,"羸",瘦也,"身体尪羸",是指身体瘦弱。《晋书·李密传》中写道:"臣孤苦尪羸之极……",意思是说他孤独可怜、非常瘦弱。这种病人临床非常多见。"诸肢节疼痛",就是全身很多关节均有疼痛,身体瘦弱,但"脚肿如脱",特别是膝关节相当肿大,疼痛,非常严重。而且"头眩短气,温温欲吐",眩晕、短气,胃里难受要想呕吐。"桂枝芍药知母汤主之","主",治也,用桂枝芍药知母汤来治疗。

这条讲的是风湿历节的治疗。风湿侵犯经脉、关节,气血运行不畅,造成"诸肢节疼痛",久病使得身体瘦弱,湿性趋下则"脚肿如脱",湿邪上犯则"头眩",湿阻气机则"短气",湿邪犯胃则"温温欲吐",用桂枝芍药知母汤来治疗。这个方剂在临床上非常有效,我用它治好了不少风湿性关节炎的病人。

下面我把这个方剂的方解给大家分析一下。方中桂枝能祛风寒、通血脉,芍药配桂枝调和营卫、疏散风邪，如用赤芍更好，可以活血化瘀止痛。知母在这里起什么作用呢？当然它有清热作用，但在这里并不单纯用来清热。知母能够下水消肿，治疗肢体浮肿。《中药学》教材上并没有提到这个功效，但早在《神农本草经》就有记载。所以我们要多看古书，古书是古圣人之作。

古人是相当了不起的。汉代的张衡发明了地震仪，你说多了不起！地震仪上每条龙衔着一颗珠子，什么地方有地震，相应方位上的珠子就会掉到蛤蟆的嘴里。开始人家不相信，有一次珠子掉下来了，没多久，珠子相应的方位就传来了地震的消息。诸葛亮发明的木牛流马就是机器人，只不过是用木头做的，木头做的牛叫它走就走，用来运送粮草。这些都是有记载的。所以说中国古代出了许多非常了不起的人物。

《神农本草经》就是一本很了不起的本草学文献。它里面有很多记载都与众不同。它就记载了知母能够下水消肿。这个病主要是水湿太重，所以关节肿大。用了知母就能够下水消肿。因为这个病的主要症状是关节疼痛，所以桂枝配芍药，桂枝能够祛风寒、通血脉，芍药能够活血止痛；而且有脚肿，所以用知母可以下水消肿。桂枝芍药知母汤中这三味药是最重要的，所以作为方名，有它的道理。这个病是由风、寒、湿邪造成的，祛风、寒、湿的用了麻黄、防风、附子，麻黄发散风寒，防风祛风寒，附子祛寒湿。再加白术燥湿，而且有一定的止汗作用，使得麻黄、桂枝、防风的发汗作用不致太过。再用了生姜和甘草，这里生姜的剂量特别大，生姜五两相当于现在的五钱（即大陆的15克），生姜能够散水寒之气，而且能够止呕，因为这里有个症状"温温欲吐"，就是胃里很难受要想呕吐，所以用生姜和胃降逆止呕。

这里重用生姜五两，而仲景书中一般生姜只用三两，比如小柴胡汤。大柴胡汤也是生姜五两，因为小柴胡汤证只是"心烦喜呕"，而大柴胡汤证是"呕不止"，所以要加大生姜剂量。甘草调和诸药，而且能够缓急止痛。如果确实是风寒湿造成的关节肿痛，用这个方非常有效。这个方还有个好处，就是能够治疗风湿热。风寒湿邪时间久了会化热，这个方里有清热的知母，还有芍药，一般可以用赤芍，遇到舌红苔黄或伴发热的病人也可以用。

味酸则伤筋，筋伤则缓，名曰泄。咸则伤骨，骨伤则痿，名曰枯。枯泄相抟，名曰断泄。营气不通，卫不独行，营卫俱微，三焦无所御，四属断绝，身体羸瘦，独足肿大，黄汗出，胫冷。假令发热，便为历节也。（九）

这段文章基本上是四个字一顿，所以汉代的文章实际上是很好的，比如《史记》，相当的精练，但要真正理解它的意思很不容易。"味酸则伤筋"，"酸入肝"、"肝主筋"，所以饮食过于酸，就会伤筋。"筋伤则缓，名曰泄"，筋伤了就会弛缓，不能随意地运动，所以叫"泄"，"泄"就是漏泄的意思。筋的作用以收缩为主,现在弛缓不收了,所以称之为"泄"。"咸则伤骨","咸入肾"、"肾主骨",所以味过于咸,就会伤骨。"骨伤则痿",骨伤就走不动了。"名曰枯","枯",干枯之意,骨不得滋养,故谓枯。"枯泄相抟,名曰断泄",肝血、肾精、筋骨都损伤了,称之为"断泄"。以上讲到饮食不当对身体的伤害。适当的饮食是养人的,反之就要出问题。所以现在提倡吃淡食是有道理的。"营气不通,卫不独行,营卫俱微",营气就是血气,血气不通,卫气也不能正常的流行,这样营卫都虚弱了。"三焦无所御","三焦",指一身上下,"御",作统治讲,营卫气血虚弱了,就不能统治全身。"四属断绝","四属",徐彬《论注》:"四肢也",四肢得不到气血的营养;后藤慕庵《金匮要略方析义》:"皮、肉、脂、髓也",皮、肉、脂、髓得不到气血的营养。"身体羸瘦",于是就导致身体瘦弱,"羸",就是瘦的意思,桂枝芍药知母汤这条就讲到"身体尪羸"。"独足肿大",光是脚上的关节肿大。联系上文可以看出历节病的关节肿痛和营卫、气血、肝肾的不足大有关系。"黄汗出",并且在关节肿大的部位还会出黄汗,我们可以联系第四条条文"历节黄汗出"一起来看。"胫冷",就是下肢冷,说明有寒湿。"假令发热,便为历节也",假如有发热,这个病就是历节。历节病就是由于肝肾不足,筋骨损伤,营卫气血不足,导致了寒湿之气的侵犯而造成的。本条讲述了历节病产生的原因及其与饮食的关系。下面是讲具体的方剂。

病历节不可屈伸,疼痛,乌头汤主之。(十)

乌头汤方:治脚气疼痛,不可屈伸。

麻黄　芍药　黄芪各三两　甘草三两(炙)　川乌五枚(㕮咀,以蜜二升,煎取一升,即出乌头)

上五味,㕮咀四味,以水三升,煮取一升,去滓,内蜜煎中,更煎之,服七合。不知,尽服之。

得了历节病,疼痛非常严重,关节不能屈伸,可以用乌头汤来治疗。乌头汤除了治疗历节疼痛外,还能够治疗脚气疼痛,不可屈伸,这是寒湿造成的脚气。这就体现了异病同治,即不同的病用同样的方法来治疗。乌头汤以川乌作为君药,四川的乌头和附子比较好,是地道药材,所以称川乌。书上讲了川乌的制法:"㕮咀,以蜜二升,煎取一升,即出乌头",先把川乌咬碎,加蜜二升一起煮,煮到一半蜜挥发掉了,剩下一升,然后把乌头拿出,乌头的汁水都在蜜里了。乌头和蜜同煮有两个作用:第一,蜜能减轻乌头的毒性,类似于甘草的作用,用百花酿成的蜜可以解百毒;第二,这个病主要症状是疼痛,蜜有缓急止痛的作用,川乌有很好的祛寒湿止痛的作用,但它含有乌头碱,与蜜同煮后,不仅毒性减轻,并且能更好地发挥止痛作用。"上五味,㕮咀四味,以水三升,煮

93

取一升,去滓",再把麻黄、芍药、黄芪、甘草这四味药咬碎,用三升水煮,煮到还剩一升水时,把药渣去掉。"内蜜煎中,更煎之",再把四味药煎煮出来的药液放入用蜜煎过的川乌水中再煎。为什么要再煎呢? 因为甘草和川乌同煮,能更好地减轻川乌的毒性。另外,麻黄散寒,芍药配甘草缓急止痛,我们在《伤寒论》里学过"脚挛急"用芍药甘草汤来缓急止痛柔筋,并且芍药补营气,黄芪固卫气,因为历节病和营卫气虚血弱有关。"服七合",先服七合,七合就是二升的三分之一强。"不知,尽服之","知",在这里是有效验的意思,如果没有效验的话,就把剩下的乌头汤都吃掉。这个方剂治疗寒湿历节病,所以没有清热药,都是温药。既补养营卫之气,又能祛寒湿,又能缓急止痛,是非常有效的。还要注意乌头的制法,先与蜜同煮,又与甘草等四味药同煮,这样就能减轻毒性。否则会出现嘴唇、舌头及肢体的麻木,甚至头晕、吐泻等中毒反应。严重的呼吸、心跳加快,脉搏有歇止,神志昏迷,就需要抢救了。所以虽然仲景的方剂药味不多,但他考虑得是非常全面的。不像现在的一些医生药味越开越多,剂量越开越大,但疗效是越来越差。针灸也是一样,古代的针灸就扎几个穴位,疗效很好,现在针越刺越多,但刺了不得气,针灸要得气才有效。就像我现在和你讲了那么多方剂,如果你不会望闻问切,那么你记的就是死方,病是千变万化的,死方怎么去治活病? 方剂必须要随着疾病的变化灵活地加减变化。所以我们就是要学辨证的思路。

矾石汤:治脚气冲心。

矾石二两

上一味,以浆水一斗五升,煎三五沸,浸脚良。

这个脚气照现代医学所说就是由于缺少维生素 B_1 而引起的。严重的脚气出现心悸、气喘、呕吐等症状,就叫"脚气冲心"。可以用外治的办法,就是矾石汤。用一味矾石,也就是明矾。明矾有除湿收敛之功,用明矾煎水浸脚,可以导湿下行。现在很流行足浴,其实自己在家也可以进行。如果湿气较重,用矾石水浸脚就很好。如果血脉不通,可以用红花、当归、桂枝等煎水浸脚。足底的穴位丰富,这样对身体很有好处。

后面有几个附方,是林亿等人在编写《金匮要略》时,把在其他书中看到的仲景方剂也编了进去,因为他们看到的《金匮要略方论》也是不完整的。

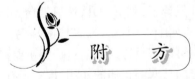

附 方

《古今录验》续命汤:治中风痱,身体不能自收持,口不能言,冒昧不知痛处，或拘急不得转侧。姚云：与大续命同，兼治妇人产后去血者，及老人小儿。

麻黄　桂枝　当归　人参　石膏　干姜　甘草各三两　芎藭一两　杏仁四十枚

上九味，以水一斗，煮取四升，温服一升，当小汗，薄覆脊，凭几坐，汗出则愈；不汗，更服。无所禁，勿当风。并治但伏不得卧，咳逆上气，面目浮肿。

"续命"，延年之谓也，指续命汤有却病延年之功。"治中风痱"，续命汤治疗中风，《说文》："痱，风病也"。我们学过《方剂学》，里面有一个方叫地黄饮子，是治疗喑痱的，"喑"，指舌强不能言，"痱"，指足废不能行。"身体不能自收持"，身体不能由自己掌控，想走不能走，自己作不了主了。"口不能言，冒昧不知痛处，或拘急不得转侧"，说话都不会说，糊里糊涂也不知道哪里痛，或者四肢拘急不能转身。仲景认为这个病的内因是气血之虚，外因是中了风寒，所以这个方剂既能补气血，又能祛风寒之邪。补气的用了人参、甘草，补血的用了当归、川芎，配合了麻黄汤散风寒，麻黄、桂枝、杏仁、甘草。又考虑到风寒会化热，所以加了石膏。为防寒凉伤胃，又用了干姜温中和胃。当时古人的看法是，气血亏虚又感受了风寒才造成了中风。所以本病是在补气血的基础上用疏散风寒的药物进行治疗。本条条文很有意思，"身体不能自收持，口不能言，冒昧不知痛处，或拘急不得转侧"，用了两个"不能"，一个"不知"，一个"不得"来形容中风后肢体的不遂。

《千金》三黄汤：治中风手足拘急，百节疼痛，烦热心乱，恶寒，经日不欲饮食。

麻黄五分　独活四分　细辛二分　黄芪二分　黄芩三分

上五味，以水六升，煮取二升，分温三服，一服小汗，二服大汗。心热加大黄二分，腹满加枳实一枚，气逆加人参三分，悸加牡蛎三分，渴加栝蒌根三分，先有寒加附子一枚。

本方在《千金要方·卷八》上写的是"仲景三黄汤"。卫气不足，外受风邪，营卫不和，故恶寒、手足拘急、百节疼痛；风为阳邪，易于化热，故烦热心乱，不欲饮食。外有风邪入侵，所以用麻黄、独活、细辛疏散风邪；内有正气亏虚，所以用黄芪补气固表；风邪化热，所以用黄芩清热。我们看本方的加减法，"心热加大黄二分"，这里的"心热"，实际上指的是胃热；"腹满加枳实一枚"，"腹满"，即大便不通；"悸加牡蛎三分"，心悸可以用牡蛎安神定悸。

《近效方》术附汤：治风虚头重眩，苦极，不知食味，暖肌补中，益精气。

白术二两　甘草一两（炙）　附子一枚半（炮去皮）

上三味，剉，每五钱匕，姜五片，枣一枚。水盏半，煎七成，去滓，温服。

这个方剂是用来祛寒湿的。阳气虚,寒湿重,所以眩晕得厉害,饭也不想吃。我们学过仲景的四逆汤,由附子、干姜、甘草组成。这个术附汤就是四逆汤去掉干姜,加了白术。白术祛寒湿、健脾胃,附子温阳,甘草调和诸药。实际上是四逆汤的加减来治疗阳虚夹寒湿造成的眩晕。《外台秘要》也记载了这个方,并且说是《仲景伤寒论》的方。

崔氏八味丸:治脚气上入,少腹不仁。

干地黄八两　山茱萸　薯蓣各四两　泽泻　茯苓　牡丹皮各三两　桂枝　附子(炮)各一两

上八味,末之,炼蜜和丸,梧子大。酒下十五丸,日再服。

崔氏八味丸,也就是金匮肾气丸。乃崔氏引张仲景之方但崔氏究竟是谁不得而知。脚气,多由阳虚水湿所致,脚气入腹,少腹不仁,少腹主要指膀胱,一般都有小便不畅的症状。所以用肾气丸补肾化气利水。因为本方在《方剂学》已学过,我就不细讲了。

《千金方》越婢加术汤:治肉极,热则身体津脱,腠理开,汗大泄,厉风气,下焦脚弱。

麻黄六两　石膏半斤　生姜三两　甘草二两　白术四两　大枣十五枚

上六味,以水六升,先煮麻黄去沫,内诸药,煮取三升,分温三服。恶风加附子一枚,炮。

越婢加术汤是治疗水肿病的。服药后能起到"腠理开,汗大泄"的作用。我觉得"热则身体津脱"前少了"服后"二字。应该是服药后发热,把水气排出体外,所以叫"身体津脱,腠理开,汗大泄"。这个方就是越婢汤加了白术。越婢汤是由麻黄、石膏、甘草、生姜、大枣组成的。相传这个方不是仲景的方剂,而是越国的一个婢女发明的,所以叫越婢汤。春秋时越国和吴国交战,越王勾践卧薪尝胆,灭了吴国。越婢加术汤中用麻黄发汗、散水气;姜、枣调和营卫;石膏清内热;甘草调诸药;加了白术更好地祛除水湿,并且使得麻黄不至于过汗。如果恶风,可以加炮附子一枚,附子能温阳散寒。

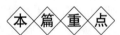

本篇重点

第一条"夫风之为病,当半身不遂,或但臂不遂者,此为痹。脉微而数,中风使然"。这条讲了中风的脉证及与痹症的鉴别。中风的主要症状是"半身不遂",如果只是"臂不遂",那就是痹症。"脉微而数",脉微主阴血不足,脉数为阴虚生内热,说明中风的根由是阴血不足。

第二条又讲了中风有中经络和中脏腑的不同及其不同的临床表现:"邪在于络,肌肤不仁";"邪在于经,即重不胜",也就是肢体重滞、不易举动;"邪入于腑,即不识人",影响到神志了;"邪入于脏,舌即难言,口吐涎",到了这个程度就难治了。

"治大风四肢烦重",可以用侯氏黑散;"除热瘫痫"可以用风引汤。

要掌握风湿历节病的治疗,也就是第八条"诸肢节疼痛,身体尪羸,脚肿如脱,头眩短气,温温欲吐,桂枝芍药知母汤主之",要求掌握桂枝芍药知母汤的组成。还要掌握第十条寒湿历节的治疗:"病历节不可屈伸,疼痛,乌头汤主之",包括乌头汤方。

97

血痹虚劳病脉证并治第六

本篇讲了血痹、虚劳两个病。汉《易纬·通卦验》中就有"太阳脉虚,多病血痹"一句。所谓"太阳",指的是足太阳膀胱经。太阳主表,"太阳脉虚",风邪入侵,闭阻血脉,则引起血痹。痹者,闭也,即闭塞不通之义。血痹和虚劳同为虚证,所以合为一篇论述。虚劳主要是五脏阴阳气血的不足,而补益脾肾是治疗虚劳的大法,因为肾为先天之本,脾为后天之本。先天之本是与生俱来的,得自父母的遗传。如果父母体质不好或者生育时年纪较大,本身肾气不足,小孩的身体就会比较虚弱。后天之本是脾,小孩子如果胃口很好,一般就不会生病;如果不肯好好吃饭,就要生病了。

脾属土,万物土中生,万物土中灭。《易经》是中国最早的一部哲学书,里面所说的乾坤就是天地,就是阴阳。《易经》的前两个卦就是乾卦和坤卦,《易经》开篇就讲到"天行健,君子以自强不息;地始坤,君子以厚德载物",天体的运动是永远健运,品德高尚的人要像天体一样永远自强不息,努力精进;地与天相对,属阴为坤,地即是土,土德最厚,能够包容万物。健脾即是培土,可以治疗许多疾病。所以说补益脾肾是治疗虚劳的大法。

清华大学的校训就是"自强不息,厚德载物"八个字,学生在学业上要自强不息,在品德上要厚德载物,包容一切。一个人肚量要大,要团结人,如果心量小,一切以自我为中心,将来一定没什么作为。

问曰:血痹病从何得之? 师曰:夫尊荣人骨弱肌肤盛,重因疲劳汗出,卧不时动摇,加被微风,遂得之。但以脉自微涩,在寸口、关上小紧,宜针引阳气,令脉和紧去则愈。(一)

"血痹病从何得之",血痹病是从何而得得的?"师曰:夫尊荣人骨弱肌肤盛",老师回答道:有钱的人养尊处优,吃的是膏粱厚味,肌肉虽然丰盛,实际上筋骨脆弱,抵抗力很差。所以肥胖的人,往往是外强中干。"重因疲劳汗出,卧不时动摇,加被微风,遂得之",这里的"重因",赵开美本作"重困",我据《医统》本改作"重因"。又由于稍微活动,则疲劳汗出,使得阳气更虚,难以入睡,辗转反侧,再加感受了微风,就得了血痹病。"但以脉自微涩,在寸口、关上小紧",脉微为气血虚,脉涩为血脉不通,手上寸、关两部脉小紧,说明感受了风寒。"宜针引阳气,令脉和紧去则愈",可以用针刺法引动阳气,使得阳气行则风邪去,脉和而不紧,血痹病得以痊愈。本段条文主要讲了血痹病的病因和脉象。

血痹阴阳俱微,寸口关上微,尺中小紧,外证身体不仁,如风痹状,黄芪桂枝五物汤主之。(二)

黄芪桂枝五物汤方:

黄芪三两　芍药三两　桂枝三两　生姜六两　大枣十二枚

上五味,以水六升,煮取二升,温服七合,日三服。一方有人参。

前一条血痹病用针灸治疗,这一条就要用汤药来治疗了。"血痹阴阳俱微","阴"指营血,"阳"指卫气,就是说血痹病的病人营卫气血都不足;"寸口关上微,尺中小紧",寸、关两部脉微弱,尺脉小而紧,说明是气血不足又感受了寒邪;"外证身体不仁,如风痹状,黄芪桂枝五物汤主之",血痹的症状主要是身体局部的肌肉麻木不仁,与风痹的症状有所相似,但又有所区别:血痹以麻木为主,而风痹以疼痛为主。血痹主要是由于阳气不足,血脉不通引起的,所以用黄芪桂枝五物汤来治疗。

黄芪桂枝五物汤中黄芪和桂枝是主要的药物,黄芪温补阳气,桂枝温经散寒、温通血脉。又加了芍药、姜、枣,共五味药。芍药养血,桂枝配芍药可以调营卫、调气血;姜、枣温补气血,也可以调和营卫。本方主要起到了温补阳气、调和营卫、祛除风邪的作用,所以能够治疗血痹。

夫男子平人,脉大为劳,极虚亦为劳。(三)

"平人",这里是指从外形来看好像无病,但其实内脏气血已经虚损,就是《难经》所说"脉病形不病"者。"脉大为劳,极虚亦为劳",脉大是大而无力,说明气虚相当严重,往往就是虚劳病;脉极虚,就是轻按则软,重按极无力,也是虚劳病。比如有的人通过体检发现有指标异常,但他看上去可能很健康,也没有自觉症状,但没有症状不代表没有疾病,我们可以根据脉象的异常发现病因,进行治疗。

男子面色薄者,主渴及亡血,卒喘悸,脉浮者,里虚也。(四)

所谓"面色薄者",是指面色淡白无华、没有血色的人,主要是由于阴血不足,血虚不能上荣于面造成的;"主渴及亡血",阴血不足的人往往会有口渴的症状,或者有吐血、衄血、便血等亡血的症状。"卒喘悸",血虚,血不养心,所以出现突然心悸;气喘主要还是肾虚,肾不纳气造成的,因为"五脏之损,穷必及肾",五脏的虚损到后来都会影响到肾。"脉浮者,里虚也",阴血不足则阳气浮越于上,所以里虚也可以见脉浮,但是浮大无力,不同于表证的脉浮。

男子脉虚沉弦,无寒热,短气里急,小便不利,面色白,时目瞑,兼衄,少腹满,此为劳使之然。(五)

"男子脉虚沉弦",男子脉虚而弦为肝血不足,沉为里证;"面色白,时目瞑,兼衄",血虚不能上荣于面,故面色白;目受血而能视,肝血虚不能荣目则目瞑,即目不明也;肝主藏血,肝血虚而不能藏血,出现衄血。有一个病人老是齿衄,我就问他肝功能怎么样,果然是有异常,就是因为肝不藏血。肝病易传脾,脾胃气虚会出现"短气里急","里急"就是腹中急痛。脾虚生湿,则出现"小便不利,……少腹满"。凡此脉证,都属于虚劳的范畴,所以说:"此为劳使之然"。本条条文论述的是肝血不足、脾气不足造成的虚劳病。有的注家认为有肾阳不足的一面,但我认为还是属于肝脾的问题。

劳之为病,其脉浮大,手足烦,春夏剧,秋冬差。阴寒精自出,酸削不能行。(六)

"劳之为病,其脉浮大,手足烦",虚劳病之脉往往浮大,为阴虚阳浮于外之象。临床上如果见尺脉浮大,就是肾阴亏损。阴虚则生内热,所以手足烦热。"春夏剧,秋冬差",春夏属阳,阳热较盛,天人相应,阴虚内热的人到了春夏季节,往往病会加重一些;秋冬属阴,阳气潜藏,故病轻。在《内经》中也讲到有些人"耐冬不耐夏","耐"通"能",就是指阴虚内热的人冬天感觉很好,到了夏天就不太平了。我这个人也是阴虚内热的体质,到了夏天就受不了,台北桃园这里还比较凉快,杭州有时候到30几度,真是受不了,冬天再冷也问题不大。而阳虚的人,或者阴损及阳的人往往会出现"阴寒精自出,酸削不能行","阴寒"指前阴寒冷,"精自出"指精液自出,就是滑精;肾藏精主骨,精失则肾虚而骨弱,故两腿酸痛消瘦,不能行走。这就是《难经》所谓损于肾之后,"骨痿不能起于床"。肾主骨生髓,肾虚骨损髓涸,不能起床行走而成为痿证,称为骨痿。

《封神榜》里有一个小故事:商纣王被妲己迷惑之后,就不务朝政,整天寻欢作乐,还劳民伤财建造了一座很华丽的鹿台。有一天,纣王和妲己在鹿台上看风景,远远看到有个老头在护城河边想过河,但时间未到,城门还没开,吊桥还没放下,老头就只好赤脚蹚着河水走过来了。后来又来了个年轻人,也想过河,但他怕冷,就不敢过河。妲己就对纣王说:你不要看他年轻,他的骨髓已经涸了,所以他怕冷不敢过河。而老头的骨髓却很充足,所以他能过河。纣王说:哪有这个话。妲己说:你不相信就把他们的骨头锯开来看。纣王是个暴君,他真的就把这两个人的骨头锯开来,果然如妲己所言。所以说肾阳虚会出现"阴寒精自出,酸削不能行"。

男子脉浮弱而涩,为无子,精气清冷。一作冷。(七)

本条条文以脉象来判断虚劳无子。"男子脉浮弱而涩",男子脉浮为阴血不足,脉弱为阳气不足,脉涩为精亏;"为无子,精气清冷",男子阴阳两虚,精亏不足,所以就精气清冷,不能成胎,没有子嗣。有些不育症的病人往往精子检查报告上都有精子活动度低,或者精子质量不好、死精,这就是"精气清冷"。下面这条讲了失精家的治疗。

夫失精家少腹弦急,阴头寒,目眩一作目眶痛,发落,脉极虚芤迟,为清谷,亡血,失精。脉得诸芤动微紧,男子失精,女子梦交,桂枝加龙骨牡蛎汤主之。(八)

桂枝加龙骨牡蛎汤方:《小品》云:虚弱浮热汗出者,除桂,加白薇、附子各三分,故曰二加龙骨汤。

桂枝　芍药　生姜各三两　甘草二两　大枣十二枚　龙骨　牡蛎各三两
上七味,以水七升,煮取三升,分温三服。

"夫失精家少腹弦急,阴头寒,目眩,发落","失精家"就是指常常梦遗、滑精之人。因为精液大伤、阴阳两虚,所以少腹拘急不舒,外阴部寒冷;"五脏六腑之精皆上注于目",故能眼睛明亮。精血衰少,所以目眩,就是视物不清了。肾其华在发,发为血之余,精血衰少,所以发落。"脉极虚芤迟",脉象相当虚弱,脉芤即脉象浮大而中空,为阴血大伤,脉迟为有寒,阳气也不足。这样的脉象往往会出现在"清谷,亡血,失精"的情况下,"清谷"即下利清谷,就是吃什么拉什么,是由于肾阳虚,肾中真火不能温养脾土,火不生土所致;"亡血",就是失血;还有就是失精过多。"脉得诸芤动微紧",脉芤即浮大中空,为阴血虚弱之象;脉动即兼有数、短之象,为阴虚有虚火;若脉微紧为有寒,说明阴阳俱虚。

"男子失精,女子梦交,桂枝加龙骨牡蛎汤主之",在男子可以出现遗精、滑精,女子则夜梦性交,肾之阴阳俱虚到一定的程度就会出现这样的症状,就要用桂枝加龙骨牡蛎汤来治疗。桂枝加龙骨牡蛎汤就是桂枝汤加上龙骨、牡蛎,桂枝汤是张仲景《伤寒论》的第一方,"外证得之解肌和营卫,内证得之化气调阴阳"。本病阴阳俱虚,就要用桂枝汤来调阴阳。因为有失精、亡血,所以用龙骨、牡蛎收敛固涩。因为有梦交,所以用龙骨、牡蛎重镇安神。本条条文很重要,这个方剂也很好用,可以治疗很多疾病。

天雄散方:
天雄三两(炮)　白术八两　桂枝六两　龙骨三两
上四味,杵为散,酒服半钱匕,日三服,不知,稍增之。

书中没有记载本方治疗什么病,实际上是治疗男子失精,偏于脾肾阳虚者。桂枝加龙骨牡蛎汤则是治疗男子失精,偏于阴阳两虚者。方中君药为天雄,附子独颗大者就名天雄,附子的母根就是乌头,就像老姜种下去会慢慢长出鲜姜来,乌头身上也会长出附子来。为什么叫附子呢?就是附着乌头长出来的子。天属阳,雄是雄厚之意,补阳的、效力雄厚的药,所以叫天雄。方中天雄配桂枝,温肾阳;龙骨涩精止遗;白术温补中阳。所以本方是治疗脾肾阳虚的失精。但本方偏温热,桂枝加龙骨牡蛎汤则较平和。

男子平人,脉虚弱细微者,善盗汗也。(九)

"男子平人",就是外表看似无病的男子;"脉虚弱细微",说明阴阳气血均不足,阳虚不能卫外而为固,阴虚不能内守,所以就"善盗汗",即数盗汗、常盗汗。这个"善"与善呕、善忘之"善"同义。"汗血同源","汗为心之液",所以经常盗汗是体质不好的表现。

人年五六十,其病脉大者,痹侠背行,若肠鸣,马刀侠瘿者,皆为劳得之。(十)

"人年五六十",人到了五六十岁,年过半百,精气渐衰;"其病脉大者",脉大为劳,必定是大而无力,为精气不足之征;"痹侠背行",即脊柱两旁的肌肤有麻木感,"痹"者闭也,经脉闭阻使得肌肤麻木不仁。由于精气不足,易被风寒之邪侵犯,脊柱两旁为太阳经脉所过之处,所以有麻木之感。"若肠鸣","若"与"或"同义,肠鸣为中气不足、脾失健运所致;"马刀侠瘿",瘰疬生于腋下、形长者名马刀;"瘿"同"缨",《说文》:"缨,冠系也",古人帽子两旁各有一根带子,即是缨,是用来系帽子的,瘰疬生于结缨之处,即颈侧名侠瘿。"皆为劳得之",如果出现以上"脉大"、"痹侠背行"、"肠鸣"、"马刀侠瘿"等症状,都是由于虚劳所致。

脉沉小迟,名脱气,其人疾行则喘喝,手足逆寒,腹满,甚则溏泄,食不消化也。(十一)

本条论述脾肾阳气虚衰的脉证。"脉沉小迟,名脱气",脉沉小迟说明阳气虚衰,故名脱气;气少不足以息,故"其人疾行则喘喝",走得快就气喘有声;阳虚则寒,故"手足逆寒";脾肾阳虚、火不生土,故"腹满,甚则溏泄,食不消化也"。

脉弦而大,弦则为减,大则为芤,减则为寒,芤则为虚,虚寒相抟,此名为革。妇人则半产漏下,男子则亡血失精。(十二)

本条论述了精血亏损的虚劳脉象,即革脉。革脉"弦而大",但又不是真正的弦而大,弦脉"如按弓弦",但这里的"弦"在强度上有所减弱,所以说"弦则为减";脉虽大,却是按之中空,类似芤脉,所以说"大则为芤"。以上脉象是虚寒的表现,所以叫"减则为寒,芤则为虚"。"虚寒相抟,此名为革",这两种脉象相合就叫革脉。革脉为外强中空,如按鼓皮,主精血亏损,故妇人见革脉为半产或漏下,半产即是流产,漏下即是非月经期间下血,淋漓不断。男子见革脉则为亡血或失精,亡血即是吐血、便血等失血疾病,失精即是遗精、滑精等疾病。这就是脉诊的神奇之处。

好的中医通过诊脉、看舌苔就能对疾病大致有数。好的西医也一样,通过视、触、叩、听就能了解到病人的很多信息。现在,仪器设备越来越先进,但医疗水平越来越低下了,医生越来越依赖仪器检查,一定要这里化验,那里化验,钱花了很多,还不一定有个明确的结果。

虚劳里急,悸,衄,腹中痛,梦失精,四肢酸疼,手足烦热,咽干口燥,小建中汤主之。(十三)

小建中汤方:

桂枝三两(去皮) 甘草三两(炙) 大枣十二枚 芍药六两 生姜三两胶饴一升

上六味,以水七升,煮取三升,去滓,内胶饴,更上微火消解,温服一升,日三服。呕家不可用建中汤,以甜故也。《千金》疗男女因积冷气滞,或大病后不复常,若四肢沉重,骨肉酸疼,吸吸少气,行动喘乏,胸满气急,腰背强痛,心中虚悸,咽干唇燥,面体少色,或饮食无味,胁肋腹胀,头重不举,多卧少起,甚者积年,轻者百日,渐致瘦弱,五脏气竭,则难可复常,六脉俱不足,虚寒乏气,少腹拘急,羸瘠百病,名曰黄芪建中汤,又有人参二两。

本条论述阴阳两虚的虚劳证治。"虚劳里急","里急"指腹中拘急疼痛,虚劳病腹中拘急疼痛要用小建中汤治疗。虚劳阴阳两虚会出现寒热错杂的症状:心之阴血不足,故见心"悸";阴虚生热,故见"衄"、"手足烦热","咽干口燥";阳虚则寒,故"腹中痛";肾阴虚不能内守,故"梦失精";脾主四肢,脾胃气虚,故"四肢酸疼"。小建中汤既有温阳药,又有养阴药,能够治疗阴阳两虚。方中最重要的配伍是桂枝配芍药,桂枝汤中也是桂枝配芍药,桂枝、芍药各三两,而这里是桂枝三两,芍药六两。因为本方的主治证是"虚劳里急"、"腹中痛",所以要用大量的芍药缓急止痛。而且因为有"衄"、"梦失精"、"手足烦热"、"咽干口燥"这些阴虚的症状,所以要重用芍药补养阴血。再加上甘草,甘草配桂枝辛甘化阳,温补阳气;甘草配芍药酸甘化阴,补养阴血,并能缓急止痛。姜、枣能调和营卫,调和脾胃。胶饴就是麦芽糖,能够温中散寒,补益脾胃,并且甘能缓急止痛。小建中汤其实就是桂枝汤将芍药加倍,再加一味胶饴。

虽然本条所提到的症状很多,并且寒热夹杂,但最主要是要建立中焦脾胃之气,中焦脾胃之气健旺就能化生气血、调和阴阳。所以清代尤怡在《金匮要略心典》中谓:"欲求阴阳之和者,必于中气,求中气之立者,必以建中也。"这说明了脾胃的重要性,脾胃功能好了就能抵御外邪,调和阴阳。

另外,我们还要学会抓主症——腹痛,必定有腹痛,我们才用小建中汤,中焦脾胃之气亏虚就会出现里急腹痛,"建中"就是建立中焦脾胃之气。有的注家认为诸多的症状说明了五脏的虚衰,五脏皆虚还是要从治疗脾土入手。因

103

为万物土中生,万物土中灭,"脾为后天之本"。《金匮要略直解》记载:"里急腹中痛,四肢酸疼,手足烦热,脾虚也;悸,心虚也;衄,肝虚也;失精,肾虚也;咽干口燥,肺虚也。此五脏皆虚,而土为万物之母,故先建其脾土……使营卫流行,则五脏不失权衡而中气斯建矣。"所以中医治病注重补脾是有现实意义的。

虚劳里急,诸不足,黄芪建中汤主之。于小建中汤内加黄芪一两半,余依上法。气短胸满者加生姜;腹满者去枣,加茯苓一两半;及疗肺虚损不足,补气加半夏三两。(十四)

本条也是"虚劳里急"的证治。"里急"是腹中拘急疼痛。"诸不足",就是有各种虚弱的病证。用"黄芪建中汤主之",就是在小建中汤的基础上再加一味黄芪,不仅提高了补气的功效,并且黄芪能助小建中汤补益脾胃,温中散寒止痛,因为往往脾胃虚弱会引起腹痛。黄芪建中汤内还可以加人参或党参,所以小建中汤的条文后面引了《千金要方》的一段话"……名曰黄芪建中汤,又有人参二两"。所以我在临床上用黄芪建中汤都是加人参或党参的。

我们再来看其他的加减法:"气短胸满者加生姜",气短胸满说明有痰,所以多加生姜以祛痰;"腹满者去枣,加茯苓一两半",腹满者不宜用大枣,因为大枣较滋腻,可以加茯苓健脾利湿泄满;"及疗肺虚损不足,补气加半夏三两",脾虚日久,土不生金,肺虚有痰,用半夏祛痰止咳,半夏其实是没有补气作用的。

虚劳腰痛,少腹拘急,小便不利者,八味肾气丸主之。方见脚气中。(十五)

肾气丸方:

干地黄八两　山茱萸　薯蓣各四两　泽泻　茯苓　牡丹皮各三两　桂枝附子(炮)各一两

上八味末之,炼蜜和丸梧子大,酒下十五丸,日再服。

本条论述了虚劳腰痛的证治。腰为肾之府,肾阳不足,故见"虚劳腰痛";肾阳不足,不能化气行水,故"小便不利";小便不利,则膀胱部位拘急不舒,故见"少腹拘急"。肾气丸共八味药,故也称八味肾气丸、八味丸。肾气丸我们在《方剂学》中已经学过,关键要掌握药物的剂量比例。"地八山山四,丹苓泽泻三。"熟地八钱,山药、山茱萸各四钱,丹皮、茯苓、泽泻各三钱,附子、桂枝各一钱。很多的书中都说肾气丸是温补肾阳的,实际上它是温肾化气利小便的。"善补阳者,必于阴中求阳,使阳得阴助而生化无穷。"阴阳互为根本,肾阳是肾的功能动力,而肾阴是肾的物质基础,首先要肾阴充足,肾阳才能很好地发挥作用。所以肾气丸的前六味药其实就是宋代钱乙在《小儿药证直诀》中治疗小儿肾阴不足的六味丸。肾气丸在补肾阴的基础上少量地加了桂枝、附子温肾阳。这就是《内经》所说的"少火生气","壮火食气"。即少量温热的药物或饮食能补养人体的元气,而大量温燥的药物或饮食反能消耗人体的元气。就像春天和煦的阳光使人觉得舒适,夏天阳光猛烈反而使人伤津耗气。所以肾气丸的配伍体现了《内经》的学术思想。

另外,肾气丸在补肾的同时不忘利水,因为肾主藏精,肾主水液,肾精固然要补,所以用了熟地、山药、山茱萸;肾中的浊水也要排出体外,所以用了茯苓、泽泻。为什么要用丹皮呢?因为肝肾同居于下焦,肾阳虚要用熟地、山茱萸、桂枝、附子来温肾阳,但肝中藏有相火,过于温补会助肝火。所以用了丹皮能清肝火。我过去学医的时候看过一些清代著名医家的医案,就讲到"肾宜温而肝宜凉"。所以临床上我们在温肾的同时不要忘记清肝。

我们再来学一下《金匮要略心典》:"下焦之分,少阴主之,少阴虽为阴脏,而中有元阳,所以通经脏,行阴阳,司开合者也。虚劳之人,损伤少阴肾气,是以腰痛,小腹拘急,小便不利。程氏所谓肾间动气已损者是矣。八味肾气丸补阴之虚,可以生气,助阳之弱,可以化水,乃补下治下之良剂也"。"补阴之虚",阴精充足了自然能够化生阳气;桂、附"助阳之弱",使虚弱的肾阳振奋起来,从而排出肾中浊水。"补阴之虚,可以生气,助阳之弱,可以化水",这十六个字点出了肾气丸的真正作用。

虚劳诸不足,风气百疾,薯蓣丸主之。(十六)

薯蓣丸方:

薯蓣三十分　当归　桂枝　麯　干地黄　豆黄卷各十分　甘草二十八分　人参七分　芎藭　芍药　白术　麦门冬　杏仁各六分　柴胡　桔梗　茯苓各五分　阿胶七分　干姜三分　白蔹二分　防风六分　大枣百枚为膏

上二十一味,末之,炼蜜和丸,如弹子大,空腹酒服一丸,一百丸为剂。

本条讲了"虚劳诸不足"的治法。"诸不足",指人体气血阴阳诸不足,与黄芪建中汤主治证的条文略同,说明薯蓣丸能够治疗多种不同症状的虚劳病。"风气百疾",即风邪侵犯人体能够引起多种疾病。我用薯蓣丸治疗过一些感受风邪后关节麻木、疼痛的病人,疗效很好。风邪为什么容易侵犯人体?主要是由于脾肾虚弱、正气不足所致。所以本方以薯蓣为君药,薯蓣就是山药,能够补益脾肾。再配合了八珍汤补益气血,即人参、白术、茯苓、甘草、当归、芍药、川芎、地黄。再加上麦冬、阿胶养血滋阴。一般来说,感受了风邪要以先祛邪为主,但祛风药容易耗伤气血,所以虚劳之人受风,应以扶正为主。在以上诸多扶正药物的基础上,再用适量的祛风药疏散风邪,所以用了柴胡、桂枝、防风。并加杏仁、桔梗、白蔹理气开郁;干姜温中散寒;豆黄卷解表祛湿;神曲和胃调中。本方共二十一味药,主要针对虚劳,用了大量的扶正药;又针对风邪,加入少量的祛风药。以方测证,可以看出本病气血阴阳、脾肾俱虚。正气如此虚衰,如果感

105

受了风邪只顾一味祛邪,正气必定更加不足。所以本方的配伍特点就在于在大量扶正药物的基础上加入少量的祛风药,治风先扶正,正胜风自却。

虚劳虚烦不得眠,酸枣仁汤主之。(十七)

酸枣仁汤方:

酸枣仁二升　甘草一两　知母二两　茯苓二两　芎藭二两深师有生姜二两

上五味,以水八升,煮酸枣仁,得六升,内诸药,煮取三升,分温三服。

对于本条条文,我的理解是:病属虚劳,因虚而致烦,因烦而致不得眠。肝藏魂,肝血不足则魂不安,所以心烦,心烦则夜不安寐。所以本方重用酸枣仁味酸入肝,养血安神。因为心烦,所以用知母清热除烦。因为"不得眠",所以用茯苓安神。又考虑到肝气与肝血的关系,肝血不足则肝气必定不能舒畅条达,所以用川芎条畅肝气。甘草作用有二:其一,甘草能够调和诸药;其二,甘草配茯苓能够补益脾胃,脾胃健旺则气血生化有源,肝血自会充足,这叫"培土荣木"。这个病关键在肝,是肝血不足所致。"肝欲酸",所以用酸枣仁补肝血。酸枣不同于红枣,它的产地在中国的北方,酸枣的果仁即酸枣仁。要注意,我们开处方时要写"炒枣仁",并且旁边要写上"杵",酸枣仁不仅要炒过,还要杵碎。因为酸枣仁有硬壳包裹,不杵碎,药性煎煮不出来。

五劳虚极羸瘦,腹满不能饮食,食伤、忧伤、饮伤、房室伤、饥伤、劳伤、经络营卫气伤,内有干血,肌肤甲错,两目黯黑。缓中补虚,大黄䗪虫丸主之。(十八)

大黄䗪虫丸方:

大黄十分(蒸)　黄芩二两　甘草三两　桃仁一升　杏仁一升　芍药四两　干地黄十两　干漆一两　虻虫一升　水蛭百枚　蛴螬一升　䗪虫半升

上十二味,末之,炼蜜和丸小豆大,酒饮服五丸,日三服。

何谓"五劳"?即五脏之劳,心、肝、脾、肺、肾五脏的虚劳。虚劳到了极点,人相当瘦弱,称作"五劳虚极羸瘦"。由于正气内伤,血脉凝积,以致有干血积于体内,所以其人主要的症状是"腹满不能饮食",肚子很胀,饭吃不下。但在这里腹满的原因不是气滞,而是瘀血。瘀血的成因与"食伤、忧伤、饮伤、房室伤、饥伤、劳伤、经络营卫气伤"有关,称作"七伤"。饥饱不节日久造成食伤;忧愁过度造成忧伤;饮酒过度或喝冷水过猛会造成饮伤;房事太过会造成房室伤;饥饿造成饥伤;劳累过度造成劳伤;经络营卫之气损伤,也会造成血脉不通。所以"内有干血",就是体内存在干血。"肌肤甲错,两目黯黑"为"内有干血"的外候,即皮肤粗糙、干燥,呈褐色,如鳞甲交错状;目眶周围呈黯黑色。这是由于瘀血不去,新血不生,肌肤失却营养所致。五劳七伤造成"内有干血",表现为"腹满不能饮食"、"肌肤甲错"、"两目黯黑"。何谓"缓中补虚"?

"中",腹中也。大黄䗪虫丸能够使得瘀血祛、血脉通,使腹中的胀满得以缓解,故曰"缓中";干血去、新血生,达到补虚的目的,故曰"补虚"。本方以大黄、䗪虫为君,大黄入血分,能够活血祛瘀,并且通过它的泻下作用使瘀血排出体外;䗪虫即地鳖虫,祛瘀作用相当好。还有虫类药虻虫、水蛭、蛴螬加强了活血祛瘀的功效。虻虫就是牛虻,牛的皮很厚,但牛虻可以叮入牛皮吸它的血;水蛭就是蚂蟥,也会吸血。

我们回忆一下《伤寒论》的抵当汤,是攻下逐瘀的著名方剂。我记得俞岳贞老中医提到过抵当汤的趣味记忆:将军带领海、陆、空去抵当敌人。"将军"指的是大黄,"海、陆、空"分别指的是水里游的水蛭、陆地上的桃仁和空中飞的虻虫。所以大黄䗪虫丸里包含了抵当汤,祛瘀作用很强。另外还有干漆活血化瘀;桃仁入血分,杏仁入气分,通畅气血,润肠通便,帮助大黄排出瘀血。芍药和生地能够养血、活血、凉血,有瘀血故要活血,血分有热故要凉血,五劳虚极故要养血。再用黄芩清热,甘草调和诸药。本方制成丸剂,用酒饮服,酒能够加强活血化瘀的功效,一天三次,一次五丸,使得瘀血慢慢地排出体外。本方峻剂丸服,意在缓攻,瘀血排出则"腹满不能饮食"得以缓解;干血去,新血生,也就达到了补虚的功效,所以称"缓中补虚"。本方在临床上多用于干血所致的妇女经闭,干血没有其他方法可治,就只有用大黄䗪虫丸,而且干血如果不治好会有生命危险。

1976 年我遇到过一个 30 多岁的女病人,她当时的症状就是肚子胀,吃不下东西,月经很久不来了。我当时年纪轻,缺乏经验,没有考虑到瘀血为患,可用大黄䗪虫丸治疗。只认为是气滞引起的,用了理气药,少量地加了一些活血药。治疗了一两次疗效不明显,病人也就不来了。后来我仔细地考虑了,当初是学问不到家,没有把《金匮》的这条条文学好,没有想到"腹满不能饮食"是干血引起的。所以做医生要不断地看书,不断地思考,遇到治不好的病要反复地考虑,甚至于过了十年、二十年还是要不断地去考虑。治不好病就说明本领不到家,就要提高本领。怎么提高本领? 两个办法:读书和临床。做医生就是要不断地读书,不断地看病,两者缺一不可。光看病,不能提高本领;光读书,没有实践经验,也不能提高本领。所以做医生是很苦的,真正需要全身心地付出。

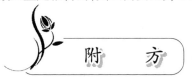

附 方

《千金翼》炙甘草汤—云复脉汤:治虚劳不足,汗出而闷,脉结悸,行动如常,不出百日,危急者十一日死。

甘草四两（炙）　桂枝　生姜各三两　麦门冬半升　麻仁半升　人参　阿胶各二两　大枣三十枚　生地黄一斤

上九味，以酒七升，水八升，先煮八味，取三升，去滓，内胶消尽，温服一升，日三服。

炙甘草汤本来就是张仲景的方剂，就是《伤寒论》中的炙甘草汤，被孙思邈记录在《千金翼方》中，后来被林亿等人发现，作为附方补到《金匮要略》书中。炙甘草汤又称复脉汤，即恢复脉搏之意。"治虚劳不足"，这也是虚劳病；"汗出而闷"，就是有汗出、胸闷；"脉结悸"，我查了《千金翼方》卷十五，此处应作"脉结心悸"，《伤寒论》上是"脉结代，心动悸"，就是会出现结脉或代脉，结脉是时有一止，止无定数，代脉是时有一止，止有定数，既有脉象的异常，又有自觉心悸。"行动如常"，就是虽然已经心脏不好，脉搏不好，但是外表看不出来，行动还很正常。"不出百日，危急者十一日死"，我查对《千金翼方》，"十一日死"应作"二十一日死"，林亿当初引错了，历代就都跟着错，我们应该把它改过来。就是说这样的病人很危险，不出一百天可能会死，严重的可能过不了二十一日（即三个星期）。所以要用炙甘草汤来治疗"脉结心悸"。

这个方剂在《伤寒论》和《方剂学》都讲过，那我再提一下，为什么会产生脉结心悸？主要是心之阳气和阴血都不足，按西医的说法就是心肌缺血缺氧。因此要补心气、补心血，使得心脏的阴阳气血充足，心脏就能够正常跳动了。所以本方以炙甘草为君药补益心气，按《名医别录》的记载，炙甘草能够"通经脉，利血气"，《名医别录》是中国第二部药物学专著，第一部是《神农本草经》。炙甘草用来"通经脉，利血气"，一定要剂量大，所以用了四两。然后重用补阴血的生地、麦冬、阿胶、麻仁，这里的麻仁指的是黑芝麻。在大量养阴药的基础上再用人参补心气，桂枝温心阳，生姜、大枣调和营卫、调和气血。在煎药的时候还要加清酒，是酒、水各半煎服，酒能够帮助活血、通经脉。我在临床上治疗过好几例"脉结心悸"、"行动如常"的病人，用炙甘草汤原方，加酒煎服，效果相当好。

《肘后》獭肝散：治冷劳，又主鬼疰一门相染。

獭肝一具

炙干末之，水服方寸匕，日三服。

獭是一种生活在水中的动物，力气很大。獭肝实际上能够杀结核菌。"鬼疰一门相染"，肺结核病在古代叫"鬼疰"，又叫"尸疰"、"传尸"，得了这个病一家人都会传染。《本经逢原》云："獭肝专主传尸痨瘵"。"痨瘵"，相当于现在的肺结核病。獭肝甘温，杀虫而治痨瘵，此后世甘温治痨法之祖方。但獭在今天算是珍稀动物了,所以这个方剂现在是不太可能用到的。

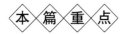

第二条,黄芪桂枝五物汤主治血痹"外证身体不仁,如风痹状"。

第八条,桂枝加龙骨牡蛎汤治疗"男子失精,女子梦交"。

第十三条,小建中汤主治"虚劳里急,悸,衄,腹中痛,梦失精,四肢酸疼,手足烦热,咽干口燥"。建中就是通过建立中焦脾胃之气,补养阳气,产生阴血,使得阴阳调和。小建中汤加黄芪就是黄芪建中汤,主治"虚劳里急,诸不足"。

第十五条,八味肾气丸主治"虚劳腰痛,少腹拘急,小便不利"。

第十六条,"虚劳诸不足,风气百疾,薯蓣丸主之"。

第十七条,"虚劳虚烦不得眠,酸枣仁汤主之"。

第十八条,五劳七伤造成"内有干血",使得"腹满不能饮食","肌肤甲错","两目黯黑",用大黄䗪虫丸活血祛瘀,使腹满不能饮食得以缓解,称为"缓中","中"就指腹中;干血去,新血生,达到补虚的功效,所以称"缓中补虚"。要理解为什么叫"缓中补虚",大黄䗪虫丸并不是补药,而是祛瘀药,瘀血祛除使得经络营卫都通畅了。

109

肺痿肺痈咳嗽上气病脉证治第七

本篇讲三个病。第一个是肺痿，"痿"，跟萎缩的"萎"是相通的，肺痿其实就是肺叶萎缩，现在用X线片拍出来有的患者确是肺叶萎缩。在仲景那个时代他就提到肺痿，主要是肺的功能差，到一定的时候会产生肺叶萎缩的问题。第二个病叫肺痈，王叔和在《脉经》上言："脓在肺中者，为肺痈是也"，指的就是现代医学所谓的肺脓疡。痈在中医书上指的就是长疮，腐烂，流脓。脓疡在肺中，所以叫肺痈。第三个病是咳嗽上气。咳嗽上气就是咳嗽、气喘等肺气上逆之证。这三个病都跟肺有关，病位都在肺。所以放在一篇来进行讨论。

肺痿主要是肺气痿弱不振，肺叶萎缩。一般来说，其病机大致上可分为两种：一为虚热，另一则为虚寒。"虚热"，主要是指上焦肺有热，使得肺中津液枯燥所致。"虚寒"，就是肺中虚冷，此证可见小便频数的情况，因为肺主通调水道，肺中虚冷而不能制下，以致出现小便频数的症状。虽然有寒热之不同，但都是慢性虚弱性的疾病。主要是由于某些其他疾病耗伤了肺中的津液，或者给医生误治以后耗伤了肺中的津液造成。而此病的主要症状就是咳嗽和吐黏稠的痰。

肺痈是肺生痈脓，就是肺脓疡。系感受风邪热毒所致，故最初会出现类似风热感冒的症状，出现发热、恶寒、咳嗽等表证，此时可用银翘散等疏散风热的方剂来治疗。但是随着病情的发展，病人会出现胸痛，并吐出腥臭的脓痰，即痰中有脓。肺痿是属于肺虚证，肺痈是属于肺实证。咳嗽上气就是指咳嗽、气喘等肺气不降的病，而本篇主要讨论因外邪或痰饮所致的咳嗽上气。

问曰：热在上焦者，因咳为肺痿。肺痿之病，从何得之？师曰：或从汗出，或从呕吐，或从消渴，小便利数，或从便难，又被快药下利，重亡津液，故得之。（一）

肺在上焦，故"热在上焦"，指的就是肺有热。"因咳为肺痿"，久咳到了一定程度就成了肺痿。"肺痿之病，从何得之？"有的人咳嗽会变肺痿，有些人即使上焦有热咳嗽也不会得肺痿。则患肺痿的真正原因在哪里呢？"或从汗出，或从呕吐，或从消渴，小便利数，或从便难，又被快药下利，重亡津液，故得之。"或者是汗出太过伤了肺的津液，或者是误用了吐法而伤了肺胃的津液，或者是病人本身患有消渴，小便的次数和数量都较多，如此津液就易损伤。或者是大便困难,又被"快药下利",即是指使用峻烈的攻下之药如大黄、巴豆等。"快药",能通大便于一时,实际上却是伤了身体。被这些攻下之药下了以后,使得津液亡失,因亡失的程度较为严重,所以叫"重亡津液"。因为上述的各种原因,使得肺中津液大量损伤,到后来导致了肺痿。这段讲的就是肺痿产生的原因。

曰:寸口脉数,其人咳,口中反有浊唾涎沫者何?师曰:为肺痿之病。若口中辟辟燥,咳即胸中隐隐痛,脉反滑数,此为肺痈,咳唾脓血。(一)

这段讲的是肺痿及肺痈的主要症状,以及这两种疾病之间的鉴别。"寸口脉数",是说明有热,且"热在上焦,因咳为肺痿"。"其人咳,口中反有浊唾涎沫者",就是嘴巴里有很粘稠的痰涎,肺痿病人的痰往往是相当粘稠的,不容易吐出,有时甚至从嘴巴里拉出很长的痰,这就是仲景所说的"浊唾涎沫"。在此所说的"脉数",是细数或虚数,因肺痿的病机是肺阴伤,因此病人的脉是数而按之无力,且病人咳嗽时嘴巴里还会吐出许多很粘稠的痰涎。这就是肺痿病的主要临床表现。

什么是肺痈病呢?"若口中辟辟燥,咳即胸中隐隐痛,脉反滑数,此为肺痈,咳唾脓血"。"辟辟",是干燥的样子,"口中辟辟燥",是指嘴巴里非常的干燥。咳嗽的时候胸中隐隐作痛,因为病人患肺脓疡,肺中有脓慢慢地产生。肺痈的脉象与肺痿的脉象有所不同,虽然肺痈也见数脉,但这种数是滑数,滑主痰,数主热,肺中有脓在酝酿,所以称此病为"肺痈"。肺痈发展到后来可见咳唾脓血,即咳出来或吐出来的痰中均带有脓和血。据古书记载,古人就是用一个痰盂,并在痰盂中加水,然后让病人把痰吐到痰盂里,若浮起来的就是痰,沉下去的就是脓,因脓的比重较水大,以此来辨别肺中是否已经成脓。

脉数虚者为肺痿,脉数实者为肺痈。(一)

肺痿、肺痈两个病的脉都是数的,说明肺里都有热。但是数而无力的,称为"数虚者",这是由于肺的津液损伤,而产生了肺痿,这是虚证;数实者为肺痈,滑数而按之有力称为数实,这说明了肺痈是有痰热在肺中。在这段条文里仲景从脉上进行了鉴别和诊断。说明因为肺痿、肺痈的虚实属性不同,故其脉象也就不同。同样是数脉,一个是数而虚,一个是滑数而按之有力。

问曰:病咳逆,脉之何以知此为肺痈?当有脓血,吐之则死,其脉何类?师曰:寸口脉微而数,微则为风,数则为热;微则汗出,数则恶寒。风中于卫,呼气不入;热过于营,吸而不出。风伤皮毛,热伤血脉。风舍于肺,其人则咳,口干喘满,咽燥不渴,多唾浊沫,时时振寒。热之所过,血为之凝滞,蓄结痈脓,吐如米粥。始萌可救,脓成则死。(二)

学生问:病人咳嗽气喘,肺气上逆,诊脉之后如何知道这是肺痈呢?肺痈应当有脓血,吐出脓血之后,有的病人可能因医治不好而要死亡。而他的脉象是怎样的呢?

老师告诉学生,肺痈的脉象微而数。《医宗金鉴》认为"微"字应当可以作"浮"字。我曾经看过几个肺脓疡的病人,他们的脉确实是微而数。如果真的是脉浮,说明风邪有向外发散之势。脉微,则说明风邪没有向外发散,而留舍于肺,不能外达,故脉微而数,"微则为风,数则为热",张仲景在此是借脉来说病机,一开始是风热病邪侵犯人体。"微则汗出,数则恶寒",病人出现的症状就是汗出恶寒。"风中于卫,呼气不入",风使得卫外损伤,因为肺主气属卫,所以这种风热邪气首先是影响到卫,刚开始的时候还可以随着呼气,使这种病邪从呼气而出,使之不能深入。病刚开始邪未深入,所以所伤者不过在皮毛,出现汗出恶寒等表现。但随着病情继续发展,"热过于营",这个"过"作"至"讲,就是到后来热邪深入到了营,"营"就是血,病邪影响到血脉,吸而不出,他这种热毒就是吸进去出不来。"风伤皮毛,热伤血脉",刚开始的时候是伤皮毛,但时间长了以后热就伤了血脉。"风舍于肺",风一开始是留舍于肺部,"其人则咳",患者咳嗽。"口干喘满,咽燥不渴",嘴巴是干的,气喘,胸闷,咽喉是燥的,但不是很渴,"多唾浊沫",吐出来的都是很稠浊的痰。"时时振寒",往往肺脓疡就是怕冷。

我二十多岁在嘉兴农村行医时,曾治过一位病人。这位病人,就是咳嗽、胸微隐痛与怕冷,当时我年纪轻,也想不到是肺脓疡,只以为是感冒,因为这个病开始跟外感风热差不多,但病人老是怕冷,后来大概是我这里看了好几次。因为当时在农村,也没有条件很好的去检查,半个多月过去了,后来去医院拍了胸片,诊断是肺脓疡,即中医的肺痈。因此这个病有个症状,就是"时时振寒",病人怕冷,甚至冷得发抖,"振寒"的"振"是抖动之意,是形容其怕冷的样子。为什么病人会怕冷呢? 因为他肺中化脓,使得营卫气血不通。"热之所过",就是指热邪到了肺,"血为之凝滞",使得肺的血脉凝滞不通,到后来腐烂而产生了痈脓,就像皮肉上长疮一样。只是皮肉上长疮中医就称为痈,而肺痈是病在内脏,肺脏长了痈、化了脓,故叫"蓄结痈脓"。"吐如米粥",形容吐出来的痰粘粘的,就像大米粥一样。"始萌可救,脓成则死",刚开始病在萌芽阶段,还可以治疗。"脓成则死",脓成了可能就很难治了。在1800年前,张仲景就能把这个疾病发生的原因及变化的过程,都由这段文字讲到了,确实也很了不起。他以四字一句的方式把肺痈的病因、病机、症状等讲得清清楚楚。这个病一开始就是个表证,即"风伤皮毛",病人会出现恶寒、有汗、咳嗽等症状。接着是"风舍于肺",此时病人会口干、胸痛及怕冷。病情再发展就是脓成,病人会吐痰如米粥状且味很腥臭。当病人时时振寒时,就说明他正处于肺的酿脓阶段,这也是疾病发展的一个重要标志。等到肺部的脓排出后,这个现象就会消失。

我在二十多岁时看到那个病人,认为是外感风热,但是吃了疏散风热的药后,病人就是怕冷。当时我没有经验,而且那个时候的农村也没有大医院,找不到其他医生商量。后来一直过了半个多月病不见好,到大医院再去检查,才知道是得了肺脓疡。所以这个怕冷是很不好的现象。病刚开始的时候有发热及恶寒,但是他跟太阳伤寒的表证是不同的,实际上这是一种肺热,也是风热病的一种。

上气,面浮肿,肩息,其脉浮大,不治,又加利尤甚。(三)

"上气",就是气往上逆或气喘的意思。"面浮肿",气喘的程度较厉害时,会出现呼吸的时候肩往上抬的情况,叫"肩息"。出现"肩息"时,这个病就比较重了,当脉象为浮大无根时,这个病就很难医治了。上述所说的这些表现类似于现在的肺源性心脏病(肺心病)或心力衰竭(心衰)。心衰就可见到气喘、脸部浮肿、呼吸的时候肩膀往上抬、脉浮大而无根等表现。脉浮大无根,说明病属气虚而阳气外越,病情比较危险,如果再加上下利,说明脾胃之气受到影响。土能生金,本来肺金之气大伤,如今再加上中气大伤,则肺的生气就绝了,病就很难治好了。所以说:"又加利尤甚"。

上气喘而躁者,属肺胀,欲作风水,发汗则愈。(四)

同样两条都是上气,上一条是虚证,虚证是难治之证。而本条是实证,实证可以治,"发汗则愈",发了汗这个病就会好转。治喘证要辨虚实,所以中医势必要辨阴阳、寒热、表里、虚实,这是八纲辨证。同样是上气、气喘,而且很烦躁,但这条讲的是急性病,是实证。肺气胀满,由于风寒造成的,也可以使得水饮内停,产生面部的浮肿,所以叫"欲作风水"。风水就是由于外感而导致的水气内停,由于感受了风寒邪气,肺气不能宣发肃降,水不能往下走,可以产生面部的浮肿。但这都是实证,只要发汗就可以治疗,可以用麻黄之品以宣散肺气,只要能够通调水道,下输膀胱,病人的水肿也就能退了。所以这两条放在一起,就是仲景要教大家,同样的气喘病,要辨它的虚实,虚证就很难治了,而实证发汗则愈。

肺痿吐涎沫而不咳者,其人不渴,必遗尿,小便数,所以然者,以上虚不能制下故也。此为肺中冷,必眩,多涎唾,甘草干姜汤以温之。若服汤已渴者,属消渴。(五)

甘草干姜汤方:

甘草四两(炙) 干姜二两(炮)

上哎咀,以水三升,煮取一升五合,去滓,分温再服。

　　这个病,有类似于肺痿,实际上不是肺痿。此条讲到"吐涎沫而不咳者",这篇文章从一开始就是提到"热在上焦,因咳为肺痿",说明肺痿是要咳嗽的。"热在上焦",肺中有热,病人从一开始就咳嗽,到后来发展为肺痿。而在本条,是类似于肺痿吐涎沫,但它不咳嗽,不是热在上焦,而是肺中冷。对于此,历代的医学家有两种解释。第一种解释就是肺痿也有虚寒证,而不仅仅是有虚热。另一种就认为若不咳就不是肺痿,而是类似于肺痿。病人也吐涎沫,但是没有咳嗽,而且口不渴,说明津液没有损伤。不咳嗽,津液也不损伤,口也不渴,但病人一定有遗尿及小便次数多的情况,为什么呢? 因为"上虚不能制下故也"。因上焦肺虚寒,不能制约下焦,所以叫上虚不能制下,故见遗尿或小便频数。而且肺中虚寒以后,有水寒之气或水饮停在肺中,水饮上冒致眩晕。正因为有水饮,病人也多涎唾。仲景用甘草干姜汤治疗。甘草干姜汤就两味药,一味干姜,一味甘草,"以温之",就是温肺的意思,对肺的虚寒起到治疗作用。若再深入地研究甘草干姜汤这两味药,都能够入脾胃经。《伤寒论》的理中汤,有人参、白术、干姜、甘草等四味药,理中汤的一半,就是甘草干姜汤。甘草干姜是温脾胃的,培土可以生金,虚则补其母,所以用甘草干姜这两味药温中散寒,通过培土生金,也就是使肺的虚寒能够得到治疗。"若服汤已渴者,属消渴。"如果小便很多,也有可能是消渴,类似于西医的糖尿病。但是消渴往往是阴虚,所以条文中提到如果吃了甘草干姜汤以后有口渴的现象,那说明病不是虚寒,而是有虚热,所以病属消渴,而不是肺中冷。对本条条文的争议,在于一些医家认为这条是在叙述另一种肺痿,即虚寒性的肺痿。但是也有一些医家认为,这条不是在讲肺痿,这种病有类似于肺痿吐涎沫,但是没有咳嗽,而且没有口渴,因为在本篇的第一条条文就讲得很清楚"热在上焦,因咳为肺痿",说明上焦有热,而且有咳嗽才是肺痿。但若不咳嗽,且口不渴,肺中没有热的话,那这种病就不是肺痿,而是肺中冷了,因这是肺中虚寒的病,所以称此为"肺中冷"。最后通过甘草干姜汤使肺中的虚寒得到解救,因为我们可以培土生金,温中也就是温肺,当肺中冷的情况好转以后,小便就能得到控制。如果吃了甘草干姜汤,出现口渴的,那就不是肺虚寒了。小便多,又有虚热,不是肺中冷的病,而是消渴病。

　　下面我们学一个医案。有一位三十岁的小学教师得遗尿症。脉比较弱,而且舌苔白而润滑,这说明他得的是虚寒证,口淡不渴,而且吐出一些唾液,小便也很清长,就是小便很清白,很多,经常要遗尿。张景岳说:"小水虽利于肾,而肾上连肺,若肺气无权,则肾水终不能摄,故治水者必先治气,治肾者必先治肺。"所以用温肺化水的治法。再考虑到甘草干姜汤证原来就有治遗尿这个说法,仲景书上就是这么说的,所以给他开了甘草干姜汤,甘草用量比较大,用了八钱,炮干姜用了三钱,一天吃两剂,吃了两天以后,遗尿大减,涎沫也少了,再吃了五天就好了。就说明这个病实际上不是真正的肺痿,而是肺中虚寒,而造成了小便多,遗尿。类似于肺痿的吐涎沫,但没有咳嗽,没有热。

《医宗金鉴》说:"咳而不吐涎沫者,肺燥咳也。咳而吐涎沫者,肺热痿也"。如果病干咳,没有痰涎吐出来,这是肺有燥热所造成的咳嗽;如果咳嗽而吐出涎沫,那是肺热所致的肺痿证。"若似肺痿之吐涎沫而不咳者,此为肺中有冷饮,非为肺中成热痿也"。如果类似于肺痿的吐涎沫,但没有咳嗽,这个病就是肺中冷,是肺中有寒饮,而不是肺中有热而造成的肺痿证。肺中冷,病人口不渴,津液没有伤,而且还有遗尿、小便数、多涎唾等表现。"所以然者,以上焦阳虚,不能制约下焦阴水,下焦之水泛上而吐唾涎沫,用甘草干姜汤以温散肺之寒饮也"。《医宗金鉴》解释得很好,所以我们学中医就是要读古书呀,通过读古书来理解古代医家辨证的思路。《医宗金鉴》对三个病都讲清楚了。第一是肺燥,可以造成干咳但没有唾涎沫;第二是肺痿,可见咳而唾涎沫;第三是肺中冷,类似于肺痿,而没有唾涎沫,而且口也不渴,这是上焦阳虚不能制约下焦之水,而造成的唾涎,通过甘草干姜汤温肺散寒就可以治疗了。所以《医宗金鉴》就说,这不是肺痿,而类似于肺痿。

我主张要读古书,因为古人对于经典有好多很有见地的解释,我们现在的书呀,有的讲了一大堆话,但是反而没有把问题讲清楚。我们现在多多的反不如古人少少的。所以真正要学好中医,还是要看古书,特别是好的注解,好的医案。所以叫"读经读注,经注并参"。这个"经"就是经方、经典著作;"注"就是后世注家对经的注解。经注合参,经和注一起参考,这样才能很好的理解、领会经典的意思。

咳而上气,喉中水鸡声,射干麻黄汤主之。(六)

射干麻黄汤方

射干十三枚—法三两　麻黄四两　生姜四两　细辛　紫菀　款冬花各三两　五味子半升　大枣七枚　半夏(大者洗)　八枚—法半升

上九味,以水一斗二升,先煮麻黄两沸,去上沫,内诸药,煮取三升,分温三服。

咳嗽气往上逆,实际上就是哮喘。"喉中水鸡声",喉咙中好像有水鸡声,就是青蛙的叫声,因为喉咙中有痰,所以发出一种哮吼声。按西医说法,就是哮鸣音。这种哮鸣音不断的连绵的发出来,所以叫"喉中水鸡声",形容喉中痰鸣声连绵不绝,好像青蛙发出来的叫声。碰到这样的病,可以用射干麻黄汤来进行治疗。

实际上射干麻黄汤的组成与小青龙汤有些相似,因为我们在学《伤寒论》

时学过小青龙汤。射干麻黄汤与小青龙汤都用麻黄,但小青龙汤是麻黄配桂枝,射干麻黄汤是麻黄配射干。射干能够消痰开结,把结在咽喉里的痰消掉,麻黄宣肺平喘。小青龙汤里还有半夏、干姜、细辛、五味子。因为小青龙汤证有水饮,所以用半夏祛痰,干姜、细辛温肺化饮,五味子收敛止咳。在一般情况下,咳嗽有痰不能用五味子,但是配了干姜、细辛这些温散的药,就可以用五味子,因为过分的辛散会耗伤肺气,所以配五味子,五味子可以收敛肺气,所谓一散一收。射干麻黄汤没有用干姜,而是用了生姜,变成了生姜、半夏、细辛、五味子。主要能温肺散寒、化饮止咳,说明有痰饮在体内。正因为上气,气往上逆,哮喘比较严重,所以才加了款冬花和紫菀。款冬花和紫菀能够平喘下气化痰,而且也有温肺的作用。再有一味大枣,大枣配生姜,所谓调和营卫,调和诸药。因为这个方子里没有用甘草,所以调和诸药的药就是大枣。我这么讲,使大家比较明确,跟小青龙汤对比起来分析,小青龙汤是麻黄配桂枝,这个方是射干配麻黄。小青龙汤注重发汗,表证比较严重;射干麻黄汤注重平喘,发热不一定很高,而主要是哮喘,咳而上气,喉咙里有痰,有痰鸣的声音,"喉中水鸡声",所以用麻黄配射干,射干能祛痰散结,但这个病人痰比较多,所以用生姜、半夏、细辛配五味子,类似于小青龙汤。小青龙汤化水饮主要是半夏、干姜、细辛;射干麻黄汤则是生姜、半夏、细辛。五味子是酸敛的,生姜、细辛、半夏是辛散的。散和敛配合一起用,使辛散的药不至于过分的散肺气,否则肺气要耗伤,而且五味子本身有止咳平喘的作用。正因为气喘严重,所以用了款冬和紫菀,降气止咳,平喘化痰。再加大枣,调和诸药。所以我们有时把过去学过的知识对照起来,这样就能够更好的理解。这个病是痰饮比较多,本身有痰饮,再由于感受了外邪,引起发作,类似于现在的慢性气管炎急性发作,射干麻黄汤对于喉中水鸡声确有很好的疗效。我在二十多岁时曾经治疗过一个病人,他就是喉中水鸡声,且喉中痰很多,我开了射干麻黄汤,病人吃了三剂药,马上就好起来了,可见此方的疗效还是很好的。

咳逆上气,时时吐浊,但坐不得眠,皂荚丸主之。(七)

皂荚丸方:

皂荚(八两,刮去皮,用酥炙)

上一味,末之,蜜丸梧子大,以枣膏和汤服三丸,日三夜一服。

咳嗽,气往上逆,这是气喘。"时时吐浊",就是吐很粘、很脏的痰,吐出浊痰,而且痰是相当的多。正因为痰相当的多,所以"但坐不得眠",晚上坐在床上不停地吐痰,气喘躺不下去,躺下去就不行,只能坐,不能平卧睡眠。说明痰多,痰浊壅肺。痰浊壅塞肺部,而造成了"时时吐浊"。如果躺下去则气喘更加厉害,"但坐不得眠"。如果不把痰去掉,痰太多了,痰壅气闭,生命会有危险。所以用了除痰最猛烈的药物叫皂荚,皂荚丸祛痰作用很猛,但一般的人受不了,对身体有伤害。

这个方剂就是用一味皂荚,把皮刮掉,再用酥油炙过,研成末,再加蜂蜜做成丸药,然后煮大枣汤,煮汤以后吞服丸药。因为皂荚药性比较厉害,对脾胃的伤害比较大,所以要蜜丸,而且要枣汤吞服,这与《伤寒论》学过的十枣汤是同一个意思。十枣汤泻水,但怕甘遂、大戟、芫花对脾胃有伤害,所以用大枣十枚煎汤送服甘遂、大戟、芫花的药末。皂荚丸也是用枣煎成汤后服用,而皂荚丸本身也是用蜜丸的,来缓和峻猛之性。但是必须要掌握它的剂量和用法,不能用得太多,一定要蜜丸,而且要用枣膏汤来吞服皂荚丸。

本条疾病比较严重,所以前人说一定要用皂荚丸,其他的丸药没有作用。曹颖甫先生曾经亲自用过这个方剂,他在《经方实验录》中说:"余尝自病痰饮",我曾自己得了痰饮病。"喘咳吐浊,痛连胸胁","以皂荚大者四枚炙末,盛碗中,调赤砂糖,间日一服",即把大的皂荚四枚,炙过,研成末,放在碗里,调一点砂糖,类似于红枣的意思,不致伤胃,隔一天吃一次"连服四次,下利,日二三度,痰涎与粪俱下,有时竟全是痰液。病愈后,体亦大亏,于是知皂荚之攻消甚猛,全赖枣膏调剂也。"通过他自己吃了这个药,才知道皂荚的攻是相当的猛烈,所以全靠枣膏来调这个药来吃。如果光用皂荚,身体就受伤了。"夫甘遂之破水饮,葶苈之泻肺脏,与皂荚之消胶痰,可称鼎足而三。惟近人不察,恒视若鸩毒,弃良药而不用,伊谁之过欤?"近代人不好好的去研究它,看到甘遂、葶苈子、皂荚以为是毒药一样,把这种良药抛弃不用,这是谁的错误呢?曹氏发表了自己的感叹,真正的大病,有时候就是要用有点副作用的,很猛烈的药物反而能治好。如果不敢用这种药,可能就治不好这种病。

咳而脉浮者,厚朴麻黄汤主之。(八)

厚朴麻黄汤方

厚朴五两　麻黄四两　石膏如鸡子大　杏仁半升　半夏半升　干姜二两细辛二两　小麦一升　五味子半升

上九味,以水一斗二升,先煮小麦熟,去滓,内诸药,煮取三升,温服一升,日三服。

实际上这条条文也是省略了,除"咳而脉浮"外,应该还有其他的症状。其他什么症状呢?据《千金要方·卷十八大肠腑方·咳嗽第五》记载厚朴麻黄汤:"治咳逆上气,胸满,喉中不利如水鸡声,其脉浮者方。"病人咳逆上气,有气喘,若仅有咳嗽就用不到那么厉害的药。既有咳嗽、气喘,又有胸满,因为肺部有痰,肺气不宣,而致胸闷。喉咙里头如有水鸡声,说明哮鸣音很严重,有哮喘,这个时候就可用厚朴麻黄汤。厚朴麻黄汤,跟过去的方剂联系起来理

117

解,实际上就是麻杏石甘汤的加减。麻黄杏仁石膏甘草汤去掉甘草,有麻黄,有桂枝,有石膏,说明病人外感风寒,所以用麻黄配桂枝,而肺又有热,所以用石膏。是外感风寒引起的病,所以脉浮,脉浮主表,但肺又有热,所以用石膏,而且胸很闷,所以用厚朴,故称厚朴麻黄汤。以厚朴作为第一味药,说明病人胸闷,因为他肺部有病。麻黄解表,说明受了风寒;石膏清肺热;有气喘、胸闷,所以用厚朴配杏仁,《伤寒论》中说"喘家作,桂枝加厚朴杏子汤佳"。既有桂枝汤证,又有气喘、胸闷,就应加厚朴、杏仁。痰饮比较多,"喉中不利如水鸡声",所以用半夏、干姜、细辛、五味子。加这四味药,是张仲景摸索出来的治疗痰饮的四味药,小青龙汤有这四味药,厚朴麻黄汤也有,射干麻黄汤基本上也有,就是把干姜换成了射干。所以本方用了半夏、干姜、细辛、五味子,能够化饮,止咳,平喘。再加一味小麦,可以和中缓急,一般的调和诸药,都是甘草、大枣,这个方剂没有用甘草、大枣,而是用了小麦,小麦能够和中缓急,实际上按照现在的说法,就是有一定的镇静作用。对于哮喘,稍微用些有镇静作用的药物有好处,所以加了一味小麦。这个方剂治疗外感风寒,已经化热、再有痰饮。本条"咳而脉浮者"说明病在上焦,病在肺,病在表,以脉浮主表故也。

脉沉者,泽漆汤主之。(九)

泽漆汤方:

半夏半升　紫参五两—作紫菀　**泽漆三斤**(以东流水五斗煮取一斗五升)
生姜五两　白前五两　甘草　黄芩　人参　桂枝各三两

上九味,㕮咀,内泽漆汁中,煮取五升,温服五合,至夜尽。

实际上本条也是省略了一些字句,根据《脉经》和《千金要方》记载,泽漆汤应该还有"上气",若仅凭一个脉证,怎么能用泽漆汤呢?除"上气"外,还有"胸中引胁痛",而且"胸中有水气"。应该还有这些字句,这些是根据《脉经》和《千金要方》给它补上去的,可以作个参考,仅是一个脉证太简单。"脉沉",说明病在里。不是在表,所以本方没有用麻黄之类的解表药物。"胸中有水气",就说明有胸水,这个病人有气喘,水饮在里,有胸水,胸胁疼痛,所以可用泽漆汤来治疗。本条在"咳而脉浮"这条条文后来讲,"脉沉"是病在里。病在里,实际上在胸,胸中有水,而且胸胁疼痛,所以用泽漆这味药,泽漆能够消痰、逐水。这味药现在用的比较少,这是味草药,药店里不太有,味辛苦,性微寒,民间又称此药为"猫儿眼睛草"。泽漆这味药专门消痰行水、祛水,因为胸中有水,故用泽漆来消痰行水,泽漆作为君药,所以叫泽漆汤。再用了紫菀,本方中第二味药是紫参,边上小注:"一作紫菀",实际上《千金要方》记载的是紫菀,因此这里应该是用紫菀。紫菀能够降气,平喘,治咳逆上气,作为臣药。再用了半夏配生姜,这两味药大柴胡汤也有,小柴胡汤也有,主要用它祛痰祛水,所以半夏配生姜,因为胸中有水气,要祛痰祛水,使得水气能够下去,因为这两味药都是下降的药。还有咳嗽气喘,所以加了白前,白前能够降气,祛痰止咳。再用一味桂枝,通阳化气。这个病人有水,实际上脾胃之气已经伤了,所以用了人参和甘草,通过补气来帮助治水。又加了一味黄芩来清热,因为考虑到肺部还有郁热,所以加了一味黄芩来清热,因为水饮时间长了,往往会有郁热。甘草能够调和诸药,又防泽漆逐水伤正。这个方剂祛水的作用还是比较猛的。以上两个方剂一个是脉浮,一个是脉沉。脉浮有表证,所以用麻黄,病在胸,胸中有痰饮,胸闷,所以用厚朴配杏仁,然后用半夏、干姜、细辛来祛痰。而第二个是"脉沉者",脉沉,主里,它没有表证,所以没用解表的药物,主要是用了祛水气的药物、降逆平喘的药物,当然考虑到祛邪要伤正,也适当地配了一些扶正的药物。

火逆上气,咽喉不利,止逆下气者,麦门冬汤主之。(十)

麦门冬汤方

麦门冬七升　半夏一升　人参三两　甘草二两　粳米三合　大枣十二枚

上六味,以水一斗二升,煮取六升,温服一升,日三夜一服。

这个病也是气喘。气往上逆,"咽喉不利",指咽喉作痛,咽喉很干燥,因为肺阴伤,所以咽喉部相当的干燥,由于肺胃的津液不足,肺阴亏损,肺气上逆而致。所以要给它"止逆下气",要使得肺气降下去,首先要养肺阴,补肺气,所以用麦门冬汤主之。麦门冬有润燥养阴的作用,所以对咽喉不利有相当的疗效。这个方剂仲景书上没有说是治肺痿的,但是后世的医家都认为这个方剂是治疗肺痿的处方。因为本篇第一条就说:"热在上焦者,因咳为肺痿。"上焦有热,津液伤了,所以咳嗽肺痿。而这个方剂正好是清肺的,生津的,重用麦门冬,所以叫麦门冬汤。出在浙江杭州的麦冬是全国最好的,叫杭麦冬。本方重用麦冬七升,大量的麦冬可以清肺热,补肺气,养肺阴,利咽喉,麦冬是甘寒的,因为病机是肺的津液不足,肺有热,虚火上炎,所以用麦冬补肺,生津,清热。现在考虑到这个病是虚证,按照《难经》理论:"虚者补其母",肺虚可以通过补脾胃的方法来治疗,通过补脾胃,培土可以生金,所以用人参、甘草、粳米、大枣。这四味药都是补气补脾胃的,脾胃功能好了之后,培土可以生金。肺脏得到了脾胃之气的供养,津液就恢复了,肺气就充足了。再加少量的半夏,方中大量的麦冬与少量的半夏相配,这两味是一对药。大量的麦冬是补肺的、润燥的、生津的、清热的,因为病因是肺阴伤。如果用大量的半夏,半夏是燥的,肺阴就更伤。所以只用少量的半夏下气化痰,因为病人还有痰,原书上没有讲清楚,应有咳吐"浊唾涎沫",就是粘稠痰。加了半夏,把"浊唾涎沫"消掉,又不伤害肺阴,所以用了少量的半夏,祛除"浊唾涎沫"。本篇第一条提到肺痿咳嗽,"口中反有浊唾涎沫",所以用半夏把这种粘稠痰去掉。麦冬是比较滋腻的,麦冬得半夏则不腻;而半夏是燥的,但配了大量的麦冬,它又不燥。这个方剂并不燥,因为它配伍配得好,所以起到一个培土生金,补养肺阴,补养肺气的作用,使得肺痿得到根本上的改善,而且再加上半夏,又能够祛除痰涎。

下面讲一个医案,是我1982年发表的病例。患者是我的外祖母,在1981年时已经75岁,如今她已经去世了,要是她还在人间,现在也就100岁了。她人比较消瘦,体质比较虚弱,一向比较怕冷,也不能多干活,稍微受点外感就容易发热、咳嗽,稍微有点劳累则必定气喘、息促。半个月前因为外感发热咳嗽,未来得及及时治疗,拖了一些时间,后来虽然外邪没有了,但是口干咽燥,气喘,呼吸比较急促,咳嗽比较频繁,吐出大量白色的涎沫,非常粘稠,面色萎黄,口淡无味,吃不下饭,精神疲惫,卧床不起,脉虚缓,舌质淡红少苔。此属肺痿之证,气阴两伤,所以就用《金匮要略》麦门冬汤培土生金,把往上逆的肺气降下去,用麦门冬汤的原方加了一味茯苓,因为茯苓可以化痰,也可以健脾,吃了三剂以后,饮食增加,口干咳嗽也有好转,能够起床活动,但是面色仍很萎黄,脉缓,右关脉虚大,右关属脾胃,土还不能生金,舌苔薄而干,所以我认为是脾气大虚,胃阴亦伤。在原方基础上加山药,山药能够益气养阴,再加黄芪能补脾胃之气。吃了七剂以后,症状消除,已能操持家务。

麦门冬汤,历代的医家都认为是治疗肺痿的一个处方。因为肺痿是肺的津液损伤而导致了肺热叶焦,称为肺痿。麦门冬汤从根本上补肺津,清肺热,所以重用麦冬。但病人在临床上又有浊唾涎沫,有很粘的痰涎,所以用半夏祛痰,但半夏剂量用得很少。在原书它是七比一,就是麦冬七升,半夏一升。现在基本上用药是按照《中药学》的常用量,但是无论如何也是麦冬要多用,半夏要少用。麦冬要用五钱以上,半夏用一钱半或二钱,不管怎样,麦冬要多,半夏要少。因为半夏多用的话整个方就变温性,只有大量的麦冬配少量的半夏,方还是偏凉的。因为考虑到肺痿是个虚证,"虚者补其母",补母就是要补脾胃,脾胃之气充足以后肺气与肺津得到很好的恢复,所以配人参、甘草、粳米、大枣。这个方剂是专门治疗肺痿属于虚热的。患者唾涎沫不止,咽喉干燥而咳。所谓"咽喉不利",实际上就是指咽喉非常干燥。

肺痈,喘不得卧,葶苈大枣泻肺汤主之。(十一)

葶苈大枣泻肺汤方

葶苈(熬令黄色,捣丸如弹子大) 大枣十二枚

上先以水三升,煮枣取二升,去枣,内葶苈,煮取一升,顿服。

麦门冬汤治疗虚热肺痿,而葶苈大枣泻肺汤是治疗肺痈属于实证者。正因为是实证,就需要泻;虚证,则需要补。麦冬是补的,葶苈子是泻肺的,所以这个方剂专门是泻的,而方名也就叫葶苈大枣泻肺汤。由于肺中痰热比较严重,阻碍了肺气,所以"喘不得卧",气喘躺不下来,不能平卧。正因为是实证,所以可以用泻下的方法,泻其肺气,泻下逐痰,所以用葶苈子。葶苈子苦寒,能开泄肺气,有泻下逐痰之效,故治疗实证。恐怕攻下之后,要伤正气,所以配了大枣。先煮大枣,然后在枣汤中加葶苈子,再煮以后服用。因为大枣能缓和药性,使苦寒的葶苈子不至于伤害胃气。

葶苈子是一味很苦的药,这我是亲身体会过的。我过去做乡镇医生的时候跟药房的关系比较好,经常跑到药房去看各种各样的药,有的医生不认识药,不知道药的好坏,而药的质量又各有不同,所以我经常去药房尝药,我就曾经尝过葶苈子这味药,其味相当苦,难以忍受,所以一定要加上大枣十二枚。枣汤先煎好之后,然后再把葶苈子加进去,煎了以后吃。其意义就是跟皂荚丸用枣膏,十枣汤用大枣是同一个意思,使泻而不伤正。

这个方剂主要治疗肺痈,肺痈在刚开始时也有风热表证,但是现在表证已经没有了,主要是肺热,肺中痰热很重,还没有成脓,在这样的情况下用葶苈大枣泻肺汤,能够泻肺、清肺热、祛痰。用这个方剂,应该是脉滑而实。脉滑就是有痰热,脉实就是按之有力,才可以用泻肺的方法。如果脉非常虚弱,就不能用泻实的方法。

121

咳而胸满,振寒脉数,咽干不渴,时出浊唾腥臭,久久吐脓如米粥者,为肺痈,桔梗汤主之。(十二)

桔梗汤方:亦治血痹。

桔梗一两　甘草二两

上二味,以水三升,煮取一升,分温再服,则吐脓血也。

"咳而胸满",咳嗽胸很闷。"振寒脉数",患者怕冷,脉又数,说明肺中有热。"咽干不渴",咽喉干燥,但不想喝水。"时出浊唾腥臭",有时候吐出来的痰很腥味,甚至有腥臭味。"久久吐脓如米粥",所谓"久久",就说明患病的时间比较长,已经到了溃脓期。因为一开始肺痈是由于风热犯肺,慢慢的到肺热,热到一定的时候,肺里生成了脓,再到后来溃脓,就"吐脓如米粥"了。这称为肺痈,用桔梗汤来治疗。桔梗汤就是桔梗配甘草,《伤寒论》中就有这个方,桔梗汤主要功效是排脓解毒,方由两味药组成:甘草清热解毒,桔梗则主要用来排脓。临床上可以再加其他的药物,比如苡仁、冬瓜子、贝母这些药物,可以使得排脓解毒的作用更好。如果肺痈还没有成脓,主要是肺有痰热,此时可用葶苈大枣泻肺汤。而现在已经有脓了,而且人正气较虚,较厉害的药怕接受不了,所以用桔梗汤。桔梗配甘草,甘草解毒,桔梗排脓,既解肺中热毒,有能排肺痈产生的脓。当然这两味药,如果临床上真的碰到肺痈溃脓,咳吐腥臭如米粥,这两味药的剂量要用得大,否则效果就会差。

一病人患肺痈,"咳嗽,胸中隐隐作痛,吐痰盈盆,滑如米粥,腥臭难闻,右寸脉滑数,舌质微绛",林竹均老中医用《金匮》的桔梗汤,剂量用得较重,甘草用四两,而桔梗则用二两。再加法半夏六钱、白及粉五钱、蜜紫菀三钱。因为他肺痈已经成脓,如果不用重剂就没有作用。服药以后病减大半,次日复诊时就把桔梗汤的剂量减半,而成桔梗一两及甘草二两。再服三剂而愈,说明这是两味药的小方,必须剂量重才有作用。因为本身药味少,方是小方,而方又很平和,所以如果剂量轻的话就没有作用,一定要适当加大它的剂量。

咳而上气,此为肺胀,其人喘,目如脱状,脉浮大者,越婢加半夏汤主之。(十三)

越婢加半夏汤方
麻黄六两 石膏半升 生姜三两 大枣十五枚 甘草二两 半夏半升
上六味,以水六升,先煮麻黄,去上沫,内诸药,煮取三升,分温三服。

这个病的病名叫肺胀。所谓肺胀,就是肺气胀满。实际上就是气喘,肺气胀是实证,它的主要症状是"咳而上气",即咳嗽气喘。"其人喘,目如脱状",就是说病人喘到眼睛胀突,好像要脱出来的样子,所以叫"目如脱状"。我曾看到过气喘很严重的病人,有的就会出现这种情况。"脉浮大",脉浮说明病在表,在上焦;脉大属实属热,是实证、热证。故脉浮是在表在上,脉大是属实属热。在表要适当的解表,说明肺有风热之邪,再加上有痰,有水,所以就用本处方。方中麻黄配石膏,麻黄解表、宣肺、平喘,石膏能清肺热,所以这两味药,能发越在肺的风热而平喘。有痰,有水饮,所以用半夏配生姜,祛痰祛水;再加甘草和大枣,调和诸药。这个病人脉浮大,肯定是按之有力的,是实证,所以可以用麻黄配石膏。

《金匮要略心典》云:"外邪内饮,填塞肺中,为胀,为喘,为咳而上气。"外有风热病邪,内有痰饮壅塞在肺,故有肺气胀满、气喘、咳嗽上气等表现。"越婢汤散邪之力多,而蠲饮之力少",越婢汤散邪,主要用麻黄配石膏,但是祛痰饮的力量少。"故以半夏辅其未逮",所以加上半夏,半夏可以蠲饮,因为光用越婢汤不加半夏,祛除痰饮的作用不够。"不用小青龙者,以脉浮且大,病属于阳热,故利辛寒,不利辛热也。"为什么不用小青龙汤呢? 小青龙汤也是外有邪内有饮,因为现在脉浮且大,大说明属于阳属于热。它是阳证、热证、实证,所以要用辛凉之剂,麻黄配石膏,而不能用辛热之剂。小青龙汤就是麻黄配桂枝,完全是辛热药就不行。"目如脱状者,目睛胀突,如欲脱落之状,壅气使然也"。这句话说明眼睛往外胀突,好像要脱落出来的样子,主要是肺气壅盛,肺胀难受得眼睛看起来好像在往外突,有这种症状出现,当用越婢加半夏汤治疗。

肺胀,咳而上气,烦躁而喘,脉浮者,心下有水,小青龙加石膏汤主之。(十四)

小青龙加石膏汤方:《千金》证治同,外更加胁下痛引缺盆。

麻黄　芍药　桂枝　细辛　甘草　干姜各三两　五味子　半夏各半升
石膏二两

上九味,以水一斗,先煮麻黄,去上沫,内诸药,煮取三升。强人服一升,羸者减之,日三服,小儿服四合。

这个病也是肺胀,肺胀就是肺气胀满。是实证,而不是虚证,所以它主要的症状是"咳而上气","脉浮","心下有水"。它有脉浮,咳嗽气喘,心下还有水气,应该是用小青龙汤。我们学过《伤寒论》,就不多分析了。但现在还有"烦躁",说明有热,心里很烦。肺胀是一个实证,现在再加上烦躁,说明它有热在里,所以再加了一味石膏,叫小青龙加石膏汤。为什么加石膏?因为烦躁。如果没有烦躁这个症,就不需要加石膏,用小青龙汤就可以了。若仅是咳嗽、气喘、心下有水、脉浮,就用小青龙汤,不必加石膏。为什么加石膏?就是因为烦躁;为什么心烦?因为郁热在里。寒饮时间久了以后,虽然是外感风寒,内有痰饮,但到后来郁而化热,而致烦躁,所以加了一味石膏清热除烦。张仲景加减每一味药都有他的道理,他根据症状,出现了这个症,他就加这个药,目前出现了烦躁,就加石膏,如果没有烦躁,就不需要加石膏,单用小青龙汤就可以了。

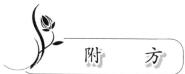

附　方

《外台》炙甘草汤:治肺痿涎唾多,心中温温液液者。方见虚劳中。

附方炙甘草汤跟复脉汤的组成是一样的。复脉汤是治疗心脏病的,而炙甘草汤是用来治疗肺痿的。亦即复脉汤不仅可以治疗心脏病,而且可以治疗肺痿。"治肺痿涎唾多,心中温温液液者",肺痿病,主要是由于肺热,肺燥津液不足,称为肺痿,有粘痰,痰涎比较多。"心中温温液液","心中"指的就是胃里。胃里难受想要呕吐,叫做温温液液,温温是形容欲呕吐的样子,而液液就是心里很担忧的意思,很担忧胃里难受,要想吐,有这些症状,就用炙甘草汤来治疗。为什么炙甘草汤可以治疗虚热的肺痿呢?这个方实际上是养阴的,也就是在炙甘草的基础上,加上养阴生津的生地、麦冬、阿胶、麻仁等药,对肺起到补养的作用。然后在这样的基础上,用培土生金的人参、生姜、大枣,再加一味桂枝。人参、生姜、大枣配甘草,都是补脾胃的,通过补脾胃培土生金对肺有好处。桂枝能降逆下气,等于麦门冬汤麦冬配半夏的意思。生地、麦冬配桂枝,桂枝虽然是温的,但是配在大量的生地、麦冬中,桂枝反而是起到降逆下气的作用。所以可以治疗肺痿。这也是异病同治的一个典型例子。不同的病,一个是心脏病,一个是肺痿病,同样可以用炙甘草汤治疗。炙甘草汤对于心、肺都起到了补养的作用。因为心、肺同居上焦,故对心脏有好处的方药,对肺脏也往往有好处。所以本方可以治疗肺痿。

《千金》甘草汤

甘草

上一味,以水三升,煮减半,分温三服。

《千金》甘草汤也是治疗肺痿的,林亿在编书的时候没有写主治及剂量,但实际上《千金》这个方也是出在肺痿门,也是治疗肺痿的。单味甘草能够清热止咳,能够补肺,《千金》用二两。

《千金》生姜甘草汤:治肺痿,咳唾涎沫不止,咽燥而渴。

生姜五两　人参三两　甘草四两　大枣十五枚

上五味,以水七升,煮取三升,分温三服。

《千金》生姜甘草汤也治疗肺痿,实际上就是炙甘草汤下面的几味药。人参、甘草、生姜、大枣能够补脾,藉培土而生金;而为了能适当地化痰,故重用生姜,所以这个方就名生姜甘草汤。能治疗肺痿,症见咳唾涎沫,咽燥而渴。从以上这三个治疗肺痿的方剂综合来看,说明了肺痿是个虚证,在治疗上要用补法,而且是要培土生金的。而肺痈则是个实证,在治疗上要用泻法,或是祛痰,或是排脓,与肺痿不同。

《千金》桂枝去芍药加皂荚汤:治肺痿吐涎沫。

桂枝　生姜各三两　甘草二两　大枣十枚　皂荚一枚(去皮子,炙焦)

上五味,以水七升,微微火煮取三升,分温三服。

本方是在桂枝汤的基础上去掉芍药,加了一味皂荚。皂荚是祛痰的。《千金方》写的是治肺痿,但《千金方衍义》"肺痿"作"肺痈"。《千金方衍义》是清代的一本古书,是研究《千金方》的,对《千金方》进行了系统的整理研究,在《千金方衍义》肺痿作"肺痈",我认为有一定的道理。因为肺痈是实证,皂荚是攻痰浊的;肺痿是虚证,是热证,加皂荚恐怕不很适宜。对这种方剂每个医生有自己的看法。

《外台》桔梗白散:治咳而胸满,振寒,脉数,咽干不渴,时出浊唾腥臭,久久吐脓如米粥者,为肺痈。

桔梗　贝母各三分　巴豆一分(去皮,熬,研如脂)

上三味,为散,强人饮服半钱匕,羸者减之。病在膈上者吐脓血;膈下者泻出;若下多不止,饮冷水一杯则定。

《外台》桔梗白散,实际上在《伤寒论》和《金匮》都出现过这条条文或方剂。桔梗白散在《伤寒论》里就是三物白散;而《金匮》是在本篇的第12条出现此条文,但治疗方是"桔梗汤主之",就是以桔梗配甘草。针对肺痈已经成脓,且出现"久久吐脓如米粥"的症状,必须要把脓排出去,故用了桔梗配甘草。在桔梗白散则用了桔梗配贝母,贝母能够清化痰热,软坚散结。再加一味巴豆,巴豆药性比较厉害,做成散剂。强人吃半钱匕,半钱匕相当于一克左右,"羸者减之",虚弱的人再减少一点,比如说0.5克。吃了以后,"病在膈上者吐脓血",病在胸膈以上者,会吐脓血,因为肺痈若已成脓了,脓积在肚子里不是好事,应该让它排出去,所以"病在膈上者,吐脓血"。"膈下者泻出;若下多不止,饮冷水一杯则定",如果拉的多了止不住,吃冷水就会不拉。如十枣汤用甘遂、芫花、大戟,吃了也会拉,拉得厉害就吃冷稀粥,吃了冷稀粥他就会不拉了。肺痈成脓了,轻症用桔梗汤,重症就用桔梗白散(又名三物白散)。病比较轻,或体质较差的,用桔梗配甘草;病比较重,或体质较好的,用贝母配巴豆。贝母清化痰热、软坚散结,巴豆泻脓,所以治疗肺痈成脓,而体质比较好的病人。

《千金》苇茎汤:治咳有微热,烦满,胸中甲错,是为肺痈。

苇茎二升　薏苡仁半升　桃仁五十枚　瓜瓣半升

上四味,以水一斗,先煮苇茎,得五升,去滓,内诸药,煮取二升,服一升,再服,当吐如脓。

《千金》苇茎汤所针对的病是肺痈,咳嗽,有低热,胸中烦闷,而且胸中的皮肤很粗糙,如鳞甲交错状,所以叫"胸中甲错",这是肺中有瘀血的一种表现。苇茎汤用芦根、苡仁、桃仁、瓜瓣。瓜瓣,一般现在都用冬瓜子。实际上古代的书里说的是甜瓜子,甜瓜子是香瓜,但现在一般药房里都用冬瓜子。清代也有用丝瓜子的,因为丝瓜子也能清热化痰,而冬瓜子也能清热化痰,作用差不多。芦根清肺热,苡仁能排脓,桃仁能活血化瘀,冬瓜子能清热化痰,所以是治疗肺痈的常用方。所以一般治疗肺痈,用苇茎汤最多,而且在苇茎汤的基础上可以配合桔梗汤。另外还可加清热解毒的药如银花、鱼腥草等。因为肺已有脓,故常加桔梗、甘草、贝母以增加化痰排脓的作用。

肺痈,胸满胀,一身面目浮肿,鼻塞清涕出,不闻香臭酸辛,咳逆上气,喘鸣迫塞,葶苈大枣泻肺汤主之。 方见上。三日一剂,可至三四剂,此先服小青龙汤一剂乃进,小青龙方见咳嗽门中。**(十五)**

关于肺痈,历代的医家有两种解释。一种就是化脓性的肺痈,还有一种认为"痈者壅也",指痰热壅塞于肺部。也就是说,一种是真正的肺痈,另一种则不一定是化脓性的肺痈,而是痰热壅塞于肺,所以"胸满胀"。肺主通调水道,下输膀胱。肺的痰热太盛,不能通调水道,下输膀胱,所以造成"一身面目浮肿"。肺开窍于鼻,痰热太多,肺窍不利,所以"鼻塞清涕出"。鼻塞以后就闻不出香臭酸辛这些味道。而且有"咳逆上气",咳嗽气喘,影响到气道,可发生痰鸣音,这是肺中有痰热,属实证,所以用葶苈大枣泻肺汤来进行治疗。这个方应该是仲景方,后来林亿他们在编书的时候没有放到正方中去,而是放在附方中去了。实际上葶苈大枣泻肺汤本来就是仲景的处方。

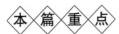

第一条,我们要了解的是两点。第一点是什么叫肺痿,"热在上焦者,因咳为肺痿",是上焦有热,有咳嗽,损伤了肺中的津液,所以造成了肺痿。第二点是肺痿和肺痈的主要临床表现。肺痿的临床表现主要是"脉数,其人咳,口中反有浊唾涎沫",往往有咳嗽,而且有很粘稠的痰涎。而肺痈是"口中辟辟燥",嘴巴里相当的干,咳嗽的时候"胸中隐隐痛",脉滑数有力,而且咳吐脓血,这就是肺痈。若能熟悉这些症状,碰到病人就心里有数。

第六条,"咳而上气,喉中水鸡声,射干麻黄汤主之"。我们要了解射干麻黄汤是治疗咳嗽、气喘、喉中痰鸣不断者。

第七条"咳逆上气,时时吐浊,但坐不得眠",是皂荚丸的主治症。主要是吐出浊痰相当的多,而且只能坐不能睡,躺不下去,只能用皂荚丸攻痰才能让它好转,否则痰阻气道,呼吸受阻,则往往可危及生命。

第八条,"咳而脉浮者,厚朴麻黄汤主之"。咳嗽脉浮,有气喘、胸闷,喉中如有水鸡声,可以用厚朴麻黄汤来进行治疗。

第十条,"火逆上气,咽喉不利,止逆下气者,麦门冬汤主之"。这条要掌握,实际上麦门冬汤就是肺痿的治疗方,这一点张仲景虽然没有明说,但实际上是治疗肺痿的。这个方体现了补肺气、生肺津、清肺热、降逆化痰、培土生金这样一种治疗方法,虽然药味不多,却是相当好的一个处方。

第十一条,"肺痈,喘不得卧,葶苈大枣泻肺汤主之"。肺痈,气喘不得卧,是由痰热而造成的实证,而还没有产生脓的,可用葶苈大枣泻肺汤。

第十二条,"咳而胸满,振寒脉数,咽干不渴,时出浊唾腥臭,久久吐脓如米粥者,为肺痈,桔梗汤主之"。肺痈时间比较久了,已经到了溃脓期,已经成脓,所以吐脓如米粥,而且吐出来的是腥臭的痰,这个时候用桔梗汤来治疗,桔梗汤体现了排脓解毒的治疗方法。

第十三条,"咳而上气,此为肺胀,其人喘,目如脱状,脉浮大者,越婢加半夏汤主之"。本条是肺胀在表属热属实的治疗方法。既有风热,又有水饮,所以方中用麻黄配石膏,驱散风热邪气;半夏配生姜,驱散痰和水。

第十四条,"肺胀,咳而上气,烦躁而喘,脉浮者,心下有水,小青龙加石膏汤主之。"肺胀,咳而上气,气喘,脉浮,心下有水,若再加上烦躁的,可以用小青龙加石膏汤治疗。

附方要掌握《千金》苇茎汤,此方"治咳有微热,烦满,胸中甲错,是为肺痈"。而本方由芦根、苡仁、桃仁、冬瓜子等四味药组成。

奔豚气病脉证治第八

　　本篇主要是讲奔豚气病。这个病叫奔豚气，"豚"，就是小猪的意思。古人观察小猪，小猪是笔直走的，它不会回头走。这个病发作时，病人感觉有气从少腹冲上来，一直冲到喉咙，好像小猪在奔走。另外，奔豚这个词也又说明这个病发作是很突然的，病人自己也控制不住，而且发作的时候病人感觉好像快要死了一样，所以叫奔豚气。

　　本篇论述了奔豚气的病机、症状和治法。它的症状是"气从少腹上冲咽喉，发作欲死，复还止"，气从少腹部位往上冲，一直冲到咽喉，发作时自己觉得快要死了，所以叫"发作欲死"。"复还止"，而稍后气会往下，病情也就缓解了。奔豚气病与情志的变化有关。在脏腑方面，此病与肝、心、肾一定的关系。在病的属性方面，此病有寒热的不同。所以在讲到具体条文时再给大家作详细介绍。

　　师曰：病有奔豚，有吐脓，有惊怖，有火邪，此四部病，皆从惊发得之。（一）

　　老师说疾病有奔豚气病，有吐脓病，也有一种惊怖病，惊怖就是受到惊吓恐怖；还有一种火邪病，这牵涉到古代给人治病所用的烧针法，这种治法在《伤寒论》中有记载。这四个病都跟惊吓有关，因受惊而发作。"惊怖"就是受惊、害怕。火邪就是古代的烧针，因针烧得很烫，病人看了也会很害怕。"吐脓"，好多注家说不好理解。后来我看到有一位注家，说"吐脓"跟肝经有关。因为《内经》中讲肝，东方肝木，病发惊骇，惊骇就是受惊、害怕。肝藏血，惊则血凝，瘀热为脓，所以吐脓。可见"病有奔豚，有吐脓，有惊怖，有火邪"，这四种病，都是跟受惊有关，由于受惊而发病。

　　师曰：奔豚病从少腹起，上冲咽喉，发作欲死，复还止，皆从惊恐得之。（一）

　　上面讲到的四种病都是与受惊有关，但本篇重点是在讲奔豚气病。这个病发作时病人会感觉有股气从少腹开始，一直往上冲，冲到咽喉，这种感觉难受得不得了，就好像快要死一样。但是过了一会，上冲的气会慢慢的回复下去，病人就会感觉和正常人一样没有痛苦了。"皆从惊恐得之"，都从惊恐得来。

这种情况我曾遇到过,在 1973 年,当时我在乡下做医生,有一位 50 多岁的老人,他就往往在半夜里发作奔豚,那个时候医生很辛苦,农民叫你到他们家出诊去,那你就得立即去帮他们看,那时候我一夜里最多要起床三次去出诊。比如说一户人家看好了,自己回到家里,脱了衣服刚上床睡,睡了不到一会,又有人来叫,穿了衣服又去。这位老人就是这个毛病,自己觉得有一股气上来,肚子很痛,问他病情时,他只是手摇摇,却说不出话来,看看病是很严重。因为没有临床经验,碰到这种情况还蛮害怕,诊断不出是什么毛病,因为当时我对《金匮》还没有好好的掌握,看是看过,还没有完全记住。这种病,比如说半夜十一点钟发,当我跑到他家里,才过了半个小时,他自己慢慢又好了,看看是很害怕,但到后来又会缓解,叫"复还止"。就是指上冲的气又可以平复下来,而且跟正常人差不多,有说有笑,一点问题也没有了。

这种病是"从惊恐得之",而且往往跟冲脉有关,因为冲脉也是起于下焦,上循咽喉,所以往往冲脉之气往上逆就可以发生奔豚,当然这种病还是跟惊恐、情志关系比较密切。主要是情志不遂,肝气郁结,然后冲气往上逆,因为肝与冲脉的关系是相当密切的,肝主藏血,而冲为血海。现在肝郁的病多,心情不好,受惊恐,情志不遂,血虚肝郁化火,所以气循冲脉往上逆。奔豚气病与冲脉有关,与肝血有关。

奔豚气上冲胸,腹痛,往来寒热,奔豚汤主之。(二)
奔豚汤方:
甘草　　川芎　　当归各二两　　半夏四两　　黄芩二两　　生葛五两　　芍药二两
生姜四两　　甘李根白皮一升
　　上九味,以水二斗,煮取五升,温服一升,日三夜一服。

病是奔豚气,发作时"气上冲胸",气往上冲到胸,严重的甚至到咽喉;而"腹痛",指少腹痛,因为气从少腹冲上来,所以冲上来的时候这个地方是相当的不舒服,疼痛;还会出现"往来寒热"。这个病就叫奔豚病,用奔豚汤治疗,依这个病名作为方名,说明奔豚汤是主治奔豚气病的。从这个方也说明奔豚气病从肝得之为多,主要与肝血不足、肝郁有关,与情志有关,所以多从惊发、惊恐得之。奔豚汤这个方,我认为就是小柴胡汤的加减。小柴胡汤是调畅肝胆之气,奔豚汤保留了半夏、黄芩、生姜、甘草等四味药,而不用柴胡、人参、大枣这三味药。为什么要去掉这三味药? 因为气往上冲,而柴胡是升提的,所以柴胡必须去掉,柴胡虽然可以疏肝解郁,但却可使已经在上冲的气再升提,因此用柴胡是不对的。去掉人参、大枣这两味补气药,因为气已经往上在升了,气已经太过了,所以把升气的、补气的药去掉。尽管去了这三味药,但这个方还是保留了小柴胡汤其他的药。在此基础上,再配合了当归、芍药、川芎,就是后世的四物汤去了一味地黄。当归、芍药、川芎主要能养血调气,当归、芍药养血,川芎调气。因为情志不遂,往往可导致肝血不足与肝气不遂,所以用了当归、芍药、川芎。另外再加葛根和甘李根白皮,葛根能够清热,甘李根白皮是有一种水果叫做李子,李子跟桃子一样,长在树上,李树根的皮,把外皮去掉,里面的白皮叫做李根白皮。李根白皮入肝经,功专清热泻火,而且具有降逆的作用,可以治疗奔豚气。但是很遗憾,李根白皮药房里配不到。因为若把李根白皮去掉,李树就会死,所以药房里配不到。但是没有李根白皮也没有关系,你把这个方用上去就会有效的。

因为这个方剂我刚才跟大家解释过了,它就是小柴胡汤的加减,而针对的这个病主要是肝胆之气不畅所引起的,西医认为是属于神经性的,因此只要调整气机,冲气就不会上逆。正因为气往上升得太过,所以把小柴胡汤中的柴胡、人参、大枣等药去掉。这个病不是气,而是血的问题。往往这种病人肝气比较郁,肝血比较虚,所以又配了当归、芍药等补肝血的药;配川芎则为了调肝气。再加葛根清热;李根白皮也是清肝经之热,而且能治奔豚气。所以这个方剂叫奔豚汤。因为这个病发作的时候会伴随腹痛,故这个方子里有芍药配甘草,还可缓急止痛。因为病人有往来寒热的表现,所以这个方有小柴胡汤的意思在里面。往来寒热就是肝胆之气不舒,少阳之气不能舒畅条达,所以产生了往来寒热,还是跟肝郁有关,跟情志有关。张仲景说这个病"皆从惊恐得之","惊发得之",实际上不仅是惊,是各种精神的刺激导致奔豚。按照现在的话来说,就是类似于癔病。癔病也叫歇斯底里,类似于这种病,也是精神神经上的一种疾病。它发作时很可怕,但实际上没有生命危险。

我们再学一下《金匮要略心典》。《金匮要略心典》是历代《金匮要略》注本中较好的一部书。书中说:"此奔豚气之发于肝邪者",主要是发于肝受邪,是肝经的病;"往来寒热,肝脏有邪气而通于少阳也","往来寒热"就是少阳证,肝胆相为表里,由于精神的刺激,肝胆之气不舒,所以产生了"往来寒热"。"肝欲散,以姜、夏、生葛散之;肝苦急,以甘草缓之;芎、归、芍药理其血,黄芩、李根下其气,桂、苓为奔豚主药,而不用者,病不由肾发也"。主要由于奔豚汤所针对的病机与情志有关,而这与肾无涉。奔豚汤是专门治疗奔豚气的,奔豚气多是由于精神因素而发作的,跟肝经关系最为密切,因为肝主藏血,冲为血海。当情志受到刺激以后,肝郁化火,气循着冲脉上逆,而产生了奔豚气。

发汗后,烧针令其汗,针处被寒,核起而赤者,必发奔豚,气从少腹上至心,灸其核上各一壮,与桂枝加桂汤主之。(三)

桂枝加桂汤方:

桂枝五两 芍药三两 甘草二两(炙) 生姜三两 大枣十二枚

上五味,以水七升,微火煮取三升,去滓,温服一升。

实际上《伤寒论》也有本条条文。病人已经发过汗,再用一种烧针、温针让他发汗,如此汗出过多,阳气受损之后,寒邪从针孔侵入,所以叫"针处被寒"。体内阴寒之气太甚,影响到心阳,所以使得气从少腹上冲至心,而发作了奔豚。此病可内外兼治,外面得病的地方用灸法,灸一壮,用艾绒放在它皮肤上点着,艾绒是温热的。内治可用桂枝加桂汤,这个方就是桂枝汤再加桂枝二两。桂枝汤原有桂枝三两,现在再加二两桂枝,变成五两,所以叫桂枝加桂汤。因此同样是五味药,但方名却变成桂枝加桂。为什么叫加桂,就是桂枝的剂量加大,温其心阳,因为受了寒,心阳不足。阴寒之气影响到心,所以用桂枝来温心阳,而且桂枝能够降上冲的阴寒之气,所以加大桂枝的剂量,名桂枝加桂汤。有的书上说桂枝加桂汤有两种说法,一说加桂枝,一说加肉桂。实际上他们都没有好好地看古书。古代桂枝跟肉桂是不分的,在唐以前这两味药是没有区分的。唐代《新修本草》专门有记载。它说就是"小嫩枝皮",桂枝就是用桂的小的嫩的树枝的皮。又叫肉桂,又叫桂枝,又叫桂心,实际上是一个药。古代没有分,后世给它分开,有桂枝,有肉桂,实际上当时并没有区分。所以张仲景《伤寒论》中"更加桂二两也",可更加桂枝或肉桂二两。所以《金匮》肾气丸我们现在用的多是肉桂,原书用桂枝一两,附子一两,没有说用肉桂一两的,没有这个版本,古书就是这样。现在一般认为肉桂温肾阳的作用好一些,所以《金匮》肾气丸多用肉桂,但是古代用桂枝,正如《新修本草》记载,"小嫩枝皮,肉多而半卷,中必皱起,其味辛美,一名肉桂,亦名桂枝,一名桂心"。

131

这里有个医案,蛮有意思,是岳美中先生的医案。岳美中是国内中医界的泰斗,他的故乡在河北唐山,当地在 1976 年曾经发生大地震,死掉大概有几万人,不过现在建设得很好。在 1973 年,岳老故乡老友娄某某的妻子,70 岁,患呕吐腹痛 1 年多,远道到北京来找岳老看病。岳美中先生当时在中国中医研究院,问她病情,腹痛有发作性,先是呕吐,随即在少腹部结成瘕块,而且伴有疼痛,当肿块慢慢大时,疼痛也会慢慢厉害。岳老说瘕块是假的,是气造成的,而不是瘀血,同时气从少腹上冲到心下,苦闷欲死。随即冲气慢慢的降下去,痛也减下去了,块也慢慢消了。终于痛止块消,好像正常人一样。按照他讲的这些症状,就是所谓中医的奔豚气。奔豚气讲气好像小猪往上奔突上冲的形状。《金匮要略》讲得之于惊发,就是惊恐刺激的意思,凡是精神的刺激都是属于这个范畴。患者女儿突然亡故,白发人送黑发人,所以悲哀过甚,情志不舒,故得这个病。岳老给她用张仲景的桂枝加桂汤,说明病人还是有阳虚的情况,症状上没有写她的舌苔。桂枝加桂汤,桂枝原方应该是五两,按照折算当用五钱,大陆上一钱等于 3 克,即桂枝 15 克。其他按照桂枝汤的剂量折算,一天一剂,水煎温服,吃了十四剂,奔豚气大为减轻,肚子里有点响,呕过一次,因为呕吐,所以按原方加半夏、生姜和胃降逆止呕,再吃10剂以后,心下微微有点痛,头也有点痛,大便比较干。左关脉弦,是肝胃之气上冲,于是再给她用温补脾胃的理中汤,在此基础上再加肉桂、吴茱萸以散肝寒、降逆气,吃了以后就病好了。岳老在病案后有个按语:"桂枝汤原本治太阳中风,汗出,发热,恶风证。而仅加桂枝量后,则治奔豚气,因此医生在处方用量上岂可掉以轻心"。一个药用多少剂量不能稀里糊涂,要动脑筋。不动脑筋,分量乱开,就吃坏了。所以岳老说一个方剂量一变,就变成了另一个方,所治的病也就不一样,所以医生绝不能掉以轻心。

我是北京中医学院第一届研究生毕业的,当时岳美中先生招研究生,我当时报考他的研究生,我在1978年8月第一次到北京,去他家里,他家的房间里挂了一副他亲自作的对联,叫"治心何日能忘我,操术随时可误人"。"治心何日能忘我",治理自己的心,到哪一天能够达到忘我的境界。"忘我"就是一切都想着病人,一切都在研究医书,研究病,想着人家,不想着自我,叫"治心何日能忘我"。"操术随时可误人","操术"就是说我们做医生的,我们操的是医术,随时随地可以殆误人,把人家给治死,或者把人家给治坏了。所以当你要治好病,就必须要"治心何日能忘我",要治自己的心,要一心一意,要放在病人的身上,要放在医书的研究上。"治心",到哪一天才能达到忘我的境界。因为人都是有私心的,不一定能够全心全意为病人,所以岳老就勉励自己,这副对联是他自己作的。岳老会写诗的,写了上千首诗,去世以后出版过一本很厚的诗集。所以我把这副对联记下来,我现在也经常用这副对联来勉励自己,要无我,要忘我,一个人老是想自己,不关心人家,不关心病人,那怎么可能做得了好医生呢?所以岳美中先生道德品质是很高的,他确实是相当了不起的。

发汗后,脐下悸者,欲作奔豚,茯苓桂枝甘草大枣汤主之。(四)
茯苓桂枝甘草大枣汤方
茯苓半斤　甘草二两(炙)　大枣十五枚　桂枝四两
上四味,以甘澜水一斗,先煮茯苓,减二升,内诸药,煮取三升,去滓,温服一升,日三服。甘澜水法:取水二斗置大盆内,以杓扬之,水上有珠子五六千颗相逐,取用之。

这个病也是由于误用发汗,肚脐下面少腹部位觉得有点跳动,跳动就说明是下焦的寒气。因为汗出太过会伤阳气,若肾中的阳气不够,水气往往会往上冲逆。但是它还没有真正的发作奔豚,所以叫"脐下悸者,欲作奔豚",肚脐下有跳动的感觉,奔豚好像要发作了,但是还没有真正发作。在这样的情况下用苓桂草枣汤。《伤寒论》也有本条条文。苓桂草枣汤体现了通阳化气,培土制水的治疗方法。因为茯苓配桂枝通阳化气利水,而且桂枝也能降逆,茯苓也能治疗脐下的动悸,能够利水。甘草配大枣补脾胃,培土可以制水。苓桂草枣汤当用甘澜水煎药。"取甘澜水法,取水二斗置大盆内,以杓扬之,水上有珠子五六千颗相逐,取用之。"甘澜水即是用普通的水,放在大的盆里,然后用一个木头勺子给它舀,舀了几千遍以后,上面都是水珠子,用这个水煎药,这叫甘澜水。这是有道理的,因为不停的舀这个水,按照现在的话来说,水分子改变了。所以这个水吃起来有点甜,故名甘澜水,甘就是甜,有点甜味。甘澜水能够补脾胃,能够利水,所以用来治疗"欲作奔豚"就用这个水来煎药。李时珍《本草纲目》也载有甘澜水。他就说甘澜水能够益脾胃,而且帮助祛水湿,这个不妨试试看。我有一次跟北京一个商人正好碰到,他是做水生意的,他有这个想法。他加工水,用机器让水转动,到一定的时候这水与原先的水不一样。后来我说你可以试试看,我就把古代的做甘澜水法给他讲,但是后来就失去了联系,不知道人家到底有没有去用。古代的东西可能有一定的现实意义。

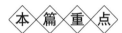

第一条,要掌握后面那句话,"师曰:奔豚病从少腹起,上冲咽喉,发作欲死,复还止,皆从惊恐得之"。要知道奔豚病的症状,以及奔豚病的病因。

第二条,"奔豚气上冲胸,腹痛,往来寒热,奔豚汤主之"。这是典型的症状,用奔豚汤来治疗。本条条文是从肝经来论治奔豚病,因为受了精神刺激而产生了奔豚,故用疏肝理气养血清热的方法来治疗奔豚。

第三、第四条,我们了解阳虚而导致的奔豚,用桂枝加桂汤。阳虚水饮内动,欲作奔豚,还没有真正作奔豚,"脐下悸者,欲作奔豚",可用苓桂草枣汤。

133

胸痹心痛短气病脉证治第九

本篇篇名写了胸痹、心痛、短气这三个病，实际上主要是叙述胸痹和心痛的病因和治疗，其中主要是论胸痹。所谓痹，闭塞而痛谓之痹。也就是说胸部觉得闭闷、疼痛，把它作为主症，所以叫胸痹。心痛，也包括了一些胃脘的疼痛。短气是指呼吸比较急迫，实际上短气是胸痹心痛的一种症状，所以胸痹心痛短气主要是讲胸痹，也讲了心痛，而胸痹心痛又都伴有短气，所以短气是作为胸痹心痛的一种症状来叙述的。正因为胸痹和心痛都有疼痛，发病也都在胸前区，所以病位是相似的，而且病因、病机也有相似之处，所以放在一起来讨论。短气也是胸痹、心痛的常见症状，所以把胸痹、心痛、短气合在一起作为一篇。

"师曰：夫脉当取太过不及，阳微阴弦，即胸痹而痛，所以然者，责其极虚也。今阳虚知在上焦，所以胸痹心痛者，以其阴弦故也。"（一）

"脉当取太过不及"，比正常脉象有力的称为太过，如脉有特别洪大的，这就是"太过"。"不及"则比正常脉象要来得按之无力，如脉比较细，比较微弱，这称为"不及"。"太过"，往往指的是邪盛，是实证；而"不及"主要指的是正气虚，是虚证。所以看病首先要诊脉，诊脉就要知道是太过的脉还是不及的脉，是以邪盛为主的脉还是以正虚为主的脉，从这里就说明，我们看病首先要分辨病情的阴阳虚实，所以《内经》中讲到看病首先要"察色按脉，先别阴阳"。病人来，医生就要望他的色，按他的脉；"先别阴阳"，先要分别它是属于阳证还是属于阴证，也就是说属于实证还是属于虚证，首先要分辨清楚。实者要泻，虚者当补。"脉当取太过不及，阳微阴弦，即胸痹而痛，所以然者，责其极虚也。"对本条我是这样理解的："阳微"指的是浮取比较微弱，如果脉轻取、浮取比较微弱，但重取、沉取又有弦象，即脉比较微弱，但重取又有点弦。碰到这样的脉象，病人可能出现胸痹而痛，即胸膺部位闭塞疼痛。"所以然者，责其极虚"，为什么产生胸痹而痛，主要这个人是相当的虚弱，浮取脉很微，说明胸中的阳气虚弱，所以从"本"来考虑，"本"是虚的。

"今阳虚知在上焦，所以胸痹心痛者，以其阴弦故也"。这个病人阳气虚在什么部位？阳气虚在上焦，上焦就是心，是心阳虚，所以产生了胸痹心痛。光是阳虚，还不致会产生胸痹。后面还有一句话"以其阴弦故也"，但是重按脉有弦象,脉弦往往是主寒,主饮,主痛,患者除了本虚以外,还有标实的问题。标实往往是寒、是饮。阳气虚弱,寒饮趁虚影响到胸,胸中阳气不通,闭塞而疼痛,所以产生了胸痹心痛。仲景是以脉象来讲病机的,所以也不要拘泥。一种解释关前是阳,关后是阴,阳微是寸脉比较微,阴弦是尺脉比较弦,这比较难于理解。我认为从浮取、沉取来考虑比较正确。浮取轻按比较微弱,而重按又有一种弦象,说明阳气不足,再加上有阴寒之气侵犯到人体,所以出现了胸痹心痛。"阳微阴弦"指的是病机,借脉来讲病机,阳微是指上焦的阳气不足,胸阳不振,阴弦指的是寒甚,寒饮内停。正因为阳虚,阴寒之邪就要上乘阳位,停留在胸中,使得胸中闭塞,阳气不通,造成了胸痹心痛。这就是胸痹心痛的病因病机,并且是借脉来分析胸痹心痛的病因病机的。

平人无寒热,短气不足以息者,实也。(二)

"平人"就是指类似于正常人,疾病没有发作,没有感受外邪,没有恶寒发热,在这样的情况下,突然发生了短气不足以息,正因为他短气,甚至于呼吸也有一定的困难,故曰"短气不足以息"。这往往是实证,这第二条是接着第一条而来的。第一条讲患者体质比较虚弱,上焦阳虚,再加上有寒饮,可以产生胸痹心痛。也有些人在没有发病时跟正常人一样,所以叫"平人"。没有恶寒发热,说明没有外感,而突然发生短气,甚至于呼吸有一定的困难,这是一个实证。短气,就是胸痹心痛的一个症状。为什么会产生突然的"短气不足以息"呢?主要是体内有痰,或者是有饮食积滞,阻碍了气机的升降而致,所以它是一个实证。

短气跟少气是有区别的。日本番川太冲《行医余言》云:"少气者,言气息微少,不足以言也",即气息比较微弱,说话也不太说得出来,说话声音很轻,这叫"少气"。短气者,"气息迫促,不足以息也",即气息比较急促,呼吸有一定的困难。所以短气跟少气是有区别的。

本条"短气不足以息",说明有痰有食阻碍了气机的升降出入,所以是个实证。一般平常的人,如果突然有了短气,呼吸困难,往往是实证,你不要往虚证方面去考虑,而是由于痰和食造成的。这也是教我们辨证,怎么来分辨虚实。

胸痹之病,喘息咳唾,胸背痛,短气,寸口脉沉而迟,关上小紧数,栝蒌薤白白酒汤主之。(三)

栝蒌薤白白酒汤方

栝蒌实一枚(捣) 薤白半升 白酒七升

上三味,同煮取二升,分温再服。

本条条文是讲胸痹的典型证候,以及主治的方剂。胸痹典型的证候主要是"喘息咳唾,胸背痛,短气",主要是这九个字。胸痹是胸中的阳气闭阻不通,被寒饮堵在那里,阳气不通,所以出现"胸背痛"。"短气",呼吸也就困难,呼吸困难是跟痰饮堵在胸中有关,所以"喘息咳唾"。痰堵在胸部,阻塞了上焦阳位,阳气不通,所以出现了"胸背痛,短气"。"寸口脉沉而迟",说明心阳虚,寸口是指寸脉,左手的寸脉属于心,寸脉沉而迟,沉主里,病属里证;迟则属寒,说明心阳不振,阴寒比较甚。"关上小紧数",关部的脉比较小比较紧,主中焦有寒饮。有注家认为"关上小紧数"的"数"字是错误的,我就同意《金匮要略直解》以为"数字误"的见解。诊脉看看,寸脉是迟的,关脉怎么会数呢?这个迟数,迟就是迟,数就是数,我认为"数字误"这个观点是可从的。关上的脉小紧,说明体内有寒饮,关上指胃,关上是候中焦的,上焦阳虚,中焦有寒饮、痰饮。正因为上焦阳虚,中焦的痰饮影响到上焦,寒饮停聚胸中而出现了胸痹。这一条的病机跟第一条的病机,所谓"阳微阴弦"是符合的。本是虚的,阳气是虚的,再加上阴寒邪气,也就是寒饮,所以产生了胸痹。治疗用栝蒌薤白白酒汤。

栝蒌薤白白酒汤中的栝蒌,书上写的是栝蒌实,就是现在的全栝蒌,所以我们开处方就开全栝蒌。全栝蒌的栝蒌仁要打碎,或者栝蒌皮、栝蒌仁各一半,比如栝蒌皮三钱,栝蒌仁也三钱,栝蒌仁边上要注明给它捣碎。因为不捣碎的话煎不出来,栝蒌能够通阳,能够祛痰,能够开胸,使得痰和气能够下降。薤白主要作用也是通阳散结,使得胸中气血能够通畅,其实就是野蒜。日本人很多吃,也叫荞头。然后再用白酒一起煮,白酒是用糯米酿造的酒,又叫清酒,日本至今还叫清酒,它是从中国学过去的,白酒作为佐使药,主要是活血,帮助栝蒌、薤白起到通行气血的作用。这一段是胸痹的主要证候以及主治的方剂。后面一些条文讲到胸痹的,我们应该都认为有"喘息咳唾,胸背痛,短气"这些症状,就像《伤寒论》讲到太阳病,我们脑子里要想起发热恶寒脉浮这些症状,我们要联想起来,到后来就简略了。当然后面讲的胸痹就是有这些主症,但是稍微还有一些症不同,这是胸痹的主症、主脉、主方。痹者,闭也,不通也。

胸痹不得卧,心痛彻背者,栝蒌薤白半夏汤主之。(四)

栝蒌薤白半夏汤方

栝蒌实一枚(捣)　薤白三两　半夏半升　白酒一斗

上四味,同煮,取四升,温服一升,日三服。

本条条文前面加了"胸痹"两个字,我们就要考虑到它有"喘息咳唾,胸背痛,短气"这些问题,而现在胸背痛更加严重,称为"心痛彻背",前面这条条文是"胸背痛",本条是"心痛彻背",胸痛一直影响到背部都痛,说明病情更加严重一些。为什么更加严重呢？主要是痰饮更多,痰饮壅塞于胸中,所以从心胸部位牵引到背部,全部都很痛。说明由于痰饮更多而导致病症比上一条的症状更为严重一些。而且"胸痹不得卧",躺不下去了,为什么躺不下去呢？因为"喘息咳唾",上面一条条文"喘息咳唾",即气喘,咳嗽,唾痰。气比较急,躺不下去,睡不着。所以在上方的基础上加了一味半夏,称为栝蒌薤白半夏汤。加半夏主要是帮助更好的祛除痰饮。痰饮祛除后,气喘减轻了,人也能睡觉了,躺得下来,"心痛彻背"得以缓解。如果痰很多,可以加陈皮、茯苓,等于配伍二陈汤的意思。现在是痰阻气机,可能到后来血脉也不通,所以我们也可以加桂枝、丹参、红花这类药,能起到更好的活血化瘀作用。

胸痹心中痞,留气结在胸,胸满,胁下逆抢心,枳实薤白桂枝汤主之;人参汤亦主之。(五)

枳实薤白桂枝汤方:

枳实四枚　厚朴四两　薤白半斤　桂枝一两　栝蒌实一枚(捣)

上五味,以水五升,先煮枳实、厚朴,取二升,去滓,内诸药,煮数沸,分温三服。

人参汤方:

人参　甘草　干姜　白术各三两

上四味,以水八升,煮取三升,温服一升,日三服。

本条条文说明"胸痹心中痞",有实证有虚证,虚证用人参汤治疗,实证用枳实薤白桂枝汤治疗。但是仲景没有具体的讲病理。所以我上次讲仲景书出证候而不言病理。它出证候,什么病情给你讲出来。"胸痹心中痞",心中指胸中,觉得有痞闷闭塞的感觉。"留气结在胸",觉得里面有气结在那里,留在那里,气结在胸中,所以胸闷。"胁下逆抢心",胁下还有气上来,一直往上冲,往上冲到心。张仲景把证候说出来,出证候但没有具体讲病理。实证也好,虚证也好,都会出现这样的证候,但是病因、病理是不同的。而仲景没有讲病理的不同,使得学者自己来思考。我给大家分析一下:"心中痞",就是胸中有闭塞的感觉,"留气结在胸",实证是胸中气结不通。正因为心中痞,感觉胸中痞闷,所以用枳实消痞。我们学过大承气汤,《伤寒论》《方剂学》都讲过,心中痞,所以用枳实。现在气结在胸,胸闷,故用厚朴除满。"胁下逆抢心",按照中医理论来说,胁属肝经,肝位居下焦部位,下焦有气上冲到心。所以要用桂枝降逆下气,刚才我们讲到奔豚气,阳虚的要用桂枝。所以用枳实、厚朴、桂枝,然后再加栝蒌、薤白。因为栝蒌、薤白是治疗胸痹的主要的两味药,所以在栝蒌、薤白的基础上加厚朴、枳实、桂枝。因为痞,所以加枳实;因为满,所以加厚朴;因为气往上逆,所以加桂枝;这是胸中气结而造成的情况,主要是降气为主。故加了这三味药降气。下面仲景说了"人参汤亦主之",人参汤也能治。这不是胸中气结,而是胸中气虚。如果也出现胸中觉得闭塞、胀满的感觉,也有股气从下往上冲上来,也有虚证,这种虚证主要是气虚。上焦是阳位,需要阳气的供养,按照现在的话来说,需要氧气的供养。心肌缺氧不行,所以这个方剂是补气方,通过补气以后,痞满症状会得到消除。

我们学过《伤寒论》,人参汤实际上就是理中汤。为什么它不叫理中汤而叫人参汤呢? 这里头是有讲究的。因为理中汤是治理中焦脾胃的方剂,中焦脾胃的阳气虚,也就是所谓的太阴病,太阴是脾,脾的升降失常,所以要治理中焦,故名理中;而现在的病不在中焦,在上焦,主要是胸中,是心的阳气不足,上焦胸中气虚,所以称它为人参汤。因为人参汤用人参补气,突出人参这味药在这个方剂中的作用。它通过补阳气,散寒邪,而能够治疗胸痹,方中人参大补元气,白术帮助人参补气,甘草也能补气,干姜能够祛寒,所以使得上焦的阳气能够得到补充,寒气能够消散,通过补气散寒即能治疗胸痹。这是胸痹的虚证,乃胸中气虚而造成的胸痹、痞满,可以用人参汤来治疗。通过人参汤的补阳气来消散阴寒。本条说明同样的胸痹有偏实、偏虚的不同,这是需要通过辨证来区别的。如果用人参汤治疗,胸痹的病情应该不是很急,相对来说病情表现比较缓,而且有四肢不温、少气、语言低微、舌淡、苔白、脉弱等气虚的症状,才用人参汤。这称为同病异治。人参汤称为"塞因塞用"。《黄帝内经·素问》中讲治法,讲到有通因通用,有塞因塞用。所谓塞因塞用就是用补益的方法来治疗痞满、胀满的病证,这叫塞因塞用。表面上好像塞住了,好像不通了,实际上关键是阳气虚,而不是真正的不通,所以用补药来治疗。通过吃了补药之后,阳气充足了,振奋了,寒邪就散了,这就叫塞因塞用。

胸痹,胸中气塞,短气,茯苓杏仁甘草汤主之。橘枳姜汤亦主之。(六)

茯苓杏仁甘草汤方:

茯苓三两　杏仁五十个　甘草一两

上三味,以水一斗,煮取五升,温服一升,日三服。不瘥,更服。

橘枳姜汤方:

橘皮一斤　枳实三两　生姜半斤

上三味,以水五升,煮取二升,分温再服。《肘后》《千金》云:治胸痹,胸中愊愊如满,噎塞习习如痒,喉中涩燥唾沫。

本条条文的写法跟前一条一样,什么什么汤主之,什么什么汤亦主之。这个方可以用,另一个方也可以用。"胸痹"是病名,"胸中气塞",实际上是个病因,胸中的气塞住了,气不通了。正因为气不通,造成"短气","短气"是症状,"胸痹"是病名,"胸中气塞"是病因。为什么会"胸中气塞,短气",主要是有

138

痰有气堵在胸部，所以我们看橘枳姜汤处方的后面引了《肘后备急方》和《备急千金要方》，在这两本书中讲到这条条文，"治胸痹，胸中愊愊如满"，"愊愊"是郁结的意思，胸中有气机郁结，胸部好像很胀闷。"噎塞习习如痒"，好像喉咙里有东西塞住了，有一点动，有一点痒。"习习"就是一种动态，如凉风习习，习习就是指风在动。喉咙里好像有东西在动，又觉得有点痒。为什么会胸闷，喉咙痒？主要是痰和气堵在那里。"喉中涩燥唾沫"，喉咙里很难受，嘴巴里有唾沫吐出来，说明有痰有气堵在胸中，堵在咽喉。所以《肘后备急方》和《备急千金要方》的记载可以跟《金匮要略》合起来学习。因为《肘后备急方》是晋代葛洪写的，《备急千金要方》是唐代孙思邈写的，他们那个时代跟仲景的时代相距不远，他们那个时候能看到仲景的原书原貌，所以他们所记载的条文、记载的症状可以起到互补的作用。说明这个病当然是胸痹，但是个轻证。它前面写着胸痹，后面写着短气，气塞，说明胸痛很轻，或者干脆没有胸痛，主要是胸中觉得很闷、出现气短，并以短气为主要症状。胸中很闷，短气，所以考虑用茯苓杏仁甘草汤。有痰，气机不畅，所以用茯苓祛痰饮；杏仁宣散肺气；甘草调和药性，所以胸痹比较轻的，主要是痰、气的不通而造成的短气，用茯苓杏仁甘草汤来治疗。"橘枳姜汤亦主之"，如果是以气机不畅为主，也可以用橘枳姜汤来治疗。橘是橘皮，橘皮理气，宣通气机；枳实下气；而生姜也能下气，也能化饮，和胃降逆。所以如果气机不通畅，就可以用橘枳姜汤来治疗。这两个方可以根据具体情况来用。

胸痹缓急者，薏苡附子散主之。（七）

薏苡附子散方：

薏苡仁十五两　大附子十枚（炮）

上二味，杵为散，服方寸匕，日三服。

对本条条文的理解，往往好多注家说不清楚。有的说"胸痹缓急"，指有的时候缓解，有的时候危急，"缓"是缓解，"急"是危急。不知"胸痹缓急"，关键是在"急"字上。《史记·游侠列传》云："且缓急人之所时有也。"这里的"缓急"就是说一下子出现危急的情况，人往往能够碰到。《史记·袁盎鼂错列传第四十一》还有记载，"一旦有缓急，宁足恃乎"，即一旦碰到危急的时候，可以完全依靠它吗？所以"缓急"就是急的意思，并不是或缓或急的意思。你要读汉代的文章，《史记》是太史公司马迁写的。读汉代的文章你才可以知道仲景的本意。本条是说胸痹情况很紧急，很危重的时候，心阳衰弱，又有寒湿侵犯，这个时候用"薏苡附子散主之"。"胸痹"表明有"喘息咳唾，胸背痛"的症状，在病情很危急的情况下，用瓜蒌薤白白酒汤之类的方剂已经无效，这个时候就是要强心，所以用附子，用薏苡附子散。胸痛比较激烈，病比较急，故用大的附子。附子能够温里祛寒、通阳止痛;再加苡仁,能够除湿祛痰,使得阳气通,寒气除,痰湿祛,胸痹能够得到缓解。

本条条文比较难理解,因为张仲景这种条文太简略。著作从那个时代流传下来很不容易,都要在竹简上刻出来,文字要尽量简略,所以就很难理解。我自己到三十几岁还理解不了这条条文,什么叫"胸痹缓急",也认为有的时候缓解,有的时候危急,也是这么个理解。后来我跟浙江中医学院的老校长何任教授一起编《金匮要略校注》,那时我三十多岁,我们编完以后,把各地研究《金匮要略》的名家请来,让他们提意见,他们就提到了这个问题,这是殷品之提出来的。殷老是上海中医药大学专门研究《金匮要略》的一个学者,去世大概已十多年了。当时他也七八十岁了,人很消瘦,走路也不太走得动,把他请到杭州,请他审稿,请他提意见。他就提出"胸痹缓急"这一条,"缓急"并不是有时缓解,有时厉害。"缓急"关键是在后面的"急"字,就是胸痹情况很危急,要这样理解。所以我就记得很清楚。三十多岁之前搞不懂,是由于得不到名师的指点,名师的指点很重要。

成就学问有三个关键。第一,是天资。这很重要。天资就是要有一定的聪明才智,如果笨得很,从小就有点痴呆,叫他当医学家,肯定不可能。第二,是勤奋。有天资,不用功读书没有用。古诗里说"三更灯火五更鸡",半夜三更还在灯下看书,五更鸡叫又起来看书。第三,良师益友。没有良师益友,你还是成不了才。一定要有好的老师,一定要有好的朋友,关键的时候来提醒你,来给你指点。孔子很了不起,是圣人,但他还要向老子求教,所谓"孔子问道于老子"。我搞《金匮要略校注》的时候,是三十几岁,那时按照条文,就这么四个字,怎么理解也理解不通,只能按照字面上去理解。后来殷老先生来了,他就说了关键在哪里,给你点破,虽然只点了一个字,我这一辈子都记得。所以我今天跟大家讲课,就讲这个问题。这是岳美中先生说的,成就学问一定要有这三个条件,缺一不可。

能考到中医专业,说明你们都很聪明。长庚大学今年的录取分数是400多分,报纸上登着,刚才他们拿给我看,台大是500多分。我们浙江中医学院中医专业七年制的最低588分,最高620分,五年制的最低566分,当然其他专业的分数就低了,中医是最高的。因为我们学校其他专业也有,一共招了2000多人,中医就招了几百个人,中医是精英教育,要最好的才能学医。所以我说你们考上中医专业,都是聪明的,都是有天资的,关键是后面两条。一个是不是勤奋,你不勤奋也没有用。另一个是有没有好老师的指导。好老师的指导很重要,特别是到临床。为什么医科的学生不能招得多,关键就在这。因为招得多,没有那么多的好老师来带,到了临床上就是要有老师带教的。医学教学不管到什么时候都是精英教学。正因为是精英教学，如果没有这种条件，没有这种老师，你根本就学不好，所以招医科不能招得多，就是这个道理。良师益友相当重要。

心中痞，诸逆心悬痛，桂枝生姜枳实汤主之。（八）

桂枝生姜枳实汤方：

桂枝　生姜各三两　枳实五枚

上三味，以水六升，煮取三升，分温三服。

"心中痞"，即胃脘部胀闷，有闭塞不通的感觉。"诸逆"，就是指各种病邪往上冲，主要还是痰、寒、气往上冲，使得心脏有一种牵引作痛的感觉，"悬痛"，可理解为牵急而痛。可以用桂枝生姜枳实汤来治疗。因为桂枝降逆下气温阳，针对"诸逆"，即各种邪气往上冲逆；生姜能够降逆下气，也能化痰祛水；枳实能降气消痞，针对"心中痞"。气下了，心痛就能得到缓解。

心痛彻背，背痛彻心，乌头赤石脂丸主之。（九）

乌头赤石脂丸方：

蜀椒一两一法二分　乌头一分（炮）　附子半两（炮）一法一分　干姜一两一法一分　赤石脂一两一法二分

上五味，末之，蜜丸如桐籽大，先食服一丸，日三服。不知，稍加服。

本条经文说明心痛相当严重。心痛牵引到背，背痛又牵引到心，由于阴寒之气相当严重，虽然只有八个字，实际上还应该有"四肢逆冷，脉沉"这些症状。因为上焦阳虚，阴寒之邪影响到心，所以要温阳散寒，峻逐阴邪，即用峻猛的药把阴邪驱除出去。温阳散寒的药有乌头、附子、蜀椒和干姜，这四味药都是大辛大热，甚至是有毒的，主要用于温阳祛寒止痛。乌头是母根，长出来的子根是附子，乌头含的乌头碱成分更加毒，有强心作用，张仲景把乌头和附子合在一起用，这样使得温散的作用更加强。因为阴寒之气影响到心、背，内外脏腑经络都受到影响，所以附子、乌头同用，起到振奋阳气，驱散寒邪的作用。干姜性温，四逆汤就用到附子配干姜。蜀椒也是散寒的。

蜀椒是四川出的花椒，特别的麻辣，四川人吃麻辣，吃麻辣豆腐，我们到了四川都受不了，呆上一个礼拜就逃回来，因为我们不会吃麻辣。我到四川成都中医药大学去过几次，我觉得到了四川是要吃麻辣的，不吃麻辣不行。因为中国之大，各地的水土都不同，四川这个地方阴寒、寒湿太甚，通年不太见阳光。如果在成都待上十天，十天里只有一两天有太阳，还有七八天都是阴天，寒湿特别重，早上八点半，天还是黑的，吃早饭时外面黑乎乎的。所以要吃麻辣。麻辣有发散作用，吃了以后会微微的发点汗，把体内所受的寒湿赶出去，就不会生病。不吃的话可能就会生病，所以要入乡随俗。那边的人吃惯了麻辣，用热药的剂量就特别大。像四川,附子用到30g都有,甚至最多用到100g以上都有。而在杭州,用到6g、9g、10g,超过10g就很少见了。因为四川人天天吃麻辣,无所谓了,就像韩国、朝鲜人参用得多,人参当萝卜一样吃。

关于这个问题,古人早有记载。《素问·异法方宜论》就讲到"一病而治各不同"。你在台湾能做一个好医生,到祖国大陆不一定能做好医生;祖国大陆能做好医生,到台湾不一定能做好医生。这个地方能做好医生,不一定到那个地方可以做好医生。每个地方都有风土人情方方面面的不同,所以叫"异法方宜"。

乌头赤石脂丸用了四味热药,主要是祛寒温阳,然后加了一味赤石脂,赤石脂能够收敛阳气,因为热药都是发散的,过分的发散也会伤气,所以加了赤石脂,使得散中有收,而且可以固脱。全方能驱散寒邪、温阳固脱以治心痛。这个方子用量是很小的,所以原书写的是"先食服一丸,日三服。不知,稍加服。"吃饭以前先吃一丸,如梧桐子大,一天吃三丸。"不知",就是吃了药没有什么反应,没有觉得好转,就逐渐把用量加大。说明吃这个丸药要量小,要慎用。因为它含有乌头碱,含有毒性,往往等到起效之时,已经接近中毒量,所以要小量、慎用。

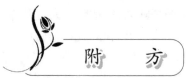

附　方

九痛丸:治九种心痛。

　　附子三两(炮)　生狼牙一两(炙香)　巴豆一两(去皮心,熬,研如脂)
人参　干姜　吴茱萸各一两

上六味,末之,炼蜜丸如梧子大,酒下。强人初服三丸,日三服;弱者二丸。兼治卒中恶,腹胀痛,口不能言。又治连年积冷,流注心胸痛,并冷冲上气,落马坠车血疾等,皆主之。忌口如常法。

《备急千金要方·卷十三心脏方·心腹痛第六》所载九痛丸方,附子与干姜各用二两,无生狼牙,而用生狼毒四两。余与本方同。据《备急千金要方》记载,九痛为"一是虫心痛,二是疰心痛,三是风心痛,四是悸心痛,五是食心痛,六是饮心痛,七是冷心痛,八是热心痛,九是去来心痛"。说明古人认为有九种心痛。这其中不完全是心痛,还包括了胃痛。虫心痛是由于寄生虫而造成的胃脘部疼痛;疰心痛痛无定处,一会这里痛,一会那里痛;风心痛是指感受风邪导致的心痛;悸心痛是指心痛伴有心悸;食心痛、饮心痛,是由于饮食所伤,造成的胃痛。冷心痛、热心痛,是指由寒邪或热邪造成的心痛;来去心痛是指发作有时的心痛。这九种心痛都可以用九痛丸治疗。也治疗"冷冲上气，落马坠车血疾等"。《备急千金要方》里用的是狼毒，而不是狼牙。狼毒跟狼牙在药性上稍微有所不同，狼毒可以杀虫，还能够除饮食寒热水气。后世认为还是应该按《备急千金要方》改为狼毒。所谓九种心痛就是各种心痛、胃痛，它用附子、干姜温阳散寒；吴茱萸开郁下气，温中止痛；这对心阳虚或脾胃阳虚的病人，往往可以起到作用。人参补脾胃，性偏温，配附、姜、吴萸以治心腹疼痛。巴豆温通，散寒结，祛痰饮。巴豆如果用得好，是一味很好的药，但很难掌握好它的用量，而且加工炮制不行，因为巴豆要去油，要把巴豆油去尽，现在大多都没有遵照这种传统的炮制方法。

我的老师北京中医药大学王绵之教授，今年85岁，家族世代习医，到他是祖传19代。他家有个祖传的丸药叫王氏保赤丸。王氏保赤丸在东南亚国家很风行，像六神丸一样很小的一支，过去是一美元一支，给小孩吃的。据王老告诉我，王氏保赤丸主要药物是巴豆，巴豆的炮制很讲究，巴豆油要全部去尽，否则有毒性，吃了肚子痛得受不了。他家治儿科病往往都用王氏保赤丸，因为小孩子吃坏的多，所以用巴豆祛食积。小孩子生病往往一是吃坏，二是外感。所以节制饮食，再预防感冒，小孩子一般不会生什么病。

九痛丸用巴豆是有道理的，它能祛除胃肠寒积，腹痛就会减轻，再加狼毒能够消饮食，祛水饮，杀虫。虽然号称有九种痛，但是九痛丸主要还是治疗阴寒而造成的疼痛，用少量，如梧桐子大，强人吃三丸，弱者吃二丸。

在1984年第二期《浙江中医杂志》上有个医案。一个女病人胃脘痛十多年了，在秋冬季节尤甚，且反复发作。面色苍白，不欲进食，食后痛减，畏寒肢冷，大便色黑且秘结，三四天一次，大便检查隐血阳性。袁呈云先生认为是阴寒痼冷，积于中焦，脾胃不和，所以要温通散寒，健脾止痛。让患者发病时服九痛丸，一丸大约0.5g。服后十多分钟就慢慢缓解了。患者当天因为多次发作，服了15丸，第二天疼痛减轻，改成每天服三次，每次一丸。一共服用了100丸，胃痛痼疾就消除了，大便检查隐血阴性。随访四年没有复发。

九种心痛一般都指的是胃痛，所以古人讲的心痛不一定完全是心痛，有些是胃，胃中有寒，有积滞，所以要散寒祛积。附子、干姜、吴茱萸散寒，人参补脾胃，巴豆、狼毒祛积。

实际上古方的疗效很好，但现在一般都不用古方，药厂也不生产。药厂往往追求利润，哪些药卖得出去，哪些药大家都能用，就生产什么药。像九痛丸这种药治疗面很窄，大部分医生也不一定掌握得好怎么用这个药。实际上，祖国大陆也好，台湾也好，药厂就要把经方这些成药好好生产，经方好的方有的是，但就是不去做，而是追求经济利益，所以现在往往真正病重不一定有合适

143

的药来治。这个是一个亟待解决的问题。实际上仲景的方如果对症了,一般都会有效,就怕不对症。为什么"方书之祖"会流传下来,就因为方剂好用,临床上对症下药,确有疗效。

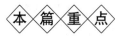

第一条,主要要掌握胸痹心痛跟阳虚阴盛有关,胸痹心痛主要是上焦阳虚,再加上有阴寒,有痰饮,所以造成了胸痹心痛。"阳微阴弦",是借脉来讲病。

第三条,"胸痹之病,喘息咳唾,胸背痛,短气,寸口脉沉而迟,关上小紧数",是胸痹的主要症状,包括胸痹的主要治疗方剂栝蒌薤白白酒汤,通过通阳散结来消除痹痛。

第四条,"胸痹不得卧,心痛彻背者,栝蒌薤白半夏汤主之"。在胸痹的症状基础上疼痛更加剧烈,"心痛彻背",而且由于痰多咳喘,不得平卧,所以加半夏。

第五条,"胸痹心中痞,留气结在胸,胸满,胁下逆抢心",是偏于胸中气结的实证,用枳实薤白桂枝汤治疗,方中枳实消痞,厚朴除满,桂枝降逆下气,再加栝蒌、薤白,这两味药是治疗胸痹的主药。如果是胸中气虚所致,就用人参汤来治疗。人参汤虽然跟理中汤是相同的药物,但它不叫理中,而叫人参汤,说明它主要关键是补气为主,胸中气虚才出现了胸痹心中痞,胸闷,所以以补气为主,这就体现了同病异治,辨清虚实而用药。

第六条,"胸痹,胸中气塞,短气",是痰气互阻所致,可以用茯苓杏仁甘草汤主之,也可以用橘枳姜汤。如果以痰饮为主,有咳嗽的,用茯苓杏仁甘草汤;以气机不畅为主,用橘枳姜汤,因为理气药更多一些。

第七条,"胸痹缓急者,薏苡附子散主之。"所谓"缓急",重点是在"急"字上,并不是或缓或急的意思。胸痹很危急,就用薏苡附子散,附子温阳散寒强心,苡仁化痰祛湿。

第九条,"心痛彻背,背痛彻心,乌头赤石脂丸主之。"这是阴寒痼结的心痛证治,心痛牵引到背,背痛又牵引到心,阴寒之气太甚,阳气不通。所以要温阳散寒,取乌头和附子同用。本篇主要是把这些条文掌握好。

腹满寒疝宿食病脉证治第十

腹满指腹中胀满,腹中胀满实际上不是一个病名,而是一个病症。腹满可以出现在多种疾病的病变过程中。所以要分清它是属于实证、热证,还是属于虚证、寒证。具体的辨证到具体的方剂再讲。

寒疝是个病名。隋·巢元方在《诸病源候论》中说:"疝,痛也"。疝病受寒则发,所以叫寒疝。与现代医学所谓的疝气是不同的。古代认为疝是一种阴寒性的腹痛。受寒即犯,所以叫寒疝。

宿食实际上也不是个病名,应该是个病因。宿食就是伤食,就是食积。吃了东西过一晚上不消,即经宿不消、停留于肠胃故称宿食。宿食停留肠胃可以产生腹痛或导致其他的症状。

以上三者都有腹满腹痛,病位又都在腹内,所以把腹满、寒疝、宿食合在一篇讲。

跌阳脉微弦,法当腹满,不满者必便难,两胠疼痛,此虚寒从下上也,当以温药服之。(一)

跌阳脉指的是在脚背上冲阳穴的地方有脉搏搏动。跌阳脉是胃脉,主中焦。"脉微弦"可以理解为脉微而弦,"微",指中焦脾胃的阳气不足;"弦",主寒主痛。主要是脾胃虚寒,寒气上逆,产生腹满,所以叫"跌阳脉微弦,法当腹满"。"不满者必便难,两胠疼痛",有的人不一定有腹满,但是会出现其他的症状。一者是大便难,考《脉经》卷八、《备急千金要方》卷十六,在"必"字之下有"下部闭塞大"五个字。如果结合《脉经》、《备急千金要方》来看,就是说如果腹部不胀满,必定有下部闭塞,大便困难,其病因病机跟腹满一样。二者是"两胠疼痛",即两边腋下胁肋部疼痛,这跟肝气上逆有关。因为厥阴肝经肝寒气逆可以造成"两胠疼痛"。总的来说,本条"脉微而弦",脉微可理解为脾胃虚寒,脉弦主寒主痛,脉弦也主肝病,厥阴肝经有寒,肝寒而气上逆,所以说"此虚寒从下上也"。肝肾都居于下焦,虚寒从下而上,则出现"两胠疼痛"。正因为脾胃虚寒,厥阴肝经也寒,故"当以温药服之"。温药能温脾胃,暖肝散寒,使腹满缓解,大便通畅,两胠疼痛也能减轻。本条讲了腹满、寒疝总的病机是与寒气有关。腹满、便难、两胠疼痛,都是寒邪为患的表现,所以要用温药。

病者腹满，按之不痛为虚，痛者为实，可下之。舌黄未下者，下之黄自去。（二）

本条从腹满来辨虚实。病者腹满，按之不痛者为虚证；按之痛者为实证，实证就可以攻下。说明在张仲景的时代就有腹诊。日本人很狂妄，他们看病很注重腹诊，认为腹诊是他们发明的。实际上腹诊我们中国古已有之，1800年前就有了，本条讲的就是腹诊。而且日本人原先称汉方，现在不想叫汉方医学，最好叫东洋医学。实际上都是仲景方，都是从中国传过去的。唐代鉴真和尚好几次东渡日本，就带了医药过去。而且当时是盛唐，日本派了好多的留学僧过来，从我们这里学去的。当然他们也有研究，也有发展，我们不能抹杀，但是根源还是在我们这里。本条就说明了我们中医早就有腹诊。虚者补之，实者泻之。如果按上去不痛，就是虚证；按上去很痛，拒按，就是实证，可以攻下。腹满按之不痛，往往是脾胃虚寒，运化无力，这时就要塞因塞用。虽然感觉胀满，但因为是脾胃气虚，用补的方法反而能治好。如果是实证，拒按，那就要通了。"舌黄未下者，下之黄自去"。往往实证病人舌苔色黄，舌苔黄说明有里热，有宿食积滞。这时就应该攻下，比如说用大黄、芒硝，用大承气汤。攻下之后，大便通了，把体内有害物质都排出去，舌苔就干净了，黄苔就退了，所以叫"下之黄自去"。

这一条很有指导临床的价值。说明腹满按之疼痛的实证，往往是里有积滞，往往病在阳明，有里热，有积滞，所以病到了阳明就有里热，舌苔就变成黄色。舌苔黄，又有腹满，就要用攻下，使宿食、热积从大便排出去，排出以后黄苔马上就退了，变成薄白苔，所以叫"下之黄自去"。像这种情况，可以用大承气汤来治疗。也说明中医很早就注重腹诊，摸肚子并不是西医的专利。

腹满时减，复如故，此为寒，当与温药。（三）

腹部胀满，有时减轻，有时发作。"此为寒"，这是由于脾脏虚寒的缘故。"当与温药"，应当用温脾的药物来治疗。我们可以联系《伤寒论》，《伤寒论》的太阴病就有腹满，是脾脏的虚寒证，温脾补气散寒就可获效，可以用理中汤或附子理中汤。

以上两条条文都讲辨证，都有临床实际意义。后一条的腹满肯定是按之不痛的，因为没有真正的宿食、热积，主要还是内脏的虚寒，是脏寒。《素问·异法方宜论》说"脏寒生满病"，脏寒造成的胀满，"当与温药"。

病者痿黄，躁而不渴，胸中寒实而利不止者，死。（四）

"病者痿黄"，指病人的面色很不好，枯黄黯淡无神。"痿黄"的"痿"跟"枯萎"的"萎"是一个意思。碰到这种面色，说明神不够，《素问·移精变气论》中说："得神者昌，失神者亡。"如果病人面色很好，眼睛很有光彩，预后一定很好。如果面色难看,枯黄黯淡无神,就是所谓的"失神","失神者亡",说明预后不好。

前天,台北一个中学校长跟我讲,有个老先生得病,住在老人院,什么人去找他,他都不认识,包括家里的子女。他问我有什么办法,我就告诉他这两句话"得神者昌,失神者亡。"他已经连人都不认识了,这种病就不太容易看好了。

"躁而不渴",说明体内没有热,但病人烦躁不安。一般来说,烦躁是由于里热造成的,也有一些是因为阳虚。比如说四逆汤证,有的是有烦躁的,这是不好的兆头。体内阳气不足,阴寒内盛而造成的躁,所以"躁而不渴"。阳虚可以产生下利,四逆汤证就有下利。本条疾病复杂在"胸中寒实而利不止",胸中可以理解为胃中,胃中有寒实内积,又有阳虚下利不止,这就麻烦了。阳虚下利不止要温阳止泻,而有寒实则要攻下。攻下则下利更甚,止泻则寒实更甚,这个情况属邪盛正虚。寒实为邪,正气又虚,面色萎黄,躁而不渴,下利不止。下利止不住则阳虚而液脱。这个病下之不可,补之也不可,邪盛而正虚,再加上失神,所以仲景说这是死证,很难下药。这就告诉我们有些病虚实夹杂,邪盛正虚,再加上失神,便是死证。

寸口脉弦者,即胁下拘急而痛,其人啬啬恶寒也。(五)

"寸口脉弦",弦脉主肝胆,所以脉弦往往胁下拘急而痛,胁下是厥阴肝经的循行部位。肝经有病而致胁下拘急而痛。《素问·阴阳应象大论》云:"风气通于肝",其人往往兼有风邪,风邪在表,故"啬啬恶寒也"。

夫中寒家,喜欠,其人清涕出,发热色和者,善嚏。(六)

中寒,其人下利,以里虚也,欲嚏不能,此人肚中寒。—云痛。(七)

第六条称为"中寒家",《伤寒论》提到有"疮家"、"衄家"、"亡血家"等。所谓"中寒家",就是感受了寒邪并且比较严重的病人。寒邪伤肾,《内经》中讲到肾是主欠、主嚏、主液的,故其人"喜欠",常打呵欠;"善嚏",常打喷嚏;"清涕出",鼻子流出清水鼻涕。受了点寒就要流清涕,为什么人家不流他要流,就是因为体质差。肾虚是其本,所以说是"中寒家",感受了寒邪,寒邪往往伤肾。"发热色和者,善嚏"。这个"发热"不是表证发热,而是正气与寒邪抗争,有正能胜邪之势,故发热。而且"色和",面色很正常。"善嚏",打喷嚏能驱逐寒邪外出。

第七条也是"中寒",感受了寒邪。"其人下利",受了寒拉肚子多属脾肾阳虚。关于"中寒",我们可以联系《伤寒论》,感受寒邪一般是伤及足太阳膀胱经,膀胱经主一身之表。太阳膀胱与少阴肾互为表里,如果受寒严重,可以不经过膀胱经,而直中少阴肾经。体质差的人中寒后会下利,因为寒邪直接

147

侵犯了足少阴肾经、足太阴脾经,称为直中。"以里虚也",说明这个人本来就是阴寒体质,一旦被寒邪所中,就出现了阳虚下利。这与第六条有所对照,第六条患者的体质还可以,正气跟邪气抗争,正气还有胜邪的趋势,所以"发热色和"、且"善嚏"以驱邪外出。这个病人是"欲嚏不能",想打喷嚏打不出来,说明正气虚弱、抗邪无力。原因是"此人肚中寒","肚中"也就是腹中,腹中受寒了,就是脾肾感受了寒邪。这两条对照起来看,说明寒邪往往伤肾,肾主欠、主嚏、主液,所以中寒的病人,常打呵欠,打喷嚏,鼻流清涕。而中寒里虚者,马上就出现脾肾阳虚的下利,且不能作嚏而驱邪外出。

夫瘦人绕脐痛,必有风冷,谷气不行,而反下之,其气必冲;不冲者,心下则痞。(八)

"瘦人"指比较瘦弱、体质比较差的人。"绕脐痛",是脐周疼痛。"必有风冷",指感受了风寒,风寒影响到脾胃功能,脐属脾所主,所以绕脐痛。脾的运化功能失常,导致大便不通,称为"谷气不行"。"谷气"就是水谷之气,成为宿食排不出来,则大便不通。这种大便不通,是风寒邪气影响到脾的运化而造成的,不能用苦寒的攻下药来治疗,如果用了之后,"其气必冲"。"气",指胃气,苦寒药是伤胃的,胃气上冲跟苦寒药相抗衡,看哪个厉害。如果胃气比较强盛,就能承受攻下药物的损伤,而不致发病。"不冲者,心下则痞",如果胃气较弱,不能承受攻下药物的损伤,就变成了痞证。"心下"即是胃,即误下伤了胃气,出现胃脘胀满。《伤寒论》中也有由于误下造成的"痞",用半夏泻心汤治疗。本条说明体质弱的人感受风寒,造成脾的运化失常,出现绕脐痛,大便不通。如果误下的话,要看胃气的强弱。胃气强问题就不大,如果胃气弱就会变成痞证,所以人的正气是最重要的。

病腹满,发热十日,脉浮而数,饮食如故,厚朴七物汤主之。(九)

厚朴七物汤方:

厚朴半斤　甘草三两　大黄三两　大枣十枚　枳实五枚　桂枝二两　生姜五两

上七味,以水一斗,煮取四升,温服八合,日三服。呕者加半夏五合,下利去大黄,寒多者加生姜至半斤。

本条最主要的症状是"腹满",又有发热,时间比较长,"发热十日",说明还有表证。"脉浮而数",脉浮主表,脉数为热。"饮食如故",说明病位在肠,不在胃,所以饭吃得下。以方测证,肯定还有大便不通的症状,所以用厚朴七物汤来治疗。

厚朴七物汤以厚朴为君药,实际上是小承气汤合桂枝汤的加减。这里也不能叫小承气汤,应该叫厚朴三物汤,就三味药,厚朴、枳实、大黄,重用厚朴半

148

斤,因为主症是腹满,厚朴能除满。枳实帮助厚朴消除腹满,大黄泻下,因为这个病肯定有大便不通的问题。又因为有表证,发热,脉浮数,所以加上解表药,用桂枝汤去芍药,即桂枝、甘草、生姜、大枣。桂枝、甘草辛甘发散,生姜、大枣调和营卫,也有发散风寒的作用。因为腹满而不痛,所以把芍药去掉,因为芍药功在止痛。本方以厚朴为君,一共七味药,所以叫厚朴七物汤。我们学过了《伤寒论》,学过了小承气汤、桂枝汤,就比较容易理解这个方剂。这个方剂是表里双解的方,既解表又治里。里证是以腹满为主,表证是以发热为主,所以它是厚朴三物汤合桂枝汤的加减。在服法后面有加减法:"呕者加半夏,下利去大黄,寒多者加生姜。"如果呕吐,可以加半夏止呕;如果有下利,腑气已通,就把大黄去掉;如果寒多,可以加大生姜的剂量,从本来的五两加到半斤,因为生姜能够疏散表寒。本条条文体现了表里双解的治法。

腹中寒气,雷鸣切痛,胸胁逆满,呕吐,附子粳米汤主之。(十)

附子粳米汤方:

附子一枚(炮)　半夏半升　甘草一两　大枣十枚　粳米半升

上五味,以水八升,煮米熟,汤成,去滓,温服一升,日三服。

"腹中寒气",指脾肾阴寒之气较重。"雷鸣切痛","雷鸣"是指腹中肠鸣音很响,而且腹痛剧烈,称为"切痛",切肤之痛,就好像刀割一样的痛。为什么会"雷鸣切痛"? 是因为阴寒邪气入于腹中,寒热交争,导致腹中"雷鸣切痛"。脾肾的阴寒之气上逆,不仅腹痛,还出现了胸胁逆满、呕吐。方用附子粳米汤。方中附子温阳散寒,解"腹中寒气";半夏降逆下气,止"呕吐";甘草、大枣甘以缓急,缓解腹中"切痛"。甘草、粳米、大枣调和诸药,且能补脾胃之气。

张仲景用药有他的特点,跟后世的药性理论不太一样。后世有十八反、十九畏。本草十八反中第一句话就是"半蒌贝蔹芨攻乌",即半夏、栝蒌、贝母、白蔹、白芨是跟乌头(包括附子)相反的,不应该放在一起用。并不是说吃了一定会死人,而是会产生比较强烈的副作用,或者会加强乌、附的毒性。我20多岁时,找医生看病,处方里有附子和半夏,当时我没有仔细看,吃了以后心悸、脉数,难过得不得了,过了好几个小时才慢慢平静下来。我想来想去,怎么吃了这个药会这样,但想不出来。后来我查了本草书,书上说"本草明言十八反,半蒌贝蔹芨攻乌",这几味药是跟乌头相反的。所以我考虑附子跟半夏同用确有毒副作用。附子粳米汤中用了附子、半夏,但是仲景很聪明,加了甘缓和药的甘草和大枣,否则的话可能吃了就受不了。附子、半夏都是大辛大热的药,正因为"腹中寒气,雷鸣切痛",才用附子配半夏,也是不得已而用之。但一般情况下附子跟半夏不能同用,因为有一定的毒副作用。

痛而闭者,厚朴三物汤主之。(十一)

厚朴三物汤方:

厚朴八两　大黄四两　枳实五枚

上三味,以水一斗二升,先煮二味,取五升,内大黄,煮取三升,温服一升。以利为度。

"痛而闭者",指腹痛且大便闭结不通,用厚朴三物汤来治疗。我们刚才说了厚朴七物汤,厚朴三物汤是厚朴七物汤中的三味药,与小承气汤用药完全一样。但它不叫小承气汤,叫厚朴三物汤,点明了是以厚朴作为君药,厚朴用八两,《伤寒论》小承气汤中厚朴只用了二两。大黄用量相同,小承气汤是四两,厚朴三物汤也是四两。小承气汤枳实用了三枚,厚朴三物汤用了五枚。说明厚朴三物汤重用了理气药,厚朴八两,小承气汤只用二两;厚朴三物汤枳实五枚,小承气汤枳实只用了三枚,枳实的剂量也大了将近一倍。说明本病主要以气闭为主,而不是热结为主。大便要通,所以在原方后面有"以利为度"四字,大便通畅以后,"痛而闭"的病就好了。这个方剂关键在行气通便,通过行气促进肠蠕动,使大便畅通。刚才讲的厚朴七物汤证是有发热,有表邪,所以在厚朴三物汤的基础上加解表药。这个方剂很好,据我的临床经验,就是腹痛、大便不通,而舌苔又不黄燥,说明里热不重,这个时候重用厚朴行气为主,方简效捷。

按之心下满痛者,此为实也,当下之,宜大柴胡汤。(十二)

大柴胡汤方:

柴胡半斤　黄芩三两　芍药三两　半夏半升(洗)　枳实四枚(炙)　大黄二两　大枣十二枚　生姜五两

上八味,以水一斗二升,煮取六升,去滓,再煎,温服一升,日三服。

这个方很好用,治疗急性胆囊炎、急性胰腺炎,往往我们就用这个方剂,取得疗效。"按之心下满痛",心下部位实际上就是胆、胰腺的位置。心下部位胀满疼痛,拒按,所以叫"按之心下满痛"。我昨天说我们中医早就有腹诊,碰到这种病人摸摸肚子,肚子摸上去,心下部位按照现在的说法,就是胆囊、胰腺部位,拒按,很痛。"此为实也",这是实证。"当下之",应当攻下,"宜大柴胡汤"。这个病是少阳阳明并病,少阳是胆,阳明是胃、大肠,舒畅少阳之气,排出阳明积滞,心下满痛就能缓解,所以用大柴胡汤。下面按照我个人的理解来讲讲大柴胡汤:"此为实也",这是实证,不是虚证,所以把小柴胡汤中的人参、甘草去掉。为什么去人参、甘草?因为人参、甘草补气。这个病是实证,所以不能用补气药。本病有实、有满、有痛,泻实用大黄,消除胀满用枳实,缓急止痛用芍药。针对实、满、痛,去掉小柴胡汤中的人参、甘草,加了大黄、枳实、芍药,就成了大柴胡汤。

它跟小柴胡汤的用药还有什么区别呢? 就是生姜用得比较多,小柴胡汤生姜用三两,大柴胡汤生姜用五两。为什么生姜剂量要加大? 因为这种病人往往有呕吐,本条条文中没有写,只有"心下满痛"。大柴胡汤证在《伤寒论》记载有"呕不止",小柴胡汤也讲到"心烦喜呕"。"喜呕",经常要呕吐,程度还不算严重;"呕不止",说明呕吐严重了,为什么? 因为大便不通,胃气不能下降,反而上逆,所以要把生姜的剂量加大,用于降逆止呕。按照这样分析,大柴胡汤就容易理解了。为什么叫大柴胡汤? 它是实证,要把补气药去掉,所以用小柴胡汤去人参、甘草,并且用大黄泻实,用枳实除满,用芍药止痛。再联系《伤寒论》的条文看,应该有比较严重的呕吐,《伤寒论》条文称为"呕不止",所以要把生姜的剂量加大。

大柴胡汤证是"按之心下满痛",通过腹诊,在心下部位,这里的心下指的是剑突下偏右或偏左部位,按之满痛,这往往是实证,可以考虑是胆囊或胰腺的疾病。"当下之",可以用大柴胡汤来治疗。厚朴三物汤证也是实证,"痛而闭",痛的部位比较低,往往在腹部,而大柴胡汤证痛在心下,部位比较高。

下面我们来学一个医案。一个 19 岁的男孩午饭后突然起病,左上腹剧烈疼痛,拒按,腹胀满痛,还有发热、恶心、呕吐,口渴但饮水不多,尿短赤,大便四天未解,舌质红,苔黄腻,脉弦数。体检左上腹部肌紧张,压痛、反跳痛明显,实验室检查确诊为急性胰腺炎。用了抗生素、镇静、解痉药效果不明显,改用中药治疗。用大柴胡汤加减,清热去实、通里攻下。两剂后,腹痛减、大便通;四剂后,症状消失。方用:柴胡、半夏、黄芩、生大黄、蒲公英、连翘、白芍、桃仁、芒硝、甘草。即在大柴胡汤的基础上加了些清热、活血、通腑的药,如蒲公英、连翘、桃仁、芒硝等。这个方剂治疗急腹症是很有效的。

腹满不减,减不足言,当须下之,宜大承气汤。(十三)

大承气汤方:见前痉病中

"腹满不减",即腹部胀满持续不减轻;"减不足言",指即使减轻一点,也微不足道。"当须下之",应该用攻下的方法,宜用大承气汤。本条也是教大家辨证,腹满持续不减轻,说明有积滞在体内,积滞不去,腹满就不会减轻,必须要攻下。腹满时减的,往往是虚胀;腹满不减,即使减轻也微不足道的,就是实满。从腹满的程度来辨虚实,可见古代医家辨证都很认真。

《杏轩医案》记载:许生的母亲伤食腹痛。原因是吃了猪肝面饼,并且心情不佳,造成了腹痛。许生也懂中医,他用麦芽、山楂、神曲、木香、砂仁、半夏、陈皮之类,没有效果。痛在少腹,许生以为是寒凝厥阴,少腹是厥阴肝经所过之处,又加了吴茱萸、炮姜,还是不行。请老师去看,老师问:痛处按得上吗?

答:拒按。又问:这几天有大便吗? 答:没有大便过。脉象沉细,舌苔黄,舌中焦燥。老师对许生说:是实邪为患,必须要攻下。许生说:温热、消导的方法都没有用,我也想到过攻下,但母亲平素体质较弱,脉又沉细,所以不敢给她用。老师说:疼痛剧烈时往往会出现沉伏脉。虽然体虚,但病是实邪。医书上说"以通为补"。仲景说过:"腹满不减,减不足言,当下之";又说:"舌黄未下者,下之黄自去"。你母亲腹痛胀满拒按、苔黄焦燥,攻下的这些症状都具备了,还有什么好怀疑的呢? 于是老师用了大承气汤。用玄明粉代替芒硝,因玄明粉是芒硝经加工而成的,比较精细,泻下作用没有芒硝厉害。另外又加了木香、砂仁、山楂、神曲等理气、消食药。一剂后,大便行、腹痛减;当日半夜下了三次,痛势大减,舌干转润。之后用了点调和脾胃的药,病就好了。

这个医案说明古代的医生望闻问切都很仔细,而且对仲景的条文记得很熟。"腹满不减,减不足言,当下之";"舌黄未下者,下之黄自去"。这些条文在临床应用上很有价值。这是很好的医案,我们要好好学习。现代人多浮躁,坐不稳,没有古人学得认真。学中医不能浮躁,必须要记、要背,对于重要的条文要滚瓜烂熟,方剂包括药量都要记住,碰到这种病,刚好对得上,就可以给他开这个方。如果记不住,碰到这种病人就不好办了,所以条文要记。

心胸中大寒痛,呕不能饮食,腹中寒,上冲皮起,出见有头足,上下痛而不可触近,大建中汤主之。(十四)

大建中汤方:

蜀椒二合(去汗) 干姜四两 人参二两

上三味,以水四升,煮取二升,去滓,内胶饴一升,微火煎取一升半,分温再服,如一炊顷,可饮粥二升,后更服,当一日食糜,温覆之。

《备急千金要方》里也有这条条文,"心胸中大寒痛",作"心胁中大寒大痛"。"心胁中"也有一定道理,就如本篇第十二条的大柴胡汤证。大柴胡汤治"心下满痛","心下"实际上指剑突下偏右或偏左,即胆囊或胰腺的部位。按照我的理解,这个病就是现代医学的胆道蛔虫症。蛔虫窜到胆道里,还蛮可怕的,仲景确实看到这个病,所以描述得很逼真。"心胸中大寒痛",心下部位剧烈疼痛;"呕不能饮食",呕吐、饭吃不下;"腹中寒",寒邪在腹中;"上冲皮起,出见有头足",蛔虫窜进胆道活动,有时腹壁会鼓起来,摸上去有个包块,里面有虫在动;"上下痛而不可触近",拒按,按上去就痛的不得了。

仲景没有说是虫病,说这是大寒痛,治疗用大建中汤。实际上大建中汤有杀虫作用。为什么? 因为大建中汤的第一味药蜀椒就是杀虫的,乌梅丸也用到蜀椒。蜀椒温中散寒杀虫,干姜温中,人参补气温中,这称为温脏驱虫。我们学过乌梅丸,方中蜀椒、干姜、人参这三味药都有。再加胶饴,胶饴就是麦芽

152

糖,能缓急止痛。服了药之后,可以吃点稀粥,并且要盖得暖和一点。《金匮要略心典》云:"上冲皮起,出见有头足,上下痛而不可触近者,阴凝成象,腹中虫物乘之而动也。是宜大建中脏之阳,以胜上逆之阴,故以蜀椒、干姜温胃下虫,人参、饴糖安中益气也。"尤氏是说,阴寒凝聚成物,腹中有虫在活动,应该用大建中汤温脾阳,散阴寒,下蛔虫。

我们再学一个医案,很有趣。一个 14 岁的小女孩,喜欢乱吃东西,经常肚子痛,她爸爸以为是蛔虫,买了两粒宝塔糖。宝塔糖在大陆过去有卖,做成宝塔的样子,染了颜色,有绿的、有红的,让孩子觉得又好看又好吃,其实是用来打蛔虫的。吃了以后反而病情恶化了。腹中绞痛,时轻时重,痛剧的时候就腹中肠鸣,可以看到腹壁有突起,如头足攻动,呕吐剧烈,有时吐出蛔虫,大便不通,腹部胀满,也不能碰,没有表证,也没有热象,脉沉细而迟,舌质淡白,什么都不能吃,病势急迫。西医建议手术治疗。女孩家里没钱,不去手术,就请中医治疗。这位中医想到《金匮要略》这条条文:"呕不能饮食,腹中寒,上冲皮起,出见有头足,上下痛而不可触近,大建中汤主之",就用大建中汤去饴糖加伏龙肝治之。伏龙肝就是灶心黄土,能止呕。服药以后 4 小时,又是肠鸣,又是腹痛,泻出蛔虫一百多条,腹痛马上减轻了。次日,腹满痛、呕吐、肠鸣都消失了。之后用六君子汤调理脾胃而愈。说明这个方剂确实是治疗胆道蛔虫症的,其实仲景讲得很形象。

153

胁下偏痛,发热,其脉紧弦,此寒也,宜温药下之,宜大黄附子汤。(十五)
大黄附子汤方:
大黄三两　附子三枚(炮)　细辛二两
上三味,以水五升,煮取二升,分温三服,若强人煮取二升半,分温三服,服后如人行四五里,进一服。

"胁下偏痛",指的是胁下偏于一侧疼痛;"其脉紧弦",脉紧而弦,主寒主痛;"此寒也",是里寒又有积滞造成的胁下偏痛。为什么会"发热"呢?是由于寒积在体内,阳气被郁产生的发热,而不是表证。寒积在体内,所以"宜温药下之"。"宜大黄附子汤",应该用大黄附子汤。因为有寒,所以用附子、细辛;有积滞,所以用大黄。寒积在体内,造成了胁下偏痛,实际上不光是胁下,也包括腹部。仲景认为是寒积,就要用温药下之。所以用大黄附子汤,它关键的配伍就是大黄配附子,体内有寒就要温,用附子;有积滞就要下,用大黄;细辛帮助附子增强散寒止痛的作用。

张仲景是个了不起的人,一味药的加减整个方都变了。大黄附子汤和麻黄附子细辛汤只是一味药的不同。麻黄附子细辛汤治疗"少阴病始得之反发热",寒邪直中伤了少阴肾,少阴有寒要用附子;发热说明还有表证,解表要用麻黄;细辛既能助附子温经散寒,又能助麻黄发汗解表。这个病叫太少合病,既有太阳的表证,又有少阴的里证。而本条条文,没有表证,它这个发热不是表证发热,而是寒积在体内,阳气被郁而发热,要以温药下之,所以不用麻黄,而用大黄。一味药的区别,所治的病完全不同。一个是外感病造成的,一个是内伤病造成的。所以麻黄附子细辛汤在《伤寒论》里讲,大黄附子汤在《金匮要略》里讲,《金匮要略》治的是杂病。

我们为什么要学这本书?就是要学仲景辨证论治的思路,并不是一定要死读书,要背、要记。背记也需要,关键是要学辨证论治的思路。为什么要用这个药?我在给你们讲课的时候就是要点破为什么用这个药的道理。我教了二十五年方剂学,把组方的道理弄清楚,这个最重要。方歌要背,但不能死记硬背,首先要把为什么这么配伍弄清楚,在理解的基础上再记方歌。为什么我又教《金匮要略》呢?因为《金匮要略》是方书之祖,是第一部方剂书。后世的方都是在《金匮要略》的基础上加加减减,有所发展。我们学习中医就是要正本清源,把源头、根源弄清楚。把这些弄清楚了,就是建造高楼大厦的基础打好了,今后会一步一步学好中医。如果源头的东西学不好,今后就难了。

寒气厥逆,赤丸主之。(十六)

赤丸方:

茯苓四两　乌头二两(炮)　半夏四两(洗)—方用桂　细辛一两《千金》作人参

上四味,末之,内真朱为色,炼蜜丸如麻子大,先食酒饮下三丸,日再夜一服;不知,稍增之,以知为度。

"寒气厥逆",即阴寒之气太甚,造成了四肢厥逆,当然也可能有腹痛的症状,但条文中没有写。为什么叫赤丸呢?因为这个丸药是红色的。为什么会是红色?茯苓、乌头、半夏、细辛都不是红色,但做丸药的时候要把上面四味药研碎了以后,"内真朱为色",真朱就是朱砂末,朱砂是红色的,作末名真朱。做成丸药,"如麻子大",像芝麻仁那样大;"酒饮下三丸",用酒送服三丸;"日再夜一服",白天服两次,晚上服一次;"不知,稍增之,以知为度",如果吃了以后没有效果,就再加一点量,但是也不能吃得太多,因为乌头有毒,而且乌头配半夏,这两味药是相反的,但又同用,增强了祛寒的作用。细辛也是温散的,说明寒气相当厉害。再加茯苓,用了半夏、茯苓,说明这个病人除了有内寒,还有水饮,也有可能有呕吐的症状,半夏、茯苓都能祛饮止呕。为什么要用朱砂呢?因为乌头、细辛都是大辛大热之品,心为火脏,为阳中之阳,所以要加少量的朱砂甘寒入心,镇心安神。特别是乌头含乌头碱,吃了会心悸,所以用少量的朱砂以安心神。

　　腹痛,脉弦而紧,弦则卫气不行,即恶寒,紧则不欲食,邪正相抟,即为寒疝。

　　寒疝绕脐痛,若发则白汗出,手足厥冷,其脉沉弦者,大乌头煎主之。(十七)

　　乌头煎方:

　　乌头大者五枚(熬,去皮,不呋咀)

　　上以水三升,煮取一升,去滓,内蜜二升,煎令水气尽,取二升,强人服七合,弱人服五合。不差,明日更服,不可一日再服。

　　这一条讲的是寒疝,前面都是讲的腹满,当然也有腹痛,本条专门点出是寒疝。《说文解字》云:"疝,腹痛也。"所以古人认为疝是寒气积聚的腹痛,而不是现代所谓的疝气。现代所谓的疝气,民间称为小肠气,并不是这里的寒疝。本条借脉来讲寒疝的病机。"脉弦而紧",脉弦紧主寒主痛,都是阴脉。正因为阴寒内盛,阳气就不能正常运行,所以说"弦则卫气不行,即恶寒",卫气具有捍卫、保卫人体肌表的作用,卫气不能正常运行,就会怕冷。"胃为卫之源",寒邪损伤胃阳,导致"卫气不行","即恶寒"、"不欲食"。"邪正相抟,即为寒疝",即寒邪与正气互相抗争而发为寒疝腹痛。

　　下面是寒疝的症状以及主方。"寒疝绕脐痛",就是绕着肚脐这一圈痛。寒疝绕脐痛发作的时候,疼痛是很剧烈的,所以"发则白汗出"。什么叫白汗?按照古人程林的见解:"白汗,冷汗也。"发作的时候身上冒冷汗,而且"手足厥冷",手脚都冰凉。"其脉沉弦",脉沉主里,脉弦主痛。里寒疼痛,脉沉弦,要用大乌头煎来治疗。

　　对"白汗"的理解每位注家有所不同,有的说"白汗"是自汗,我根据程林的《直解》,程林又叫程云来,他说"白汗"就是冷汗,由于病人腹痛相当严重,痛得身上出冷汗,所以称之"发则白汗出"。日本汉方医学家也对白汗作了一番考证。他们发现苏轼的一首《监试诗》里有两句话:"每闻科诏下,白汗如流沸",意即听到了皇帝诏书下来,害怕得冷汗都冒了出来。所以日本医家浅田宗伯的见解是:"白汗,谓不堪痛苦之甚而冷汗出。"

　　大乌头煎只有乌头和蜜两味药,我们要了解它的煎服法。所谓大乌头煎,是取大的乌头五枚,大乌头的作用较强。"以水三升,煮取一升,去滓",古代的一升到底合现在的多少很难说,我们不妨这么想,比如说乌头与300ml的水同煮,200ml蒸发了,去掉乌头,剩下100ml的乌头汤。"内蜜二升",再加200ml白蜜,总共仍是300ml。"煎令水气尽,取二升",就是要把所有的水气蒸发掉,最后剩下200ml,就相当于白蜜的剂量。身体好的人即"强人"服七合,古代十合是一升,也就是服三分之一。煎出来是200ml的话,体质好的人

155

一次就吃 70ml 左右。"弱人服五合"，体质差的人一次吃 50ml 就行了。"不差，明日更服，不可一日再服"，如果病不好，就第二天再服，不可以一天服两次。为什么？就是怕服用过量导致中乌头毒。说明仲景治病是慎之又慎，考虑到白蜜可以解乌头毒，就与白蜜同煎；而且写明不能一天服用两次。因为确实用大乌头煎有人中毒。

我们学一个相关的医案。这个医案出自《建殊录》，是日本人写的。某病人疝气疼痛，医生叫他服用大乌头煎，乌头用至八钱。服用之后"瞑眩气绝，又顷之，心腹鸣动，吐水数升即复原"，先是眩晕，甚至连呼吸都快没了，一会之后，肚子里咕噜咕噜鸣响，吐出水数升，即寒湿之邪排出体外，病就好了。说明乌头的毒性大，有效量和中毒量相差无几，临床上要谨慎使用。

寒疝腹中痛，及胁痛里急者，当归生姜羊肉汤主之。（十八）

当归生姜羊肉汤方：

当归三两　生姜五两　羊肉一斤

上三味，以水八升，煮取三升，温服七合，日三服。若寒多者，加生姜成一斤；痛多而呕者，加橘皮二两、白术一两。加生姜者，亦加水五升，煮取三升二合，服之。

本条的寒疝腹痛是因血虚引起的，肝主藏血，肝血亏虚，所以出现"胁痛里急"。胁部为厥阴肝经所过之处，血不养肝，故"胁痛"；血虚不能荣养经脉，故腹里拘急疼痛，称"里急"。可用当归生姜羊肉汤来治疗。这个方剂是食疗方，方中当归甘辛而温，补养肝血；生姜温中散寒；羊肉补虚养血。本方的加减法为："若寒多者，加生姜成一斤"，本来生姜是五两，如果寒邪较重，加重生姜以散寒；"痛多而呕者，加橘皮二两、白术一两"，如果疼痛剧烈且伴呕吐，可加陈皮理气止呕，白术健脾祛湿。寒疝腹痛属于血虚者可以用本方来治疗。

浙江宁波有个名医叫范文甫，对经方很有研究。有个妇女腹痛很久了，去找范先生看病，先生让她去菜场买点羊肉，买点生姜，然后加当归，一起煮了吃，病就会好。这个妇女很不高兴，我诚心来看病，你不给我开处方，我又不是到菜场买菜。但因范先生在当地很有名望，她也不敢多问，就照范先生的话去做，吃了之后肚子痛就好了。

中医自古以来就是"药食同源"，好多药物都是食品。李时珍《本草纲目》有 1972 种药，清代赵学敏的《本草纲目拾遗》，在《本草纲目》的基础上再拾遗补缺，把《本草纲目》没有收载记录的药都增补上去，又增加了 900 多种药。现在我们了解的药物就更多了。本方是食疗方，主要作用是养血温经、散寒补虚。这个方又见于《金匮要略》妇人产后病篇。生孩子势必要出血，因此妇女产后往往血虚。产后血虚受寒导致的腹痛，也用当归生姜羊肉汤来治疗。

156

寒疝腹中痛,逆冷,手足不仁,若身疼痛,灸刺诸药不能治,抵当乌头桂枝汤主之。(十九)

乌头桂枝汤方:

乌头

上一味,以蜜二斤,煎减半,去滓,以桂枝汤五合解之,得一升后,初服二合,不知,即服三合;又不知,复加至五合。其知者,如醉状,得吐者,为中病。

桂枝汤方:

桂枝三两(去皮)　芍药三两　甘草二两(炙)　生姜三两　大枣十二枚

上五味,锉,以水七升,微火煮取三升,去滓。

本条也是"寒疝腹中痛",还有"逆冷",即四肢厥冷。因为受寒腹中痛,四肢厥冷,所以用乌头温经散寒。"手足不仁,身疼痛",说明此病不仅是里寒,还有表寒,营卫不和,所以乌头配合桂枝汤,故名乌头桂枝汤。内外合邪,病势比较重,所以"灸刺诸药不能治",即针灸和很多药都用了还是治不好。"抵当乌头桂枝汤主之",只有用乌头桂枝汤才能抵当这样严重的沉寒痼冷,所以叫抵当乌头桂枝汤。本方的煎服法很有讲究:原书中没有写乌头的剂量,根据《备急千金要方》《外台秘要》,包括《医心方》都作五枚,所以乌头应该是用五枚。大乌头煎也用乌头五枚,故根据本校也应当是乌头五枚。乌头"以蜜二斤,煎减半,去滓",即乌头与蜜二斤同煎,煎至一半,去掉乌头;"以桂枝汤五合解之",用煎好的桂枝汤五合将蜜溶解;"得一升后,初服二合",第一次服二合,即一升的五分之一;"不知,即服三合",服后没有什么感觉,就再服三合;"又不知,复加至五合",还是没有什么效果,就把剩下的五合吃掉,这样就是分三次吃光;"其知者,如醉状","知",就是起效了,好像喝醉了酒一样。"得吐者,为中病",如果出现呕吐,说明药对症了,起效了。这和刚才我给大家讲的日本《建殊录》中的医案,病人服用大乌头煎之后出现"瞑眩气绝"是一个道理。呕吐、如醉状,这些都是所谓的"瞑眩"。"瞑眩"是好现象,说明药已中病。如果发现中毒,要迅速处理。这是一种热毒,我们中医用大剂量的绿豆、甘草,能够清热解毒。我看过一本古书,说朱熹碰到一个人食乌头中毒,脸都发黑了,当时身边没有解毒药,就叫他喝井水,居然也解毒了。大量喝冷水能解乌头毒,有这样的记载。

以上是治疗寒疝的三个方。区别在于:寒邪重,腹痛剧烈,出现肢冷,冷汗出的,就用大乌头煎;寒疝腹痛,血虚有寒者,用当归生姜羊肉汤;既有大乌头煎的症状,又有"手足不仁,身疼痛"的表证,就用乌头桂枝汤。还是要辨证论治,根据具体情况来用药。

其脉数而紧乃弦,状如弓弦,按之不移。脉数弦者,当下其寒。脉紧大而

迟者,必心下坚。脉大而紧者,阳中有阴,可下之。(二十)

本条论述了"阳中有阴"的脉象。"其脉数而紧乃弦,状如弓弦,按之不移",即脉来较快而有力,甚至按之如弓弦并不改变。这种脉是"脉数弦者",但关键是后面那个"弦"字上,弦主寒主实,所以"当下其寒"。"脉紧大而迟者",脉紧大而迟,亦主寒实内结,所以"必心下坚",即寒实结于心下。"脉大而紧者,阳中有阴,可下之",关键还是在"紧"字上,紧主寒主实,所以可以攻下。数大为阳,弦紧为阴,脉数而弦可以下,脉大而紧可以下,都称为阳中有阴。那么脉"大"和"数"是怎么来的呢? 主要是寒实之邪凝聚体内,日久化热,所以治疗还是要攻下。因此当几种脉象夹杂在一起时,要抓住它的本质来进行判断。

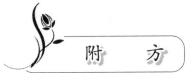

附　方

《外台》乌头汤:治寒疝腹中绞痛,贼风入攻五脏,拘急不得转侧,发作有时,使人阴缩,手足厥逆。方见上。

《外台》乌头汤,就是《外台秘要》中记载的乌头汤。"寒疝腹中绞痛",说明腹痛很剧烈。"贼风入攻五脏",即外来的风寒邪气侵犯到内脏。内有寒,所以"拘急不得转侧"。这里的"拘急"即拘挛急痛,跟"绞痛"其实是一个意义,即相当疼痛,连翻身都受影响,不得转侧。"发作有时",腹痛常常发作。"使人阴缩",就是男性生殖器因为受寒而上缩,比如说大冬天,风很大,在外面受了寒,就会有这种情况,这是"贼风入攻五脏"的缘故。入攻到哪里? 主要是厥阴肝经。生殖器就属足厥阴肝经,足厥阴肝经"抵少腹,绕阴器",所以厥阴肝经受寒可以产生"阴缩"。"手足厥逆",即手脚冰凉。

本方跟乌头桂枝汤的药味相同,但是药量上有出入。仲景方用乌头五枚,《外台》方乌头用十五枚。看起来乌头的剂量加大了,但乌头有大有小,这十五枚到底多少剂量也很难说。本方用桂心六两,实际就是桂枝,古时桂枝、桂心不分,而仲景方桂枝用三两。《外台》方生姜用一斤、芍药用四两,而仲景方用生姜三两、芍药三两。温热药剂量大,说明病症较重有"腹中绞痛"、"阴缩"等症状。特别是重用了桂心六两,因为桂心(桂枝)能够入肝经,暖肝散寒。

我们可以联系《伤寒论》中的当归四逆汤,当归四逆汤治疗厥阴肝经血虚受寒,四肢厥冷。方用当归、芍药、甘草、大枣、桂枝、细辛、木通。乌头汤治疗寒疝腹痛,虽然说是"贼风入攻五脏",但实际是损伤了肝肾两经。因为肝肾位居下焦,寒邪伤肾,同样又伤肝,所以重用了桂心(桂枝)。同样《备急千金要方》也记载着服药后"如醉状,为知",即人有点糊里糊涂,反而是起效了;"不知,增之",如果没有见效,再加大剂量服用。说明乌头的有效量跟中毒量相差不多,所以要严格掌握它的药量。

《外台》柴胡桂枝汤方:治心腹卒中痛者。

柴胡四两　黄芩　人参　芍药　桂枝　生姜各一两半　甘草一两　半夏二合半　大枣六枚

上九味,以水六升,煮取三升,温服一升,日三服。

柴胡桂枝汤就是小柴胡汤配合桂枝汤同用,也就是说在小柴胡汤的基础上加了桂枝、芍药。"治心腹卒中痛者",本病是由于感受了外来的寒邪,突然导致心腹疼痛,或心腹两胁疼痛,这个病叫太少合病,即太阳经和少阳经同时受邪。因为寒邪侵犯人体,太阳首当其冲,但有时不光损伤了太阳经,还累及了少阳经,所以出现脘腹或两胁疼痛,故将两方合在一起。小柴胡汤调畅气机,能够透表,能够和里,配合桂枝汤发表解肌,调和营卫,并且桂枝汤中芍药配甘草能够止痛,所以本方能治疗太少合病。小柴胡汤是个和解的方。什么叫和解? 有的人到现在还不一定弄得清楚。所谓和解,和就是和其里,解就是解其表,这就叫和解。柴胡、生姜解表,和里清热有黄芩,胃气上逆有半夏,里气虚怕病邪里传,有人参、甘草、大枣。病不外乎"三因","外感六淫,内伤七情",还有就是"不内外因",即"房室、金刃、虫兽所伤。"进一步来辨证,无非就是阴阳寒热表里虚实。疾病再多再复杂,也离不开八纲。通过四诊,望、闻、问、切,然后辨清八纲,称为八纲辨证。实际上阴、阳两字是总纲,无非寒属于阴,热属于阳,表属于阳,里属于阴,虚属于阴,实属于阳。治病离不开八法,八法是针对八纲的。在表,用汗法;在里,用下法;虚者,用补法;寒者,用温法;热者,用清法。对于实证,我们要考虑一下。有的是用消法,包括气滞、血瘀,痰湿,包括饮食积滞,都是实证,都要用消法。而八法中的吐、下,要根据里实证的不同来运用,里实偏于在上,就用吐法;里实偏于在下,就用下法,所以说八法就是针对八纲而言的。汗、吐、下、温、清、消、补都有了,那么"和"是怎么来的呢? 如果这个病既有表证,又有里证;既有虚的一面,又有实的一面;既有寒,又有热,以致寒热不和,表里不和,病机又有虚又有实。在这个情况下,光发汗不行,光攻下也不行,光补不行,光消也不行,单纯的治法都不行,这个时候就想到"和"法。比如针对表里同病,就应和其里,解其表;既有寒又有热,就要调和寒热,半夏泻心汤就是调和寒热的方剂,既有半夏、干姜这两味热药,又有黄芩、黄连这两味寒药。所以说"和"针对的是矛盾中的双方,如果是单方面的问题就不需要"和"。比如说两个同学吵架,班长看不下去就去调和,如果是一个人的问题就无所谓调和了。我们看病也是这样,有两个方面以上的问题就要和。张仲景很有意思，在《伤寒论》中不止一次地说："阴阳自和者必自愈"。其实中医包涵着中国古代哲学的大道理，一切以和为贵。阴阳和就不生病，就是达到所谓的"阴平阳秘，精神乃治"。所以学中医要跟古代哲学联系起来，要跟古代朴素的辨证方法联系起来，它完全是跟现代医学所不同的一种理论体系，而这种理论体系确实能治病。

《外台》走马汤：治中恶心痛腹胀，大便不通。

杏仁二枚，巴豆二枚（去皮心，熬）

上二味，以绵缠槌令碎，热汤二合，捻取白汁，饮之，当下。老小量之。通治飞尸鬼击病。

所谓"中恶"，是指在突然间得病，古人认为是感受到了不正的邪气，所以叫"中恶"。中恶的症状是"心痛腹胀，大便不通"，这里的"心痛"我们可以理解为胃痛。本病来得比较快的，发病突然，《外台秘要》专门讲到本方"通治飞尸鬼击病"。什么叫"飞尸鬼击"？"飞尸"，指突然发作，迅速如飞，所以古人称为"飞尸"，主要症状也是心腹刺痛，气息喘急，胀满上冲心胸。"鬼击"，指不正之气突然侵犯了人体，好像被鬼打了一样，导致胸胁脘腹绞急切痛，或兼有吐血、鼻衄、下血等。本方名为"走马汤"，所谓"走马"，是指本方能够泻下通便，把不好的东西排出体外，方简效捷，犹如走马于平川之上。本方起效确实很快，因为它用了杏仁、巴豆，巴豆尤其起效快，吃了就要拉。"以绵缠槌令碎"，即把杏仁和巴豆用丝绵缠住后，用槌打碎；"热汤二合，捻取白汁"，之后把打碎的杏仁和巴豆放到二合热开水里面，用手不停的捻，这样白色的汁水就出来了；"饮之，当下"，喝了捻出来的白汁以后，病人会拉大便。这样，病邪排出体外，"心痛腹胀，大便不通"就好了。

走马汤一般用于治疗寒实秽毒壅塞于肠胃的病证，所以取峻烈、温通的巴豆，"巴豆性烈最为上"，它的泻下作用是相当厉害的，所以有"走马"之名。其实这些病证都是急腹症，突然胃痛、腹胀、大便不通，比如说肠梗阻，就可以用这个方剂，巴豆能够破积攻坚，开通闭塞，实际上捻出的白汁就是巴豆的油，吃了马上就拉，很厉害。然后再加上杏仁，杏仁有什么作用？杏仁宣畅肺气，因为肺与大肠相表里。我们学过三仁汤，三仁汤为什么用杏仁？肺主通调水道，下输膀胱，肺与大肠相表里，宣肺气有助于排便，能够配合巴豆，起到通便作用。杏仁本身也有润肠通便的功效，使得秽浊之邪从下而泄。

走马汤是中医治疗急症的方剂，但现在基本上都不太有人用，因为这些药作用猛烈，没有一定的临床经验确实也不敢用。再就是跟现在的医疗体制有关，刚才我跟有的先生也谈到这个问题。比如像肠梗阻之类的病，在医院里西医治疗，治死了不要紧，如果中医来治，万一治不好，死了，他可以告你。所以现在变成了中医只能治慢性病,好像急性病不能治,实际上古代中医就是治急性病的。张仲景的《伤寒杂病论》就是治急性病的,"伤寒"就是急病,发病突然。

现在大家已经造成误解,以为中医只能治疗慢性疾病,只能调理调理,实际上不是,无非是"未得其术也"。因为真正高水平的中医,不管在大陆还是台湾,人数都不多了,这是一个问题。第二就是医疗制度,西医看死人不要紧,好像是天经地义,医院太平间里每天都有人被抬出来,每天也有好多人被抬进去,进进出出无所谓。但中医如果看死人,他要找你追究责任,甚至打官司。所以一般中医就不愿意看急性病,何必担这些风险。这两个问题造成了现在的这种局面。

我们要好好学习,要把中医这种国粹传承下去,这个最要紧,真正要继承好,在继承的基础上我们发展它,发扬它。像 2003 年 SARS 来了,当时在广东,以邓铁涛为首的一批名中医,虽然都八九十岁了,但他们去治了,广州中医药大学第一附属医院救治了很多 SARS 病人,没有死一个。后来 SARS 传播到北京,一开始排斥中医,没有叫中医去治,当时死亡率比较高。后来北京的一些老先生专门给高层领导写信,提出来要求用中医的办法来治疗 SARS。上面采纳了这个意见,各个医疗点都吸收了中医进去,用中医的办法治,局面马上就扭转过来,死亡率就减低了。所以国内 SARS 的死亡率跟国外比起来就低得很。其实中医对温热病早就有办法了,好好进行辨证,病邪是在卫分、在气分、在营分,还是在血分?需要用什么方药加减变化?如果辨证准确,药用上去就有效。中医是个伟大的宝库,里面有好多宝贝,只要真正深入进去,是取之不尽的。所以首先我们要把它学好,要"得其术",然后再进一步结合现在的具体情况来给病人用药。

问曰:人病有宿食,何以别之? 师曰:寸口脉浮而大,按之反涩,尺中亦微而涩,故知有宿食,大承气汤主之。(二十一)

前面讲了腹满、寒疝,本条开始讲宿食。"宿食"就是停食,即饮食太过,停滞肠胃。宿食如果在上脘,可用吐法;如果到了胃之下脘,到了肠,就应用下法,这是治疗原则。"人病有宿食,何以别之",宿食为病,应该怎么辨别?"寸口脉浮而大",因为是饮食积滞,未伤正气,身体比较好,所以脉浮而大,浮大是有力的脉象。但是"按之反涩",重按是不流畅的,称为涩脉。"尺中亦微而涩",尺脉也细微而不流畅。为什么脉搏不流畅?主要是积滞在体内,使得胃肠气血运行不畅,故脉来不流畅而见涩脉。因此"知有宿食",可用大承气汤来攻下。本条条文告诉我们,按脉既要浮取,又要沉取,浮取脉浮而大,而重按沉取,反而脉涩,说明体内气血运行不畅。所以诊脉要细心体会才能作出正确的判断。

下面讲一个有趣的医案：肖琢如是民国初年湖南的一个医生。江西人黄某，在湖南长沙做生意，开始患外感，医生治了十几天，病越来越重，就请肖琢如去治。黄某肚腹硬痛，手不可按，到傍晚身微热汗出，手足汗出更多，小便黄，大便不利，舌质鲜红，舌苔黄而不燥，脉沉实搏指。脉沉病在里，脉实按之有力，说明是个实证，并且《伤寒论》云"阳明病，手足濈然汗出"。看了之前的药方，杂乱无章，肖琢如就处方大承气汤。服药二剂后，下黑粪较多，能食少量稀饭，病愈十分之七八。肖又改用大柴胡汤，减轻大黄的剂量，二剂之后痊愈。黄某家中有个教书先生，平时也看医书，他问肖琢如：大承气汤证应当有谵语，这个证怎么没有谵语？大承气汤治疗腹中有燥屎，而你肖先生说是食积，是什么道理呢？肖琢如就告诉他："《伤寒论》云：六七日不大便，烦不解，腹满痛者，此有燥屎。……所以然者，本有宿食故也。宜大承气汤。"为什么会有燥屎？因为有宿食，饮食中的糟粕变成了燥屎，宜用大承气汤。肖琢如又云："若《金匮要略》宿食篇，主用大承气汤甚详。盖宿食与燥屎，一而二，二而一，相去一间。"宿食也好，燥屎也好，实际上是一回事，停食时间长就成为燥屎了。至于有没有谵语，可以不必拘泥。

《伤寒论》里描述的症状不是在每个病人身上都会出现，每个人的情况都不一样，所以对古书要活看，不能死于句下。小柴胡汤有那么多症状：往来寒热，胸胁苦满，默默不欲饮食，心烦，喜呕，口苦，咽干，目眩，脉弦，不可能在一个人身上都有。可能就出现胸胁苦满，或口苦咽干，或默默不欲饮食，"但见一证便是，不必悉具"。大承气汤也一样，《伤寒论》关于大承气汤那么多，而后世归纳大承气汤证只四个字："痞、满、燥、实"。只要有痞、满、燥、实的问题就可以用，不是说非得有那么多症状出现才行。"痞"就是感到痞闷闭塞，"满"就是腹中胀满，"燥"就是大便干燥，"实"就是出现腹痛，或者脉按之有力，这就是"实"的表现。只要出现痞、满、燥、实，就可以用大承气汤。所以读书要灵活。叶天士说如果子孙不是很灵活，就不要学医，这是他的遗嘱。因为医生不会灵活的辨证，是要害死人的。鲁迅先生是个文学家，他说子孙如果没什么大的学问，就不要做空头的文学家，随便做个工作就好了。这也是对的，没有文学细胞，一定要他写文章，也是没有出路的。

脉数而滑者，实也，此有宿食，下之愈，宜大承气汤。（二十二）

"脉数而滑"，脉数主热，脉滑是有饮食积滞，有宿食；"实也"，就是有实热积滞在体内；"此有宿食"，这就是有宿食。"下之愈，宜大承气汤"，攻下则病愈，宜用大承气汤来治疗。

前一条是重按脉涩，有宿食；本条是脉滑，有宿食。脉滑有宿食，说明是新病、病尚轻浅。食积时间不是很久，脉是滑而数的；如果食积日久，胃肠气血不

162

通了,那么重按就见涩脉。同样是宿食,有按之脉涩,有按之脉滑,"滑"和"涩"这两种不同的脉象,都可以见于宿食病证。

下利不欲食者,有宿食也,当下之,宜大承气汤。(二十三)

大承气汤方:见前痉病中

如果能通过下利排出积滞,应该想进饮食。"下利不欲食",说明宿食还停留在体内,所以"当下之,宜大承气汤。"这体现了"通因通用"的治法,就是使用具有通利作用的药物治疗具有通泻症状的实证。通过攻下,把积滞、宿食排出体外,下利就好了,就能进食了。

宿食在上脘,当吐之,宜瓜蒂散。(二十四)

瓜蒂散方:

瓜蒂一分(熬黄) 赤小豆一分(煮)

上二味,杵为散,以香豉七合煮取汁,和散一钱匕,温服之,不吐者,少加之,以快吐为度而止。亡血及虚者,不可与之。

"宿食在上脘",所谓"上脘",就是胃脘的上部,紧挨着食管。宿食停留在胃之上脘,往往病人有胸闷、泛恶欲吐的感觉,是正气要祛邪外出的表现,可以因势利导,用吐法使宿食排出体外,宜用瓜蒂散催吐。瓜蒂散体现了"其高者,因而越之"的治法,即病邪在上,使之上越而出,这是《素问·至真要大论》讲到的。

瓜蒂散方用瓜蒂、赤小豆、豆豉,即所谓的"酸苦涌泄"。酸味的赤小豆,苦味的瓜蒂,有催吐作用,病邪吐出体外,病就好了。这种宿食往往得病时间较短。大家都应该有这样的体会,过年过节亲朋好友聚会,饮食太过,胃里就难受,难受之后就会想吐,说明饮食就停留在上脘。这时千万别止吐,吐出来就舒服了,否则相当难受。但吐也是蛮伤人的,吐了之后没有力气,起码要两天都恢复不过来,吐能伤气。一般来说,宿食停留上脘,可以用吐法。宿食在中脘,可以用消导法,如保和丸之属。如果宿食进一步往下,到大肠,出现了痞、满、燥、实,就用攻下法,如承气汤之类。同样是实证,根据病位的不同可以分别用吐法、消法、下法来治疗。

如果突然发病,没有瓜蒂散,也可以用盐汤探吐方。热饮极咸盐汤,探吐令宿食出。吐法用得好,也是很好的一种治疗方法。

脉紧如转索无常者,有宿食也。(二十五)

本条比较难理解。"脉紧如转索无常",指脉紧中兼有滑象。"索"即绳索;"如转索",据我的理解,就好像搓一根绳子。不知道大家有没有看过农民用稻草搓绳子,绳子不是圆的嘛,有一种圆滑之象,是一种滑而有力的脉象。出现这样的脉象,主"有宿食",是宿食不化、停滞胃肠的实证。

163

脉紧,头痛风寒,腹中有宿食不化也。一云寸口脉紧。（二十六）

"脉紧",有两种情况,一主外感风寒,"头痛风寒"是由于风寒造成的头痛,可见脉紧;二主宿食,"腹中有宿食不化也",饮食积滞也可以出现脉紧。脉紧主实证。

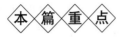

第二条,从腹诊、舌诊来辨别腹满的虚实。"病者腹满,按之不痛为虚,痛者为实,可下之。舌黄未下者,下之黄自去"。

第九条,"病腹满,发热十日,脉浮而数,饮食如故,厚朴七物汤主之。"本条条文是气滞导致大便不通,故腹满。方以厚朴为君消除胀满,配合桂枝汤加减祛除表邪。本方是厚朴三物汤合桂枝汤去芍药,故称厚朴七物汤。

第十条,"腹中寒气,雷鸣切痛,胸胁逆满,呕吐,附子粳米汤主之。"脾肾有阴寒之气,导致腹中雷鸣切痛。寒气上逆,出现胸胁逆满、呕吐。方用附子、半夏,附子驱散阴寒,半夏降逆止呕。考虑到这两味药共用有一定的毒副作用,所以用甘草、大枣、粳米,解毒和药、缓急止痛。

第十一条,"痛而闭者,厚朴三物汤主之。"本条也是因气滞造成了大便不通,所以重用厚朴作为君药,通过理气来起到泻下的作用。所以厚朴三物汤跟小承气汤是不同的,小承气汤证以里热为主,而本方证是以气滞为主。

第十二条,"按之心下满痛者,此为实也,当下之,宜大柴胡汤。"通过腹诊,心下满痛拒按,是实证。病位在心下,属少阳阳明并病,故用小柴胡汤去人参、甘草合小承气汤加减。小承气汤为大黄、枳实、厚朴,去掉厚朴,加芍药清胆、缓急止痛。通过和解少阳、清泻阳明,使心下满痛得到缓解。

第十四条,"心胸中大寒痛,呕不能饮食,腹中寒,上冲皮起,出见有头足,上下痛而不可触近,大建中汤主之。"本条虚寒较重,且兼有蛔虫,故大建中汤有蜀椒辛热散寒、驱蛔杀虫。"上冲皮起,出见有头足,上下痛而不可触近",跟现代医学的胆道蛔虫症类似。

第十五条,"胁下偏痛,发热,其脉紧弦,此寒也,以温药下之,宜大黄附子汤。"本条说明寒实内积,可用温药下之,即大黄、附子、细辛这样的配伍方法。

第十七条,"腹痛,脉弦而紧,弦则卫气不行,即恶寒,紧则不欲食,邪正相搏,即为寒疝。寒疝绕脐痛,若发则白汗出,手足厥冷,其脉沉弦者,大乌头煎主之。"本条是寒疝的典型症状,表现为寒疝绕脐痛,发作时出冷汗,手足厥冷,治疗用大乌头煎。

第十八条,是血虚寒疝的治法,"寒疝腹中痛,及胁痛里急者,当归生姜羊肉汤主之。"

第十九条,"寒疝腹中痛,逆冷,手足不仁,若身疼痛,灸刺诸药不能治,抵当乌头桂枝汤主之。"本病内外都有寒邪,内寒用乌头,类似大乌头煎;外寒,"手足不仁,身疼痛",所以配合了桂枝汤。

第二十三条,"下利不欲食者,有宿食也,当下之,宜大承气汤。"本条体现了"通因通用"的治法,表面上看是下利,实际是有宿食,因为宿食而导致了下利。宿食是病因。"治病必求于本","本"是什么?"本"是宿食,"当下之",故用大承气汤。

165

五脏风寒积聚病脉证并治第十一

这一篇首先讲五脏的风寒，也就是说风寒侵犯五脏所出现的一些情况。其次是讲积聚。积聚是一个病名，也就是癥瘕。癥瘕和积聚，实际上是一回事。积就是癥，而聚就是瘕。"积"，即血积也，就是瘀血积成的肿块，类似于现在的肝脾肿大或者一些肿瘤。而且积是存在于固定的位置，是一个真正有形的东西。"聚"者，即气聚也，是由于气滞而造成的块，它是不固定的，一会儿在这里，一会儿在那里，无固定之处。

在《后汉书·华佗传》里，就记载了华佗"刳破腹背，抽割积聚"，即剖开病人的腹部，并进行积聚的切割。简单地说，就是把病人肚子里的包块予以切除。这种记载，证明了在东汉末年我国已经开始对病人进行外科手术。

本篇主要是讲五脏风寒对人体产生的一些病证，并藉此提及了真脏脉。所谓"真脏脉"，即死脉也。出现了真脏脉，往往病就不能治好。有一些脉象确实也记载得颇有道理。

在前年的某一天晚上，有一个朋友打电话给我，说他的母亲病得很重，并希望我去看看有没有治疗的办法。后来我到了他母亲家里，发现他母亲已经出现了真脏脉，我对这位朋友说他母亲已经没救了，估计就只剩下三天的命。后来果然到了第三天的晚上，他的母亲就去世了。

在这一篇讲到五脏病所出现的真脏脉、三焦的一些病证以及脏腑积聚的脉证。但是美中不足的是，本篇五脏风寒的部分脱简较多，所谓"脱简"，就是古代的书，由于战乱或传抄，而出现脱漏甚至丢失的情况。因此林亿在整理《金匮要略》的时候，认为五脏风寒积聚这一篇脱简的情况比较严重。所以本篇看起来不是很有系统，尽管如此，其中有几个病的治疗还是论述得比较具体的，特别是肝着、脾约、肾着这三个病。

肺中风者，口燥而喘，身运而重，冒而肿胀。（一）

"肺中风"，是肺部被风邪中伤了。肺部感受了风邪，风为阳邪，往往容易化热，而使得肺热气喘，口干，故"口燥而喘"。又肺主通调水道，下输膀胱，今肺受风邪而致肺热，不能通调水道，如此水气就停在体内，而使人身体动摇而沉重，并且发生水肿，而水气上冒故出现了头晕。"冒"，就是头目昏眩。"冒而肿胀"，病人觉得头晕，身上会出现水肿，这均是肺感受了风邪而出现的症状。

肺中寒,吐浊涕。(二)

第一条讲中风,第二条讲中寒,所以叫五脏风寒。比如说肺脏中了风,被风所损伤了出现什么症状,被寒损伤了出现什么症状。其他的四脏都会用这样的体例来讲。"肺中寒,吐浊涕",就是肺感受了寒邪,病人会吐出一些粘痰,称为"浊涕"。"涕",指的是痰,而不是鼻涕。据多纪元简《金匮要略述义》记载:"先教瑜曰:'古无痰字,云涎出如涕,谓吐粘痰也。'据此则浊涕即是粘痰也,非鼻涕之谓也。"

肺死脏,浮之虚,按之弱如葱叶,下无根者,死。(三)

本条在说明肺的真脏脉,所以叫"肺死脏"。"浮之虚"的"浮",是指浮取诊脉,脉在浮取时显得比较虚,而重按时则很弱,像按在葱叶上。"葱叶"是指很薄的葱叶,而里头是空的。"下无根者,死",这种脉,轻按很虚,重按很弱,好像按在葱叶上面,重按是空空的,没有根,这说明病人的肺气已经绝了。因此在此仲景就说,若病人有这样的脉象,往往是一种死证。所以有的人活着,但是从这个脉象已经出现了真脏脉,有的人比较敏感,有的人比较不敏感,他自己还觉得没什么大问题。这在古书里早有记载,这种人在走、在活动,实际上跟死人差不多,就是多了口气,叫"行尸"。所以人生无常。什么叫无常?今天是人,明天不一定在世了,这就叫无常。

以上这三条记载了肺感受了风邪及寒邪的病,还介绍了肺的真脏脉。

肝中风者,头目𥆧,两胁痛,行常伛,令人嗜甘。(四)

肝被风邪所中伤,可出现头目𥆧动,就是头目动摇,有的头动摇,有的是眼睛也在抽动。因为肝是主风的,肝为风木之脏,各种风病出现了抖动、眩晕等动风的症状,往往都属于肝经。《素问·至真要大论》病机十九条的第一条:"诸风掉眩,皆属于肝"。所以肝被风邪所损伤,病人可出现头目的抖动。因为肝经过于胁肋,所以两胁会出现疼痛。"行常伛"的"伛",《广雅·释言》解释为"偻也",也就是驼背。唐代有一部佛学著作叫《一切经音义》,是说明一切经的音和字义。由于佛学很深奥,不是一般的人能研究得通,因此有了这部著作。《一切经音义》引《通俗文》云:"曲脊谓之伛偻",指的就是脊背弯曲了,即驼背之意。之所以有此表现,主要是风伤于肝,筋脉拘急所引起的。"令人嗜甘",当肝经有病时,病人往往喜欢吃甜食,因"肝苦急,急食甘以缓之"。这也是《内经》里面的一条经文,甘有甘缓的作用,食甘以缓之。甜的食物往往有一种缓和作用,而肝主筋,筋脉拘急时,可用甘味的药起到缓和的作用,这就是为何肝病会令人嗜甘的原因。另外,我们也可联系"脏腑经络先后病脉证并治篇"来看,其中提到"见肝之病,知肝传脾,当先实脾"。实脾可吃甘药,因甘药本身就有补脾作用,而补脾可以对肝有好处。

167

肝中寒者,两臂不举,舌本燥,喜太息,胸中痛,不得转侧,食则吐而汗出也。(五)

这一条讲肝受了寒。因为肝主筋,故肝受寒时可导致筋脉的拘急,而出现两臂不举的情况。另外,因为厥阴肝脉循行喉咙之后,络于舌本。所以当肝受寒以后,不能蒸化津液,不能上润于舌,故出现舌干燥的现象。肝寒以后,肝气也不能舒畅条达,故病人喜欢太息,病人希望通过太息,即叹气来舒畅这种郁滞。肝脉又贯于胸膈,所以当寒邪影响到肝脉时,导致了病人胸中的阳气也不能宣通,而出现胸中痛,不能转侧的情况。除此以外,肝寒还要犯胃,使得病人得食则吐,而且吃东西就汗出。为什么汗出呢?因为卫阳之气不能固护而导致了汗出。胃为卫之源,当胃气虚弱以后,卫气也就虚弱了,因此病人出现食则汗出的情况。除了"胃为卫之源"之外,还有一句话叫"脾为营之本",脾是营血的根本。因此当脾胃的功能好了,卫气就会强盛,而营血也会充足了。这也就是为什么我们要很好地了解桂枝汤,因为方中的生姜、大枣之所以能调和营卫,实际上是透过补脾胃而完成的。调和脾胃,也就是调和营卫;补脾胃,也就是补营卫。"胃为卫之源,脾为营之本"这两句话,最早是成无己提出来的。后来叶天士也反复强调这两句。因为只有脾胃功能好了,卫气才会强盛,就不容易感受外邪,而营血也能充足。"食则吐而汗出",说明肝寒以后影响到胃,因而胃气虚,不能受纳水谷,故出现食后呕吐的表现。而且胃为卫之源,若卫阳不足,不能固护体表,则出现食后汗出的情况。

肝死脏,浮之弱,按之如索不来,或曲如蛇行者,死。(六)

本条在说明肝的真脏脉。"索",即绳索也。肝主藏血,今肝血衰竭,所以浮取时脉很弱,而重按时脉就像绳索,但抖几下就不来了。也就是说,在脉弦当中,出现了结象。"结",即脉搏动几下,停一下,再搏动几下,又停一下。"或曲如蛇行",指的是脉没有和缓之气。所谓"和缓之气",就是胃气。在《内经》里提到"得神者昌,失神者亡",另外还强调"有胃气则生,无胃气则死"。即使是生了大病,只要脉象中有一种从容和缓之气,则表示病人仍有生机。若脉浮取很弱,重按却很弦,好像按在绳索上,但却同时出现了结脉,或者脉中毫无从容和缓之气的,这就是死证。

若我们想要学好脉诊,平时就必须要反复地训练和体会。我们应该多在正常人或病人身上诊脉,而且要一心一意、认认真真、全神贯注地诊察每个人的脉,如此才能有所体会。脉学不是一天的功夫,我是慢慢地体会。在诊脉时,当医者跟病人的皮肤接触的一刻,正是心到则气到,因此医者实际上是跟病人的气相接触,通过这种接触,医者就能够捕捉病人生命的信息,进一步体会病人脏腑的各种变化。因此学习把脉的过程必须要有耐心,等到一定的时候自然有所体会。以中医本科生为例,在未临床前,可以在宿舍中互相诊同学的脉。当到了临床后,就应该多给病人诊脉,特别病房里的危重病人,认真体会这些病人在脉象上有何变化。真脏脉在书上可以讲,却不能替代临床,临床还是最重要的。所谓真脏脉,就是指没有一点从容和缓之气的脉象。当遇到这种情况,往往就说明病情已经很重,甚至到了死证的地步。现今许多中医院校都有脉象仪让学生去学习,本人是很反对这种脉象仪的。脉象仪跟正常人的脉象是不一样的,因为它是机器做的,塑料做的,它跟人的真正皮肤不一样,它没有人这种从容和缓的脉象。仪器跟人的脉是根本不能比的。实际上,人类科学还没有发达到这种地步,仪器还是替代不了人,因此为医者仍是应该用心地从人身上去探索。

肝着,其人常欲蹈其胸上,先未苦时,但欲饮热,旋覆花汤主之。(七)

旋覆花汤方:

旋覆花三两　葱十四茎　新绛少许

上三味,以水三升,煮取一升,顿服之。

肝着的"着",就是停留、停着的意思。肝是藏血的,肝脏的血脉停着不通,就称为"肝着"。"其人常欲蹈其胸上",是肝着的一种症状。肝脉布于胁,络于胸,肝着的病人,由于肝脉的气血不通,因此喜欢用手来敲击胸胁的部位,使自己感觉舒畅一点,这种情况就叫"其人常欲蹈其胸上"。"蹈",是手舞足蹈的蹈,原意是用脚来踩,这里可理解为用手来按、揉、打或敲其胸胁部位,通过这种动作,使得经脉之气能够得到暂时的通畅,或能舒服一些。"先未苦时,但欲饮热",当肝着还没有很严重的时候,病人往往很喜欢喝热汤,如此可使得气血运行较为通畅,因为热汤有活血作用。张仲景用旋覆花汤来治疗这个病。旋覆花汤就三味药,旋覆花、葱及新绛。旋覆花能够通肝络,行气血;新绛有活血化瘀的作用;而葱则能够通阳气而散结。气血通行,则肝着就能够治愈。

下面我再讲讲新绛的问题。新绛,古代亦写成"猩绛",这个药现在是没有的,即使跑遍了祖国大陆或台湾,也找不到这个药。这个药在《神农本草经》里也没有记载。那么新绛到底是什么呢?实际上这个药就是我们在电视或电影里看到的清朝大官的帽子上面有颗珠的,珠的后面挂有一条红红的丝带,这丝带是用猩猩的血染成的。而这种丝带就叫做"猩绛"。

我曾经看过清代的一本书,其中就记载了新绛的染制法。当时,猩猩在越南比较多,因此若要染制新绛就必须要去越南。到了越南以后,猩猩并不太好抓,即使捕获了,它的血也不容易流出来,因为猩猩会屏气,使血流不多。所以要用骗的办法,首先人们要挑一个担,一担两个桶,桶中放置好酒,然后放在山

169

上猩猩出没的地方。放了人就躲开,如此猩猩才会来。当猩猩来看到了酒,它们很聪明,起初先是不吃,因为想到人们可能要谋害它,但是它就是熬不住酒香。它围绕酒桶转了几个圈,到最后熬不住的时候就会把酒全部喝光,接着就醉倒了。此时人们就会出现,并跟它说好话,希望能借用猩猩的血,然后就用刀子割其身上,如此猩猩的血就会流出来。用这种血染上面所说的丝绸,这种被染红的丝绸就叫猩绛。如今这种猩绛已经没有了,其代用品有两个,一个是红花,红花既是红色的,而且也有活血作用。另一个是茜草,茜草也是红色的,也有活血作用。因此现在我们开处方时,一般都开红花或者茜草以代替新绛,这两种药都有活血化瘀的作用,且颜色都比较红。

旋覆花汤是治疗血瘀在肝经所造成的肝着,因为肝血瘀滞以后,病人的胸胁往往会感到疼痛,这个处方能起到行气活血通络的作用。叶天士在治疗胁痛或肝病时,往往会用这个处方,他把这种治法称为"辛润通络法"。另外,叶天士在运用这个处方时往往会再加当归,因为当归的味偏于辛、质较润,具有养血的作用。一般来说,在运用此方时,再适当加养血药更好。除当归以外,还可以加赤芍,因为赤芍既有活血作用,也可以止痛,如此配合之下,能够起到更好的行气活血止痛作用。

心中风者,翕翕发热,不能起,心中饥,食即呕吐。(八)

心中风,就是风邪影响到心,因为心本身属于火脏,藏有心火,而风又是阳邪,因此风助火势,心火愈旺,则可出现翕翕发热的情况。"翕翕",是发热的样子,《说文》:"翕,炽也"。"不能起",指的是病人起不了床,原因是病人发热了。发热了以后,火邪能够耗伤元气。这种道理源自于《内经》里的"壮火食气","壮火"就是高热,这种高热是可以消耗人体元气的,因此病人往往不能起床。"心中饥",指病人有饥饿感,因为在有热的情况下,往往胃热会令病人感到饥饿。但是胃热也会令胃失和降,而造成呕吐。因此病人虽感到饥饿,但吃了以后却要呕吐,这主要是因为病人的心胃有热。

心中寒者,其人苦病心如啖蒜状,剧者心痛彻背,背痛彻心,譬如蛊注。其脉浮者,自吐乃愈。(九)

"心中寒者,其人苦病心如啖蒜状"。当寒邪中伤了心脏,病人会觉得心里好像有辛辣刺激感,就像是吃过大蒜一样。这种辛辣刺心的感觉很痛苦,所以叫"其人苦病心如啖蒜状"。因心主血脉,当受了寒邪时,会导致心的血脉不通,而令病人产生心里很难受的感觉。"剧者心痛彻背,背痛彻心",若血脉不通的情况较为严重时,病人会出现心痛彻背,背痛彻心的表现,这种情况在《金匮要略·胸痹心痛短气病》里有更详细的描述。"譬如蛊注",仲景就举个比喻,比如跟蛊注一样。"蛊"字,上面三个虫,下面一个皿,器皿的皿,按照

《说文解字》的解释,是"腹中虫也",就是指肚子里的虫,这个虫是一种毒虫,古人称为"蛊"。被蛊影响到的人,发作时会胸闷腹痛,就好像虫咬一般,而且这人病死了以后,这种蛊毒还会传染给其他人,所以叫"蛊注",就是流注传染到人家那里去了。"其脉浮者,自吐乃愈",如果病人脉浮,表明正邪相争,正胜祛邪外出,病邪有往上往外发越的趋势,将得吐而愈。

心伤者,其人劳倦,即头面赤而下重,心中痛而自烦,发热,当脐跳,其脉弦,此为心脏伤所致也。(十)

本条讲了心伤出现的证候。心伤往往是劳心太过、思虑太过,耗伤了心血,心的阴血不足。"其人劳倦,即头面赤而下重",稍一劳累,就出现"头面赤而下重"。"头面赤"是由于心血不足,劳累后血虚阴亏,虚阳上升所致;心位于上,肾位于下,心血不足,肾阴暗耗,导致下体沉重无力。"心中痛而自烦,发热",心血不足,心火上炎,则心中痛而烦躁,还会出现发热。"当脐跳",心主火,肾主水,水火相济则阴平阳秘,反之,若心阳不足则下焦水气上冲,故脐部有跳动感。"其脉弦,此为心脏伤所致也",心之平脉不应弦,而应是滑、洪、大,心脉弦是心血不足,心脏受伤的表现。

心死脏,浮之实如丸豆,按之益躁疾者,死。(十一)

本条讲心的真脏脉。"浮之实如丸豆",即脉浮取实而有力,好像弹丸、小豆动摇不定;"按之益躁疾者,死",即脉重按更不柔和、更快。"躁",不柔和;"疾",比数脉还要快得多,我们正常人一呼一吸脉四至,脉数就是五到七至,疾脉一呼一吸八九至,甚至十来至。这样的脉是死脉,说明心血已枯竭,心气已涣散,是死证。

邪哭使魂魄不安者,血气少也;血气少者属于心,心气虚者,其人则畏,合目欲眠,梦远行而精神离散,魂魄妄行。阴气衰者为癫,阳气衰者为狂。(十二)

本条讲了血气不足、正气虚弱造成精神错乱的病证,称为"癫"、"狂"。癫狂就是精神病。癫和狂有所不同,癫是文痴,狂是武痴。文痴是坐在那里不声不响,武痴是要打人、骂人。中医认为心藏神、主神明,精神疾病和心有关,因此讲到心的病证,就讲了这一条。"邪哭使魂魄不安者,血气少也",所谓"邪哭",是指病人无缘无故地悲伤哭泣,好像有邪鬼作祟一样。《灵枢·本神》专门讲到魂魄的问题:肝藏血舍魂,肺主气藏魄,血气少则肝不舍魂,肺不藏魄,令人魂魄不安,无故哭泣,发作无常,有如邪鬼所作。"血气少者属于心",血气少,关键是心的血气不足。"心气虚者,其人则畏,合目欲眠",心气虚的人胆子特别小,不敢外出,不敢见人,闭着眼睛想睡觉。"梦远行而精神离散,魂魄妄行",做梦到很远的地方去,说明精神已经离散,精神快要错乱了。"阴气

171

衰者为癫,阳气衰者为狂",阴气衰也好,阳气衰也好,总而言之都是正气不足。"邪之所凑,其气必虚",由于正气不足,而导致了癫狂。本条说明心气虚,神明失守,使得精神越来越差,甚至精神错乱,发为癫狂。

中医理论说"心主神明",所以考虑问题,都与心有关。现代医学就说思考是大脑的功能,与心无关。事实上跟心还是有关的,不单是大脑。我看过一篇国外的文章,说有个人心脏不好,做了换心手术,结果手术后,性格完全改变了。他以前对人很好、很和气,换心之后,变得脾气暴躁,会打人、骂人。因为心脏供体很少,很多来自死刑犯。换上罪犯的心,性格就完全变了。所以"心主神明"还是有道理的。当然现在还不能科学地解释其中的奥秘。《中国中医药报》前一阶段也在争论,有人说心主神明,有人说脑主神明。第一个提出"脑主神明"的人是李时珍,清朝的王清任也认为是脑主神明。我觉得两者都有道理,都不能偏废。

脾中风者,翕翕发热,形如醉人,腹中烦重,皮目𥆧𥆧而短气。(十三)

风为阳邪,脾被风邪所中伤,可以出现发热。发热重则神志不清,"形如醉人"。脾主运化,位居中焦,风邪影响到脾,使得脾失健运,水湿不化,停滞于中焦故"腹中烦重"。中焦水湿停留,阻滞了气机,则"短气"。目胞属脾,由于脾感受了风邪,所以出现"皮目𥆧𥆧",即目胞抖动。

脾死脏,浮之大坚,按之如覆杯洁洁,状如摇者,死。臣亿等详五脏各有中风中寒,今脾只载中风,肾中风中寒俱不载者,以古文简乱极多,去古既远,无它可以补缀也。**(十四)**

本条讲脾的真脏脉。"脾死脏,浮之大坚",脾的真脏脉,浮取则大而坚硬,没有一点和缓之象。"按之如覆杯洁洁,状如摇者,死","如覆杯",好像一个倒过来放的杯子;"洁洁",形容清白的样子,是说杯子是空的。意即脉重按空虚,摇动不宁,是死证。本条条文以下有一些文字是林亿在整理《金匮要略》时增入的,"臣亿等详五脏各有中风中寒",所以本篇名为五脏风寒。"今脾只载中风,肾中风中寒俱不载者,以古文简乱极多,去古既远,无它可以补缀也",林亿等人所见到的是翰林学士王洙从蠹简中找到的《金匮玉函要略方》,破损严重,故"简乱极多"。又因林亿所处的年代距张仲景的时代已经有八百多年了,故称"去古既远"。因此无法补充条文,也就是说有好多条文已经错简或遗漏了。林亿是说我等已经尽力了,只能整理到这个地步。说明五脏风寒积聚这一篇错漏很多,我们只能根据现存的一些条文作解释。

趺阳脉浮而涩,浮则胃气强,涩则小便数,浮涩相抟,大便则坚,其脾为约,麻子仁丸主之。(十五)

麻子仁丸方:

麻子仁二升　芍药半斤　枳实一斤　大黄一斤(去皮)　厚朴一尺(去

皮） 杏仁一升（去皮尖,熬,别作脂)

上六味,末之,炼蜜和丸梧子大,饮服十丸,日三服,渐加,以知为度。

《伤寒论》中亦有本条条文,麻子仁丸在《方剂学》里也讲到过。"跌阳脉浮而涩,浮则胃气强,涩则小便数",是借脉象来说明病机。跌阳脉位于足背的冲阳穴处,属足阳明胃经,脉浮说明胃热强盛;脉涩说明脾阴不足,因此小便次数多,津液均从小便排出,大便就干燥。"浮涩相抟,大便则坚",本病的病机是胃强脾弱,胃强指胃热强盛,脾弱指脾阴不足。《内经》云:"饮入于胃,游溢精气,上输于脾,脾气散精,上归于肺,通调水道,下输膀胱,水精四布,五经并行"。故曰脾主为胃行其津液。今脾阴不足,不能为胃行其津液,津液不得四布,但输膀胱,则小便频数、大便干燥,故称"其脾为约",即脾的阴津受到约束,故用麻子仁丸来治疗。

麻子仁丸能够滋脾阴,清胃热,专为胃强脾弱而设。滋脾阴是三味药,即麻仁、芍药、杏仁。麻仁滋脾养阴,起到润下作用;芍药也入脾经,滋养脾阴;杏仁润燥,助通便。清胃热就是配合了一个小承气汤,即厚朴、枳实、大黄。本方不做汤剂,做丸剂,为什么呢？丸者缓也,让药物缓慢地起效。如果痞满燥实严重,我们就用汤剂来治疗。汤者荡也,可推荡积滞。像这种比较慢性的病,主症是大便干、小便数,没有腹痛,也没有痞满燥实,拖上一个月也没问题,类似于现在所谓的习惯性便秘,不需要一下子用药很厉害。所以虽然用了枳实、厚朴、大黄,泻下的作用还是比较缓慢的。

这个方剂就是要吃丸药,不要开成汤剂,因为我碰到过这个问题。1971年,我在一个农村做医生,有个人习惯性便秘,一个医生把麻子仁丸这个处方开成汤药给他用,而且剂量比较大。病人拿了处方给我看,问我这个处方开得怎样？我们是同道,不能说人家不好,那我就说你吃吃看。结果他吃了汤药之后,半夜里拉了十几次。那时农村生活很苦,屋子外面放了一口大缸,农民把大便解在缸里,用来施肥。晚上也没有电灯,他拉了十几次大便,筋疲力尽,掉到缸里头去了,狼狈得很。所以我是在长期临床上摸索出来的,像这种脾约证就不能用汤药。三承气汤跟麻子仁丸在《方剂学》中的归类就不同。前者属寒下剂,后者属润下剂。润下,是润肠通便,而不是真正的苦寒清热泻下。

肾着之病,其人身体重,腰中冷,如坐水中,形如水状,反不渴,小便自利,饮食如故,病属下焦,身劳汗出,衣里冷湿,久久得之,腰以下冷痛,腹重如带五千钱,甘姜苓术汤主之。（十六)

甘草干姜茯苓白术汤方:

甘草　白术各二两　干姜　茯苓各四两

上四味,以水五升,煮取三升,分温三服,腰中即温。

173

所谓"肾着",是肾受寒湿,着而不去。腰为肾之府,实际上是寒湿之气留着于腰部。肾着病的主要症状是"身体重,腰中冷",寒湿为病,湿性重着,故而"身体重";寒邪伤阳,故而"腰中冷"。"如坐水中,形如水状",好像坐在水里,受到水湿的侵犯。"反不渴",没有热邪,所以不渴。"小便自利",小便很通畅,说明不是膀胱的病。如果是膀胱的病,就会有小便不利。"饮食如故",说明也不是中焦脾胃的疾病。中焦脾胃没有问题,膀胱也没有问题,而是"病属下焦",是下焦的病,腰以下属下焦。这个病是怎么引起的呢? 由于"身劳汗出,衣里冷湿,久久得之",劳累后汗出,如果汗出很多,就该及时把衣服换掉。有的人汗出很多,不去换衣服,水湿之气就从毛孔吸收进去了,所以叫"衣里冷湿"。"久久得之",时间一久,寒湿留着于肾之外府,造成"腰以下冷痛"。"腹重如带五千钱",这句话在《备急千金要方》和《脉经》里作"腰重如带五千钱"。我觉得应该是"腰重如带五千钱",古代用的是铜钱,好像五千个铜钱系在腰间,形容腰部有沉重、下坠的感觉。这也印证了"湿性重着"之说。甘姜苓术汤是治疗肾着的专方。我们联系《方剂学》来看:理中汤是人参、白术、干姜、甘草,甘姜苓术汤是理中汤去人参、加茯苓。理中是治理中焦脾胃的寒湿,而甘姜苓术汤也治疗寒湿,但不在中焦,没有脾胃气虚,所以去人参。寒湿影响到肾之外府,故用白术燥湿,干姜散寒祛湿,甘草调和药性,再加茯苓利湿。以上四味药驱除腰间寒湿之气,所以可以治疗肾着病。

《金匮要略心典》中关于本条的注解较好,我们学习一下。《金匮要略心典》云:"肾受冷湿,着而不去,则为肾着。身重,腰中冷,如坐水中,腰下冷痛,腹重如带五千钱(这里腹重可以理解为腰重,因为《备急千金药方》、《脉经》均作"腰重"),皆冷湿着肾,而阳气不化之征也(寒湿之气留着于肾之外府,阳气不化。阳气充足,可以将寒湿化解)。不渴,上无热也;小便自利,寒在下也(小便清白,说明下焦有寒);饮食如故,胃无病也,故曰病属下焦。身劳汗出,衣里冷湿,久久得之。盖所谓'清湿袭虚,病起于下'者也(这句话是《内经》里的,"清"就是寒,寒湿侵犯人体往往病起于下。湿中人,伤于下)。然其病不在肾之中脏,而在肾之外府(并不是真正的肾脏疾病)。故其治法,不在温肾以散寒,而在燠土以胜水。甘、姜、苓、术,辛温甘淡,本非肾药,名肾着者,原其病也。(所以治法并不是温肾散寒,而是暖土胜水。因为脾主运化水湿,所以用了甘草、干姜、茯苓、白术,辛温甘淡,本非肾药,而是入脾经的药,祛湿的药。但因为是治疗肾着病的专方,所以本方叫肾着汤。)

肾死脏,浮之坚,按之乱如转丸,益下入尺中者,死。(十七)

本条讲肾的真脏脉。浮取很坚硬,没有一点柔和之象,重按脉搏散乱,所以叫"乱如转丸",形容脉散乱,如转动的弹丸。"益下入尺中者,死",尺脉候肾,尺脉更乱,说明肾之真脏脉见,主死。通过这几条条文,说明脉搏要有从容和缓之气,即使脉大、脉浮,都应该从容和缓。从容和缓是指有胃气,脉有胃气则生,无胃气则死。

问曰:三焦竭部,上焦竭善噫,何谓也? 师曰:上焦受中焦气未和,不能消谷,故能噫耳。下焦竭,即遗溺失便,其气不和,不能自禁制,不须治,久则愈。(十八)

本条讲三焦所属脏腑功能衰退而造成的疾病。"竭",即衰竭,此处指功能的衰退;"三焦竭",即三焦所属脏腑功能的衰退。上焦功能衰退表现为"噫",就是嗳气。什么原因呢? 上焦受中焦之气,肺居上焦,要受中焦脾胃之气,培土可以生金。中焦胃气不和,不能消化水谷,所以要嗳气。"下焦竭",下焦的功能衰退表现为"遗溺失便",就是二便失禁。肾居下焦,主二便,"其气不和,不能自禁制",肾的功能衰退了,就控制不住二便。仲景认为"不须治,久则愈",就是不必治疗,慢慢等到三焦气和就自愈了。这句话也有道理。什么道理呢? 有的病是要治疗的,但有的病并不一定要治疗,慢慢地自己身体会恢复,有这种情况。

我听一个名医说过,世界上疾病很多,各种各样,但实际上只有三种病,一种病是不须治的,比如说感冒了不用吃药,自己盖得暖和一点,多喝点温开水,出点汗,就会好了;还有一种病要通过治疗才能好;另一种病治也治不好,就是病入膏肓了,比如出现真脏脉了,就很难治好了。前一阶段我看了《备急千金要方·卷一·序例》,孙思邈吸取了印度佛教医学的学说,讲到有四种病:一种是"不治自愈";一种是"须治而愈";还有一种是"虽治难愈",比如肝硬化,虽然通过治疗症状能够控制,但积聚总是难以完全消除的;最后一种"真死不治",就是病入膏肓,无力回天了。

师曰:热在上焦者,因咳为肺痿;热在中焦者,则为坚;热在下焦者,即尿血,亦令淋秘不通。大肠有寒者,多鹜溏;有热者,便肠垢。小肠有寒者,其人下重便血;有热者,必痔。(十九)

本条讲了热在三焦的病证以及大小肠有寒有热的病变。"热在上焦者,因咳为肺痿",这在"肺痿肺痈咳嗽上气篇"中已经提到。"热在上焦,因咳为肺痿",就是上焦肺有热,耗伤了肺中的津液,咳嗽日久,发为肺痿,就是肺叶萎缩。上焦肺热叶焦,发为肺痿。"热在中焦者,则为坚","坚",指大便坚硬。中焦胃肠有热,则大便坚硬。"热在下焦者,即尿血",下焦肾合膀胱,有热则阴络受伤,出现血尿。"亦令淋秘不通",下焦有热,也可以令小便淋沥,甚至癃闭不通。"大肠有寒者,多鹜溏",下文有"小肠有寒者,其人下重便血",按照日本医家丹波元坚的研究,认为"大肠"、"小肠"的位置应该互换,当是"小肠有寒者,多鹜溏"。我认为他讲得有道理。"小肠有寒者,多鹜溏","鹜"就是鸭子,"鹜溏"就是鸭子的大便。鸭子的大便是水和粪一起下的,比较溏。这里指小肠有寒的人的大便溏泄,像鸭子的大便一样水粪杂下。"有热者,便肠垢",如果小肠有热,则大便挟有黏液垢腻。"大肠有寒者,其人下重便血",大肠有寒,阳虚气陷,则肛门有重坠感,甚至气不摄血而出现便血。"有热者,必痔",大肠有热,毒蕴肛门,必定得痔疮。

对于这一条,我同意日本医家的学术观点。《金匮玉函要略述义》是日本丹波元坚的著作。丹波元坚家族最早是中国人,后来到了日本,好几代都是太医。丹波元坚对《伤寒论》、《金匮要略》都很有研究,所以他在《金匮玉函要略述义》中云:"……疑此条大肠、小肠,系于传写互错。盖言小肠有寒,故泌别不职而水粪杂下(正因为小肠有寒,分清泌浊失职了,所以水粪杂下)。其有热者,肠垢被迫而下出也。大肠有寒,则阳气下坠,故下重便血,其有热者,毒结肛门,故为痔也。注家顺文解释,竟不免强凑,今大小易置,其义始瞭"(小肠有热,大便挟有黏液垢腻。而大肠有寒,则阳气下坠,出现虚寒性的下重便血;大肠有热,热毒积在肛门,必定发为痔疮。丹波氏认为注家随文解释,不免牵强附会,现在把大、小两个字换一下,意义就明了了)。我备课的时候也考虑应该换一下,因为小肠有热不会得痔疮,痔疮一定热在大肠,所以掉换一下,意义就明了了。

问曰:病有积、有聚、有谷气,何谓也?师曰:积者,脏病也,终不移;聚者,腑病也,发作有时,展转痛移,为可治;谷气者,胁下痛,按之则愈,复发为谷气。诸积大法,脉来细而附骨者,乃积也。寸口,积在胸中;微出寸口,积在喉中;关上,积在脐旁;上关上,积在心下;微下关,积在少腹;尺中,积在气冲。脉出左,积在左;脉出右,积在右;脉两出,积在中央。各以其部处之。(二十)

本条主要是讲积聚。"问曰:病有积、有聚、有谷气,何谓也?""谷气","谷"是水谷的谷,稻谷的谷。水谷在体内形成积滞,叫"谷气"。"师曰:积者,脏病也,终不移;聚者,腑病也,发作有时,展转痛移,为可治;谷气者,胁下痛,按之则愈,复发为谷气",老师说,积是脏病,是血积,比较难治,始终固定不移,比如说脾大,或者肝硬化;聚是腑病,腑病相对比较轻,发作有时间性,有时发,有时不发。因为聚是气聚,气聚发作时好像肚子里有个包块,胀胀的,心情舒畅的时候包块又没了,所以叫"发作有时"。"展转痛移"就是疼痛的部位不固定,有时这里痛,有时那里痛。"为可治",气聚的病通过理气,是可以治好的。言下之意,积者为血积,是有形的瘀血积成的肿块,就比较难治。谷气,是水谷积滞。病位在哪里?在胃部。积滞在胃,影响到肝,称为"土壅木郁"。胃为阳土,胃土壅滞,则肝木失于疏泄。所以肝病患者吃得太多不是好事,吃太多反而壅滞，不利于气机的条畅，所以说"谷气者，胁下痛"，这就是土壅木郁。胁下是肝经所过的部位。"按之则愈，复发为谷气"，胁下疼痛，按摩就会好转，按摩可以促进水谷的消化。但还是会复发的，饮食不慎，谷气会经常发作。以上把积、聚、谷气作了一个说明。积是血积；聚是气聚；谷气是饮食积滞，使得土壅而木郁。

"诸积大法，脉来细而附骨者，乃积也。寸口，积在胸中；微出寸口，积在喉中；关上，积在脐旁；上关上，积在心下；微下关，积在少腹；尺中，积在气冲。脉出左，积在左；脉出右，积在右；脉两出，积在中央"，这是凭脉诊断积病的大法。脉来沉细，按之着骨，往往是积病的表现。有些严重的肿瘤患者就是这种细而沉伏的脉，要推之着骨，才能摸到脉动，这是积。如果这种脉象见于寸脉，是胸中有积，因为寸部对应心肺，心肺位居胸中；见于寸脉稍上的部位，是喉中有积；见于关上，是脐旁有积，关上主中焦，脐旁位于中焦；见于关脉稍上的部位，是心下有积，心下即胃；见于在关脉稍下的部位，是少腹有积；见于尺脉，是气冲有积，气冲就在脐下，即少腹有积。这种细而附骨的脉见于左脉，是积在左；见于右脉，是积在右；同时见于左右脉，是积在腹部中央。"各以其部处之"，应根据积所在的部位而进行处治。以上讲的是积病在脉诊上的体现，但我们还是应四诊合参，不能光凭脉诊来确定。

这段经文很长，主要讲了积、聚、谷气的不同，以及如何从脉上来判断积的部位。黄树曾《金匮要略释义》云："……通观《内经》、《难经》、《伤寒论》、《金匮》之脉法，全是活法，却是定法，只将上下左右表里阴阳虚实之理，一一洞悉，则脉法自精矣。"他认为脉法既是活法又是定法，不能太拘泥，又非学不可，把上下左右表里阴阳虚实的道理慢慢弄通，脉法就可以精通。所以脉诊不是一朝一夕的功夫，法无定法，便是活法。

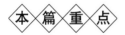

第七条，肝藏血，肝脏的血脉停着不通称为肝着，用旋覆花汤治疗。

第十二条，"邪哭使魂魄不安者，血气少也；血气少者属于心，心气虚者，其人则畏，合目欲眠，梦远行而精神离散，魂魄妄行。阴气衰者为癫，阳气衰者为狂。"说明血气不足、正气衰弱导致了精神病变。

第十五条，"趺阳脉浮而涩，浮则胃气强，涩则小便数，浮涩相抟，大便则坚，其脾为约，麻子仁丸主之。"本条是胃强脾弱的脾约证。胃强指胃热强盛，脾弱指脾阴不足。所以要用麻子仁丸清胃热，滋脾阴，使得大便通畅。

第十六条，肾着是指寒湿留着于肾之外府。肾着病属下焦，主要症状有"身体重，腰中冷"、"腰以下冷痛"、"腰重"等。病因是"身劳汗出，衣里冷湿，久久得之",往往是劳动者干活劳累,汗出较多,没有及时换衣服,汗水湿气浸渍于腰部,日久得之。治疗用甘姜苓术汤散寒祛湿,肾着也就得到了缓解。

以上是五脏风寒积聚病篇的重点,其他就不作要求了,有些条文很难记,大家要在理解的基础上,反复记忆。今后真的做中医,要用毕生的精力,慢慢研究《金匮要略》,每读一遍都会有更深刻的见解。《金匮要略》并不是一下子就能读得进的,要慢慢来。无论是《伤寒论》还是《金匮要略》,要重视有方有证的条文,要熟读牢记。比如说"虚劳虚烦不得眠,酸枣仁汤主之"、"风气百疾,薯蓣丸主之"、"虚劳腰痛,八味肾气丸主之",这样,临床上碰到方证相对就用得上去,否则就用不上。

痰饮咳嗽病脉证并治第十二

　　本篇主要讲痰饮。痰饮是一个病名，咳嗽是一个症状，往往咳嗽是由于痰饮所引起的，所以仲景把痰饮和咳嗽放在同一篇来论述。古代"痰"字和"淡"字是相通的，据《广韵》记载："淡，胸中液也。"所谓淡饮，是指水饮淡薄、清稀、不浓厚，凡水饮停蓄为病，均谓之淡饮。后世把痰饮作为诸饮的总称。痰是由于津液不能正常运行而形成的病理产物。王绵之老先生曾说："液有余便是痰。"液有余并非指津液多余，而是指津液不能正常敷布，聚而成饮。痰饮是饮病的总称，分为痰饮、悬饮、溢饮、支饮四种。由于总的病名为痰饮，具体辨证中又有痰饮一证，所以前人对痰饮的解释，有广义和狭义之分，前者是四种痰饮的总称，后者仅指痰饮停留于肠胃的病变。

　　问曰：夫饮有四，何谓也？师曰：有痰饮，有悬饮，有溢饮，有支饮。（一）

　　问曰：四饮何以为异？师曰：其人素盛今瘦，水走肠间，沥沥有声，谓之痰饮；饮后水流在胁下，咳唾引痛，谓之悬饮；饮水流行，归于四肢，当汗出而不汗出，身体疼重，谓之溢饮；咳逆倚息，短气不得卧，其形如肿，谓之支饮。（二）

　　"问曰：夫饮有四，何谓也？师曰：有痰饮，有悬饮，有溢饮，有支饮。"学生问："水饮有四种，是哪四种呢？"老师说："有痰饮，有悬饮，有溢饮，有支饮，一共四种。""问曰：四饮何以为异？"学生问："这四饮怎么区别呢？""师曰：其人素盛今瘦，水走肠间，沥沥有声，谓之痰饮。"所谓痰饮，就是过去体质很好，比较强壮，而现在却消瘦了，而且肠里有咕噜咕噜的水声，这种情况称为痰饮。痰饮是由于脾胃功能虚弱，水液不能正常运化，聚于肠胃而形成的。本来脾胃功能好，所以身体强壮，现在脾胃功能虚弱，所以就消瘦了；水液代谢失常，所以"水走肠间，沥沥有声"，我们称之为痰饮。"饮后水流在胁下，咳唾引痛，谓之悬饮。"有的人饮水太多，导致水液代谢失常，水饮流到胁下，咳嗽牵引作痛，称为悬饮，就像是水饮悬挂在胸胁间，类似现在的胸水、胸膜炎、胸腔积液等疾病。"饮水流行，归于四肢，当汗出而不汗出，身体疼重，谓之溢饮。"水液流于四肢，只有汗出，饮邪才有出路，但现在当汗出而不汗出，水液就停留在四肢，出现身体疼重，甚至四肢浮肿，这种情况称为溢饮。《尔雅》云："溢者，盈也"，好像水从杯里满出来了，水饮盈而溢于肢体，产生浮肿，就是溢饮。"咳逆倚息，短气不得卧，其形如肿，谓之支饮。""咳逆"，就是肺气上逆，咳嗽气喘；"倚息"，就是倚物而坐，不能平卧；"短气不得卧"，就是呼吸困难，气短，不能平卧；"其形如肿"，就是形体浮肿。这称为支饮，所谓"支"，就是支撑之意，支饮就是水饮支撑在胸膈部位，从而出现了上述一系列症状。这两条条文主要告诉大家饮有四种，广义来说就是痰饮，具体而言，分为痰饮、悬饮、溢饮、支饮四种，并对四饮进行了详细的辨别。

下面我们学习一下巢元方的《诸病源候论·痰饮病诸候》："流饮候：（流饮就相当于痰饮）流饮者，由饮水多，水流走于肠胃之间，沥沥有声，谓之流饮。悬饮候：悬饮，谓饮水过多，留注胁下，令胁间悬痛，咳唾引胁痛，故云悬饮。溢饮候：溢饮，谓因大渴而暴饮水，水气溢于肠胃之外，在于皮肤之间，故言溢饮，令人身体疼重而多汗，是其候也。支饮候：支饮，谓饮水过多，停积于胸膈之间，支乘于心，故云支饮，其病令人咳逆喘息，身体如肿之状，谓之支饮也。"巢元方是隋朝的太医令，是个了不起的人。他对痰饮病的病源论述得很清楚，认为四饮都是由于饮水太多所致。现代人提倡多饮水，而其实饮水并非越多越好，应该适度。我们中国人奉行孔夫子的中庸之道，就是凡事要适度，饮水亦是如此，不能喝得太多，特别是不能暴饮，否则就要生病。

小时候，我听外祖母讲，有个贩子长途跋涉，又渴又累，一口气喝了七八杯冷水，结果就得了臌胀病。民国时期，浙江台州有些人做善事，在山路边盖个亭子让行人歇歇脚，还放些茶水让他们解渴。但是他们往往在茶水上撒一层米糠，这样路人就不至于一口气把水喝完，要把糠吹一下，才能喝一口，再吹一下，再喝一口。这样才不至于因为暴饮而伤了身体。《素问·经脉别论》说："饮入于胃，游溢精气，上输于脾，脾气散精，上归于肺，通调水道，下输膀胱，水精四布，五经并行。"这是水液代谢的正常过程，一旦失调，则水液停聚而成痰饮。

水在心，心下坚筑，短气，恶水不欲饮。（三）

水在肺，吐涎沫，欲饮水。（四）

水在脾，少气身重。（五）

水在肝，胁下支满，嚏而痛。（六）

水在肾，心下悸。（七）

这五条是讲水饮影响到五脏而发生的病变。"水在心，心下坚筑，短气，恶水不欲饮。"其中"水"，是指水饮。水饮影响到心脏，心下部位痞硬而悸动。心下坚筑的"坚"，就是"硬"的意思；"筑"，《说文解字》中解释为"捣也"，这里引申为悸动，即心悸不安。心阳被水饮所遏，故"短气，恶水不欲饮"。这条讲的是水饮凌心造成的一系列症状。"水在肺，吐涎沫，欲饮水。"水饮影响到肺，肺气与水饮相激，寒饮不化，故吐涎沫（涎沫就是痰饮）；水饮阻肺，妨碍了肺主通调水道的功能,津液不布,故欲饮水。这条是讲水饮射肺产生的症状。"水在脾,少气身重。"水饮侵犯脾脏,中气不足,故少气;脾主肌肉、四肢,故身重。"水在肝,胁下支满,嚏而痛。"水饮影响到肝,肝位居胁下,故胁下支撑胀满,嚏时牵引作痛,这是水饮侵肝的症状。"水在肾,心下悸。"对于这条条文,《医宗金鉴》认为是"水在肾,脐下悸。"日本医家山边文伯也做过考证,他写了一本书叫《金匮要略笺注》,书中认为"心下悸"当为"脐下悸"。我的看法跟他们相同,因为第三条中的"心下坚筑"就是指心下悸,故本条应为脐下悸。我们还可以参考有关奔豚气的论述,奔豚气是由于水寒之气在肾,冲气上逆,故脐下悸动。

这五条讲的是水饮影响到五脏而出现的不同症状。

夫心下有留饮,其人背寒冷如手大。(八)

留饮者,胁下痛引缺盆,咳嗽则辄已一作转甚。**(九)**

胸中有留饮,其人短气而渴,四肢历节痛。脉沉者,有留饮。(十)

"夫心下有留饮,其人背寒冷如手大。""手大",在很多研究《金匮要略》的文献中都作"掌大"。寒饮留于心下,阻遏阳气不能布散,则见背部寒冷如掌大,此饮留而阳气不达之故。"留饮者,胁下痛引缺盆,咳嗽则辄已。""留饮",指水饮留在体内(胁下),属悬饮范畴,故见"胁下痛引缺盆";"咳嗽则辄已",辄,即也;已,甚也。就是说咳嗽后胁下痛加重。"胸中有留饮,其人短气而渴,四肢历节痛。"饮留胸中,肺气不利,故短气;水津不布,故渴;水饮入于四肢,四肢关节阳气不通,故四肢历节痛。"脉沉者,有留饮",脉沉主里,说明体内有留着不去的水饮。

膈上病痰,满喘咳吐,发则寒热,背痛腰疼,目泣自出,其人振振身瞤剧,必有伏饮。(十一)

本条论述膈上伏饮发作的情况。"膈上病痰,满喘咳吐",水饮伏于膈上,阻碍肺气,故见胸满、气喘、咳嗽、咳痰等症;"发则寒热,背痛腰疼",即发作时出现恶寒发热,腰背疼痛,这是麻黄汤证的表现,说明发作是由于外感风寒引动;"目泣自出,其人振振身瞤剧",指喘咳剧烈导致眼泪自己流出,周身振颤抖动;"必有伏饮",指必定有水饮伏留于内。本证类似于现代医学的慢性支气管炎急性发作,患者本来就有水饮停留体内,平时只是"满喘咳吐",发作时就出现"发则寒热,背痛腰疼",因为是由外感风寒所诱发,故出现风寒表证,严重时由于剧烈喘咳,而出现"目泣自出,其人振振身瞤剧"。

古代医家认为本条证候可用小青龙汤来治疗。此方中麻黄、桂枝发汗解表,干姜、细辛、半夏温肺化饮,对本证很适合,这个观点是陈修园提出来的。陈修园对中医有一定的贡献,他是福建人,当过县官,编著了七十本医书,称为

《陈修园医书七十种》。其中诸如《时方歌括》、《长沙方歌括》一类的书籍，对普及中医有很大的帮助。他有一定的社会地位，经济条件也不错，所以他有能力出版这些书。古代书籍的出版非常麻烦，都是雕版印刷，如果没有一定的经济条件和社会地位，要出书就很困难。比如李时珍，他的《本草纲目》写出来以后，却没有能力出版，所以李时珍在生前没能看到他的著作出版，带着遗憾离开人世。他去世3年以后，《本草纲目》才得以问世，李时珍的儿子李建元把他父亲的书献给朝廷，万历皇帝看到以后，下旨："书留览，社部知道。"所以，出书在古代是很不容易的，陈修园就比较幸运。他主张用小青龙汤来治疗本条病证，因为本条有证无方。

夫病人饮水多，必暴喘满。凡食少饮多，水停心下，甚者则悸，微者短气。脉双弦者寒也，皆大下后善虚。脉偏弦者饮也。（十二）

肺饮不弦，但苦喘短气。（十三）

支饮亦喘而不能卧，加短气，其脉平也。（十四）

"夫病人饮水多，必暴喘满。凡食少饮多，水停心下，甚者则悸，微者短气。"这是说病人喝水太多，会突然出现气喘胸闷的症状。往往脾胃虚弱的人，吃的不多，而喝水较多，则水饮不能消，导致胃中停水越来越多，重者水气凌心出现心悸，轻者妨碍呼吸产生短气。

"脉双弦者寒也，皆大下后善虚，脉偏弦者饮也。"两手的脉都是弦脉，称为"脉双弦"，多因误治，用苦寒药大下后出现里虚阳微之故。而痰饮者，多见"脉偏弦"，即一手的脉出现弦象。

但痰饮患者不一定非得出现弦脉，接下来两条就是论述痰饮病没有出现弦脉的情况。"肺饮不弦，但苦喘短气。""支饮亦喘而不能卧，加短气，其脉平也。"饮邪犯肺，称为"肺饮"，饮病本应出现弦脉，但也有病人脉象不弦，只是气喘、短气比较严重。"支饮"，指水饮在胸膈支撑胀满，导致气喘、短气、不能平卧；"其脉平也"，就是指脉不弦。这两条条文意义大致相同，即大多情况下痰饮应该出现弦脉，但也有例外，也有患者脉不弦，却表现出痰饮的症状，如果是这样就应该舍脉从证。在临床上，有舍脉从证，也有舍证从脉，主要是由于个体差异所致。所以临床时不能拘泥于一般情况，而应该活泼泼地来辨证。日本人对《金匮要略》很有研究，他们总结出痰饮篇所有的脉象，共有十二种，有沉、弦、伏、虚、弱、弦数、沉弦、沉紧、浮而细滑、寸脉沉尺脉微等等，各种各样，这里就不再一一列举。总之，弦是饮家的常脉，临床上还须要知常达变。

病痰饮者，当以温药和之。（十五）

本条论述痰饮病的治疗大法。饮为阴邪，最易损伤人体阳气。反之，往往阳气虚弱的人，体内最易停留水饮。所以只有振奋阳气，痰饮才能消除。故仲景提出了治疗痰饮病的大法："病痰饮者,当以温药和之。"温,就是通过振奋阳气来行水化饮;和之,指温药为从本论治、缓去饮邪的王道之法,而非峻汗、涌吐、逐水的霸道之剂。

心下有痰饮,胸胁支满,目眩,苓桂术甘汤主之。(十六)

苓桂术甘汤方:

茯苓四两　桂枝三两　白术三两　甘草二两

上四味,以水六升,煮取三升,分温三服,小便则利。

"心下",即胃脘部,胃中有痰饮,故胸胁支撑胀满;痰饮停于心下,浊阴不降,清阳不升,故头晕目眩。治以苓桂术甘汤,温阳化饮、健脾利水。本方重点是茯苓与桂枝的配合应用。方中茯苓淡渗利水,桂枝温阳化气,通过温阳化气,可以使水饮更好的从小便排出;白术健脾燥湿,助茯苓祛水饮,甘草调和诸药,和中益气。本方能补益脾胃阳气,补土以制水,是治疗痰饮病的主方,也是"温药和之"的具体应用。本方中的温药是桂枝,"和之",就是要平和,不能温燥太过。

给大家讲个典型的医案:胡某,男,34 岁。从小体质就很弱,经常咳嗽,吐痰沫。成年之后,每次发作都会背心怕冷,要把手搓热了按摩才会舒服。有一次,因为感受风寒而发作,咳痰清稀,胸胁胀满,头晕目眩,口淡食少,心下像有东西在跳动,后背怕冷如掌大。脉沉细而弦,舌嫩苔白滑,没有发热身疼,小便色清而量少。《金匮要略》云:"心下有留饮,其人背寒冷如掌大。"本案属饮停中焦。论治法,《金匮要略》又有:"病痰饮者,当以温药和之。"饮为阴邪,多因阳虚不化,阴湿凝聚而成。宜温阳化气。如饮在上焦,宜从肺治,可以用小青龙汤等温散,饮在下焦,宜从肾治,用肾气丸温化。现在饮停中焦,当从脾治,宜用苓桂术甘汤温阳化饮。另外,配合外用药饼(炒白芥子 10g,白芷 10g,轻粉 10g,加糯米饭少许,和捶成饼),烘热,熨于背部寒冷处。五剂药后就痊愈了。

夫短气有微饮,当从小便去之,苓桂术甘汤主之方见上;**肾气丸亦主之。**方见脚气中。**(十七)**

所谓"微饮",是指水饮之轻微者。其主要表现为短气,且这类患者多伴有小便不利,所以治疗"当从小便去之"。仲景认为,水饮不化与脾阳虚、肾阳虚有关。以脾阳虚为主,可用苓桂术甘汤;因肾阳虚不能化水,水饮内停,肾不纳气出现短气,可用肾气丸来治疗。苓桂术甘汤治脾,肾气丸治肾,两者都可化气利水,使饮邪从小便而去。

病者脉伏,其人欲自利,利反快,虽利,心下续坚满,此为留饮欲去故也,甘遂半夏汤主之。(十八)

甘遂半夏汤方:

甘遂(大者)三枚　半夏十二枚(以水一升,煮取半升,去滓)　芍药五枚

甘草如指大一枚(炙)—本作无

上四味,以水二升,煮取半升,去滓,以蜜半升和药汁,煎取八合,顿服之。

患者有水饮停留于体内,故称"留饮"。水饮内停,阳气不通,所以"病者脉伏"。"脉伏"指脉很沉,推之着骨才可得。有留饮的患者,未经攻下,忽然想拉肚子,拉出了反而觉得舒服,这是留饮有欲去之势。虽然这样,但疾病并没有得到根除,因此心下部位还是痞硬胀满。留饮有欲去之势,治疗当以攻逐水饮为主,以甘遂半夏汤治之。这个方很有意思,共有四味药,其中甘遂和甘草是相反的,一般情况下不能同用,因为两者配伍后甘遂的毒性会增强。但本方中两者相反相成,使攻逐水饮的作用更为强烈,使水饮得以尽去。方中半夏散结除痰,芍药配伍甘草酸甘化阴,使攻逐水饮不致太过而损伤人体阴液。四味药同煎,去渣,再加入白蜜同煮,白蜜甘缓以安中。甘遂半夏汤专门是攻下的,通过攻逐之法使留饮排出体外。

《备急千金要方》中记载了本方独特的煎服法:甘遂、半夏同煎,芍药、甘草同煎,再加蜂蜜和这两种药汁一起煎,顿服之,这样可以减少毒性,增强功效。对于《备急千金要方》的煎服法,陆渊雷比较赞同,他在《金匮要略今释》中记载:"据《千金》,盖甘遂、半夏同煮,芍药、甘草同煮,复以蜜和二药汁再煮也。本草谓甘遂反甘草,此煮法似有深意,当遵用之。"陆渊雷是民国时期著名的医家,写了《金匮要略今释》、《伤寒论今释》,创办了大陆最早的中医函授班,后来很多大陆的名中医就出自于这个函授班。

接下来我们学习一个医案。《续名医类案》,是清代名医魏玉璜写的,他是杭州人,跟叶天士同时期,但比叶天士稍微晚几年。明朝有一部《名医类案》,收录了明朝以前很多名医的医案。到了清代,魏玉璜考虑《名医类案》是编到明朝为止,之后又有很多好的医案,应该也收录成书。《续名医类案》中记载了这样一个医案:"吴孚先治西商(当时已经有外商)王某,气体甚厚(指体质很强壮),病留饮(得了留饮病),得利反快(拉肚子反而舒服),心下积坚满(但是拉过以后胃脘部还是坚硬胀满),鼻色鲜明,脉沉,此留饮欲去而不能尽去也。用甘遂、甘草、半夏、白芍,加白蜜五匙顿服,前症悉痊。或问甘遂与甘草,其性相反,用之无害而反奏效,何也? 曰:正取其性之相反,使自相攻击,以成疏瀹决排之功(通过这两味药相反相激以相成,使水饮尽去)。"

还有一个秘方,是治疗肝硬化腹水的。肝硬化腹水可以通过逐水来治疗,甘遂有逐水作用,但有毒,所以就用甘遂研末敷在脐上,然后再煎甘草汤给患者口服,这样腹水就会很快消除。这个秘方就是利用甘草与甘遂相反相成以攻逐水饮,同时由于甘遂是外敷的,又不会造成中毒。

脉浮而细滑,伤饮。(十九)

"伤饮",就是被水饮所伤,比如说喝水太多。但水饮还不很严重,所以脉是浮而细滑的,而不是沉弦的。脉浮说明正气抗邪有力,细滑说明水饮初起,还没有对身体造成大的伤害。所以本条水饮还是比较轻微的。

脉弦数,有寒饮,冬夏难治。(二十)

饮病大多是弦脉,而脉数主有热。本是寒饮,而脉象却主有热,脉证不相符,所以本证比较难治。从时令来说,冬寒利于热而不利于饮,夏热利于饮而不利于热,所以说冬夏难治;从用药来说,用热药治饮则不利于热,用寒药治热则不利于饮,所以难治。

脉沉而弦者,悬饮内痛。(二十一)

悬饮是饮邪停留于胸胁之间,脉见沉弦,脉沉为病在里,脉弦主饮主痛。"内痛",指胸胁内牵引作痛。

病悬饮者,十枣汤主之。(二十二)

十枣汤方:

芫花(熬) 甘遂 大戟各等分

上三味,捣筛,以水一升五合,先煮肥大枣十枚,取九合,去滓,内药末,强人服一钱匕,羸人服半钱,平旦温服之;不下者,明日更加半钱。得快下后,糜粥自养。

本条条文论述悬饮的治疗。"病悬饮者,十枣汤主之。"患了悬饮病,可以用十枣汤来治疗。本方中芫花、甘遂、大戟峻下逐水,都有毒。但不能用甘草来和中调药,因为甘草反芫花、甘遂、大戟。所以用了十枚大枣,甘缓安中而调和诸药,使攻邪而不伤正。本方也由此得名。悬饮属于急证、重证,跟其他的饮证有所区别,所以攻下不怕峻猛。本方的煎服法非常重要,方中芫花、甘遂、大戟各等分,三药"捣筛",即捣碎后用筛子筛取细末,然后用水煎煮肥大枣十枚,再把药末加入枣汤里。"强人",指体质强壮的人;"服一钱匕",相当于2g。"羸人",指体质瘦弱的人;"服半钱",就是半钱匕,相当于1g。剂量不宜大,每天早上温服一次,所以叫"平旦温服之"。什么是平旦? 平旦就是早上天刚刚亮的时候。旦,古代篆字写作"☉",是太阳从地平线上升起的意思。为什么要这个时候服药? 这里有奥妙。因为人与天地相应,人是一个小宇宙,天地是一个大宇宙。水饮是阴邪,平旦是阳气升发的时候,大自然的天阳之气能帮助人体正气,更好地排出水饮。药物起效大约在两个小时后,太阳已经很高,这时候就要泻下,通过泻下把水饮排出体外。此时身体阳气较充足,故能承受攻下。假如在晚上服药,那就不好了。比如我们冬天晚上在教室里看书,会越坐越冷,因为晚上阴气很重。晚上服用这种苦寒泻下的药物,容易损伤阳

185

气,大自然又不帮助你,人体就很难承受。所以必须早上温服,一天一次,谓之"平旦温服之"。如果服药以后没有出现泻下,第二天就加半钱匕,即从2g加到3g。中药一般没有耐药性,但是甘遂、芫花、大戟有耐药性,今天服用2g,如果无效,明天就得服3g,如果还是无效,后天就得服4g,这其中有很深的奥妙。"得快下后,糜粥自养",就是水饮泻出以后,要吃稀粥调养肠胃。

下面我们来学习医案:张某,女,21岁,咳喘胸痛十余日,午后发热,咳痰粘稠。胸部透视为"渗出性胸膜炎",经胸腔穿刺两次,但胸水没有减轻,转中医治疗。患者咳嗽气喘,胸胁引痛,脉滑实。此水积胸胁之间,名悬饮,宜峻下其水,投以十枣汤。服一剂,泻水约二痰盂。咳喘减轻,体温下降,饮食也增加了。过了三日再服一剂,又下水甚多,症状消失,痊愈出院。

第二个病案也是用十枣汤来治疗渗出性胸膜炎。把甘遂、芫花、大戟等分,研末装胶囊,大枣5～10枚煎汤。第一天服五分,相当于1.5g,以后每天增加一分,加到一钱为止,一钱就是3g。甘遂、大戟、芫花的剂量一定要每天递增,才会有效。清晨空腹用枣汤吞服胶囊。六天为一疗程。一个疗程以后,症状消失,胸透未发现积液。

病溢饮者,当发其汗,大青龙汤主之,小青龙汤亦主之。(二十三)

大青龙汤方:

麻黄六两(去节) 桂枝二两(去皮) 甘草二两(炙) 杏仁四十个(去皮尖) 生姜三两(切) 大枣十二枚 石膏如鸡子大(碎)

上七味,以水九升,先煮麻黄,减二升,去上沫,内诸药,煮取三升,去滓,温服一升,取微似汗,汗多者,温粉粉之。

小青龙汤方:

麻黄三两(去节) 芍药三两 五味子半升 干姜三两 甘草三两(炙) 细辛三两 桂枝三两(去皮) 半夏半升(洗)

上八味,以水一斗,先煮麻黄,减二升,去上沫,内诸药,煮取三升,去滓,温服一升。

我们在学习本篇的第二条时,讲到溢饮是"饮水流行,归于四肢,当汗出而不汗出,身体疼重"。在这种情况下就应当发汗,通过汗出把水饮排出体外。"大青龙汤主之,小青龙汤亦主之。"这两个方都能发汗,如果是邪盛于表而里有郁热,就用大青龙汤;如果是外寒里饮,内外皆寒的,就用小青龙汤,关键还是在辨证。大青龙汤是麻黄汤(麻黄、桂枝、杏仁、甘草)再加生姜、大枣、石膏组成的。其中麻黄汤发汗解表,宣肺平喘,麻黄按照《中药学》来讲能发汗利水以治水肿;姜枣调和营卫,而且生姜辛温,能发汗解表利水;石膏主要是针对寒、饮之邪在体内郁而发热,出现不汗出而烦躁的症状。大青龙汤的取汗是采用"微似汗"的方法,就是微微地持续地让病人汗出,这样饮邪才能随之排出体外。如果出汗过多,可以扑一些温粉。考《备急千金要方》有温粉方,方用煅龙骨、煅牡蛎、生黄芪各三钱,粳米粉一两,共研细末,和匀,以稀疏绢包,缓缓扑于肌肤,以达到止汗的目的。外寒里饮者,可选用小青龙汤。小青龙汤中没有清热药,都是偏温的。方中解表用麻黄、桂枝,祛痰饮用干姜、细辛、半夏,为防止过分辛温发散,又加了芍药和营养血,五味子敛肺止咳,炙甘草调和诸药。

以上两方中大青龙汤发汗作用强,小青龙汤的发汗作用相对弱些,因为大青龙汤用麻黄六两,而小青龙汤中麻黄只用三两,并且有芍药制约麻、桂的发汗作用。两方都是解表剂,都能发汗,按照古人的说法,青龙能兴云致雨,故以此来比喻发汗的作用。古人取方名都有其深意。如白虎汤,白虎是西方金神,虎啸风生,能带来秋凉之意,以此形容本方的清热效果;如真武汤,真武是北方司水之神,是龟蛇合体,以此来形容本方具有很好的治水作用;再如张景岳的玉女煎,我们到庙里看到,观音菩萨身边站着金童、玉女,玉女煎中有麦冬、熟地,故以玉女来比喻本方养阴清热的作用。大青龙汤、小青龙汤又都是表里双解剂。小青龙汤证有里寒,所以加干姜、细辛,而大青龙汤证有里热,所以加石膏。大青龙汤证的表证较重,所以发汗力大;小青龙汤证以里证为主,所以发汗力小,而治里的药有干姜、细辛、半夏,力量较强。"当发其汗,大青龙汤主之,小青龙汤亦主之。"这段条文意思深刻,要仔细去体会,认真去摸索。

膈间支饮,其人喘满,心下痞坚,面色黧黑,其脉沉紧,得之数十日,医吐下之不愈,木防己汤主之。虚者即愈,实者三日复发,复与不愈者,宜木防己汤去石膏加茯苓芒硝汤主之。(二十四)

木防己汤方:

木防己三两　石膏十二枚(鸡子大)　桂枝二两　人参四两

上四味,以水六升,煮取二升,分温再服。

木防己去石膏加茯苓芒硝汤方:

木防己二两　桂枝二两　人参四两　芒硝三合　茯苓四两

上五味,以水六升,煮取二升,去滓,内芒硝,再微煎,分温再服,微利则愈。

本条论述支饮的证治。胸膈有支饮,发为气喘、胸闷、心下痞坚。水饮聚于胸膈,营卫运行不利,故面色黧黑,即面色黑而晦暗。寒饮内停,所以其脉沉紧,脉沉主里,紧主寒。发病数十日,医生用吐下诸法治疗,病仍不愈,反而损伤了正气。尤在泾云:"吐下之余,定无完气",就是说吐下之后,必定会损伤人体正气。病程日久,水饮郁而化热,所以尤在泾又说:"痞坚之处,必有伏阳。""伏阳",就是伏热、郁热的意思。病人既有痰饮,又有郁热,再加上吐下之后正气受损,所以用木防己汤来治疗。方中木防己能通二便、祛水饮,配桂枝温阳化气以行水饮;"痞坚之处,必有伏阳",故以石膏清郁热,且其性沉降,可以镇饮邪之上逆;"吐下之余,定无完气",故用人参扶正补虚。

"虚者即愈,实者三日复发。""虚者",指服药之后,心下痞坚处变得虚软。如果心下按之仍然痞坚,说明水饮未去,则过三日又复发。这时候再服用木防己汤没有效果的,可改用木防己汤去石膏加茯苓芒硝汤治之。去石膏是因其性寒,不利于化饮,加茯苓以导水下行,芒硝以软坚散结,这样能更加适合病情。本条实际上就是个病案:有个病人膈间有支饮,出现气喘胸闷,心下痞坚,面色黧黑,脉沉紧,发病已经有一段时间,医生误用吐下之法而不愈,就找仲景来诊治。仲景用木防己汤来治疗,如果服药后心下变得虚软,说明病已痊愈;如果心下仍然痞坚,再用木防己汤治疗不见效了,就改用木防己汤去石膏加茯苓芒硝汤来治疗。

心下有支饮,其人苦冒眩,泽泻汤主之。(二十五)

泽泻汤方:

泽泻五两　白术二两

上二味,以水二升,煮取一升,分温再服。

本条论述支饮冒眩的证治。"冒眩",即头目眩晕。水停心下,清阳不升,浊阴上冒,故头目眩晕。治以泽泻汤,共两味药,泽泻利水除饮,白术健脾制水。虽然只有两味药,但效果很好。有一次我到上海过年,我的弟弟就住在那儿,他的岳母血压高,头晕很严重,我刚到的时候因为很忙,他也不好意思问我。到我要回杭州之前,他到火车站送我,跟我说起,他的岳母头晕很厉害,问我该怎么办?我知道她岳母人很胖,按照中医理论"肥人多痰湿",痰湿、水饮都是一个道理,"液有余便是痰",就是水液代谢失常。所以我就告诉他用两味药:泽泻15g,白术10g,泽泻剂量大一些。服药以后,头晕马上就好了。这个方虽然是个小方,但疗效确实不错。我曾经对我的学生说,你们用泽泻汤做做实验,它有很好的减肥、降脂作用。泽泻能够降脂,据《神农本草经》记载,泽泻久服"延年轻身"。

支饮胸满者,厚朴大黄汤主之。(二十六)

厚朴大黄汤方:

厚朴一尺　大黄六两　枳实四枚

上三味,以水五升,煮取二升,分温再服。

本条论述支饮兼有胸满的证治。支饮胸满,并伴有便秘,用厚朴大黄汤来治疗。方中厚朴下气除满,并能燥湿以除饮,大黄攻下通便,枳实助厚朴下气除满。《医宗金鉴》认为,胸满当是腹满,我认为两者都可以有,但必定有胃家实的情况,所以用厚朴大黄汤。厚朴大黄汤、厚朴三物汤、小承气汤三个方组成完全一样,其中厚朴三物汤重用厚朴,小承气汤重用大黄;厚朴三物汤偏重于气滞,小承气汤偏重于热结。而厚朴大黄汤气滞和热结并重,厚朴和大黄的剂量都比较大。张仲景的这三个方剂,药味相同,但用量各异,所以主治的病证也有不同。

支饮不得息,葶苈大枣泻肺汤主之。方见肺痈中。（二十七）

本条指出胸膈支饮支撑胀满,痰涎壅盛,肺气不畅,可以见到胸闷咳喘,呼吸困难等症状,可以用葶苈大枣泻肺汤,泻肺气之闭,驱逐饮邪。因为葶苈破结祛饮较猛,故用大枣调和药性,补益脾胃,不伤正气。

呕家本渴,渴者为欲解,今反不渴,心下有支饮故也,小半夏汤主之。《千金》云小半夏加茯苓汤。（二十八）

小半夏汤方:

半夏一升　生姜半斤

上二味,以水七升,煮取一升半,分温再服。

患者经常呕吐,故称"呕家"。呕吐的原因,是"心下有支饮"。支饮停留在心下,也就是在胃,导致胃气上逆而呕吐。水饮随着呕吐排出体外,水饮吐完以后,就会伤津液,出现口渴。"渴者为欲解",口渴说明水饮已经排完,是病情好转的表现。"今反不渴",说明还有水饮在体内,可以用小半夏汤来治疗。小半夏汤一共两味药,半夏祛痰燥湿,降逆止呕,生姜能解半夏毒。在张仲景那个年代,半夏不是现在的姜半夏,那时不讲究炮制,把生半夏洗洗干净就入药。所以我们看张仲景的方,往往半夏、生姜同用,生姜解半夏毒,而且能够帮助半夏和胃降逆,祛除水饮。

本方是止呕的祖方。所谓祖方,就是最早的处方。凡是治疗呕吐的处方,大多含有小半夏汤,比如小柴胡汤、大柴胡汤、半夏泻心汤等等。这些方剂的主治证都有呕吐,小柴胡汤证是"心烦喜呕",大柴胡汤证是"呕不止",半夏泻心汤证是"呕而肠鸣,心下痞"。另外还有《伤寒论》的旋覆代赭汤,这些方都能止呕,都有半夏、生姜,所以小半夏汤是止呕的祖方,是老祖宗,后世的止呕方都是在这个方的基础上加减变化而来的。我举个例子,后世的二陈汤(半夏、陈皮、茯苓、甘草、生姜、乌梅),是止呕的,温胆汤(半夏、陈皮、茯苓、甘草、生姜、大枣、枳实、竹茹)也是止呕的,都是在小半夏汤的基础上加味的。再比如说,肾气丸是补肾的祖方,后世的六味地黄丸就是肾气丸去了桂枝、附子,为什么呢? 因为钱乙是儿科的祖师,他认为小儿是纯阳之体,所谓纯阳之体,就是阴精不足,阳热偏重,所以要补阴,就将肾气丸去掉了附子、桂枝。另外还有杞菊地黄丸、知柏地黄丸、麦味地黄丸、耳聋左慈丸等等,都是从肾气丸这个祖

189

方加减变化而来的。这就是有关祖方的问题。

本方临床上用生半夏效果更好,我们过去都以为生半夏有毒,胆小不敢用,后来几个老中医告诉我,用生半夏不用怕,但是一定要配伍生姜,不加生姜容易中毒。但我还是不敢用生半夏,老是用制半夏,用到后来药店制半夏没货了,碰到这种病怎么办?逼上梁山,只好用生半夏了。用了以后,止呕效果确实更好。

腹满,口舌干燥,此肠间有水气,己椒苈黄丸主之。(二十九)

己椒苈黄丸方:

防己　椒目　葶苈(熬)　大黄各一两

上四味,末之,蜜丸如梧子大,先食饮服一丸,日三服,稍增,口中有津液。渴者加芒硝半两。

患者"腹满",这个"腹"是指肚脐以下的腹部。仲景说:"此肠间有水气",这是由于水饮在肠间。为什么会"口舌干燥"呢?原因有二:一是水饮日久化热,二是水气不化,津不上承,也会出现口舌干燥。总之,这种腹满是由于水热互结于肠间,治疗应泻水、清热,所以用了己椒苈黄丸。方中防己祛水,椒目也能下水。椒目是川椒里面的籽,川椒又称蜀椒,是温里药,大建中汤里就有蜀椒,而椒目性寒凉,是泻水药,使水饮从小便排出。葶苈子泻水也很厉害,如葶苈大枣泻肺汤。肺与大肠相表里,葶苈子能够降肺气,配合大黄就能使水饮从大便排出。一方面从小便排,一方面从大便排,水和热从二便排出,腹满就能缓解。条文后云:"渴者加芒硝半两"。患者除了口舌干燥外,如果口渴得厉害,还可以加芒硝半两。芒硝配大黄能泄热润燥,并且芒硝还能软坚破结,使水热从大便排出。

《内经》云:"小大不利治其标",是说大小便不通畅要用通利的方法来治疗。仲景书上实际上是简略了,本条症状除腹满以外,应该还有"小大不利"。"病痰饮者,当以温药和之",这是痰饮的治疗大法,但不是全部的治法。如本条病证,就没有用温药,而是用了寒药,甚至用了硝、黄。一般的痰饮病确实与阳气不足有关,所以要用温药。但也有一些情况并不是阳气不足,而是实证,甚至是热证,这时就要用攻下的办法。同样是痰饮病,病机却各有不同,要用不同的方法来治疗。所以,医学是最难的,医学上的未知数是最多的,相当不容易。

卒呕吐,心下痞,膈间有水,眩悸者,小半夏加茯苓汤主之。(三十)

小半夏加茯苓汤方:

半夏一升　生姜半斤　茯苓三两—法四两

上三味,以水七升,煮取一升五合,分温再服。

"卒呕吐",就是指突然呕吐。什么原因呢?因为"膈间有水",所以除了呕吐,还有"心下痞",心下即胃,胃中有闭塞胀满的感觉,说明心下有水,水气上逆则呕吐,水气上冒则眩晕,水气凌心故心悸。本条病证比小半夏汤证的症状多、病情重。小半夏汤证的症状就是呕吐、口不渴,而本条除了呕吐,还有心下痞、眩悸,所以用小半夏加茯苓汤。茯苓能够祛水,而且能够宁心定悸。除了主症以外,兼症也得到了更好的治疗。

假令瘦人脐下有悸,吐涎沫而癫眩,此水也,五苓散主之。(三十一)

五苓散方:

泽泻一两一分　猪苓三分(去皮)　茯苓三分　白术三分　桂二分(去皮)

上五味,为末,白饮服方寸匕,日三服,多饮暖水,汗出愈。

所谓"瘦人",就是患痰饮病的人,因为本篇第二条讲到:"其人素盛今瘦,水走肠间,沥沥有声,谓之痰饮。"患痰饮病的人,脐下有动悸,说明水气在下焦。下焦的水气影响到中焦,就会吐涎沫。水气上逆,还会出现癫眩。"癫",通"颠",《说文解字》谓:"颠,顶也",即头顶部。为什么我经常引用《说文》呢?因为我们学习的是汉代文献,所以用同时代的《说文解字》比较好理解。所以癫眩,就是头眩的意思,是由水气上冒引起的。因此仲景说:"此水也,五苓散主之。"大家在《伤寒论》、《方剂学》里已经学过五苓散了。它由猪苓、茯苓、白术、泽泻、桂枝五味药组成,能够化气利水。

我要强调一下这个方的剂量问题:泽泻一两一分,猪苓三分,茯苓三分,白术三分,桂枝二分。汉代四分为一两,所以泽泻一两一分,也就是五分。现代用药,如用泽泻五钱,那么猪苓、茯苓、白术就各用三钱,桂枝用二钱,符合原方的用药比例。中国中医研究院中药研究所曾经做过实验,用五苓散原方的剂量比例,利尿效果最佳;如果五味药剂量相同,各三钱,利尿效果明显减低;如果把五苓散的剂量比例颠倒,桂枝量最大,泽泻量最少,那么利尿效果就更差。所以说"方剂的不传之秘在量上"。古代的剂量单位有很多、很复杂,我们需要对此作一番研究。比如,《金匮要略》记载,泽泻一两一分,猪苓三分,茯苓三分,白术三分,桂枝二分。但在《伤寒论》里,又不一样,泽泻是一两六铢,猪苓、茯苓、白术各十八铢,桂枝是半两。说明汉代一两为二十四铢,一两又合四分。

本条病证应该还有小便不利的症状,因为五苓散是利尿的。小便不利,则水气不能下行而脐下悸,水饮上逆于胃则吐涎沫,水饮上冲头顶则癫眩。正因为水气重,所以用五苓散化气利水。

191

附　方

《外台》茯苓饮　治心胸中有停痰宿水，自吐出水后，心胸间虚，气满不能食。消痰气，令能食。

茯苓　人参　白术各三两　枳实二两　橘皮二两半　生姜四两

上六味，水六升，煮取一升八合，分温三服，如人行八九里进之。

附方《外台》茯苓饮，这个处方来自《外台秘要》。唐代王焘在编《外台秘要》时所看到的《伤寒论》是仲景的原书，所以茯苓饮实际是仲景方。"治心胸中有停痰宿水，自吐出水后，心胸间虚，气满不能食。消痰气，令能食。"茯苓饮"治心胸中有停痰宿水"，"停痰宿水"就是指水饮停留在心胸中，心胸中实际上就是胃中。水饮吐出以后，胃气虚了，胃脘胀满不能饮食。水饮没有完全吐尽，而脾胃之气又虚了，所谓"吐下之余，定无完气"。因此茯苓饮的功效主要是消痰祛水，益气健脾。本方可以看作是四君子汤的加减，方中用了参、术、苓。人参补气，白术、茯苓助人参补气，且能健脾祛水。为什么不用甘草呢？因为其味甘，能令人中满，不利于心胸胀满。在补气健脾的基础上加了陈皮、枳实，降气祛痰，即所谓"消痰气"。又重用生姜四两，祛痰行水。通过本方补气、消痰、祛水，使患者恢复饮食，即所谓"令能食"。我们都知道四君子汤，参、术、苓、草，共四味药，煎的时候再加姜、枣。因为本证有痰、有水、有胀满，所以不用甘草、大枣，因为甘草、大枣甘壅，不利于胀满。

咳家其脉弦，为有水，十枣汤主之。方见上。（三十二）

从本条以下是讲痰饮导致咳嗽的治法。"咳家"，就是经常咳嗽的人。"其脉弦"，是有水饮的脉象。咳嗽是水饮造成的，所以用十枣汤来下水。我认为本条的水饮属悬饮，如果不是悬饮，就不宜用十枣汤。

夫有支饮家，咳烦胸中痛者，不卒死，至一百日、一岁，宜十枣汤。方见上。（三十三）

所谓"支饮家"，就是水饮在肺，支撑于胸膈的人。饮邪太甚，停于胸中，故"咳烦胸中痛"。"不卒死，至一百日、一岁"，这种病不会马上死，有的人病了三个多月，有的人甚至病了一年。虽然患病日久，还是有水饮、实邪未去，所以要泻实去水，治疗用十枣汤。通过用十枣汤攻逐水饮，咳烦、胸痛得以治愈。正因为有咳嗽、烦闷、胸痛，所以用十枣汤，这称为"有是证，用是药"。

久咳数岁，其脉弱者可治，实大数者死；其脉虚者必苦冒，其人本有支饮在胸中故也，治属饮家。（三十四）

有的病人长期咳嗽，"久咳数岁"，脉很虚弱，说明久病损伤正气，属于虚证，往往是久咳肺虚。"脉弱"，说明脉证相符，故可治。咳嗽好几年，应该正气耗伤了，但脉还是很有力、大而数，脉和证不相符。其实这种脉是无胃气的脉，过分的有力，大而数，往往难治，所以说"实大数者死"。"其脉虚者必苦冒"，如果脉现虚象，患者往往会出现严重的眩晕。"冒"，指水饮上冒，所以说"其人本有支饮在胸中故也"。要用治疗痰饮病的大法，即"病痰饮者，当以温药和之"。通过补脾、补肾、温阳、利水等方法来治疗，所以叫"治属饮家"。

咳逆倚息，不得卧，小青龙汤主之。方见上。（三十五）

本篇第二条讲到支饮的主证："咳逆倚息，不得卧"。水饮在胸中支撑胀满，所以咳嗽、气急、不能平卧，倚靠在床边。出现这些症状，可用小青龙汤来治疗。二十三条讲到小青龙汤可以治疗溢饮，本条又可以治疗支饮。溢饮是水在四肢，当汗出而不汗出，身体疼重，大青龙汤主之，小青龙汤亦主之。支饮是咳逆倚息，短气不得卧，其形如肿。由于肺气不宣，不能通调水道，下输膀胱，而导致水肿。两者往往都是寒饮所致，所以都能用小青龙汤来治疗。

青龙汤下已，多唾口燥，寸脉沉，尺脉微，手足厥逆，气从小腹上冲胸咽，手足痹，其面翕热如醉状，因复下流阴股，小便难，时复冒者，与茯苓桂枝五味甘草汤，治其气冲。（三十六）

桂苓五味甘草汤方：

茯苓四两　　桂枝四两（去皮）　　甘草三两（炙）　　五味子半升

上四味，以水八升，煮取三升，去滓，分温三服。

接下来的五条条文采取了病案的形式论述支饮咳嗽服小青龙汤后的变化。本条是承接第三十五条而来，上条讲了咳逆倚息，不能平卧，要用小青龙汤治疗。但病人服小青龙汤后，"多唾口燥"，就是经常吐痰，口中干燥，说明服用热药后，痰饮有将去之势。"寸脉沉，尺脉微"，寸脉主上焦，尺脉主下焦。寸脉沉说明心阳不足。汗为心之液，汗血同源，心主血脉，所以小青龙汤发汗过多，不仅伤阴血，而且阳随液脱，心阳亦伤。而尺脉微说明患者素体肾虚。因此药后出现了一些变证：伤了阳气，故"手足厥逆"；"气从小腹上冲胸咽"，就类似奔豚气一样，也是气从少腹上冲，就是冲气上逆。所谓冲气，就是冲脉之气，因为冲脉起于下焦，挟肾脉上行到胸咽。由于上焦阳虚，心阳不能镇守于上，则下焦的虚阳就浮越于上，使冲气上逆。"手足痹"，即"手脚麻木"，"其面翕热如醉状"，就是脸上一阵热，红红的，好像喝醉酒一样），这个是由于冲气上逆，虚阳上越而出现的症状。当然冲气上来以后，也会下去，"因复下流阴股"，阴股就是阴部腹股沟交会的地方，因为冲脉就是起于前后阴之间。气逆上冲，还会出现"小便难，时复冒"，冒就是严重的头晕。出现这样的情况，

193

张仲景认为,要用桂苓五味甘草汤,治其气冲。针对心阳不足,肾阳也不足,冲脉之气上逆,张仲景考虑来考虑去,当用桂苓五味甘草汤。方中桂枝配甘草能温心阳,《伤寒论》里面有一个桂枝甘草汤,"其人叉手自冒心",发汗以后,汗出过多,病人把手叉起来,按在心口部,说明他的心阳不足,用桂枝甘草汤。肾阳不足,冲气上逆,又要收敛,摄纳肾气,所以用了五味子,五味子能够入肾,能够收敛,使得冲气下降。这个病源是水饮,水饮还未尽去,所以加了茯苓祛水饮。所以这个方剂是针对用了青龙汤过分发汗以后,加之这个人本身体质较差,所以造成了"寸脉沉,尺脉微",心肾阳虚,正因为上焦心阳虚,心阳不能镇守于上,所以下焦的虚阳就要浮越,出现冲气上逆。因此要温心阳,纳肾气,温心阳用桂枝、甘草,摄纳肾气用五味子,再加上桂枝本身就有引火归源的作用,而且能降冲气。再加上茯苓祛水饮,又能宁心。说明服用小青龙汤一定要实证,体质好的人,如果用于一些虚弱的人,就要损伤人体的阴阳,因为辛热汤药一般容易伤阴,但是汗多会伤阳,所以就造成了一些复杂的变证。

冲气即低,而反更咳,胸满者,用桂苓五味甘草汤去桂,加干姜、细辛,以治其咳满。(三十七)

苓甘五味姜辛汤方:

茯苓四两　甘草三两　干姜三两　细辛三两　五味半升

上五味,以水八升,煮取三升,去滓,温服半升,日三。

下面我们学习三十七条。"冲气即低,而反更咳,胸满者,用桂苓五味甘草汤去桂,加干姜、细辛,以治其咳满"。这一条紧接着上一条,刚才这个处方,桂苓五味甘草汤吃下去以后,上逆的冲气就降下去了,所以说"冲气即低"。"而反更咳,胸满者",虽然这股气下去了,咳嗽胸闷反而加重,说明冲气虽然平,但是支饮没有去掉,所以"更咳,胸满",针对这个情况,张仲景就考虑了,因为冲气已经平,所以就把桂枝去掉,因为桂枝可以降冲气,《伤寒论》也好,《金匮要略》也好,桂枝加桂汤中的桂枝都是用于降冲气。现在冲气低了,降下去了,就把桂枝去掉,所以叫桂苓五味甘草汤去桂,去了桂枝以后,再加干姜、细辛以治其咳嗽、胸满,因为干姜和细辛是祛寒饮的。再加上这个方中还有五味子,干姜、细辛、五味子是张仲景治疗痰饮的常用的配伍。为什么三味药要配在一起用? 是有它的道理的,因为干姜、细辛大温大热,是发散的,过分的温散要耗气,要伤阴津,五味子能够敛气,能够生津,所以即使干姜、细辛比较温燥、发散,不至于伤肺气,不至于伤津液。所以这三味药的同时运用是张仲景治疗水饮的主要配伍方法,小青龙汤中也有这样的配伍。本条表证已经没有了,所以小青龙汤的麻黄、桂枝就不要了,就用了祛水饮的几味药,干姜、细辛、五味子,再加茯苓、甘草,因为茯苓也能祛水饮,甘草调和诸药。

咳满即止,而更复渴,冲气复发者,以细辛、干姜为热药也。服之当遂渴,而渴反止者,为支饮也。支饮者,法当冒,冒者必呕,呕者复内半夏,以去其水。(三十八)

桂苓五味甘草去桂加姜辛夏汤方:

茯苓四两　甘草二两　细辛二两　干姜二两　五味子　半夏各半升

上六味,以水八升,煮取三升,去滓,温服半升,日三。

本条也是紧接上一条的,这个人本来咳嗽、胸闷,用了桂苓五味甘草汤去桂枝,加干姜、细辛,吃了以后咳嗽、胸闷止住了,所以说"咳满即止"。"而更复渴",但是嘴巴又更干了,"冲气复发",冲脉之气又往上冲逆了,什么原因呢?"以细辛、干姜为热药也",因为用了细辛、干姜,这两味药是热药,用的太多就要口渴,冲脉之气要上逆。"服之当遂渴",服了热药后要口渴。所以说当医生不容易,要慎之又慎。这其实是个大病历,第一次怎么样,第二次怎么样,第三次怎么样,第四次怎么样……正因为干姜、细辛是热药,所以吃了以后就要口渴,冲气又要发作,所以告诉我们用热药要小心。"而渴反止者,为支饮也",那么如果有些人不口渴,为什么呢? 因为有支饮,口渴说明饮已经去了,口不渴表明支饮仍在。"支饮者,法当冒",如果体内有支饮的人,他就要眩晕,"冒者必呕",眩晕的人往往还有呕吐。如果这个人口不渴,而且有眩晕、呕吐,可以用上条的方剂加半夏以去其水饮,半夏能去水饮,又能降逆止呕,因为他的冒、呕都因水饮上逆,所以原方不要变动,再加一味半夏去水。这一段实际上分两个部分来论述,第一个部分应该到"服之当遂渴",我们这里用的是逗号,实际上应该用句号句掉。就是说吃了前面这个处方,苓甘五味姜辛汤,咳嗽、胸闷止住了,而又口渴,说明痰饮去了。但是有些人会冲气上逆,主要是用了热药以后,它去痰饮很厉害,但往往要伤阴,也要伤气。第二部分,我们的理解是:如果口不渴的人,体内还存在水饮。有支饮的人,由于饮邪上冒,出现了眩晕,还出现了呕吐,有支饮的人,还应该存在着咳满(咳嗽、胸闷),但是张仲景没有提及,主要是文字简略了。冲气会引起冒,而支饮也有冒,两者有什么区别呢? 冲气的冒,它没有呕吐,而支饮的冒,除了眩晕,还有呕吐,所以后边这部分讲是支饮引起的冒,而不是冲气引起的冒,所以加半夏去其水饮。对于这个解释,近人黄树曾先生分析得很详尽。黄氏《金匮要略释义》说:"此节须分两部看,即咳满止而渴者,为冲气,非饮也,治宜酌用桂枝茯苓五味甘草汤,不得仍用干姜、细辛等升阳之药。若不作渴者,其咳满必未已,此为支饮,非冲气,以凡支饮必有咳满证也。此际仍当用干姜、细辛,不得误作冲气治之。又冲气有时复冒之证,支饮亦有冒证,其不同者,冲气之冒不呕,支饮之冒必呕,以饮邪犯胃也,故宜用苓甘五味姜辛汤加半夏以去胃中之饮"。

刚才我们讲到吃了小青龙汤之后的一些变证,支饮服用小青龙汤是对的,但是有一些人由于体质虚弱,用了这样温热的发汗药以后,出现了冲气上逆,可以用桂苓五味甘草汤,吃了以后冲气降下去了,但是咳嗽、胸满加重,可以用桂苓五味甘草汤去桂,加干姜、细辛,又叫苓甘五味姜辛汤,如果说吃了以后还是有水饮,有眩晕、呕吐,那么可以加半夏,就是桂苓五味甘草去桂加姜辛夏汤。

水去呕止,其人形肿者,加杏仁主之。其证应内麻黄,以其人遂痹,故不内之。若逆而内之者,必厥。所以然者,以其人血虚,麻黄发其阳故也。(三十九)

苓甘五味加姜辛半夏杏仁汤方:

茯苓四两　甘草三两　五味半升　干姜三两　细辛三两　半夏半升　杏仁半升(去皮尖)

上七味,以水一斗,煮取三升,去滓,温服半升,日三。

桂苓五味甘草去桂加姜辛夏汤方吃了以后,"水去呕止",但是又出现了"其人形肿"。这个身体肿起来,主要还是由于肺气不能宣降所致,因为肺主通调水道,下输膀胱。可以加杏仁,杏仁可以开上焦肺气,吃了以后小便会多,肿就会消,气化则湿化。仲景又说:"其证应内麻黄,以其人遂痹,故不内之。"这个"内"字,在《伤寒论》、《金匮要略》里面就是"纳",加入的意思。"其人形肿",本来应该加麻黄,麻黄按照本草书上能祛水消肿,但是为什么不加呢?"以其人遂痹,故不内之。"因为这个人手脚麻木,为什么手脚麻木呢?主要是阴血不足,血虚,所以没敢给他加麻黄。"若逆而内之者,必厥。"如果不管他的情况,用了麻黄,肯定会出现"厥"。这个厥可以有两种解释,一种是手脚凉,四肢厥逆,还有一种是指逆气,就是气往上逆,本条指用了麻黄冲气又要上逆。什么原因呢?所以然者,仲景说:"以其人血虚,麻黄发其阳故也",所以会出现四肢厥逆或者冲气上逆,是由于血虚,而麻黄发越阳气,所以造成了"厥"。"血虚"是指这个人阴血不足,因为气血的相互关系,我们知道气为血帅,气能生血,而其实血也是很重要的,气附于血,血为气母,阳附于阴,阴阳互根,现在这个人血虚,再加上麻黄给他发汗,汗为心之液,这样呢血液更伤而阳气亡失,所以造成这个厥。因此,如果碰到身体浮肿的,应该在原方基础上加一味杏仁。

若面热如醉,此为胃热上冲熏其面,加大黄以利之。(四十)

苓甘五味加姜辛半杏大黄汤方:

茯苓四两　甘草三两　五味半升　干姜三两　细辛三两　半夏半升　杏仁半升　大黄三两

上八味,以水一斗,煮取三升,去滓,温服半升,日三。

下面我们学习四十条。如果吃了上面这个处方以后,脸有点热,显得红红的,好像喝醉酒一样,这是由于胃热上冲,影响到面部,因为阳明经脉循行于面部,所以胃热上冲,可以使得"面热如醉",正因为有胃热,所以在原方的基础上加大黄,这个方剂叫苓甘五味加姜辛半杏大黄汤方。因为这个病是胃热上冲,还有水饮,所以在祛水饮的处方里加了一味大黄,那么水饮祛了,胃热清了,这个病就好了。

以上一共是六条。这六条,总而言之,就是告诉我们一定要认真地进行辨证。因为疾病是随时随地在变化的,所以张仲景专门在痰饮病篇里选了这个大病历,告诉大家一方面要认真辨证,另一方面《伤寒论》里面有一句话:"知犯何逆,随证治之",就是说要知道是由于什么原因给治坏了,要根据它的这个证再治好来,这个就叫变证,又叫坏病,坏证。在仲景书里头又很多都是治坏的疾病,《伤寒论》里所描述的汗之后,吐之后,下之后……实际上都是坏病。"知犯何逆,随证治之",这是张仲景告诉我们的一个大的原则,就是我们碰到给人家治坏的疾病,你要搞清楚它的原因,然后再随证治之,也就是说药随证而转移,这个药呢,要根据这个证不断的加减变化。所以方是死的,而病是活的,用死方来治活病是治不好的,一定要根据证的变化而变化,今天跟明天是不一样的,明天跟后天又不一样,所以我说学医是一件很辛苦的事情,因为它这个病在不断的变化之中。

197

先渴后呕,为水停心下,此属饮家,小半夏加茯苓汤主之方见上。(四十一)

下面我们学习四十一条。"先渴后呕,为水停心下,此属饮家,小半夏加茯苓汤主之"。这个病人首先是渴,后来是呕吐。实际上这个渴并不是真正的渴,而是水津不布,体内是有水饮的,但水饮在体内导致津液不能正常的输布而产生口渴,并不是真正的阴虚引起的口渴。后来就发生呕吐。渴也好,呕也好,都是"水停心下"(心下即胃)造成的。前面那个"渴"是由于水停心下,水津不布;后面那个"呕"是由于水停心下,水气上逆。所以说"此属饮家"。饮家,就是本来就有痰饮病的人。治疗用小半夏加茯苓汤。小半夏汤是由半夏、生姜组成的,是治水饮的,再加上茯苓,茯苓能够健脾祛水止呕。

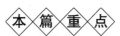

首先我们要掌握的就是痰饮是一个总称,是广义的,实际上它有四种:有痰饮,有悬饮,有溢饮,有支饮。然后我们要知道这四种饮的主要症状,"四饮何以为异"?所谓痰饮,就是"水走肠间,沥沥有声";所谓悬饮,就是"水流在胁下",好像悬挂在胸胁部,"咳唾引痛";所谓溢饮,就是水流于四肢,身体疼重,本来应当汗出而不汗出,以致水气溢于肢体,就叫溢饮;所谓支饮,"咳逆倚息,短气不得卧,其形如肿",即咳嗽气喘,不能平卧,身体好像浮肿一样,这

是由于水饮支撑在胸膈。

第十五条，"病痰饮者，当以温药和之"。这一条是痰饮病的治疗大法。饮为阴邪，它要伤人阳气，而阳气虚的人往往容易被水饮侵犯。所以要以温药和之，温可以振奋人的阳气，和就是以调和为原则，温之而不可太过。

第十六条，"心下有痰饮，胸胁支满，目眩，苓桂术甘汤主之"。这条是狭义痰饮的证治。正因为心下有痰饮，导致了胸胁支满、目眩。苓桂术甘汤主要的配伍是茯苓配桂枝，能够通阳利水，白术配茯苓又能祛湿健脾，甘草调和诸药，甘草配白术、茯苓又能培土制水。

第十七条，"夫短气有微饮，当从小便去之，苓桂术甘汤主之，肾气丸亦主之"。说明痰饮病跟脾肾的关系密切，如果脾阳不足，用苓桂术甘汤，如果是肾阳不足者，用肾气丸。两方都是偏于温阳化气的，苓桂术甘汤有桂枝，肾气丸里面有桂枝、附子，两方又都用了利尿药，苓桂术甘汤里有茯苓利尿，白术也有利尿作用，桂枝也能通阳化气以利水，而肾气丸里有茯苓、泽泻，都是利尿药。所以仲景说："夫短气有微饮，当从小便去之"。在温脾、温肾的同时，又配合了利尿，使得水饮有出路。

第二十二条，"病悬饮者，十枣汤主之"。十枣汤我们要掌握它的煎服法，它的煎服法与一般方的不同，一般的方都是水煎服，它是三味药捣碎做成散剂，然后再煮肥大枣十枚，去渣之后用枣汤送服，关键是在"平旦温服之"，一清早给病人服用，这样才可以起到理想的下水作用，使水饮从大便排出。如果不下的，明天服用时要给它加量。

第二十三条，"病溢饮者，当发其汗，大青龙汤主之，小青龙汤亦主之"。这条告诉我们溢饮的治疗方法。溢饮的治疗方法就是要发汗，通过发汗来退肿，因为溢饮是水饮流于肢体，肢体肿重。

第二十五条，"心下有支饮，其人苦冒眩，泽泻汤主之"。这个病人主要的症状是冒眩，由于水停心下，浊阴不降，反而上冒，所以造成了眩晕，用泽泻汤起到祛水饮的作用。这是稍微简单一点的，临床上比较常用的方剂。

第二十八条，"呕家本渴，渴者为欲解，今反不渴，心下有支饮故也，小半夏汤主之"。这条条文告诉我们由水饮造成的呕吐，治疗的处方就是小半夏汤，服用以后，起到很好的止呕作用，后世治疗呕吐的处方都是从这个处方基础上加减变化而来的。

最后是四十一条，"先渴后呕，为水停心下，此属饮家，小半夏加茯苓汤主之"。先有口渴，后有呕吐，这种渴也好，呕也好，都是水停心下而造成的。水停心下，水津不布，所以口渴，呕吐是由于水饮上逆。治疗当用小半夏加茯苓汤。

198

消渴小便利淋病脉证并治第十三

　　"消渴"是一个病名,它主要的症状是"渴而消水",就是嘴巴渴,老是要喝水,喝水以后往往又多从小便排出去。消渴类似于现代的糖尿病、尿崩症。消渴病古已有之。汉代司马迁的《史记·司马相如列传》专门记载司马相如的事迹,司马相如和卓文君有一段爱情故事,他们两个人后来私奔了。书中记载:"相如……常有消渴疾",可见消渴病在古代就很普遍了。

　　"小便利"是一个症状。"消渴"主要的症状就是"小便利",就是喝了水以后小便很多。在张仲景的书里是怎么说的呢? 他说:"以饮一斗,小便一斗",就是喝了多少水,排出来的还是多少水。"小便利"实际上是消渴病的症状,不是病名。后世有的注家把篇名中的"小便利"改成了"小便不利",加了个"不"字。最早是明代的赵以德,他是最早注解《金匮要略》的人,在他的《金匮方论衍义》里,就改成了"小便不利"。注解《伤寒论》的人比较多,成无几是最早注解《伤寒论》的。而注解《金匮要略》的人比较少,注本出现得也比较晚,因为《金匮要略》发现得比较晚,而且比较零乱,有些条文还不太研究得通。《金匮方论衍义》第一个提出把"小便利"改成"小便不利",后世好多注家也就改成了"小便不利"。本篇也有好多条文讲到"小便不利"。所以我认为篇名作"小便不利"、"小便利"都可以。"小便利"是消渴的一个症状,"小便不利"实际上就和后边的"淋病"连在了一起,因为"淋病"往往就是"小便不利"的。

　　"淋病"也是一个病名。所谓"淋病",就是小便淋沥而涩痛,但和现代所谓的淋病不同,现代的淋病属于性病一类。古代讲的"淋病"是指虽然尿频,小便次数较多,但小便只有一点点,淋漓不尽,而且有涩痛感。也就是尿频、尿急、尿痛,类似于现代医学的尿道炎、泌尿系结石等。

　　本篇讲的"消渴"、"小便不利"和"淋病",因为都牵涉到小便的问题,而且主要的病变部位在肾与膀胱,所以把它们放在一篇来进行讨论。

　　"消渴"的病名最早见于《内经》,在《素问·奇病论》中就有记载:"肥者令人内热,甘者令人中满,故其气上溢,转为消渴"。油腻吃得太多,甜食吃得太多,内热就重,到后来就会导致"消渴"。我们的老祖宗早就看到了这个问题,《金匮要略》成书到现在有 1800 年,《内经》实际上是 2000 多年前成书的。

《内经》中的处方很少,只有 13 个,其中有一个兰草汤,提出:"治之以兰"。这个"兰"就是佩兰,佩兰是芳香化湿的,因为病人常吃肥的、甜的东西,湿热较重,所以用兰草汤来治疗。我现在治疗消渴病,如果病人舌苔比较厚腻,我也会加一味佩兰,剂量要大一点。

"消渴"从证候上看,可以分为"三消":上、中、下三消。所谓"上消",主要是指上焦肺热,《素问·气厥论》讲:"心移热于肺,传为膈消"。病人老是口渴,因为肺有热,肺中津液不足。"中消"主要是指中焦胃热,《素问·脉要精微论》说:"瘅成为消中"。瘅,热也。胃有热就成为了"消中","消中"就是"中消",因为中焦过热而导致了善食易饥,又叫消谷善饥,就是老觉肚子饿,吃不饱饭。"下消"主要是指下焦肾热,《素问·刺热论》讲:"肾热病……苦渴,数饮身热"。肾有热,实际上是阴虚内热,所以病人口渴,小便多,还会发热,现代多用六味地黄丸治疗,如果内热较重,再加知母、黄柏,也就是知柏地黄丸。在《灵枢·邪气脏腑病形》里又说道:"肾脉微小为消瘅",说明"下消"还有因肾阳虚弱造成的,所以"肾脉",也就是尺脉,按上去很微弱,很小。这类肾阳虚往往是从肾阴虚转化过来的,比较难治。《内经》里有关"消渴"的内容比较零乱,但实际上把各方面的内容都讲到了。它讲到消渴病与饮食的关系:"肥者令人内热,甘者令人中满"。它又讲到上焦的肺热,中焦的胃热,下焦的肾热,或者是肾阳虚,都可以导致消渴。

"小便不利"是一个症状,可见于很多疾病。本篇也讲了很多"小便不利"的情况。

总之,本篇讲了三方面的内容:"消渴","小便利"或者是"小便不利","淋病",我们要掌握张仲景辨病与辨证相结合的精神来指导我们的处方用药。

厥阴之为病,消渴,气上冲心,心中疼热,饥而不欲食,食即吐,下之不肯止。(一)

本条条文实际上在《伤寒论》也有记载。《伤寒论》厥阴病的提纲证:"厥阴之为病,消渴,气上撞心,心中疼热,饥而不欲食,食即吐蛔。下之利不止。"在《伤寒论》里,"食即吐"后面还有一个"蛔"字。"蚘"、"蛔"、"蛕"这三个字都是一样的,都是蛔虫的"蛔",是古代的写法不一样,实际上这三个字是相通的。在《金匮要略》里头,"食即吐",把这个"蛔"字给漏了。"下之不肯止",在《伤寒论》里作"下之利不止"。本条就是讲厥阴病的消渴。厥阴是肝经,肝藏有相火,如果肝经气火上冲,就会出现"消渴,气上撞心"。肝火犯胃,就会出现"心中疼热"。厥阴病往往是寒热错杂的,为什么厥阴病容易寒热错杂呢?因为厥阴是三阴经的最后一经,"阴尽而阳生",所以厥阴病往往寒热错杂,或者先寒后热。人与天地相应,大自然也是这样的。有句话说:"冬天到了,春天还会远吗?"冬天很寒冷,但接下去马上就会春暖花开了。厥阴乃阴之极,阴到了极点,阳又要开始生发了,所以厥阴病往往是阴阳交替,寒热错杂。厥阴的气火上冲,所以出现了"消渴,气上撞心,心中疼热"。而患者的肠胃实际上是寒的,所以"饥而不欲食"。厥阴肝是热的,而阳明胃肠是寒的,所以虽然肚子饿,但不想吃饭,因为不能消化饮食。"食即吐",在《伤寒论》里是"食即吐蛔",吃了以后要"吐蛔"。此时如果用苦寒攻下,比如说用大黄、芒硝,用承气汤,"下之不肯止",一"下"之后,脾胃就更加虚寒了,所以下利就不止了。从这一条要知道肝火上冲可以出现消渴,因为肝藏有相火,肝经的气火上冲,可以出现消渴。根据我自己的体会,这实际上类似于现代医学的胆道蛔虫症。肝胆互为表里,胆附于肝,肝胆之火上冲往往就会出现"消渴"。如果给胆道蛔虫症的病人吃东西,那反而是害他,因为"食即吐蛔"。"下之利不止",如果用攻下的话,病人就要拉肚子。张仲景在《伤寒论》厥阴篇里把这一条作为厥阴病的提纲。而在《金匮要略》,张仲景没有讲用什么处方。按照我的理解,应该用乌梅丸来治疗。因为有"吐蛔","气上冲心"的症状,这些就是蛔虫钻胆的症状。"心中疼热",就是胆的部位疼,如果给他吃东西,反而要吐,甚至于"吐蛔"。"下"了之后,由于寒凉伤了脾胃的阳气,所以下利"不肯止"。在这样的情况下,就应该用乌梅丸来治疗。乌梅丸在《伤寒论》中"又主下利"。即乌梅丸既可治疗"吐蛔",又可治疗寒热错杂的"下利"。

《医宗金鉴》上说:"按此条是伤寒论厥阴经正病,与杂病消渴之义不同,必是错简。"是不是错简呢?我的老师刘渡舟先生已经作古了,刘老是北京中医药大学研究《伤寒论》的专家。刘老认为:"伤寒里面有杂病,杂病里面有伤寒,两者不能截然分开"。我们治病也是这样,内科杂病与外感病有关系,而外感病与内科杂病也有关系,两者密不可分。为什么我们现在中医的水平低下?其中一个原因就是学西医分科。过去我们中医是不分科的,不管什么病我们都看,比如说肝病病人,现在要去肝病科看,过去是看内科的。但现在学西医,分科越分越细,肝病科专看肝病,胃病科专看胃病,呼吸科就专看咳嗽气喘。这样分科之后,医生往往形不成一个全面的、系统的辨证观点,所以医学反而得不到发展。为什么叶天士能够提出卫气营血辨证,能够对仲景学说有所发展?因为他看各种各样的病,积累了丰富的临床经验,所以能提出新的观点。我们有机会可以买一本《临证指南医案》,那是叶天士的医案。现在的医生因为分科的限制,好多病碰不到,病与病之间的联系也看不到,所以就提不出新的观点。"伤寒里面有杂病,杂病里面有伤寒",这个见解是很正确的。胆道蛔虫症实际上是个杂病,是一个内科病,当然可以放到《金匮要略》之中,所以我认为这不是错简,而应互相参考。

寸口脉浮而迟,浮即为虚,迟即为劳;虚则卫气不足,劳则荣气竭。

跌阳脉浮而数,浮即为气,数即为消谷而大坚—作紧**;气盛则溲数,溲数即坚,坚数相抟,即为消渴。(二)**

"寸口脉浮而迟,浮即为虚",这个"浮",应该是浮而无力,是个虚象。"迟即为劳",脉迟是虚寒之象。所以"浮即为虚,迟即为劳",合在一起,就是指虚寒性劳损疾病。"虚则卫气不足,劳则荣气竭",这句话再合起来看,也就是说营卫气血都不足,所以脉按上去浮而无力,并且跳动得很慢。营卫气血不足就是消渴的病机。仲景是借脉象来讲消渴病病机的。消渴病是内伤杂病,是积渐而成的,不是一朝一夕起来的,由于人的体质一天天差下去,营卫气血不足,所以才会发病。我认为这很对。为什么消渴病要到一定的年龄才会有,而且病人会越来越消瘦? 实际上就是因为虚弱了,营卫气血不足了。

第二段也是借脉来讲消渴的病机,但它跟上一段的虚寒证不同。"跌阳脉浮而数","跌阳"诊的是脾胃脉,在足背冲阳穴的部位。"浮即为气",指胃气较强。"五脏风寒积聚"篇讲到过麻子仁丸,那条条文是"浮则胃气强",就是说胃气太强盛了,吃得太多了。"数即为消谷而大坚",这个"数"就是指脉来得快,病人胃热,所以消谷善饥,很会吃东西,又很会饿;"大坚",即大便硬。"气盛则溲数",这个"气盛"也就是刚才所说的胃气旺盛,消谷善饥,正因为胃热太盛而伤了阴津,所以小便次数多。"溲数即坚","溲数"就是小便次数多,因为小便次数多,津液都由小便排出去了,所以大便就越来越硬。我们再回忆一下麻子仁丸的条文,也是小便数,大便坚。"坚数相抟,即为消渴",大便是硬的,胃热又盛,这样阴伤胃热合在一起,就成了"消渴"。本条条文,我认为可以跟麻子仁丸的条文合起来看,都是既有小便数,又有大便硬,实际上这种"消渴"就可以用麻子仁丸来治疗。麻子仁丸治"消渴"有不少临床报道,效果还是蛮好的。因为胃热,所以用大黄、厚朴、枳实,有小承气汤的意思,又有阴伤,所以用麻仁、芍药、杏仁,润燥养阴。

本条前一段"寸口脉浮而迟",是偏于虚寒的,后一段"跌阳脉浮而数",是偏于实热的。说明"消渴"有偏寒偏热之别,也有偏虚偏实之分。

男子消渴,小便反多,以饮一斗,小便一斗,肾气丸主之。方见脚气中。**(三)**

本条讲的是肾虚而致的"消渴",也就是"下消"。"下消"的主要症状就是"小便反多,以饮一斗,小便一斗",喝多少水,小便也有多少,这是很严重的消渴病,所以用肾气丸来治疗。本方主要是通过补肾温阳而恢复肾的化气蒸津作用,这样口渴就会好转,同时由于温肾化气使得水液代谢正常,小便也就减少了。肾气丸中包含有后世的六味地黄丸,有熟地、山药、山茱萸、丹皮、茯苓、泽泻这六味药。这就体现了阴阳互根的道理,"无阴则阳无以化,无阳则阴无以生",阴要靠阳,阳要靠阴,两者互为根本。肾气丸是阴阳兼顾的,所以它不叫肾阳丸。这个方剂效果确实很好,我治过几个"男子消渴",用这个方剂——肾气丸,再加了五味子、枸杞子,效果都不错。五味子是酸敛的,可治疗小便多;枸杞子既补肾阴,又补肾阳,按照现代医学的研究能够降血糖,所以我加了这两味药。

脉浮,小便不利,微热消渴者,宜利小便发汗,五苓散主之。方见上。(四)

这个病既有表证,又有里证。怎么知道有表证呢?因为"脉浮",还有"微热"。但这个表证不仅是太阳经证,而是影响到了太阳之腑,影响到了膀胱,所以还有"小便不利"。仲景提出"宜利小便发汗",一方面要利小便,一方面要发汗,这就叫表里双解,用"五苓散主之"。五苓散里的桂枝起到两个作用,既能发汗解表,又能化气利水,它配合猪苓、茯苓、泽泻、白术,能起到利尿的作用。本条条文是针对既有表证,又有里证的病情。下面这条条文同样也是"五苓散主之",但就没有表证。

渴欲饮水,水入则吐者,名曰水逆,五苓散主之。方见上。(五)

本条条文在《伤寒论》中也有记载。"渴欲饮水",病人嘴巴很渴,老是想要喝水,但这不是津液耗伤而致,而是由于水液代谢失常,津液不能正常的输布而造成的。如果喝水,那么水就更多了,水在胃里消化不了,就要往上逆,所以产生"水逆"。什么叫"水逆"? 就是因水而上逆,出现了吐水。这个病人的小便肯定是不利的,水不能往下走。又因口渴,喝了很多水,于是水就全部停在身体里面,停在胃中,水往上逆,就要吐水。这种病情也要用五苓散来治疗。五苓散化气利水,使水从小便排除,"水逆"就能得到缓解。

下面我跟大家讲一则医案,这则医案很有意思。何某,是一位 54 岁的男性农民,上午劳动口渴了,就拼命地去喝冷水。下午天变了,又是风,又是雨,他受了风雨,然后就"发热,汗出,口微渴"。家人请了一位医生来治疗,医生给他开了银翘散加减。服完药后,发热稍微好了一些,但是口渴反而加重了,嘴巴不离茶杯,但还是不解渴。这位医生又给他吃白虎汤清热生津,非但口渴不减轻,反而"饮入即吐",水喝进去后马上吐出来,而且还"胸闷气喘",觉得胸部闭塞,很难受,又有气喘。家人又请了别的医生,又服了行气、清热、止吐的方剂,但都没有用。过了六七天,才找另一位医生来看。病人这时"脉微浮有力",说明体质还可,表证仍在。"舌苔微黄而润",说明有水湿,并且已经化热。"身热不扬",烧发得不高,"面容暗淡",这些都是水湿造成的证候。医生又问了他的二便,"小便短赤","大便如常"。再问他饮食的情况,"稍进干食",尚不作呕。这位医生仔细地推敲了这个病证,认为虽然看起来是个实热证,实际上是个蓄水证,否则病人怎么吃得下干饭呢? 他又想到《伤寒论》里讲:"渴欲饮水,水入则吐,名曰水逆",便更加确定了。他这么分析:这个病人刚开始因为口渴,喝了较多的凉水,体内的阳气受到了影响,气化功能已经失常了,再加上后来受了风雨,产生了表证。阳气不足不能化水生津,所以渴欲饮水,饮不解渴。但因"旧水不行,新水难入",所以水喝进去后又吐出来了。在这个时候用银翘散、白虎汤等都是不对的,应该还是要化气行水。病人还有发热,虽然不高,但说明他受了寒湿之气,有表证,所以把五苓散中的白术改成了苍术,因为苍术既能去湿又有一定的解表作用。"一服即瘥",这就说明要对证下药,病很快就会好;如果不对证,药吃得再多也没有用,反而会加重病情。

渴欲饮水不止者,文蛤散主之。(六)

文蛤散方:

文蛤五两

上一味,杵为散,以沸汤五合,和服方寸匕。

本条指出了"渴欲饮水不止"的治法。病人没有呕吐,也没有小便不利,光是口渴,说明有里热,所以用文蛤散。文蛤散就用一味文蛤,就是海里有花纹的海蛤,性味咸寒,有清热生津止咳的作用。这个病比较轻微,就是"渴欲饮水",没有其他的症,在这样的情况下,光用一味文蛤就可以治疗。

淋之为病,小便如粟状,小腹弦急,痛引脐中。(七)

本条讲淋病的主症是"小便如粟状",就是小便点滴不利,排出像小米一样的东西。这个"粟"就是中国北方的粟米,即小米。本条的淋病实际上就是"沙石淋"——"沙淋"、"石淋"的统称,就是有结石。为什么病人小便淋漓不净? 主要就是因为有结石,或者在膀胱,或者在尿道,或者在肾,中医书上统称"淋",结石比较小的称"沙淋",比较大的称"石淋"。除了"小便如粟状"以外,还有"小腹弦急",就是小肚子拘急疼痛。"痛引脐中",说明这个疼痛牵引到肚脐。下面我们学一下《金匮要略心典》的解释:"淋病有数证",淋病的病证有好几种。"云小便如粟状者,即后世所谓石淋是也",小便如粟状,就是后世所称的石淋。"乃膀胱为火热燔灼,水液结为滓质,犹海水煎熬而成盐碱也",这主要是膀胱被火热消耗水液,结成滓质,就好像海水能够被煎熬成盐一样,这是下焦有热的缘故。"小腹弦急,痛引脐中者,病在肾与膀胱也。按巢氏云'淋之为病,由肾虚而膀胱热也。'"古代医家很了不起,他们认为淋病往往与肾和膀胱的关系最为密切,是肾或膀胱有结石。尤在泾是清代人,巢元方是隋代人,他在《诸病源候论》里就提到:"诸淋者,由肾虚膀胱热故也"。"肾气通于阴,阴,水液下流之道也。膀胱为津液之府,肾虚则小便数,膀胱热则水下涩",肾与膀胱相表里,肾虚小便就多,但是膀胱又有热,所以小便的次数虽然多,但是量很少,很涩。"数而且涩,淋沥不宣,故谓之淋",小便次数很多,但是点滴不畅,所以称之为"淋"。"其状小便出少起多,小腹弦急,痛引于脐",病人的症状就是小便次数多,但只有一点点,小腹部拘急,痛引脐中。

历代的医家都有继承性。张仲景讲:"淋之为病,小便如粟状,小腹弦急,痛引脐中";到了隋代巢元方,他说:"诸淋者,由肾虚膀胱热故也";而在清代《金匮要略心典》中,尤在泾则说:"病在肾与膀胱也"。这就说明历代的医家既有继承,又有发展。牛顿曾说过:"我是站在巨人的肩膀上的",就是说别人在过去已经做了不少有益的工作,而他是在别人学术研究的基础上,再有所创新的。个人的知识毕竟有限,如果抛弃前人的东西,怎么能融会贯通呢?其实仲景也是继承了前人的成就而形成他自己的学术体系的。

趺阳脉数,胃中有热,即消谷引食,大便必坚,小便即数。(八)

趺阳脉是胃脉,"趺阳脉数",说明病人胃中有热,胃热就容易消化水谷,容易饥饿,饭吃得也多,所以叫"消谷引食"。饭吃得多,胃热加重,所以大便一定是坚硬的。正因为胃中有热,一方面饭吃得多,一方面水喝得也多,津液不能正常输布,就往膀胱走,所以小便次数增多,大便却越来越硬,这就叫做"中消"。"中消"就是胃中有热,消谷善饥,后世医家往往用调胃承气汤来进行治疗。调胃承气汤中的大黄、芒硝能够清胃肠的燥热,能够通大便,燥热去了,大便通了,这种"消谷引食"的症状就会得到缓解。

淋家不可发汗,发汗则必便血。(九)

"淋家"就是指淋病患者,这些病人禁忌发汗。因为"淋家"本身因肾虚、膀胱有热而阴液亏损,如果再用辛温发汗的药,比如说用麻黄、桂枝这一类辛温发汗药,那就会更加损伤他的阴精,使得肾和膀胱的热加重,就会迫血妄行,引起尿血。所以说"淋家不可发汗,发汗则必便血"。这里"便血"是指小便出血,而不是大便出血。

小便不利者,有水气,其人若渴,栝蒌瞿麦丸主之。(十)

栝蒌瞿麦丸方:

栝蒌根二两　茯苓三两　薯蓣三两　附子一枚(炮)　瞿麦一两

上五味,末之,炼蜜丸梧子大,饮服三丸,日三服;不知,增至七八丸,以小便利,腹中温为知。

"小便不利者,有水气,其人若渴"。这个"若渴"应该是"苦渴",病人因为口渴得很厉害,所以觉得很苦恼,"栝蒌瞿麦丸主之"。这个方剂的主要症状是"小便不利",是由水气造成的,因为肾阳虚,不能化气行水,所以"小便不利"。"小便不利"后,水停在体内,津液不能正常输布,所以"苦渴"。这个时

205

候,下有"小便不利",上有"渴",下是肾阳虚的水寒之气,上还有燥热,所以张仲景在治疗上要上下兼顾。因为病人"渴",所以用栝蒌,这里用的是栝蒌根,也就是天花粉,它是生津止渴的,是治疗消渴病的一味主药。在《备急千金要方》《外台秘要》里,治疗消渴往往都用天花粉;在临床上,好多中医治疗消渴病,往往也用天花粉来生津止渴,是相当有效的。又有"小便不利"的问题,所以用了瞿麦,用了茯苓,这两味药主要是利小便的。这个"小便不利"主要是由肾虚造成的,肾虚使得气化功能失常,所以用了薯蓣,用了附子。薯蓣就是山药,用山药来补肾,而且它也能够降血糖。山药能够补肾、润燥,而且能够收涩,所以在用瞿麦、茯苓的基础上,加了山药。邪水要去,真水要补。肾是主水的,体内的水气是邪水,要把它排出去;而体内的肾阴是真水,需要补益。这就是考虑到邪正的关系。六味丸、金匮肾气丸里也有这个意思。附子的功用主要是温阳化气,本方用的是制附子。在本方的煎服法里说:"以小便利,腹中温为知"。就是说如果病人吃了药以后,小便通畅,"利"就是通畅,腹中觉得温和,那就说明有效了,这个"知"就是见效。这也说明病人在没有吃药以前,腹中应该是寒冷的。正因为寒冷,所以要用附子。用了附子以后,肾阳得到了温煦,所以"腹中温"。仲景虽然没有明写,但实际上应该有腹中寒冷这一症状。张仲景有是证用是药,出现什么证候,就用什么药来治它。病人有"渴",所以用栝蒌根生津止渴润燥;有"小便不利",所以用瞿麦、茯苓通利小便,泄其邪水。邪水为什么会停留在体内?关键还是肾虚,所以用山药补肾。而且这不是一般的肾虚,是肾中的阳气虚,病人的腹中很寒冷,所以加附子温阳化气。肾中的阳气振奋,气化功能正常后,水气下行,津液上腾,这样小便就通畅了,口渴也会得到缓解。这个方剂的组合是很好的,它相当于肾气丸的一种变化,因为它治疗消渴,病人"苦渴",渴得比较厉害,所以用栝蒌根作为君药,故名栝蒌瞿麦丸。

小便不利,蒲灰散主之;滑石白鱼散、茯苓戎盐汤并主之。(十一)

蒲灰散方:

蒲灰七分　滑石三分

上二味,杵为散,饮服方寸匕,日三服。

滑石白鱼散方:

滑石二分　乱发二分(烧)　白鱼二分

上三味,杵为散,饮服方寸匕,日三服。

茯苓戎盐汤方:

茯苓半斤　白术二两　戎盐弹丸大一枚

上三味。

本条"小便不利",实际上是淋病导致的一个症状。《备急千金要方》治淋病方中用滑石的有6个,用蒲黄的有4个,用乱发(即血余)的有2个,还有用戎盐的有1个。《外台秘要》治淋方中用滑石的有21个,用蒲黄的有5个,滑石、蒲黄同用的有3个,用乱发的有2个,用戎盐的有1个。所以从《备急千金要方》、《外台秘要》看,本条的"小便不利",应该是由淋病造成的,所以这三个方剂,实际上都是治淋病的方剂。

第一个方剂就是用蒲灰和滑石。蒲灰,我们现在一般用的是蒲黄。蒲黄能够化瘀,失笑散里用蒲黄,主要用来化瘀,它还能清湿热,利小便。所以对湿热、瘀血造成的小便不利,蒲黄是有作用的。滑石的主要功用也是清利湿热,而且滑能利窍,能使小便通畅。蒲黄和滑石合在一起用,主要是清利湿热,利水通淋,治疗淋病造成的小便不利。

第二个方剂是滑石白鱼散。什么叫"白鱼"?"白鱼"在《神农本草经》里就有记载,《神农本草经》中称"衣鱼","主小便不利"。它并不是鱼,而是从旧书堆——特别是线装书,或者旧衣服里头钻出来的小虫,所以《尔雅》解释为"衣书中虫"。这种虫子刚长出来的时候是黄色的,至老以后,身上有一层白粉,视之如银,所以叫"白鱼",又叫"蠹书鱼",现在一般是找不到的。我家里有一些线装的书——清代的一些线装书,放在柜子里,如果好长时间不去动它,就会出现一两条这种小虫。像我们现代的书一般是长不出这种东西的。白鱼能够活血、消瘀,所以也能治疗淋病。乱发,也就是血余,我们现在开处方写血余,在张仲景那个时代还没有这个名称。血余也能够化瘀、通淋,还能止血。而滑石则清利湿热,利尿。所以这三味药放在一起主要就是化瘀清热而通利小便。为什么叫"血余"?因为"发为血之余",是血之余气化生的。所以阴血不足往往会造成白发、脱发,而治疗这类头发的病,我们往往采用补血的方法。中医的理论有时是蛮有趣的,一个叫"发为血之余",还有一个叫"齿为骨之余"。牙齿跟骨有关,是骨之余气化生的。肾主骨,所以肾虚的人要掉牙齿。为什么人年纪大了,牙齿都要掉下来?说明肾精不足、肾虚,这是不可逆转的,年纪大了,要他肾不虚是不可能的。

我们学过《素问·上古天真论》,就知道这是生理的必然规律。其中讲得很清楚:"女子七岁,肾气盛,齿更发长",女子七岁,肾气充实了,牙齿就更换了,头发也长得茂密了。"二七而天癸至,任脉通,太冲脉盛,月事以时下,故有子","二七"十四岁时,生殖功能慢慢成熟,所以会来月经。"五七,阳明脉衰,面始焦,发始堕",到了"五七"三十五岁,面色就憔悴了。农村里的女子,有的到三十五岁就显得很老了;城市里的女子经常打扮,化妆,略好一些,但实际上化妆没用,她还是"面始焦"。"七七,任脉虚,太冲脉衰少,天癸竭,地道不通,故形坏而无子也",到了"七七"四十九岁,生殖功能衰竭了,月经往往也就停掉了。

所以做人实际上是很空虚的。我们读书要读到三十岁,到四十几岁就已经要衰老了,所以只有十几年是比较好的,而你还要吃饭、睡觉、管孩子,真正搞事业能有几年? 是不是要觉悟? 大家要觉悟,要抓紧时间,要努力学习。

男子也是这样,"丈夫八岁,肾气实,发长齿更",男孩子八岁才换牙。男孩要比女孩调皮,为什么呢? 因为发育要晚一点。"二八,肾气盛,天癸至,精气溢写,阴阳和,故能有子","二八",生殖功能开始发动了,这个时候如果结婚,可能就会有孩子了,当然在现代是不可以的。但是到"八八",也是"天癸竭"了,生殖功能就不行了。"八八"就是 64 岁,为什么 65 岁一定要退休? 就是因为你已经不行了,64 岁已经到顶了,所以 65 就应该退休,回去好好休息了。如果再用你,你也没有这个精力了,不是说你这个人不好,而是你的精力不够了。要让你再每天上 8 个小时的班,你身体会受不了的,而且脑子也动不出来了。为什么呢? "肾主骨,生髓",到那时候,肾气不足了,"脑为髓之海",脑也不够用了。所以哪怕你事业做得再大,到 65 岁也要退休了,这是有道理的。《黄帝内经》多厉害啊! 它所说的规律到现在仍是适用的。

最后一个是茯苓戎盐汤。茯苓是利水通淋的,白术能够健脾,也能帮助茯苓去湿利水,可见这个病是湿邪伤肾造成的。戎盐又叫青盐,是一味咸寒的药,咸能入肾,所以它是作为引经的使药,带领白术、茯苓入肾经而起到利水通淋作用的。茯苓、白术本身是脾经药,所以对于脾虚有湿,而且下焦湿邪也比较盛的病人,就可以用茯苓戎盐汤来治疗。这三个方剂要你自己辨证来选用。它们的作用是相仿的,病因都是有湿,或兼瘀血,蒲灰散和滑石白鱼散是兼有瘀血的,其中的蒲黄和乱发都有化瘀作用。瘀血和湿热停于下焦,所以小便不利,或少腹急痛,或阴茎刺痛。

渴欲饮水,口干舌燥者,白虎加人参汤主之。方见中暍中。(十二)

本条条文是治疗中焦有热,热盛伤津导致的消渴。正因为患有消渴病,所以"渴欲饮水",口渴,要喝水。但是喝了水还是口干舌燥,这说明阳明胃热很盛,这种胃热能够伤津耗气,使得津液无法上承于口,所以"口干舌燥"。所以用白虎汤来清阳明胃热。加人参,既能益气,又能生津止渴。我在前面讲过,古代的人参能够生津止渴,而现代的人参往往偏于燥热,生津止渴的作用不明显。古代的人参作用确实是相当好的。"人参味甘,大补元气,止渴生津,调营养卫"。这段话载于明代的《药性歌括四百味》。这本书把药性编成了歌括,每味药就四句话,很简单,全书一共有四百味药。我开始学中医的时候,就学过《药性歌括四百味》。这本书还是蛮有意思的,它讲的内容不多,但是把要点都抓住了。"人参味甘",人参味是甘的。它主要的作用是"大补元气",而且能够"止渴生津",能补津液,还能"调营养卫",起到调营卫,补气血的作用。白虎加人参汤就是治疗胃热炽盛津气不足的"中消"。

我在 1989 年治疗过台湾汤恩伯老将军的侄儿,他患有糖尿病,有"消渴"。当时他回杭州来探亲,他的亲戚和我认识,就找我来治病。我那时主要是根据他的主要症状为"口干舌燥","渴欲饮水",再加上他比较壮实,比较胖,而且脉象比较洪大,所以就给他开了白虎加人参汤。当然还加了天花粉、麦冬、石斛这些生津止渴、降血糖的药。他服药以后,病情好转。

这个方剂治疗消渴的确有比较好的效果。有的人在注解《金匮要略》的时候,认为把《伤寒论》里的条文放到《金匮要略》里,好像是错误的,是错简。实际上,我上次已经跟大家讲过,"伤寒里面有杂病,杂病里面有伤寒",《伤寒论》里实际上有好多条文是治杂病的,并不是完全治疗外感病的。把这条条文放到《金匮要略》里,实际上并不是错简。

脉浮发热,渴欲饮水,小便不利者,猪苓汤主之。(十三)

猪苓汤方:

猪苓(去皮) 茯苓 阿胶 滑石 泽泻各一两

上五味,以水四升,先煮四味,取二升,去滓,内胶烊消,温服七合,日三服。

实际上本条讲的并不是真正的消渴。这个"渴欲饮水"是小便不利,水津不布造成的。所谓"脉浮",说明病从外感而来,但已没有表证了。病从外感而来,属阳,属热,阳热可以伤阴,所以造成了"发热"。病人"小便不利",气不化津,所以"渴欲饮水"。"小便不利"以后,湿热互结于体内,当然邪热也会伤阴,所以首先要清热利小便。

猪苓汤中用猪苓、茯苓、泽泻三味药和五苓散是相同的,都是甘平或者甘寒的,这些药物利水而不伤阴。仲景把五苓散中偏温的桂枝、白术拿掉了,再加了滑石,滑石甘淡而寒,而且滑能利窍,所以能清湿热而利小便。考虑到过分地通利小便是要伤阴的,再加上阳热本身也是伤阴的,所以加了一味阿胶。阿胶能够滋阴,而且也是滑利的,所以能养阴又助去水,使淡渗利水药不至于伤阴。我们把猪苓汤证和五苓散证结合起来看,它们都有"渴欲饮水","小便不利","脉浮发热"的问题,但是病机不一样——五苓散证是水气不化,但是没有化热伤阴;而猪苓汤证是水热互结,而且这种热已经伤阴了。五苓散主要是通阳化气利水,而猪苓汤主要是养阴利水。虽然都用了猪苓、茯苓、泽泻,但五苓散用了桂枝、白术这两味偏温的药来温阳化气利小便;而猪苓汤则用了滑石、阿胶来清热养阴。虽然同样都能利水,但一方偏寒,一方偏热,各不相同。

209

本篇重点

第三条,"男子消渴,小便反多,以饮一斗,小便一斗,肾气丸主之",这个方剂是治疗"下消"的主方。

第五条,"渴欲饮水,水入则吐",这样的病叫做"水逆"。这个"渴欲饮水"并不是真正的"消渴",而是水津不布,所以喝了水以后会吐逆,名曰"水逆"。五苓散通过通阳、利水,使得水邪从小便而去,那么水津就能四布,"渴欲饮水"、"水逆"的问题就都能得到解决。

第十条,"小便不利者,有水气,其人若渴,栝蒌瞿麦丸主之。"这一条是下有肾阳不足,水气不化;上又有燥热,有"渴",所以用栝蒌瞿麦丸。栝蒌根能润燥生津止渴;由于"小便不利",所以用瞿麦、茯苓来通利小便;由于肾虚,所以用山药来补肾;由于阳气不足,腹中寒冷,所以用附子温补肾阳以散水寒之气。

第十二条,"渴欲饮水,口干舌燥者,白虎加人参汤主之。"这一条是"中消"的治疗方法,主要是由阳明胃热太盛造成的。"壮火"能够"食气",能够伤津,胃热耗损了阴津,耗伤了元气,所以用白虎加人参汤来治疗。

210

水气病脉证并治第十四

　　水气病就是后世所说的水肿病,是因水而成病。这个"气"字跟风气、湿气是相同的,指的是邪气、病邪,也就是水邪为病。本篇就是讲水邪为病,水气病的病因、病机、辨证和治疗。本篇根据不同的脉证,把水气病分为五种,有风水、有皮水、有正水、有石水、有黄汗这五种类型。好像是痰饮一样,痰饮是分为四种,而水气分为五种。它与五脏水不同,比如水在肺脏、在肾脏、在肝脏等等。还有,同样是水肿,有水分、有血分、有气分的区别,都要根据具体的证候辨证治疗。水气病的形成,主要是肺、脾、肾三脏的功能失调所致。古代医家张景岳早就指出,水肿主要是肺、脾、肾三脏的病变。因为肾主水,所以水气病其本在肾。而其标在肺,因为水化于气,要靠肺的气化作用,肺主通调水道,下输膀胱,才能水津四布。而其制在脾,因为脾土能制肾水,按照五行来说,补土可以制水。大自然也是一样,水来了,我们可以用土去掩,叫水来土掩,给它堤防加高,大量的土堆上去,就可以制水。所以,水肿主要跟肾关系最为密切,其本在肾,因为肾主水液。水又化于气,所以其标在肺。土能制水,所以其制在脾。它又同三焦、膀胱也有一定的联系。因为膀胱与肾相为表里;三焦是气水之通道,所以关系较为密切。在治疗措施上,本篇提出了发汗、利小便、逐水这三大法则,对指导临床意义很大。

　　师曰:病有风水,有皮水,有正水,有石水,有黄汗。风水其脉自浮,外证骨节疼痛,恶风;皮水其脉亦浮,外证胕肿,按之没指,不恶风,其腹如鼓,不渴,当发其汗;正水其脉沉迟,外证自喘;石水其脉自沉,外证腹满不喘;黄汗其脉沉迟,身发热,胸满,四肢头面肿,久不愈,必致痈脓。(一)

　　"师曰:病有风水、有皮水、有正水、有石水、有黄汗"。老师说了,这水气病一共有五种,有风水、有皮水、有正水、有石水、有黄汗。这五种病都是跟水邪有关系的,由水邪而导致的。

　　下面由老师一条一条跟学生讲解。"风水其脉自浮,外证骨节疼痛,恶风";风水就是由于感受风邪而导致了水肿,故称为风水。正因为感受了风邪,所以"其脉自浮"。脉浮主表,系感受了风邪。正因为有表证,所以"外证骨节疼痛,恶风"。它有"外证",也就是表证。"恶风",是表证;"骨节疼痛",也是个表证。说明是由于感受风邪而导致了水肿病。

什么叫皮水？"皮水其脉亦浮，外证胕肿，按之没指，不恶风，其腹如鼓，不渴，当发其汗"。所谓皮水，是水行于皮中，故称皮水。皮水的脉也是浮的，说明什么呢？说明皮水病刚开始的时候，也是从感受外邪而来的。"外证胕肿"，外边看到的症状有皮肤的浮肿，胕肿的"胕"与皮肤的"肤"相通，胕肿就是皮肤浮肿，所以叫皮水，就是水行于皮间。虽然它是从外邪而来的，但没有表证。外边是见到皮肤的浮肿，"按之没指"，所谓"没指"，就是用手指按上去凹陷进去一个洞，皮肤不能马上浮起来，这叫"按之没指"。而且它不恶风，和风水有所不同。因为皮水的主要成因是水，而不是风，所以不恶风。"其腹如鼓"，说明由于水肿厉害，不光是皮肤肿，而且肚子也会胀大起来。"不渴"，说明没有热象。这样的情况下，"当发其汗"，应当要通过发汗的办法，使得皮肤中的水出去。因为发汗，毛孔开了，这皮肤中的水就随着毛孔排泄出去。所以，《内经》说"其在皮者，汗而发之"，就是指病邪在皮肤，通过发汗来让它发散出去。皮水，就应大发其汗。

"正水，其脉沉迟，外证自喘"；正水是典型的由肾虚导致的水肿，因为"肾主水"，所以肾虚的水肿，叫正水。它的脉象沉而迟，脉沉是病在里，脉迟是有寒，肾阳虚不能化气行水，所以"其脉沉迟"。"外证自喘"，外面见到的症状有气喘，这气喘是由于肾阳虚不能化气行水，水气在体内，再加上肾阳虚不能纳气，所以病人气喘。

"石水其脉自沉，外证腹满不喘"。石水，也是一种虚寒性的水肿，也跟肾阳虚有关，也见沉脉，主里，但是没有气喘，而主证是腹满，由于肾虚不能化气行水，患者腹满，水停于体内。正水和石水都跟肾阳虚有关，但在症状上有所不同。正水，自喘；石水，腹满而不喘。

除了以上四种水以外，还有一种黄汗。所谓黄汗，就是患者身上出汗，渗到衣衫，如白汗衫、白衣服，汗液的颜色是黄的，这叫黄汗。黄汗的来源是由于汗出以后，毛孔开张，又到冷水中去洗澡，"汗出入水中浴"，这是张仲景的话。比如夏天天气很热，汗出以后很难受，马上到冷水中去洗澡，因为患者毛孔都开着，这个冷水、寒气、水湿之气就从汗孔中进去，水湿之气在体内不化，会导致黄汗病，出汗是黄色的。正因为水从汗孔中入得之，所以也归到水气病中去论述，把黄汗归属为水气病的一种。由于寒水伤害了人体的阳气，所以"黄汗其脉沉迟，身发热，胸满，四肢头面肿，久不愈，必致痈脓"。这种病是由于冷水亦即是寒水之气伤害了人体的阳气，所以"其脉沉迟"，脉沉主里，脉迟主寒。寒气进入人体之后，正气要与它作斗争，邪正相争，所以出现发热。水寒之气，伤害人体阳气，胸中阳气受损，故胸闷。水气到四肢甚至到头面，所以四肢头面肿。虽然是寒水之气进入体内，但是日久也会化热，可以使得气血腐败,化为痈脓,所以叫"久不愈,必致痈脓"。

本条主要是讲了有五种由于水气而得的病,风水是感受风邪而导致了水肿,皮水是水走皮中,风水也好,皮水也好,都可以发汗。因为偏于在表、在皮肤,所以可以发汗。通过发汗,把水邪赶出去。至于正水和石水,都是水邪伤害了肾中的阳气,而正水阳虚较严重,阳虚不能纳气,肾不纳气,所以气喘。而石水也是阳虚水肿,但稍轻一些,没有喘,但有腹满,腹满肯定也就是小便不利,虽然仲景没有明写,但也就是由小便不利,所以腹满。黄汗,也跟水邪有关,由于"汗出入水中浴",水从汗孔中入得之,所以也归到水气病里去讲。黄汗,是一种寒水之气,伤害了人体的阳气,时间久了可以化热,发生痈脓。所以本条主要是讲五种水和五种水的脉证。

脉浮而洪,浮则为风,洪则为气。风气相抟,风强则为隐疹,身体为痒,痒为泄风,久为痂癞;气强则为水,难以俯仰。风气相击,身体洪肿,汗出乃愈。恶风则虚,此为风水;不恶风者,小便通利,上焦有寒,其口多涎,此为黄汗。(二)

本条较难理解,水气病篇有好多条文较难理解,因为四个字一句,汉代的话很简略,所以要好好来理解它。仲景是借脉象来讲风水病的病机。"脉浮而洪",脉浮而又很洪大,"浮则为风",浮是外来的风邪;"洪则为气",脉洪大,是由于水气已经化热,往往这个人阳气较强,病从热化。"风气相抟",外来的风邪再加上体内的热气结合在一起。"风强则为隐疹","隐疹"类似于现代的荨麻疹,皮肤上起一种小块,瘙痒难忍,所以"风强"就是风邪强盛,导致身上出现隐疹。出现隐疹以后就"身体为痒",痒主风,所以仲景说"痒为泄风",隐疹发痒,是风邪外泄的现象,所以叫"泄风"。"久为痂癞",身上老是要抓,时间久了之后,就要流水结痂,后来皮肤就越来越难看,就象癞疮一样,所以叫"久为痂癞"。"气强则为水",因为体内有热气,日久就成了水肿,"难以俯仰",活动就不灵活了,所以叫"风气相击,身体洪肿",亦即外来的风邪,加上体内本身的热气,结合在一起,造成了身体的肿胀,出现了水肿。这种水肿病,"汗出乃愈",可以通过发汗的办法来治疗。因为病在表,是风水,所以"汗出乃愈"。"恶风则虚",风水本来应该是恶风的,本篇第一条就讲到风水恶风,汗出以后应该是邪去了,恶风就应该好了,即症状解除了,但还是恶风,就说明由于汗出太过,卫气虚了,这是一种虚象,所以叫"恶风则虚"。这个恶风是指汗出以后还有恶风,那就是一种虚象,是由于汗出太多,伤了卫气。"此为风水",以上讲的就是风水病的脉象及其证候。"不恶风者,小便通利,上焦有寒,其口多涎,此为黄汗",这一句是讲黄汗,黄汗与风水不一样。黄汗是不恶风的,小便是通畅的,主要是寒湿之气伤害上焦的阳气,所以"上焦有寒,其口多涎",嘴巴里口水会流出来,这也是一种寒湿之气,也就说明这个黄汗,小便是通畅的,主要是上焦感受寒湿,成了黄汗。后边这几句主要是补充了本篇第一条黄汗症状的不足之处,因为第一条就讲到黄汗,但没有讲到它不恶风,也没有讲到它小便通畅,更没有讲到它嘴里流涎水,补充了第一条叙述症状的不足。

总的这第二条既讲了风水病,讲了风水病产生的病机,是由于外感风邪,但又与病人的体质有关,体质上本来就有郁热在里,"洪则为气",正因为外感的风邪再加上体内的郁热,所以使得水气不化,而成了水肿病。这种水肿病可以通过发汗来去水,所以叫"汗出乃愈"。黄汗,虽然也可以见到四肢肿,因为第一条就讲到黄汗是头面四肢肿,但它不恶风,小便还通畅,嘴里还有涎水流出来,这主要是上焦有寒。跟风水作了鉴别。而风水就应该用越婢汤来发汗。

寸口脉沉滑者,中有水气,面目肿大,有热,名曰风水。视人之目窠上微拥,如蚕新卧起状,其颈脉动,时时咳,按其手足上,陷而不起者,风水。(三)

"寸口脉沉滑者,中有水气,面目肿大,有热,名曰风水"。"寸口脉沉",沉者主里,所以"中有水气","中",也就是"里"。这个"沉"和"中"相对应,"寸口脉沉"所以"中有水气"。而"滑"也是主水,主热,所以"有热"。正因为里有水气,所以"面目肿大",这就叫做"风水"。

"视人之目窠上微拥,如蚕新卧起状,其颈脉动,时时咳,按其手足上,陷而不起者,风水"。患有风水的人,"目窠上微拥","目窠"就是眼眶,这眼眶上会微肿。"微拥","拥"就是"肿",这"拥"字,与"臃"通。臃,《说文》"肿也"。这是望诊,看到眼眶上面微微的肿起来,象什么样子呢?"如蚕新卧起状",对本条条文有两种解释,据校勘《脉经》没有这个"蚕"字,而成"如新卧起状",好像这个人刚从睡觉醒来一样,往往有些人睡觉刚起来,还没有洗脸,眼有点微肿的样子,所以叫"如新卧起状"。还有一种说法,就是这个"蚕"字还是要的,用来比喻眼肿,就好像一条圆圆的卧蚕,所以叫"如蚕新卧起状"。《素问·平人气象论》就说:"目裹微肿,如卧蚕起之状,曰水。"这两种说法都有道理。

另外,我们还可以看到病人颈脉的搏动,这颈脉,称为"人迎脉",在结喉两旁。颈脉的搏动,按照我的理解,是由于病人有热,使得脉的搏动加快,连颈脉也看得出有搏动。病人还有咳嗽,这是由于水邪犯肺所致。"按其手足上,陷而不起者,风水"。风水病,除了面目肿大以外,病人的四肢也会肿,手按其上会出现凹陷,而且这种凹陷不会马上起来,这就是风水病。所以风水有面目的浮肿,有四肢手足的浮肿,也有发热、咳嗽,类似于现代医学所谓的"急性肾炎"。

太阳病,脉浮而紧,法当骨节疼痛,反不疼,身体反重而酸,其人不渴,汗出即愈,此为风水。恶寒者,此为极虚,发汗得之。

渴而不恶寒者,此为皮水。

身肿而冷,状如周痹,胸中窒,不能食,反聚痛,暮躁不得眠,此为黄汗。痛在骨节。

咳而喘,不渴者,此为脾胀,其状如肿,发汗即愈。

然诸病此者,渴而下利,小便数者,皆不可发汗。(四)

这第一段条文的目的是跟太阳病的伤寒作鉴别。我们学过《伤寒论》,知道伤寒是"脉浮而紧",是感受了风寒邪气,以寒邪为主。"法当骨节疼痛",按理来说,应该有骨节疼痛的表现,这种脉浮紧,骨节疼痛的表现,就是麻黄汤证,可以用麻黄汤发汗散寒。然而"反不疼",病人虽脉浮而紧,但是骨节不疼,"身体反重而酸",说明不是受寒,而是受水湿,即病人外感风邪,再加上水湿,也就是"风水"。"其人不渴",病人不觉得口渴,说明水湿没有化热,这种风水病,可以通过发汗来治愈,所以叫"汗出即愈"。"此为极虚",如果发汗后,病人"恶寒"的话,这代表着病人已经极其虚弱,这种虚弱,是由于发汗太过,损伤阳气,所以产生恶寒,这"恶寒"就不是表证的恶寒,而是由于正气虚弱、阳气不足而造成的。

"渴而不恶寒者,此为皮水"。若不恶寒,而又有水肿,说明病不是因于风,而是因于水。由于水津不能四布,所以病人会感到口渴。因为疾病的主要原因不是风而是水,所以叫"皮水",即水在皮中的意思。

"身肿而冷,状如周痹,胸中窒,不能食,反聚痛,暮躁不得眠,此为黄汗。痛在骨节",本段是讲黄汗。黄汗也会身肿,而且是"身肿而冷,状如周痹"。所谓"周痹",就是周身的血脉不通,而产生骨节的痹痛。黄汗患者的疼痛跟周痹差不多,所以叫"状如周痹"。胸中有窒息的感觉,说明寒湿之气,伤了胸中的阳气,所以病人胸中会有窒息的感觉。同时寒湿之气也会影响及胃,使之不能纳谷,而出现"不能食"的情况。"反聚痛",是指寒气聚集在胸膈以上而发作胸痛。若在此与本篇第一条合并来看,可发现黄汗病会导致胸满,严重的病人还会感觉到胸痛。"暮躁不得眠",病人到了傍晚更加难受,很烦躁,睡不着,因为湿为阴邪,暮也属阴,人与天地相应,在入暮的时候是阴气较重的时候,所以更加难受,烦躁而不得眠,而且"痛在骨节",浑身的关节都痛,也说明寒湿影响到关节,所以胀肿而痛。"此为黄汗"句在"痛在骨节"之前,是一个倒装语句。就是说,黄汗除了身肿以外,还有骨节的疼痛,就像周痹一样。除此以外,黄汗还有胸中的窒闷,不能进食,或者是胸痛到傍晚更加难受而不能

215

眠,因为湿为阴邪,湿邪在入暮之时,即阴气盛的时候就更加严重,以致暮躁而不得眠。接下来的一段是讲肺胀。

"咳而喘,不渴者,此为脾胀"。这个"脾"字,实际上应该是"肺"字。"其状如肿,发汗即愈"。肺胀,实际上在《金匮要略·肺痿肺痈咳嗽上气病》里已经有过讨论。肺胀,主要表现是咳喘,"不渴",说明此病是由于感受风寒所致,病邪没有化热,所以不渴。"其状如肿",病人的身形就好像跟水肿差不多,这是因为肺不能通调水道下输膀胱所导致。"发汗则愈",通过发汗,可以治疗肺胀。实际上这样的情况可用小青龙汤。咳喘,口不渴,说明病属寒。是寒饮在肺,故名"肺胀"。由于病与水饮有关,所以发汗就可治愈。

"然诸病此者,渴而下利,小便数者,皆不可发汗"。然而上述的各种病,即风水、皮水、黄汗、肺胀等,如果见到"渴而下利",口渴、腹泻或"小便数",因为下利与小便数都会伤津液,所以"皆不可发汗"。在《伤寒论》里张仲景反复强调了这一点,在《金匮要略》里他还是不厌其烦地再强调这一点。其目的是告诫医生在治病时,必须要时时刻刻考虑病人的正气。事实上,张仲景整部《伤寒杂病论》,就是在说"和胃气,生津液",胃气和病就能愈,津液充足病也能愈。有胃气则生,无胃气则死。胃气者,肺之母气,非常重要。如果病人老是吃不进饭,或一顿饭只能吃很少的食物,这就是胃气不足,预后多不良。另外还有一种情况,即如果病到后期,舌头光红,就像是剥了皮的老鼠,或去了膜的猪肾,这代表病人已经没有津液,这种病基本上也是死证。

30年前,我在一个医院里工作,医院里基本上是以西医为主,西医外科给一个肝硬化脾肿大的病人动手术,把脾脏拿掉,术后病人发热,不能吃食物,于是请我去诊视,我一看那病人的舌苔光红,没有一点水分,而且上边又有一些干黄的舌苔,后来我就跟外科主任说,这个病人,我看是不行了。这位主任不相信我的话,因为他是西医,不讲究看舌苔,他说不要紧,只要给予输液,到时候病就会好的,结果拖了3天左右病人就去世了。所以我们中医就是从病人的脉和舌苔里了解其津液的情况,这个病人的津液已经没有了,也代表着疾病已到了相当严重的程度,这点西医们就不会想得到。所以张仲景"和胃气,生津液"这个论点很重要。还有《伤寒论》里讲到"胃气和必自愈",很多疾病就必自愈,意思就是说不一定要吃药,病也会自动痊愈。

里水者,一身面目黄肿,其脉沉,小便不利,故令病水。假如小便自利,此亡津液,故令渴也。越婢加术汤主之。方见下。(五)

本条所说的"里水",应作"皮水"。按照《脉经》注:"一云皮水",所以这个"里水"我们可以把它作为"皮水"来讲。水在皮中,所以出现了"一身面目黄肿",这"黄",是脾之色,因为水湿往往伤脾,所以可见"面目黄肿"。脸黄黄

216

的、肿肿的。《脉经》这个"黄"字作"洪"字,也可以解释,就是脸肿得很大。我的观点还是"黄肿",因为"黄"是脾之色,水湿伤脾,所以面目黄肿。"其脉沉",脉沉主里,所以叫"里水",里有水。"小便不利,故令病水",为什么"病水"? 因为小便排不出去,排不出去所以"一身面目黄肿"。后面又是一个倒装句法,就是"越婢加术汤主之",应在"故令病水"之后。就是如果碰到了皮中有水,一身面目黄肿,小便不利者,可以用越婢加术汤,亦即越婢汤加白术。越婢汤的组成是麻黄、石膏、甘草、姜、枣,再加白术,通过发汗,利小便,可以使面目黄肿退掉,小便可以通利。"假如小便自利,此亡津液,故令渴也"。如果说小便自利,就是小便很通畅,这小便通畅会亡失津液,此时病人会感到口渴。又有小便利,又有口渴,说明津液亡失,就不能够发汗、利小便,也就不能用越婢加术汤了。因为张仲景在上一条也说了:"渴而下利,小便数者,皆不可发汗"。这里又再一次强调:"假如小便自利,此亡津液,故令渴也"。

趺阳脉当伏,今反紧,本自有寒,疝瘕,腹中痛,医反下之,下之即胸满短气。(六)

趺阳脉是胃脉,本来应当比较沉,当脉沉得厉害时,叫"伏"脉。趺阳脉本来应该是相当沉的,也就是伏脉,现在反而出现了紧脉,这说明体内本来有寒,紧主寒,所以叫"本自有寒"。体内有寒,故出现了寒疝、腹痛,所以叫"疝瘕、腹中痛"。"瘕"是气机不通的病证。寒疝的主要表现是腹痛,是由于寒气导致气机不通所引起的疾病。病人素体有寒,此时医者就不可用苦寒药予以攻下,而应该要用温热药来治疗才对。若病人服用苦寒攻下药,就会损伤胸中大气,而产生胸闷短气等表现,到了这个时候,就非要吃人参等甘温补气之品不可了。

趺阳脉当伏,今反数,本自有热,消谷,小便数,今反不利,此欲作水。(七)

趺阳脉本来应当是沉伏的,现在反而出现了数象。趺阳脉是胃脉,数主热,说明病人素有胃热,故有消谷善饥的现象。小便数,实际上就是出现了消渴病的症状。消渴病应该是小便多,也就是小便利。"今反不利",现在反而小便不利,这表示已发展到了消渴病的后期,情况较为严重。按照西医的解释,就是肾功能已衰竭。一般来说,消渴病的后期大多影响到肾的功能,所以"此欲作水",就是将要出现水肿。本条文借趺阳脉的变化来讲病理,说明消渴病到了后期,若从本来的小便数发展到小便不利的时候,往往预后不良,而且会出现水肿。张仲景观察这个病相当仔细,现代医学也是说糖尿病到后期时,会出现各种各样的情况,到后来肾功能衰退时,病人就会水肿。

寸口脉浮而迟,浮脉则热,迟脉则潜,热潜相抟,名曰沉。趺阳脉浮而数,

217

浮脉即热,数脉即止,热止相抟,名曰伏。沉伏相抟,名曰水。沉则脉络虚,伏则小便难,虚难相抟,水走皮肤,即为水矣。(八)

病人的寸口脉是浮而迟的,浮脉应该主风,而风为阳邪,属热,所以"浮脉则热"。"迟脉则潜",迟主寒,代表病人体内有寒。体内的寒,被外来的热邪所阻遏而潜伏在里头,所以叫"迟脉则潜"。"热潜相抟",指风邪入里,与体内的寒气结合在一起,不能外达,"名曰沉"。在此张仲景是借脉来讲病理,脉并不一定就真的如原书所说的这样。"趺阳脉浮而数",浮脉主风,风为阳邪,属热,故"浮脉即热"。"数脉即止",这个"数"说明本身病人体内有热,热邪留止于内。"热止相抟",指表邪入于里,里热停留在内,"名曰伏"。"沉伏相抟",正因为外来的风邪不能外达而伏止于里,病邪不去,"名曰水"。所以水病往往跟内外合邪有关。外有风邪,而里本有寒或有热,当风邪入于里,而造成了水气。"沉则脉络虚,伏则小便难,虚难相抟,水走皮肤,即为水矣"。"沉则脉络虚",在此,"脉络虚"可理解成正虚,也就是说,这个病是以正虚为本。"伏则小便难","小便难"可理解为邪实。两句综合起来看,正气是虚的,邪气是实的,正虚为本,邪实为标,故此病乃本虚而标实,亦即仲景所说的"虚难相抟"。任何一种疾病,都跟本身的体质有关。由于本身的正气不足,再加上小便困难,使水邪停留体内,病属本虚标实。水走皮肤,成了水肿。本条仲景是借脉象来说明水气病形成的机制。

218

寸口脉弦而紧,弦则卫气不行,即恶寒,水不沾流,走于肠间。

少阴脉紧而沉,紧则为痛,沉则为水,小便即难。(九)

"寸口脉弦而紧",弦主水饮,紧主寒,故此乃既病水饮又病寒。"弦则卫气不行",这种水饮及寒邪,使得卫气不能正常运行,故病人恶寒。所谓"水不沾流",就是水液不能正常地流行。这个"沾"字,《说文解字》云:"一曰益也,义同添",也就是添加的意思。如补益剂的"益"字,也是添加或增加的意思。在此指水的流行失常,亦即水气不化,走于肠间,成了水肿。

少阴脉,是指足部的太溪脉。"少阴脉紧而沉",紧是主寒主痛,沉是在里有水,导致了小便的困难。小便困难就产生了水肿。在《吴鞠通医案》里,吴鞠通就用麻黄附子细辛汤来治疗水肿,麻黄附子细辛汤就是一方面温肾阳,一方面祛寒邪,以治水肿。我认为本条条文也可以用麻黄附子细辛汤来治疗。少阴脉紧而沉,病在少阴肾阳不足,而且兼有寒邪,使得小便困难,所以用麻黄附子细辛汤温肾散寒。事实上,把以上这两条条文放在一起讲有它的意义,上条是讲寸口脉,寸口是主肺的,当肺受了寒邪,卫气不行,而产生了恶寒,由于肺气不能通调水道,下输膀胱,而走于肠间,或变成了水肿。下一条是讲少阴脉,少阴是主肾的,由于肾阳不足,再感受了寒邪,而成水气。

脉得诸沉,当责有水,身体肿重。水病脉出者,死。(十)

脉按上去都呈沉脉,又有"身体肿重",既是沉脉,沉脉主里,身体又肿又重,应该是水气病,故云"当责有水"。"水病脉出者,死",水气病本来脉较沉,因为皮肤中有水邪,营卫受阻,现在突然脉出来了,这在《伤寒论》里也讲过:"脉暴出者死,微续者生",若病人本身是脉微细或脉微欲绝,服四逆汤或通脉四逆汤等温阳的药后,脉慢慢地回复起来,表示病情有好转。若脉突然一下子很大,那就是死脉。虽然浮取有感觉到脉的搏动,但是重按则无,或重按无根,这种情况叫"脉出"。若"脉出"是突然出现的,是不好的现象,说明阴盛于内,而阳越于外,或阴寒水气盛于内,而阳气散于外,是真气涣散的象征。

夫水病人,目下有卧蚕,面目鲜泽,脉伏,其人消渴。病水腹大,小便不利,其脉沉绝者,有水,可下之。(十一)

"夫",是个语气助词。"水病人",指水气病的患者。"目下有卧蚕",在眼睛底下好像有一条蚕横卧着,说明眼睑浮肿。"面目鲜泽",正因为病人面目浮肿,所以看起来肤色很光亮。水肿病本来应该脉沉,本条所说的"脉伏",就指脉沉得很厉害,要推之着骨,才能按到这个脉,说明水肿很严重。本来已患水病,还口渴要喝水,表示津液不能四布,所以病人会有"消渴"的问题。嘴巴渴,要喝水,越是喝水,水肿就越厉害。所以下面讲"病水腹大",本来就是水肿病,再加上喝水多,使得水邪愈盛,腹部也就胀大了。"小便不利",指小便不通畅。"其脉沉绝者",这个脉沉取很微弱,就好像按不到脉一样,这是有水的表现。"可下之",可以用逐水攻下的办法来治疗。所谓"可下",只是一种斟酌之词。就是建议医者可考虑给病人用攻下的方法。张仲景用字严谨,各种语句都不一样,当面对病情较为严重的痞满燥实,仲景建议"急下之,宜大承气汤"。即马上用大承气给病人攻下。这里"可下之",也说明病水腹大,面目肿,小便不利等病情是比较严重的,医者应考虑急者治标,也就是《内经》所说的"小大不利治其标"及"中满者泻之于内"。小大不利,就是大小便不通畅。碰到这种情况,应该治其标,即先去水邪。还有就是"中满者泻之于内",这个"中满"是指腹部胀满很严重,这是由于水邪在体内不去的结果,此时医者也应先考虑给病人攻下以去水邪。

问曰:病下利后,渴饮水,小便不利,腹满因肿者,何也? 答曰:此法当病水,若小便自利及汗出者,自当愈。(十二)

本条也是采取一问一答的方式。学生问:本来是一个下利病,也就是泄泻,由于泄泻之后,耗伤了水液,所以"渴饮水",出现了渴欲饮水。由于病人素体脾肾虚,饮水又过多,所以水气不化,而造成了"小便不利,腹满因肿"。这个"因肿",《脉经》作"阴肿",就是指水邪下走,停留于阴部,产生了前阴的水肿。这是什么病呢？老师告诉他，"答曰：此法当病水"。这个"法"字，作"规律"来解释。按照疾病发展一般规律来讲，出现了"小便不利，腹满因肿"，应当是得了水气病。但是"若小便自利及汗出者，自当愈"。如果小便很通畅，汗出也通畅。水邪就能从小便及汗液排出，病就会自愈，不一定非得要吃药。从这一条也说明小便是不是通畅，汗是不是能够正常排泄，关系着水肿病预后的安危。这一条，按照我个人的见解，就类似于现代医学所谓的急性肾衰竭。肾衰，可以出现腹泻(即下利)和小便不利。

2004年12月，我看到一个女病人，突然下利，一天几十次，小便极少，渴欲饮水，如此过了两天，病情更加危重了，就送到医院里去检查，西医诊断为急性肾衰竭、尿毒症。因下利以后，津液严重丧失，加上病人素体脾肾不足，再喝大量的水，水不运化，而出现小便不利、腹满、甚或阴肿。但是仲景又说，如果病人小便通畅，或能出汗，则病会自愈。

下边五条讨论五脏水的证候。所谓五脏水，也就是心、肝、脾、肺、肾五脏有病所产生的水肿。

心水者，其身重而少气，不得卧，烦而躁，其人阴肿。(十三)

"心水"，就是心脏有病所引起的水肿。从现代医学角度上来看，心源性水肿，即心脏病所造成的水肿，也可兼有"身重而少气"的表现。《备急千金要方》把"身重"作为"身肿"，主要是心阳虚，水气泛滥，所以产生了"身肿"。心的阳气虚，故"少气"。正因为水气凌心，所以就"不得卧"，躺不下去，不能平卧。心的阳气虚，所以"烦而躁"。心阳在上，而肾阳在下。心阳虚不能下交于肾，肾水就更加泛滥，泛滥成灾啊，所以"其人阴肿"。本条条文，"心水者，其身重而少气"，说明心的阳气虚，水邪较盛，而造成了"不得卧，烦而躁"。如果阳虚阴盛得厉害，还可以造成阴肿。这些就是心脏有病而产生的证候。

肝水者，其腹大，不能自转侧，胁下腹痛，时时津液微生，小便续通。(十四)

肝脏有病引起的水肿，最主要的症状就是"其腹大"，即肝病导致腹水。腹水严重时，身体"不能自转侧"，即翻身很麻烦，往往要有人来帮忙，否则不能转侧身体。"胁下腹痛"，因为胁下及少腹部位，都是肝经所过之处。肝病有腹水，表示肝经瘀滞，所以胁下与少腹部位会感到疼痛。肝主疏泄，当气机比较通畅的时候，可以微微地产生津液，嘴里也会感到有了口水，同时小便也会持续地畅通。也就是说肝腹水的表现与肝脏气机通畅与否很有关系。气行则水化，气行则水行。所以本条告诉我们，肝病所造成的水肿，其主要的表现就是腹大。这与西医的说法有类似之处，即先有肝硬化，然后才有腹水。首先是肝血瘀滞，故胁下、少腹感到疼痛。另一方面，肝主疏泄，若气机较通畅的时候,津液自然就会布散,所以病人嘴里会感觉到有了口水(即津液),小便也会通畅。反之如果气机不通,那就小便不通,腹水就会非常严重。

肺水者,其身肿,小便难,时时鸭溏。(十五)

肺脏有病引起的水肿,身体浮肿,小便困难。因为肺主通调水道下输膀胱,肺脏有病,肺气壅滞,不能通调水道下输膀胱,所以产生了身肿而小便困难。肺与大肠相表里,肺气不能正常宣发,大肠的传导作用也受到了影响,所以就跟鸭子的大便一样,鸭子的大便就是粪与水一起下来,大便清稀不干,所以叫"鸭溏",又名"鹜溏"。这个"鹜",就是鸭子。亦即肺有病,不能正常地通调水道,大肠的传导功能也受到了影响,所以"小便难,时时鸭溏"。

脾水者,其腹大,四肢苦重,津液不生,但苦少气,小便难。(十六)

脾脏有病引起的水肿,也是腹大。脾又主四肢,所以也导致了四肢极其沉重,所谓"苦重",说明四肢沉重得相当严重。脾虚不能散布水谷精微,所以"津液不生",嘴里头一点口水都没有。因为津液来自于水谷的精微,若脾气虚不能散精,就可以使得津液不生。"但苦少气",正因为脾虚较严重,所以少气也较明显。这种少气,往往与脾虚关系很密切。为什么呢? 从"气(氣)"这个字的结构来看,下面有一个"米",代表气就是要靠每天吃进去的饭,经由后天脾胃的腐熟运化,才会产生"气"。又如"精",也是如此,也要靠后天水谷的精微来补充先天之精。先天之精,是父母给的,遗传来的。但是为什么小孩子生出来以后马上就哭着要吃奶呢? 就是要靠后天的饮食来补充先天的精气。若不吃饭,没有胃气,则人很快就会死亡。这就是为什么脾气虚会导致少气的原因了。在此,我特别强调"气"与"精"这两个字,其实还想告诉大家,千万不要刻意地去节食。特别一些女孩子,为了身材苗条,刻意地去节食,连饭都不吃,实际上这无疑是在伤害自己身体。身体不好,再瘦也没有用! 身体好才是最要紧的。因为若不吃东西的话,精气肯定不足,精气不足,人就没有力气了。

三年前,我在杭州看过一位病人,这位女孩是杭州杂技团的一位演员,经常出访世界各国,正因为这份工作,她希望自己漂亮、苗条,所以就吃得很少,到后来把身体搞得一塌糊涂,连一点力气都没有了。因为她的胃已经饿得干瘪,所以只要她吃一点东西,胃脘部就会很难受,甚至胃痛,最后连月经都停止了。后来她的一位老师,也就是杭州杂技团的副团长把她带到我这儿来看病。我就告诉她老师,这女孩的病是由于长期不吃饭造成的。并且开了十全大补汤。即人参、白术、茯苓、甘草、当归、芍药、川芎、熟地、黄芪、肉桂,目的就是补气血。不吃饭,自然气血就不足了,人也就会感到没有力气,最后连月经都没了。这女孩服十全大补汤两个来月,吃饭慢慢地多起来了,后来月经也来了。"精"和"气(氣)"这两个字都是从"米"里来的。要靠后天的水谷之气,来养

221

先天之精；要靠后天的水谷之气，使脾肺之气能够充足。所以脾有病时病人会"苦少气"，而且"小便难"。为什么小便难呢？就是有水邪，腹大水邪不去，所以小便难。这是脾病导致水邪为患的一些表现。

肾水者，其腹大，脐肿腰痛，不得溺，阴下湿如牛鼻上汗，其足逆冷，面反瘦。（十七）

肾病造成的水肿，也是"腹大"。而且是"脐肿腰痛"，肚脐会凸出来。由于水肿很严重，造成了脐疝。脐疝是西医的说法，就是因为病人的肚子里都是水，腹内压力高，最后造成肚脐往外凸。正常人肚脐都往里缩，当有腹水，致肚脐外凸时，这表明病情已经发展到相当严重的地步了。因此仲景所说的"脐肿"，并不是真正的肿，而是肚脐往外凸出，是由于腹水过多所造成的。腰为肾之府，肾有病，故腰痛。"不得溺"，就是小便不出。"阴下湿如牛鼻上汗"，是指病人的阴囊下面很潮湿，像牛鼻子上的汗一样，这是由于水性润下，水气停留在前阴部位所造成的。我过去在农村里做医生时，就观察过水牛的鼻子，湿湿的，就像是出汗一般，这也可以看出张仲景观察病人有多仔细了。如仲景把哮喘时喉中发出的声音形容为水鸡声，就是田鸡的叫声。"其足逆冷"，因为肾中水邪太重，肾的阳气必定很虚，所以病人的脚很冰凉。肚子是大的，肚脐是往外凸的，但是面部却反而是消瘦的，这是什么原因呢？因为病到这个程度，通常是经历了相当长的时间，慢性肾炎、尿毒症、肾衰竭等类似这种病。病久以后，体内的精微物质都丧失了，所以病人反而消瘦。虽然病人肚子很大，但是你不要以为里头真的是水，按照现代医学来看，这种腹水充满着蛋白质，若把腹水抽出来放在锅子里烧，会像蛋白那样凝结起来，这实际上就是身体内的精微物质，所以水抽出得越多，人就越来越没有力气，精微物质消耗殆尽，所以"面反瘦"。

以上讲的是五脏的水病，其中肝、脾、肾三脏，都在腹中，所以都有"腹大"的表现。我们临床看到的也是这样。肝硬化、脾大导致的腹水，包括肾炎导致的水肿，都有腹大。心肺两脏位于上焦，所以没有腹大，但有身肿，和其余三脏的水病有所不同。

师曰：诸有水者，腰以下肿，当利小便；腰以上肿，当发汗乃愈。（十八）

本条提出了水气病实证治疗的一般原则。"诸有水者"，就是指各种水肿病。"腰以下肿"，代表病在下、在里，应当用利小便的方法，通过利小便使停留在下在里的水邪从小便排出去。而"腰以上肿"的，说明病以在上、在表为主，就应当用发汗的方法，使停留在上在表的水邪通过发汗排出去。这就是因势利导的方法。水邪在下，给它就近的通路，即从小便排出去。水在上，从汗液排出去。这也就是《内经》所谓"开鬼门，洁净府"的治法。所谓"鬼门"，有的注家认为又叫"魄门"，肺藏魄，肺与皮毛相合，所以把"鬼门"称作"魄门"。另外一种叫法是"玄府"，玄府就是汗孔，就是毛孔，玄是黑的意思，是汗孔上毛的颜色。毛孔很小，但汗液可以从这里排出去。通过发汗，来祛除水气，这叫"开鬼门"。至于"洁净府"，就是通过利小便，使体内的水气从小便排出去。所以，"开鬼门，洁净府"就是指发汗与利小便两种治法。当然，这是一般的治疗原则。它适宜于水气病的实证，而不是虚证。如果是虚证，则应以补为主。比如说肾虚而致的水肿，那就要以补肾为主。当然在补肾的基础上再加上利尿药。

师曰：寸口脉沉而迟，沉则为水，迟则为寒，寒水相抟。趺阳脉伏，水谷不化，脾气衰则鹜溏，胃气衰则身肿。少阳脉卑，少阴脉细，男子则小便不利，女子则经水不通；经为血，血不利则为水，名曰血分。（十九）

本条是借脉来讲水气病发病的病机和症状，并提出了血分病的概念。寸口脉是指手上的脉，"寸口脉沉而迟"，沉主里，里有水气，所以脉沉，"迟则为寒"，寒和水合在一起，"寒水相抟"，造成了水气。"趺阳脉伏"，趺阳脉是在脚背上的冲阳穴部位，趺阳脉相当地沉，称为伏。沉到什么程度呢？按之着骨，才能感觉到脉的搏动，叫脉伏。趺阳脉是脾胃脉，趺阳脉伏，说明脾胃之气相当虚弱。脾胃虚弱，所以"水谷不化"。也就是说，吃进去的东西根本无法正常地运化，所以大便粪水杂下，如同鸭子的大便，产生了"鹜溏"。胃气衰而造成了身肿，因胃气衰则湿重，所以产生了身肿。"少阳脉卑，少阴脉细"，少阳是指手少阳三焦经，少阳脉是指在上耳角根之前，鬓发后边一点，即耳门微前上方，手按这个地方能感觉到脉的跳动，这称为少阳脉。少阳脉沉而无力叫做卑，"卑"，就是低下的意思，在此是指脉沉而无力，说明三焦决渎无权。"三焦者，决渎之官，水道出焉"，三焦是通畅气水的道路，三焦之气不足，气水之路不通，故少阳脉卑。"少阴脉细"，少阴脉就是太溪脉，少阴脉很细，说明精血不足。三焦决渎无权，少阴精血损伤，所以在男子就出现了"小便不利"，在妇女就产生了"经水不通"。"经为血，血不利则为水，名曰血分"。妇女经水不通，经水就是血。血液运行不畅，就造成了瘀血。瘀血停留在体内而成为水肿。就是病虽然在水，但事实上是由于血瘀所造成的，所以叫"血不利则为水"。即瘀血可以导致水肿，这种水肿，称为血分。在临床上我见到过血分。有的妇女患水肿，若仔细询问她月经的情况，可发现她月经闭止，这种患者，往往年纪不大，有的30或40多岁月经就停了，然后产生了水肿。这种水肿用利水的方法是没有效果的，应先治她的月经，月经通畅了，水肿也就会消退了。所以张仲景告诉我们，有一些女子的水肿，是由于月经不通所引起的，正是"血不利则为水"。所以，虽然从表面现象看，病是在水，实际上它是源于血，是血不利而产生的水。就是指瘀血造成的水肿。这种水肿病,为什么叫血分呢?有个叫山田业广的日本人,他对《金匮要略》素有研究,并写了一本书叫《金匮要略札记》。他说:"分者,分在于一处而不能流通之谓。"所谓血分,就是血脉里有瘀血结在一处,不能流通,所以"血不利则为水",而产生了水肿。张仲景第一次提出了血分这个病。虽然血分也是水肿病,但这个水肿病是由于瘀血而造成的。

问曰:病有血分水分,何也?师曰:经水前断,后病水,名曰血分,此病难治;先病水,后经水断,名曰水分,此病易治。何以故?去水,其经自下。(二十)

"病有血分水分,何也?"有血分病、水分病,怎么分辨呢?"经水前断,后病水,名曰血分,此病难治;先病水,后经水断,名曰水分,此病易治。何以故?去水,其经自下"。月经在病水以前就断了,即月经断在前,水肿是在后,这种病就叫血分,相对来说比较难治。如果先有水肿,后有月经闭止不行,那就叫水分,相对容易治疗,因为水去以后病人的月经自然会来。本条事实上是第十九条的补充,因为第十九条讲到血分,而本条则讲到水分。水分比较易治。去了水邪,月经自然会下来。相反地,血分就先要活血,待月经通畅后,水肿也会逐渐消退。

在临床上确有这种情况。我曾碰到过三个案例。病人先有月经不来,继而出现四肢水肿。我按照《金匮要略》本条的治法,给病人用当归、赤芍、桃仁、红花、丹参等活血通经的药物。在此基础上,再加既能活血又能利水的药物如益母草、泽兰及琥珀等。通过活血化瘀兼利水,最后病人的月经来了,水肿也消退了。因为水液代谢跟气、血有很密切的关系。气行则水行,血不利则为水,血行也可使水化。所以要调畅病人的气血。

下面第二十一条就类似于我们在讲痰饮病时讲的一个大病历,案中在叙述如果体质差的病人服用小青龙汤后,发生冲气上逆或其他变证的应对方法。而在此水气病篇里也有如下一个病案。

问曰:病者苦水,面目身体四肢皆肿,小便不利,脉之,不言水,反言胸中痛,气上冲咽,状如炙肉,当微咳喘,审如师言,其脉何类?

师曰:寸口脉沉而紧,沉为水,紧为寒,沉紧相抟,结在关元,始时尚微,年盛不觉,阳衰之后,营卫相干,阳损阴盛,结寒微动,肾气上冲,喉咽塞噎,胁下急痛。医以为留饮而大下之,气击不去,其病不除。后重吐之,胃家虚烦,咽燥欲饮水,小便不利,水谷不化,面目手足浮肿。又与葶苈丸下水,当时如小差,食饮过度,肿复如前,胸胁苦痛,象若奔豚,其水扬溢,则浮咳喘逆,当先攻击冲气,令止,乃治咳;咳止,其喘自差。先治新病,病当在后。(二十一)

"病者苦水，面目身体四肢皆肿，小便不利，脉之，不言水，反言胸中痛，气上冲咽，状如炙肉，当微咳喘，审如师言，其脉何类？""苦"，指病情相当严重，"苦水"，指病人苦于水气病。由于水肿相当严重，故病人出现面目身体四肢水肿，兼有小便不利。老师诊脉后，不说水肿的问题，反而说病人胸中痛，气往上冲到咽喉部位，就好像有块烤熟了的肉块阻塞着。"炙肉"的"炙"，"烤也"。除此之外，病人还会有比较轻微的咳嗽和气喘。"审如师言"，就是从"脉之"到"当微咳喘"的这一段话，跟病人的临床表现是一致的。"其脉何类"，老师是如何从病人的脉象上诊断出来的？病人的脉象是什么情况呢？

"寸口脉沉而紧，沉为水，紧为寒，沉紧相抟，结在关元，始时尚微，年盛不觉，阳衰之后，营卫相干，阳损阴盛，结寒微动，肾气上冲，喉咽塞噎，胁下急痛"。"寸口脉沉而紧"，沉主水，紧主寒，水寒之气结在关元部位。关元，在脐下三寸，是在任脉上的一个穴位。冲任跟肾的关系很密切，寒水之气结在下焦，在开始的时候，寒水之气相对微弱。"年盛不觉"，就是年纪壮盛的时候，病人并不觉得有任何不适。到了阳衰以后，如女子五七阳明脉衰于上，男子六八也要阳衰，亦即到了一定的年龄以后，阳气衰落到一定的程度，营卫就不和了。"营卫相干"，也就是指营卫不相和谐，互相干扰，进一步说，营即是血，卫即是气，故营卫相干就是气血不能调畅。"阳损阴盛"，阳气一天比一天虚损，阴寒之气就越来越厉害。"结寒微动，肾气上冲，喉咽塞噎，胁下急痛"。寒气结在关元，慢慢地病邪就开始发动了。水寒之气发动的时候，因为任脉即脐下三寸的关元部位跟肾的关系相当密切，就挟着肾气往上冲。"气上冲咽"，喉咙里头就觉得噎住了一样，好像有一块烤肉在那里，这是由于肾气上冲的结果。病人的胁下部位也感到拘急疼痛，这是气从少腹往上冲所造成的。这一段就告诉我们，病都是慢慢得来的，并不是一开始就表现得很明显。如这里所说的水寒之气，在开始的时候，是很轻微的，因此当年纪轻身体较好的时候，是不会感觉到的。等到年纪大了，阳气渐衰，营卫不足的时候，这种阴寒邪气就越来越厉害，当正气不能胜邪时，邪气就会来侵犯人体了。

有一本明代的书叫《菜根谭》，书里说，老来的病都是年轻时招的。有些老年人身体很差，实际上就是年轻时不知道保养，拼命喝酒抽烟，打麻将到通宵，或者性生活不节制，他当时觉得很舒服、很高兴。但到年纪一大就倒霉了。所以说老来的病是少年招的，这话有道理。像这种水肿病往往是多年慢慢积渐而成的病。像肝硬化腹水，是日积月累而成的，但到爆发的时候就来不及了。又如肾病，也不是一朝一夕得来的，但到后来肾衰时，也已经来不及治疗了。肿瘤也是一样，到发作时大多已到了晚期。许多疾病，病根早就在身体里头，但觉发病时已到晚期。

"医以为留饮而大下之,气击不去,其病不除。后重吐之,胃家虚烦,咽燥欲饮水,小便不利,水谷不化,面目手足浮肿"。医生见到上述临床表现,以为是有水饮留在体内,于是给病人用大下的方法,如大黄、芒硝及巴豆等,下了之后,冲气还是不去。按理说,治疗这种冲气,应该用桂枝、茯苓等温阳化水的方法,通过温肾来降冲气,现在医者反而给予攻下,阳气因而大损,本是阳损阴盛,如今大下后阳气更伤,所以冲气不去,而病不除。

"后重吐之"的"重","再也"。后来医者再给病人用吐法治疗,结果伤了胃气和津液。"胃家虚烦",就是胃里很难受,而且吐了以后胃就空虚了。吐后又耗伤了津液,所以"咽燥欲饮水",而且小便也变得不通畅。另外,吐下以后伤了胃气,所以"水谷不化",并出现"面目手足浮肿"。为什么得此病呢?年轻的时候不觉得有病,到后来就犯出病来,再碰到庸医马马虎虎地处方用药,结果服药以后,病就越来越重。

"又与葶苈丸下水,当时如小差,食饮过度,肿复如前,胸胁苦痛,象若奔豚,其水扬溢,则浮咳喘逆"。医生看到病人手脚和脸都肿起来了,就给他用葶苈丸,葶苈丸是用葶苈子做的丸药,有下水的功效,服药后好像略有好转,但是一方面这病不宜服用葶苈子这类苦寒药,另一方面病人自己也不能够节制饮食,结果没多久水肿再度加重,就跟从前一样,而且"胸胁苦痛",即胸胁部位痛得很厉害,这是因为服苦寒药伤了阳气,胸阳不足所致。而肾阳不足,以致气上冲胸,就象奔豚气一样。"其水扬溢",除了肾中寒气往上冲外,再加水邪亦往上冲,影响及肺,故产生了浮肿、咳嗽、气喘等表现。"浮咳喘逆"的"浮",就是浮肿的意思。

"当先攻击冲气,令止,乃治咳;咳止,其喘自差。先治新病,病当在后"。遇到这类因肾阳不足而致的冲气上犯,应当先治其冲气,使冲气不往上犯,然后再治咳嗽。咳嗽止了之后,喘也就自然会愈了。

"新病",是指冲气咳喘。"病当在后",然后再治水肿病,这水肿病就是痼疾。在《金匮要略·脏腑经络先后病》里提到既有卒病又有痼疾,应当先治卒病,而后再治痼疾,就是这个道理。如今病人先有气上冲咽,出现咳喘的情况,本身又患了水肿病,由于这水肿病的时间已经较久了,因此医者应先治疗冲气,然后再治疗水肿。

这一条就等于讲了一个病案,这个病案很有意思,就是讲这个水肿病,跟过去年轻时受了水寒之气有关,年纪轻时不觉得,到了年纪大了以后,慢慢地就要犯病。然后医生误用吐下之法,使病情越加严重,最后还产生了其他疾病。在既有新病又有痼疾的情况下,医者应当先治新病,后治痼疾。

风水,脉浮身重,汗出恶风者,防己黄芪汤主之。腹痛加芍药。(二十二)

这里所说的风水是表虚的风水。在《金匮要略·痉湿暍病》里提到的表虚风湿也是用防己黄芪汤来治疗,所以防己黄芪汤既能治风湿又能治风水。风湿,肯定关节有疼痛,而风水,肯定也会有四肢或头面的水肿,在此张仲景把这些症状都省略了。就只是讲"脉浮身重,汗出恶风"这八个字。"汗出恶风"说明表虚,"脉浮"主表。"身重",代表有水湿。

正因为是表虚风水,所以用防己黄芪汤。防己黄芪汤能够补气固表、利水除湿。腹痛可以加芍药,因为芍药能够缓急止痛,又可以利小便而去水。我们可以结合仲景的其他方剂来理解,以真武汤为例,张仲景以此方治阳虚水泛,然而为什么方中用芍药呢?因为芍药能够止痛,又能利小便。防己黄芪汤可以治疗表虚的风湿和风水,这属于异病同治的范畴,属于多用途的处方。

风水恶风,一身悉肿,脉浮不渴,续自汗出,无大热,越婢汤主之。(二十三)
越婢汤方:
麻黄六两　石膏半斤　生姜三两　大枣十五枚　甘草二两
上五味,以水六升,先煮麻黄,去上沫,内诸药,煮取三升,分温三服。恶风者加附子一枚炮。风水加术四两。

本条讲风水表实证。"一身悉肿,脉浮","脉浮",主表。"不渴",说明里热不重,但在《金匮要略心典》,此处作"脉浮而渴"。对于这两种说法,我认为可以并存。如果热不重,病人肯定不渴,如果热重,那么病人就有可能会渴。因此,渴与不渴,关键还在于热重与不重。风水身肿,脉浮主表,就可以发汗,让水气从汗而解,所以用麻黄。此处越婢汤用麻黄到六两,其目的就在解表。病人又有自汗,这种自汗是由里热造成的。"续自汗出"的"续",是陆续的意思,说明汗常出而不止。

此病表实、有风,而且还有里热,所以仲景用了石膏,配麻黄以解表清热。正因病人恶风、脉浮,有营卫不和的表证,所以加了姜、枣以调和营卫。甘草作为使药,意在调和诸药。最后,在煎服法下面又说:"恶风者加附子;风水加术",若病人怕风得厉害时,可以加附子,因为附子温阳。风水,加白术。实际上我们在临床用越婢汤时多加白术,即越婢加术汤。因为白术可以去水,能够退肿,而且白术本身有止汗作用,可防止麻黄发汗太过。"续自汗出",说明病人有里热,风水再夹里热,但表热并不盛,所以说"无大热"。

在此我们又可以联想《伤寒论》的麻杏石甘汤,"汗出而喘,无大热者,可与麻黄杏仁甘草石膏汤"。"汗出而喘",麻杏石甘汤实际上也有表证,所以用麻黄,但同时病人有汗出,这是因为肺有热,所以用石膏。"无大热",是指有里热,而不是外表的热。本条是"续自汗出,无大热",所以也用石膏。外有风邪,复有里热,所以用石膏,一方面去风寒邪气,一方面清在里之热。此病虽说用越婢汤,实际上应该是越婢加术汤,因为煎服法后讲了"风水加术"。

皮水为病,四肢肿,水气在皮肤中,四肢聂聂动者,防己茯苓汤主之。(二十四)

防己茯苓汤方:

防己三两　黄芪三两　桂枝三两　茯苓六两　甘草二两

上五味,以水六升,煮取二升,分温三服。

本条是讲皮水的证候和治法。在此仲景省略了一些皮水的症状,实际上应该还包括本篇第一条所提到皮水的其他症状。如皮水应有脉浮、不恶风、口不渴、皮肤浮肿,按之没指等表现。本条讲"水气在皮肤中",故可见"四肢肿"。"四肢聂聂动"的"聂聂",是形容树叶在微风中飘动的样子。这是由于水邪在皮肤里,阻遏阳气运行,因此病人会感到四肢肌肉有轻微的抖动,对于这种病,仲景用防己茯苓汤来治疗。

防己茯苓汤能温阳化气去水。实际上,防己茯苓汤就是防己黄芪汤的加减。防己黄芪汤是由防己、黄芪、白术、生姜、大枣、甘草所组成的,如今去了白术、生姜和大枣,加了桂枝与茯苓,而成"防己茯苓汤"。为什么去白术、姜、枣呢？姜、枣能调和营卫;白术具有止汗作用,但如今病人没有汗出、恶风等表虚证,所以不用白术、姜、枣。现在主要是水气在皮肤中,所以用了桂枝配茯苓,借以通阳、化气、行水,使得水邪从小便排出。另外,此方本身用了防己、黄芪,防己能够去水,而黄芪也能走表去水,而甘草则用以调和诸药。所以这个方剂主要起到通阳化气、利小便、去水湿的作用。从两方剂量来看,防己黄芪汤里的防己和黄芪剂量相对比较轻,防己一两,黄芪一两一分;而防己茯苓汤里的防己和黄芪剂量要大得多,黄芪、防己各三两,说明水邪比较重。所以防己茯苓汤祛除皮水的作用也相对比较强。

下面我们看一个医案。有个小男孩,6岁,全身浮肿已有二十来天了。先是从脚背部分开始肿,后来面目身上也都浮肿,肚子胀得像鼓一样,四肢有轻微的跳动感。由于水肿厉害,所以肤色明亮,皮看上去很光薄,而按之凹陷,阴囊则肿得像柑橘一样大,还伴随着水液淋漓渗出,小便短,气喘,脉浮弱。这种病就是要补虚、托表兼利水,使卫气行则体表水邪也就自能消退,所以给他用防己茯苓汤,加了陈皮和大腹皮,这两味都是理气药,气行则水行,因此这里又有五皮饮的意思。病人服此药,一天一剂,共服了七剂。结果水肿全退,体重由48斤回复至正常的24斤。

这个病案说明防己茯苓汤治疗皮水是很有效果的,而且也告诉我们此方可以配合五皮饮一起使用,也是经方与时方合用的典型例子。所以大家必须要学好方剂,方剂就是治病的武器。中医如何治病？就是靠开处方。方剂分经方和时方,经方就是张仲景的方,另一种说法是唐代以前的方,或《备急千金要方》、《外台秘要》以前的方,称为经方。而唐以后的方就叫时方,因此《温病学》里的方剂就都是时方。无论是经方和时方,我们都要用心去学,务求烂熟于胸中,并要求融会贯通,以后上了临床,就能够运用自如,得心应手了。另外,有时一个方治病的效力不够,必须要两个方合用,或经方和经方合用,或经方与时方合用,或时方和时方合用,这个方剂该取哪几味药?那个方剂又该取哪几味药?最后设计出一首最适合于病人的处方。所以我们为什么要学方剂啊,就是使得我们有治病的本事和招数。

里水,越婢加术汤主之;甘草麻黄汤亦主之。(二十五)

越婢加术汤方:见上。于内加白术四两,又见脚气中。

甘草麻黄汤方:

甘草二两　麻黄四两

上二味,以水五升,先煮麻黄,去上沫,内甘草,煮取三升,温服一升,重覆汗出,不汗,再服。慎风寒。

"里水",按照《外台秘要》作"皮水",所以此处"里水"当是"皮水"。水在皮肤之中,出了两个处方,也说明对皮水有两种不同的治法。有里热用越婢加术汤,没有里热用甘草麻黄汤治疗。越婢加术汤已经讲过了,甘草麻黄汤就是仅用甘草、麻黄两味药,而且麻黄的剂量特别大。主要是通过发汗,使皮中的水气汗而发之。甘草麻黄汤后有煎服法。吃药以后,"重覆汗出,不汗,再服"。"重","再也";"覆","犹被也",就是吃了药以后,再盖上被子,使之汗出。如果汗不出,再给他服甘草麻黄汤,而且要"慎风寒",也就是避免风寒邪气的侵犯,因为水气是感受了风寒而造成的。越婢加术汤证是有里热的,所以处方里有石膏。而甘草麻黄汤证则没有里热,这是以方测证。还有越婢加术汤应该有汗出,因为《金匮要略·中风历节病》的附方《千金》越婢加术汤,就有"汗大泄",就是汗出多。因为里热比较重,所以汗出。而《金匮要略·水气病》的二十三条用越婢汤,也是"续自汗出","风水加术"。所以,越婢加术汤应该用于既有里热又有汗出的皮水。而甘草麻黄汤,既没有里热,又无汗,"无汗"主要是表实,故重用麻黄四两来发汗。

水之为病,其脉沉小,属少阴;浮者为风,无水虚胀者,为气;水,发其汗即已,脉沉者宜麻黄附子汤;浮者宜杏子汤。(二十六)

麻黄附子汤方:

麻黄三两　甘草二两　附子一枚(炮)

上三味,以水七升,先煮麻黄,去上沫,内诸药,煮取二升半,温服八分,日三服。

杏子汤方：未见。恐是麻黄杏仁甘草石膏汤。

本条是讲肾的阳气虚，又有水气侵犯，这是正水。"脉沉小"，"沉"是病在里，主水；"小"，指肾阳不足，所以仲景说"属少阴"，就是属于肾阳不足的病。如果脉是浮的，"浮者为风"，那就是风水。本条就从脉象上来鉴别这水是正水还是风水。脉沉小者是正水，属于肾阳不足，又感受了水寒之气。"无水虚胀者，为气"。肚子也很胀，但里头并没有水，是由于气虚运化无力而造成的，故"为气"。张仲景举了气虚的虚胀，来告诫大家要跟水病相鉴别。脾气不足，运化无力，要补脾胃之气，这是"塞因塞用"。如果是水的话，"发其汗即已"。通过发汗，可以把水邪发散出去。"脉沉者宜麻黄附子汤"，"属少阴"肾阳虚，再感受了水寒之气，就用麻黄附子汤。本方在《伤寒论》里叫麻黄附子甘草汤。用麻黄配附子，附子温肾阳，因为病属少阴，所以要温肾阳。麻黄是发汗的，麻黄配附子能够温经发汗。甘草调和诸药，既能帮助附子回阳，又能使麻黄的发汗不至于太过而伤阳气。这是正水的治法，通过温肾阳，通过发散水寒之气，"发其汗即已"。如果是脉浮的，那就是风水，就不需要温肾阳了，所以说"浮者宜杏子汤"。杏子汤这个方没有出现，林亿在边上写了一句小注"恐是麻黄杏仁甘草石膏汤"，因为麻黄杏仁甘草石膏汤跟越婢汤差不多，越婢汤是麻黄、石膏、甘草、姜、枣，加了杏仁，能够通调水道，下输膀胱，又能帮助麻黄的发汗作用，气化则水化。还有前人认为这个方剂可能就是麻黄附子汤去附子，加杏仁。如《张氏医通》说，麻黄附子汤去附子，因为不必要温肾阳；脉浮，所以用麻黄、甘草，再加杏仁，能够发散水寒之气。实际上，麻黄、甘草，配杏仁，就是三拗汤，三拗汤也有通调水道，下输膀胱的作用，也能够祛水。但杏子汤真正是什么方，还说不清楚，都是一种猜测之词，因为仲景书里没有见到这个方。总而言之，脉浮者就要发汗，关键就是从肺来治。脉沉，就要考虑到少阴肾虚，虽然要发汗，也要配合温肾的药。

这里有一个病案也很有趣。覃某，女，50多岁，因全身浮肿来治病。初起时脸睑浮肿，继而全身浮肿，按之凹陷，由于水肿厉害，体重由80多斤增加到140多斤，行动困难，食欲不振，大便软，小便少，西医诊断是肾脏性水肿。脉沉小，患者开始是用五苓散、《济生》肾气丸这些温肾、利水的药，但是没有作用。后来考虑病人先是从颜面肿起，符合《金匮要略》所讲"腰以上肿宜发汗"的宗旨，同时又回忆起《吴鞠通医案》里有治疗肿胀的医案，所以仿效吴鞠通的医案，用麻黄附子甘草汤。我仔细看过《吴鞠通医案》，有这个处方。用麻黄附子甘草汤，吃了三剂以后，汗出一直到大腿以下，汗一出顿时全身就舒服了，但是肿也不是消除得很显著。发了汗，有所好转，接下去再用温阳化气的五苓散及济生肾气丸多剂，这样小便就多了，一昼夜有十多次小便，过了两周以后全身的肿胀就消失了,体重从120多斤又恢复到80多斤。也就是说"腰以上肿宜发汗"这一治疗方法是很有道理的,对临床有一定的指导作用。

厥而皮水者,蒲灰散主之。方见消渴中。(二十七)

蒲灰散在《金匮要略·消渴小便不利淋病》这一篇就已经讲过了,就用蒲黄跟滑石。本方又能治疗皮水,就是水气在皮肤之中。但又有厥,就是手足厥冷,为什么会产生手足厥冷?主要是水湿郁热在体内,郁住了阳气,阳气不能达于四肢,所以手足厥冷。蒲灰散通过蒲黄和滑石的清利湿热,通利小便,使水肿消失,阳气就能够通畅,手足的厥冷也可以自愈。所以"厥而皮水"者,关键还在"皮水",把皮水消掉,手足厥冷就可以自愈。这就体现了后世叶天士提出的"通阳不在温,而在利小便",这是叶天士《外感温热篇》讲的。通阳就是通阳气,通阳气不在于用温热的药,而在于利小便。因为主要是水湿邪气停留在体内,而使病人手脚冷。在这样的情况下,首先要去湿热,阳气才能通,手脚才能温。所以叫"通阳不在温,而在利小便"。还有"救阴不在血,而在津与汗",这些话都是能够指导临床的。

问曰:黄汗之为病,身体肿,一作重。发热汗出而渴,状如风水,汗沾衣,色正黄如柏汁,脉自沉,何从得之? 师曰:以汗出入水中浴,水从汗孔入得之,宜芪芍桂酒汤主之。(二十八)

黄芪芍药桂枝苦酒汤方:

黄芪五两   芍药三两   桂枝三两

上三味,以苦酒一升,水七升,相和,煮取三升,温服一升,当心烦,服至六七日乃解,若心烦不止者,以苦酒阻故也。

黄汗是全身肿的,又有发热,汗出色黄,故名黄汗。跟一般的风水不一样,风水虽然也有发热、汗出,但是出的汗不是黄色的,因为跟风水的症状差不多,所以叫"状如风水"。但黄汗是"汗沾衣,色正黄如柏汁",汗沾到衣服上,衣服就是黄黄的,就像黄柏的颜色。黄柏是相当黄的,我们说三黄,即黄芩、黄连、黄柏三者之间,黄柏的颜色最黄,所以就比喻汗沾到衣服上,颜色很黄,就跟黄柏的汁水一样,还不容易洗得掉。脉是沉的,"何从得之"?学生问老师,黄汗这病到底从哪里得来的?"师曰:以汗出入水中浴,水从汗孔入得之,宜芪芍桂酒汤主之"。老师说,这个病是由于汗出以后到冷水中洗澡,水寒之气从汗孔进入体内,使营卫不能调和,所以出现了黄汗病,用黄芪芍药桂枝苦酒汤来治疗。

我看病有30多年了,大概碰到过三四个黄汗病。黄汗病很少,一般都是农村的妇女,比较辛苦,大夏天很热,在水田里干活,又汗出,然后就去洗澡。洗澡又没有好的条件,没有热水,用冷水洗澡之后就得了这个病,主要症状就

231

是身上的汗沾到衣服上，衣服全是黄的。所以稀奇古怪的病都有，黄汗病除了《金匮要略》，其他书里还真的不太有记载，现代医学没有讲到这种事情。

我还看到过有红汗的，是前年看到的。就是出汗碰到领子上，碰到袖口上，都是红红的。这个人长期吃酒，我诊他的脉，左关脉弦大有力，是肝火太旺。肝主藏血，肝火太旺，所以连汗都有红色。那怎么治啊？古书上也没有过，我就开了龙胆泻肝汤，通过泻肝火，红汗就有好转。我就碰到过这么一例红汗的病例。

黄汗是水从汗孔中入，侵犯到体内，阻碍了营卫的运行造成的。水湿入于肌肤，所以也有身体肿；因为里有热，水湿再进去，湿和热胶结在一起，所以发热、汗出色黄；气不化津，所以口渴。治疗用黄芪芍药桂枝苦酒汤。这个方剂重用黄芪，因为黄芪是走表的，也能行水，而且必须要用生黄芪。《中药学》讲过有生黄芪、炙黄芪。炙黄芪主要的作用是补中益气，而生黄芪能够走表，能够行水，所以这里必须用生黄芪。再用桂枝配芍药以调营卫。一方面让水邪走散，一方面使气血调和。

在煎的时候是用苦酒和水一起煎，"以苦酒一升，水七升，相和"。苦酒就是醋，米醋。古人称醋叫"苦酒"。《素问》里早就讲到酒，其中《素问·汤液醪醴论》就专讲酒是药用的。"苦酒"在《论语》里头也讲到，写的是"沽酒"。这"沽"字跟"苦"字是通的，沽酒又称为"恶酒"，"粗恶曰苦"。我们中国最早做酒时，比较粗劣的酒，有些变质了，这个酒就是苦酒，就是酒酸掉了，没做好，当醋用了。所以我小时候听老人跟我说，酒厂里做酒，有的做不好，后来就变成醋了。现在看到古书，知道老人的说法是有道理的。"苦酒"，醋，它的作用主要是能够活血、祛除郁热，通过活血来祛除体内的郁热。

所以本方一方面是行水，一方面是调营卫，一方面是清郁热，把跑到皮肤里的水气赶出来。使营卫调和，气血通畅，水湿能去，黄汗亦就可以治愈。在煎服法里还讲到，药吃了以后可能会心烦，"当心烦"，要吃到六七天才能解。如果心烦不止，"以苦酒阻故也"。所谓"苦酒阻"，就是由于药吃了以后还没有真正起到作用，所以要吃到六七天，才真正发挥作用。这种"心烦"实际上也是"瞑眩"的一种表现，药有一点作用，但还没有真正起到作用。所以有"心烦"的症状，但是再多吃几天，就会充分发挥药物的作用了，就不会心烦，病也会好了。

按照魏荔彤的《金匮要略方论本义》说最好是用镇江的红醋，镇江是在中国的江苏省，出的醋比较好。所以一般在大陆上买醋，都喜欢买镇江的醋，质量比较好。黄汗用黄芪芍药桂枝苦酒汤是有效果的，因为我在二十年前治好过几个，都是用这个处方。病人来找我治，正好我学了《金匮要略》，就用这个方,病人说吃了之后汗就不黄了。

　　黄汗之病,两胫自冷;假令发热,此属历节,食已汗出,又身常暮卧盗汗出者,此劳气也。若汗出已反发热者,久久其身必甲错;发热不止者,必生恶疮。

　　若身重,汗出已辄轻者,久久必身瞤,瞤即胸中痛,又从腰以上必汗出,下无汗,腰髋弛痛,如有物在皮中状,剧者不能食,身疼重,烦躁,小便不利,此为黄汗,桂枝加黄芪汤主之。(二十九)

　　桂枝加黄芪汤方:

　　桂枝　芍药各三两　甘草二两　生姜三两　大枣十二枚　黄芪二两

　　上六味,以水八升,煮取三升,温服一升,须臾饮热稀粥一升余,以助药力,温覆取微汗;若不汗,更服。

　　本段讲黄汗病,"两胫",就是两只小腿部位,经常觉得冷。主要是因为水湿进入体内之后,其性下走,阻碍了阳气,所以黄汗会出现"两胫自冷"。"假令发热,此属历节",如果小腿发热,这是历节病,关节会疼痛。这就是黄汗跟历节的鉴别诊断。"食已汗出,又身常暮卧盗汗出者,此劳气也"。如果这个病人饭后经常出汗,到了晚上睡觉时要盗汗出,这就是"劳气"。所谓"劳气",就是气虚劳损,也就是虚劳病。所以以上两句就是黄汗跟历节、劳气作鉴别的诊断。即说明黄汗没有晚卧盗汗出,没有饭后汗出。"若汗出已反发热者,久久其身必甲错,发热不止者,必生恶疮"。这一句也是讲黄汗,黄汗汗出色黄,汗出以后还会发热,说明本来体内有热。这种郁热在体内时间久了之后,使得营卫不通,血脉不通。血脉不通时间长久以后,"其身必甲错",身上的肌肤呈现鳞甲状,相当粗糙。如果"发热不止",说明瘀热太盛,血脉不通,时间长了,会腐败气血,化而为脓,所以"必生恶疮"。这一句我们可以跟本篇第一段对照起来读,第一段讲到黄汗病日久之后要产生痈脓,"久不愈,必致痈脓"。长期的黄汗病没有治好的话,会导致痈脓,也就是"恶疮"。

　　"若身重,汗出已辄轻者,久久必身瞤,瞤即胸中痛,又从腰以上必汗出,下无汗,腰髋弛痛,如有物在皮中状,剧者不能食,身疼重,烦躁,小便不利,此为黄汗,桂枝加黄芪汤主之"。由于水从汗孔中入,水湿在体内,所以"身重"。汗出的话,身重可以有所减轻,但是水湿还是在体内,所以"久久必身瞤"。因水湿日久损伤人体的阳气,所以见到身体抖动的情况,而且损伤阳气以后,胸中的阳气不足,就会胸中痛。正因为水湿之邪是往下走的,所以腰以上还是有较正常的汗出,水湿停留在下部,腰以下就没有汗,而且"腰髋弛痛",即腰和髋关节处疼痛。当然疼痛并不太厉害,痛势较缓,所以叫"弛痛"。《说文》"弛,弓解也"。一张弓把它松开来。所以有句话叫"一张一弛,文武之道"。张,就是把弓拉开来,绷得很紧;弛,就是把弓弦松解掉,所以叫"弓解也"。

233

《广雅》注释"弛,缓也"。水湿在皮中,所以"如有物在皮中状"。"剧者不能食",这不能饮食说明湿邪还会影响脾胃。"身疼重",是湿伤肌肉之故。湿在体内化热,所以"烦躁"。因为水湿不去,所以"小便不利"。由于汗出色黄如柏汁,所以这病称为黄汗,可用桂枝加黄芪汤来治疗。

桂枝加黄芪汤就是桂枝汤再加上黄芪。用桂枝汤来调和营卫,加黄芪一方面能走表行水,一方面能补益卫气。桂枝加黄芪汤服用以后,也要饮热稀粥来助药力,也要"温覆",就是被子盖得暖暖的,微微地让病人出点汗。如果汗不出,再服桂枝加黄芪汤。水气在体内,营卫不和,有汗出,但汗出得还不够、不透,所以用桂枝汤来调营卫。再加上黄芪走表行水,又能补益卫气。这方剂跟前面的芪芍桂酒汤差不多,有黄芪,有桂枝,有芍药,都能走表、行水、调营卫,但是又有一定的区别。因为芪芍桂酒汤治汗出比较多,表气比较虚,所以以黄芪为君药,重用黄芪五两。而后者汗出得并不透,腰以上有汗,腰以下无汗,所以用桂枝汤发汗,解除肌表之邪,再加黄芪走表、行水,是以桂枝作为君药,桂枝三两,黄芪只有二两。后世对黄汗的治疗也有一定的发展,一般在药物上除了选择这两方共有的黄芪、芍药、桂枝、甘草以外,还往往配其他药,例如茵陈之类。我一般配麻黄、连翘、赤小豆,有个处方叫麻黄连翘赤小豆汤,就是让湿热往外排出,又可清里,又能发越阳气,加上这些药可以增强祛湿清热的作用。

234

师曰:寸口脉迟而涩,迟则为寒,涩为血不足。趺阳脉微而迟,微则为气,迟则为寒,寒气不足,则手足逆冷;手足逆冷,则营卫不利;营卫不利,则腹满胁鸣相逐,气转膀胱,营卫俱劳;阳气不通即身冷,阴气不通即骨疼;阳前通则恶寒,阴前通则痹不仁,阴阳相得,其气乃行,大气一转,其气乃散;实则失气,虚则遗尿,名曰气分。(三十)

本段是老师告诉学生,"寸口脉迟而涩",寸口就是手上的脉搏。迟,就是寒;涩,就是血不足,血虚。"趺阳脉微而迟",脚背上冲阳脉微而迟。"微则为气",这个"气"指的是气虚,脉微就是气虚,气不足。"迟则为寒,寒气不足,则手足逆冷",阳气不足,有寒,造成手足逆冷。"手足逆冷,则营卫不利",手足逆冷说明气血都虚,卫即是气,营即是血,营卫不利,气血不足。"营卫不利,则腹满胁鸣相逐,气转膀胱",大腹属脾,胁属于肝。肝主藏血,而胃为卫之源,脾为营之本。如果脾胃功能能差,肯定营卫之气也不足。营卫之气不足就会腹满,肝血不足便会胁鸣。"相逐",即"不止"之意。气还会下转膀胱。"营卫俱劳",这个"劳",就是虚劳的劳,就是营卫都虚,气血虚得厉害。所以就造成了"阳气不通即身冷,阴气不通即骨疼"。由于阳气虚弱,阳气不通,所以全身都冷。阴气不通实际上指血气不通,血气不通就会骨头疼痛,因为寒主收引。

"阳前通则恶寒","前",在古代是"剪"字的通借字,剪断、断绝之意。"前通",指阳气断绝流通,实际上就是阳气不通,所以恶寒。而阴气断绝了,也就是血气不通了,所以就"痹不仁",骨节疼痛,麻木不仁。必须要"阴阳相得,其气乃行",人靠的是阴阳之气,一定要"阴阳相得",即阴阳调和,人身的大气,才能正常地流行,"其气乃行",这是好现象。前面所讲的,都是阴阳相失,阴阳都不调和。气机通行以后,"实则失气",如果气充实了,就会放屁。这个"失气",就是放屁。就是肚子里气通了,"其气乃行"。反过来,"大气一转,其气乃散"。"大气",就是指胸中的宗气,因为按照《灵枢·五味》讲到"大气积于胸中",而膻中称为气海,所以大气就是指膻中的宗气,如果大气有变动,往不好的方向转化,"其气乃散",大气就要耗散。大气耗散的话,人就会很虚弱,所以"虚则遗尿"。这种气机不能正常运行的疾病叫做"气分"。气跟水也有关系,由于阳气虚,大气不能正常地运行,时间长了也会转为水病,气不化而成为水。前面讲到女子月经不通,"血不利则为水"。这里大气不能正常地行通,也会转化成水病。本段主要讲了气分病的病理机制。日本医家山田业广,他研究《金匮要略》,写了《金匮要略札记》。他认为:"阴阳相得,其气乃行",阴阳之气,也就是营卫之气,都能调和,胸中的大气才能正常地运行。"谓其佳候也",这是好现象。而后面这一句,"大气一转,其气乃散"。山田业广认为大气一转动,一变化,是"谓其恶候也",指疾病向不好的方向发展。"实则失气,虚则遗尿,名曰气分"。如果气机充实,肚子里头会咕噜咕噜响,气会动,转矢气,其气乃行。如果大气耗散,大气过分虚弱,就会遗尿,即气虚遗尿。病到了遗尿的程度,就比较难治了。也说明气行跟气散,有的往好的方面转化,有的往不好的方面转化,预后不同。

气分,心下坚,大如盘,边如旋杯,水饮所作,桂枝去芍药加麻辛附子汤主之。(三十一)

桂枝去芍药加麻黄细辛附子汤方:

桂枝三两　生姜三两　甘草二两　大枣十二枚　麻黄　细辛各二两　附子一枚(炮)

上七味,以水七升,煮麻黄,去上沫,内诸药,煮取二升,分温三服,当汗出,如虫行皮中,即愈。

这个病叫"气分"。"心下坚","坚",就是硬,心下部位很硬。"大如盘",好像盘子一样的很大一块。"边如旋杯",摸上去很大,而且有边际,圆圆的,像一个覆盖着的杯子一样。"旋杯",就是把杯子倒转来放,杯口往下。"旋","圆也",好像杯子口一圈圆圆的。所以"大如盘"关键是在大,又大又硬,而且又圆。"水饮所作",这是由于阳虚,胸中大气不足,阴寒凝滞,水饮不消,结于心下。用桂枝去芍药加麻黄细辛附子汤主之。关键是要使大气通行,"阴阳相得,其气乃行"。所谓大气,就是膻中的宗气,也就是心的阳气。心阳不振,所以要温心阳。用桂枝甘草汤,重用桂枝,就是温心阳之剂,使心阳充足。阳气不足,营卫不利,所以用姜、枣调营卫,补气血。然后再加上麻黄、附子、细辛,这是仲景的一个处方即麻黄附子细辛汤,附子是温肾阳的,麻黄、细辛主要取其温散的作用,可以帮助温阳化饮。而附子配桂枝,就是温心肾的阳气。所以我归纳这个处方叫"两少阴合治法"。心的阳气是手少阴,肾的阳气是足少阴。既有温心阳作用,又有温肾阳作用,又能够调营卫,又能够散寒水。所以可以使由阳气虚、阴寒盛、水饮不消而造成的心下坚、大如盘、边如旋杯这样的症状得到消除。本条是接着三十条的,三十条已经把这个病机讲了,就是虚寒,大气不足,所以造成了"气分"。像这样心阳不足,阴寒凝滞,水饮停留,就可以用这个处方。虽然药味很少,但是配伍得很好。药服了以后,全身的阳气会温通,寒水就能够化掉。所以服用以后,"当汗出,如虫行皮中,即愈"。说明汗出阳气通畅,病就好了。所以叫"阴阳相得,其气乃行"。

心下坚,大如盘,边如旋盘,水饮所作,枳术汤主之。(三十二)

枳术汤方:

枳实七枚　白术二两

上二味,以水五升,煮取三升,分温三服,腹中软,即当散也。

本条症状也是"心下坚,大如盘,边如旋盘,水饮所作"。心下部位又硬又大的一块,边上也是圆圆的,好像一个旋盘,这也是"水饮所作"。但这"水饮所作"跟上条不一样,是由于水气停留在胃部,主要跟脾虚气滞有关。所以用"枳术汤主之"。枳实是消痞的,因为心下痞硬,所以用枳实;有水饮,枳实又能下水,去痰。而白术帮助健脾去水湿。这个方剂有一个升降的问题,白术是升脾气的;而枳实是降胃气的。通过一升一降,脾胃的升降恢复正常。所以吃了药以后,"腹中软,即当散也",腹中变软了,不硬了,就说明水饮所作的结块消散了。这两条都是属于气分的病。

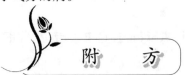

附　方

《外台》防己黄芪汤:

治风水,脉浮为在表,其人或头汗出,表无他病,病者但下重,从腰以上为和,腰以下当肿及阴,难以屈伸。方见风湿中。

最后有个附方,就是《外台》防己黄芪汤。在《外台秘要》上记载了防己黄芪汤,治疗风水,补充了《金匮要略》里一些没有记载的症状。"风水,脉浮",是风邪在表。或者有头上汗出的问题,这说明是表虚。"表无他病",就是没有发热、恶寒的表证。病人主要是"下重",下半身觉得重重的,而从腰以上是正常的。而且肿影响到阴部,阴囊也有水肿,因为水湿趋下。"难以屈伸",就是指下肢水肿以后难以屈伸。这样的情况下可以用防己黄芪汤治疗。所以除了《金匮要略》描述的防己黄芪汤的症状外,在唐以前的古医书里还记载有其他的症状,比如有下半身沉重,腰以下肿,阴囊肿,下肢难以屈伸等等。因为《金匮要略》讲得很简练,汉代的文风比较古朴,我们不一定能够全面的理解,所以要多看几本书,互相参照,这样就可以更加全面理解古方的意思。

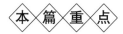

第一条比较重要,要掌握风水、皮水、正水、石水、黄汗的症状。

第十八条,"师曰:诸有水者,腰以下肿,当利小便;腰以上肿,当发汗乃愈"。这是治疗水气病实证的治疗原则。

第二十条,"问曰:病有血分水分,何也?师曰:经水前断,后病水,名曰血分,此病难治;先病水,后经水断,名曰水分,此病易治"。要知道病有血分、水分的区别。同样是水肿,如果是月经不通在前,再有水肿,这叫"血分"。由于瘀血的阻滞,造成水液代谢失常。还有一种是先有水肿,再有月经的断绝,这相对比较容易治,叫"水分"。

第二十二条,"风水,脉浮身重,汗出恶风者,防己黄芪汤主之",这是风水表虚的治法。

第二十三条,"风水恶风,一身悉肿,脉浮不渴,续自汗出,无大热,越婢汤主之"。本条风水是有表证的,有恶风,脉浮,但还兼有里热。表证需要发汗,里热需要清热。正因为有里热,所以汗出,但是表没有热,所以叫"续自汗出,无大热",所以用石膏,风水应加白术。

第二十四条,"皮水为病,四肢肿,水气在皮肤中,四肢聂聂动者,防己茯苓汤主之",这是皮水的证治。皮水主要是水气在皮肤中,四肢肿,并有轻微的抖动,用防己茯苓汤治疗。

第二十八条,要了解黄汗的主要的症状、病因和治疗。芪芍桂酒汤中,用黄芪走表行水,桂枝、芍药调营卫,苦酒活血,祛除瘀热。

第三十一条,"气分,心下坚,大如盘,边如旋杯,水饮所作"。由于心阳不足,阳虚阴凝,水饮不消,积于心下。所以首先要通心肾的阳气,并调营卫,散寒水。方证相对的话,应该有很好的疗效。

第三十二条,也是"心下坚,大如盘,边如旋盘",也是水肿,但主要是脾虚气滞,使水饮停在胃脘部,所以主要通过行气、健脾而化水饮,用枳术汤。我们在学方剂的时候学过,李东垣的老师张元素发明的枳术丸,就是从枳术汤变化来的。怎么变化来的呢? 枳术丸治疗"痞",这主要是脾胃气虚,不能运化,所以用枳实配白术,但不用汤剂用丸剂,因为"汤者,荡也",荡涤水饮,而"丸者,缓也",慢慢地发生作用,所以作为消导剂。

我们说医学是在不断地发展的,张仲景的枳术汤,是枳实、白术,作汤,而且以枳实为主,枳实的剂量大,主要是把水饮消掉。而到了李东垣的老师张元素,他认为是以脾虚为主,而饮食不消,只要脾虚恢复了,饮食不消也会痊愈。所以他把白术的剂量加大,把枳实剂量减少而且作成丸药。又用了荷叶,加点米饭蒸熟以后,跟药末一起做丸药。荷叶有升清阳的作用,清阳升,浊阴才能降。升降正常了,痞自然就消了。到了李东垣,又在这基础上进一步加以发展。他发明补中益气汤,我认为就是枳术丸处方的加减。李东垣认为脾胃气虚,要补脾胃,但单用白术就不够了,所以加人参、黄芪、甘草。认为行气是必要的,但不一定要枳实那么厉害的药,所以把枳实改成陈皮。又考虑到气和血的关系,气为血帅,气虚以后血也会不足,所以又加了当归。阳气需要升发,所以将荷叶换成了升麻和柴胡,这就是补中益气汤。所以历代的医家实际上都在不断地发展我们的中医药学。仲景的枳术汤,张元素的枳术丸,到李东垣的补中益气汤,都有一步一步的进化。

238

黄疸病脉证并治第十五

　　黄疸病也是古已有之，在《说文解字》中就讲到："疸，黄病也"，即指全身的皮肤、面目发黄，所以黄疸是以身目发黄为主证。这个"疸"字，古代本作"癉"，癉，就是热的意思，所以黄疸往往离不开湿热病邪。本篇就专讲黄疸，实际上黄疸病的范畴相当广泛。从发病的机制来说，本篇的内容，主要是由湿热引起的发黄；还有寒湿造成的发黄；还有由于误治，用了火劫发汗的方法而产生的发黄；还有燥结造成的发黄；还有由于房劳过度，称为女劳发黄；还有一种叫做虚黄。虚黄，主要是由于血虚发黄，并不是真正的黄疸，患者的目睛并不发黄，主要是皮肤黄，所以称为虚黄。但是黄疸病主要是以湿热发黄作为重点，类似于现代所谓的传染性肝炎、急性肝炎。对于黄疸的分类，在《金匮要略》里讲了好几种。广义的黄疸，又分成谷疸，就是由于饮食不节而导致的黄疸；还有酒疸，是由于饮酒过度产生的黄疸，这个酒疸，类似于酒精性肝硬化；还有女劳疸，是由于房劳过度，肾伤所致的黄疸。仲景在治疗方面，有很多方法，但主要的方法是清利湿热。他认为往往是由于湿热造成黄疸，所以要用清利湿热法作为治疗黄疸病的重点。

　　寸口脉浮而缓，浮则为风，缓则为痹，痹非中风，四肢苦烦，脾色必黄，瘀热以行。（一）

　　本条是借脉来讲黄疸病的发病机制。"寸口脉浮而缓"，脉浮是主风，脉缓是主湿，所以叫"浮则为风，缓则为痹"。"痹"，就是指湿邪在体内着而不去，称之为痹。所谓"痹非中风"，就是讲发生黄疸的原因，是由于湿邪停留在体内而引起的，虽然"脉浮而缓"，类似于太阳中风之脉象，但并非太阳中风，所以说"痹非中风"。这个"中风"是指《伤寒论》的太阳中风。"四肢苦烦"，因为湿邪化热，而湿热困脾，脾主四肢，所以四肢相当难受。这个"苦烦"作为难受来理解，就是指很难受、很不舒服。黄色属脾土，所以叫"脾色必黄"。脾脏把瘀结在体内的湿热转输到体表，就发生了黄疸。"瘀"，也可以作"郁"来理解，所以叫"脾色必黄，瘀热以行"。这个"脾"实际上就是消化系统，黄疸病也是消化系统疾病，当然也是一种传染病。这是第一条，实际上是讲了黄疸病主要是由湿热引起的，湿热停留在体内，日久转输于体表，发生了黄疸。

　　趺阳脉紧而数，数则为热，热则消谷；紧则为寒，食即为满。尺脉浮为伤

肾,趺阳脉紧为伤脾。风寒相抟,食谷即眩,谷气不消,胃中苦浊,浊气下流,小便不通,阴被其寒,热流膀胱,身体尽黄,名曰谷疸。

额上黑,微汗出,手足中热,薄暮即发,膀胱急,小便自利,名曰女劳疸。腹如水状,不治。

心中懊憹而热,不能食,时欲吐,名曰酒疸。(二)

本条提出了有几种黄疸,第一种就是谷疸,并借脉象来分析谷疸产生的原因。趺阳是脾胃脉,"趺阳脉紧而数",所谓数就是热,热就要消谷,吃饭吃得很多,消谷善饥。"紧则为寒",这个寒,我们不妨作为寒湿来理解,寒湿之气在体内,吃了饭以后要胀满。这里就告诉我们,致病的原因,主要是湿热在体内而导致黄疸。"尺脉浮为伤肾,趺阳脉紧为伤脾",尺脉浮的话那就是肾虚,这种浮当是虚浮。而趺阳脉紧,就是指寒湿之气伤脾。"风寒相抟,食谷即眩",风是阳邪,寒是阴邪,实际上指的也是湿热之邪。因热是阳邪,湿是阴邪,湿热邪气互结在一起,使得清阳不升,浊阴不降,所以"食谷即眩"。"谷气不消",吃进去的水谷之气不能很好地消化,就不能变成精微物质营养人体,而是变成了浊气,湿热之气,所以"胃中苦浊"。浊,就是指湿热,就是胃中产生的湿热之气,湿热之气是往下走的,"浊气下流",所以小便就不通畅。黄疸病往往就是小便少,小便不畅,尿都是很黄的。"阴被其寒","阴",是指太阴脾,脾受了寒湿之气,而热又下流于膀胱,所谓"浊气下流"。所以"身体尽黄",全身都发黄,"名曰谷疸",这个病就叫做谷疸病,谷疸实际上就是成于谷气不消。在《金匮要略·脏腑经络先后病》就讲到有的病是由于饮食的问题,由于谷气的问题。谷疸,实际上是成于谷气不消,就是"谷饪之邪,从口入者,宿食也"。"食伤脾胃",就是病从口入,吃进去的东西不是变成营养物质,而是变成了浊气,湿热之气,所以叫"胃中苦浊,浊气下流"。到后来"身体尽黄,名曰谷疸"。就是说水谷不能化生精微,反而变成了一团浊气,这种浊气使得身体发黄。黄疸是由于饮食导致的,所以叫谷疸。特别是急性传染性肝炎的黄疸,它的大流行,往往和饮食有关。

女劳疸的症状是:"额上黑,微汗出,手足中热,薄暮即发,膀胱急,小便自利,名曰女劳疸。腹如水状,不治"。额头上是黑的,黑是肾之色,色黑属肾。由于女劳也就是房事过度,房劳伤肾而产生的病,所以"额上黑"。因为房劳伤肾,肾虚产生了内热,所以"微汗出,手足心热"。手心的中间是劳宫穴,脚心的中间是涌泉穴,因为阴虚产生了内热,而且这种内热到了傍晚,就要发作。"膀胱急,小便自利",一般来说黄疸是小便不利,而女劳疸小便倒是通利。并非湿热,这个"膀胱急",是瘀热在内,是瘀血。女劳疸往往是肾亏挟有瘀血,它的病因并不是湿热。"腹如水状,不治",如果患者肚子胀大,像是腹水,出现这样的情况,说明是脾肾两虚,所以称为"不治"。因为本身肾虚,再加脾败,先后天俱衰了。

酒疸是由于喝酒太多造成的黄疸,类似于现代所谓的酒精性肝硬化。因为老是喝酒,喝到后来"心中懊憹而热"。这个"心中",实际上是指胃中,"懊憹",就是感觉相当的难受,说不出的难受,很烦又很热。"不能食",吃不进东西,"时欲吐",老是想呕吐。喝酒多的人到后来就容易得酒疸。所以我说有好多病都是年轻时候造成的,年轻时候身体好,特别到了一定的年龄,事业有成了,钱也多了,就花天酒地,到后来就得了酒疸。这是由于喝酒太多而造成的。喝酒伤肝,古医书里的说法是伤脾,实际上是伤肝。

阳明病,脉迟者,食难用饱,饱则发烦,头眩,小便必难,此欲作谷疸。虽下之,腹满如故,所以然者,脉迟故也。(三)

阳明就是胃肠。刚才我们讲到往往是由湿热造成黄疸,还有寒湿也可以造成黄疸。所以"阳明病,脉迟者",脉迟主寒,就是寒湿之气在脾胃,所以病人"食难用饱",就是吃饭难以吃得很饱,因为吃得很饱就很难受,不能消化。因为脾胃有寒湿,所以"饱则发烦,头眩",吃得太饱,不能运化,寒湿就更重了,所以造成了烦闷,眩晕。主要是寒湿浊气在体内,清阳不升,故眩晕。这种寒湿邪气,"浊气下流",使得"小便必难",小便肯定是困难的。"此欲作谷疸",也就是快要造成谷疸了。虽然还没有出现面目的黄染,但到小便不通畅的时候,就是寒湿出不去了,就要全身发黄,所以"欲作谷疸"。"虽下之,腹满如故",虽然医生用了攻下的方法,但还是肚子胀满。"所以然者,脉迟故也",为什么还是肚子胀呢?主要是脉迟。脉迟就有寒湿,有寒湿用苦寒的泻下药,那肯定非但无效,反而更严重,所以"腹满如故",就是依然肚子发胀。这种由寒湿造成的发黄,后世称为阴黄。湿热造成的黄疸,后世称为阳黄。还有一种叫虚黄,虚黄就是气血不足造成的皮肤发黄,称为虚黄。一般来说发黄可以分为这三种,一种以热为主,不管是谷疸也好,酒疸也好,女劳疸也好,基本上都是以热为主,那就是阳黄。如果以寒湿为主,脉迟,有寒,这种称为阴黄,即由寒湿之气导致的黄疸叫阴黄。还有一种气血不足造成皮肤的黄,这不是真正的黄疸,这叫虚黄。所以本条就是论述了谷疸也有因为寒湿而引起的,但相对比较少。我们在临床上也碰到这种情况,比如有一百个阳黄的话,这种阴黄只有一个两个,百分之九十多是阳黄,是湿热黄疸,寒湿造成的黄疸比较少。

夫病酒黄疸,必小便不利。其候心中热,足下热,是其证也。(四)

得了酒黄疸,必然是小便不利。"必小便不利",是一个关键词,就是患者肯定是小便不利的。正因为小便不利,酒毒排不出去,所以成了酒黄疸。如果小便利,酒毒就可以排出去了,排出去就不会变酒黄疸。酒黄疸的证候是"心

241

中热,足下热","心中",实际上就是胃中,觉得胃中热乎乎的,酒喝得太多,实际上就是酒毒伤了肝,伤了胃。"足下热"主要是酒毒湿热往下走,小便又不利,湿热下流,所以足下热,也说明酒黄疸主要以热为主。

酒是最热的东西,所以我建议大家能少喝尽量少喝。酒是最热的,为什么这么说?《备急千金要方》说,天寒地冻海水都要结冰。当然我们在台湾看不到,如果在大陆上,在很冷的地方,真是到了零下三四十度,海水都会结冰,但酒不会结冰。说明这酒再冷也不会结冰,酒性是大热的。所以孙思邈劝大家尽量不要喝酒,孙氏在讲到消渴病的时候就讲到这一点。消渴病就是老是嘴巴干要喝水,因为酒性是热的,所以喝酒之后,往往嘴干。我们喝酒之后有这种体会,一嘴干就容易要喝水,所以酒对消渴不利。

消渴有三个大忌,一个大忌是喝酒;还有一个是吃咸,因为吃得咸多,也要口渴,也要喝水,这是个大忌;还有就是房事,房事是伤肾的,消渴多属肾亏。

酒黄疸者,或无热,靖言了了,腹满欲吐,鼻燥。其脉浮者,先吐之;沉弦者,先下之。(五)

酒黄疸也有一些人是没有热的。上一条讲有些人"心中热、足下热",但是也有的人没觉得热。"靖言了了","靖",即古代的"静"字,就是安定的意思。"靖言",就是说话很安定;"了了",就是说话很明了,《伤寒论》里有一句话叫"目中不了了,精不和"。"目中不了了",就是眼睛看东西不清楚。为什么不清楚? 就是因为高热,阳明病高热的时候就是眼睛看东西不清楚,叫"目中不了了"。这里"靖言了了",就是说话一点都不糊涂,该怎么说就怎么说。反过来就说明,如果有热,那就是肯定说话很多,胡言乱语。虽然没有热,说话也很清楚,不糊涂,但有"腹满欲吐",即肚子胀满,想吐,而且"鼻燥"。鼻是属于太阴脾的,实际上是喝酒伤了脾胃,热毒使其鼻燥。"其脉浮者,先吐之",因为腹满欲吐,而且脉浮,说明病邪有向上向外的趋势,所以先因势利导,涌吐其邪。如果脉不浮,而是"沉弦者",就说明病邪在里,可以先用下法。

酒疸,心中热,欲吐者,吐之愈。(六)

酒黄疸如果胃中很热,老是要呕吐,那就不妨给他吐,吐了反而病有好转。我们看本篇第二条,酒疸"时欲吐",就是老是要想吐。第五条,酒黄疸"欲吐"。第六条,也是"欲吐"。就说明酒毒在胃,胃气上逆,如果能上越吐出,反而有好转的希望。有些人喝酒喝多了,很难受,就想吐,吐出来反而就好了,没事了。若不吐出来,热毒在体内,影响到肝脾,那就病重了。能够吐得出来,是个好事情,所以"吐之愈"。以上这三条都是讲酒疸的证候以及治疗方法。

酒疸下之,久久为黑疸,目青面黑,心中如啖蒜齑状,大便正黑,皮肤爪之不仁,其脉浮弱,虽黑微黄,故知之。(七)

酒疸由于医生的误下,病过了很久,慢慢地变成了黑疸。所谓黑疸,并不是专有一种黑疸病,而是指酒黄疸,日久不愈,慢慢地脸色越来越黑,所以叫做黑疸,实际上这还是酒疸病。按现代医学来看,类似于酒精性肝硬化。"目青面黑",眼眶色青,而面部是黑色的。青为肝之色,也就是伤了肝。"蒜齑",指捣碎的大蒜,胃里有一种热辣辣的感觉,就像是吃了捣碎的大蒜一样。"大便正黑",就是现代医学所说的消化道出血。从西医理论上来解释,肝硬化到后来会引起门脉高压,而导致上消化道出血。"皮肤爪之不仁",是指皮肤抓上去没有痛痒的感觉,这说明肌肤麻木了,是由血脉不通所致。"脉浮弱",脉浮,属于阳,说明有热,但由于大便出血,患病日久,人就虚了,所以脉弱。脸色虽然黑,但是还带有一点微黄,"虽黑微黄"。"黑",是瘀血的表现,"微黄",是湿热所致。酒是助长湿热的,湿热日久,就造成了瘀血。瘀血在内,所以面黑、大便黑。

师曰:病黄疸,发热烦喘,胸满口燥者,以病发时,火劫其汗,两热相得。然黄家所得,从湿得之。一身尽发热而黄,肚热,热在里,当下之。(八)

得了黄疸病,会有发热、心烦、气喘、胸满、口燥等热象,为什么会出现热象呢? 主要是当病发作的时候,由于医生的误治,用火劫其汗。"火劫其汗",我们学过《伤寒论》就知道是用了温针法或烧熏法来强迫患者出汗。这种温针、熏法都是发热的,若病者素体有热,再加上火劫其汗,如此"两热相得",热邪就会更加炽盛,而病也会越来越严重了。"然黄家所得,从湿得之",为什么会产生黄疸病? 主要是从湿邪得来的,这一句话实际上概括了绝大部分黄疸病的病机。由于误治,使热邪越来越重,湿邪反倒不很明显,而是以热邪为主。"一身尽发热而黄",全身皮肤发热和发黄。"肚热",指病人腹中感到热。"热在里",病人热在腹中。这里连续三句都用到了"热"字,说明这个黄疸病里热很重。此时可以采取攻下法,用大黄、芒硝等清热泻下的药物来治疗。因为"黄家所得,从湿得之",说明黄疸病往往是以湿热为主。但由于误治,湿从热化,以热为主,这样的大热,首先要通过泻下的方法,以泻其热,才能减轻病情。

脉沉,渴欲饮水,小便不利者,皆发黄。(九)

"脉沉",主病在里。正因为里有湿热,里热伤津,所以"渴欲饮水"。但由于有湿,所以小便不利,湿邪也就更加无法排泄,就会导致发黄。本条是讲湿热黄疸的证候。

腹满,舌痿黄,躁不得睡,属黄家。舌痿疑作身痿。(十)

这个"舌痿",书上有个小注,"疑作身痿",所以我们可以理解为身痿黄。痿黄就是黄而不润泽。"腹满",往往是指脾有寒湿。因为是寒湿之气,而不是湿热,黄色不鲜明,所以称痿黄。身体痿黄而晦暗,而不是黄色鲜明如橘子色,我们《伤寒论》里学过,湿热发黄是黄色鲜明如橘子色。目前是黄而晦暗,所以是寒湿发黄,属于阴黄。寒湿在中焦,使得胃中不和,胃不和则卧不安,所以"躁不得睡",就是心烦不能安卧,病"属黄家",属于黄疸病,但是寒湿黄疸,属于阴黄。所以上面一条是湿热黄疸,本条是寒湿黄疸,上面一条是阳黄,本条是阴黄。

黄疸之病,当以十八日为期,治之十日以上瘥,反剧为难治。(十一)

治疗黄疸病,应当以十八天作为一个疗程。一般来说,如果治疗顺利的话,十天左右,这个病就应当好起来。如果治了十天以上,病反而更严重的话,就比较难治了。本条说明张仲景在当时看到过黄疸病的流行,而且治疗过黄疸病,所以有这个体会。他说黄疸病"当以十八日为期",我们在临床上看病也是这样,急性传染性肝炎,如甲型肝炎等所造成的黄疸,一般来说治疗十几天病就好转了。如果治了十天以上,反而越治越严重,这个病就比较难治了。清代医家尤在泾认为十八是土旺之数,是治疗黄疸病的最佳时期。《金匮要略·脏腑经络先后病》里说:"四季脾旺不受邪"。"脾旺"按古人说,就是在四季最后的一个月,即农历3、6、9、12月之末的十八天。对于这种说法,我觉得有点拘泥。我的看法就是应该把十八天作为一个疗程来看待。一般来说,像急性传染性肝炎的黄疸,往往治十天以上,就会有所好转。如果治了十几天,反而病情越来越严重,那就难治了。我认为"十八日为期"是张仲景通过临床得出来的结论,而不是纯粹从理论上以"四季脾旺"这个土旺之数来作为治疗黄疸病的日期。

疸而渴者,其疸难治;疸而不渴者,其疸可治。发于阴部,其人必呕;阳部,其人振寒而发热也。(十二)

上一条是讲疾病的预后,黄疸病一般来说治十来天以上,就会好转,如果越来越厉害,就比较难治。接下来就是,黄疸病如果口渴的,黄疸就比较难治了。口渴说明邪热很重。黄疸而不渴者,说明邪热较轻,里热较轻,病较浅,所以黄疸就可治。"发于阴部",这个"阴",不妨认为是"里"的意思,就是病发于里。呕吐是胃气上逆,病发于里,就有呕吐。如果病发于阳部,即发于表,见到表证,会有振寒而发热的情况。本条也是讲黄疸的预后,"疸而渴者,其疸难治;疸而不渴者,其疸可治。"仲景从渴与不渴来辨黄疸病重还是病轻,热重还是热轻,难治还是可治。

谷疸之为病,寒热不食,食即头眩,心胸不安,久久发黄为谷疸,茵陈蒿汤

主之。

茵陈蒿汤方：

茵陈蒿(六两)　栀子(十四枚)　大黄(二两)

上三味，以水一斗，先煮茵陈，减六升，内二味，煮取三升，去滓，分温三服。小便当利，尿如皂角汁状，色正赤，一宿腹减，黄从小便去也。(十三)

本条是讲谷疸湿热并重证的辨治。谷疸的形成，主要是由于饮食失节，导致脾胃的运化失常，湿热内蕴，最终酿成黄疸。

在上世纪80年代，有一年上海发生甲型肝炎大流行，其原因与吃江苏那边运过来的毛蚶有关。毛蚶属于海鲜类食物，其贝壳叫瓦楞子，这种海鲜带有肝炎病毒，故导致甲肝大流行。

谷疸的谷，就是水谷的谷，跟吃很有关系，吃进去的食物不是变成营养物质，而是变成了浊气，湿热之气聚于脾胃。由于湿热之气使得营卫不和，所以"寒热不食"。因为病人吃了不洁的东西，浊气较重，所以不想吃饭，如果勉强给他吃，那反而是助长了湿热。湿热之气上冲，所以眩晕而心胸不安。"久久发黄"，说明这个病不是马上就发出来，按照现代医学的说法，肝炎有一个潜伏期，可能要过一段时间，黄疸才会出现，此时身上的皮肤和目睛等就会发黄。此病在开始的时候，病人会畏寒发热，不想吃饭，这说明胃中有了浊气，导致了营卫不和。而且由于清阳不升，浊阴不降，病人还会有"食即头眩，心胸不安"的情况。再过一段时间，身体就开始发黄了，所以叫"久久发黄"。这种病要用茵陈蒿汤治疗。

茵陈蒿汤是治疗黄疸，特别是谷疸病湿热并重的一个专方。茵陈蒿是一个专药，专治黄疸。所以本方重用茵陈蒿六两，先煮茵陈，"以水一斗，先煮茵陈，减六升。"就是把十分之六的水煎掉，那么就还剩四升水。然后再把大黄、栀子放进去，"内二味，煮取三升"。四升水煮取三升，说明煮的时间比较短，只是用了煎掉一升水的时间而已，就说明大黄、栀子应后下，煎的时间不要太长。吃了以后，"小便当利"，小便应当通利、顺畅。"尿如皂角汁状"，小便有点红里带黑，像皂角汁的样子。一晚上，腹满就减轻了，"一宿腹减，黄从小便去也"，湿热黄疸就从小便中排出去了。这个处方中，大黄不但能通大便，而且也能通小便，栀子是通利小便的，所以说"黄从小便去也"。

黄家，日晡所发热，而反恶寒，此为女劳得之。膀胱急，少腹满，身尽黄，额上黑，足下热，因作黑疸。其腹胀如水状，大便必黑，时溏，此女劳之病，非水也。腹满者难治，硝石矾石散主之。(十四)

硝石矾石散方：

硝石　矾石(烧，等分)

245

上二味,为散,以大麦粥汁和服方寸匕,日三服。病随大小便去,小便正黄,大便正黑,是候也。

前面已经讲到女劳疸,女劳疸是由于房劳伤肾而导致的。其症状在本篇第二条已有描述:"额上黑,微汗出,手足中热,薄暮即发,膀胱急,小便自利,名曰女劳疸。腹如水状,不治"。

"黄家,日晡所发热,而反恶寒,此为女劳得之",黄疸病人到了"日晡所",也就是下午三至五点钟的时候,病人会发热,而且兼有恶寒,这是由于肾阴肾阳都已经不足了,阴虚则生内热,阳虚则生外寒,故在此时会有发热恶寒的现象。"膀胱急,少腹满",说明有瘀热在少腹、膀胱部位。因为女劳不仅伤肾,而且还兼有瘀血,所以造成少腹、膀胱有拘急胀满的感觉。"身尽黄",身上皮肤全都发黄;"额上黑",黑是肾之色,所以"因作黑疸"。"足下热",这也是阴虚火旺的表现,足下是涌泉穴,是肾经所过的部位,所以这类阴虚是以肾阴虚为主。"其腹胀如水状",女黄疸的腹胀看似腹水,实际上不是腹水,而是瘀血。"大便必黑,时溏"。大便必然是黑色的,这种黑便是由于瘀血造成的,"血主濡之",是濡润的,所以一般来说,便血时,大便都不会干燥,而是溏薄的。"此女劳之病,非水也",这是女劳疸病,并不是真正的腹水病。"腹满者难治",如果腹胀满就难治了。因为第二条就讲到,女劳疸"腹如水状,不治"。腹满大多属于脾病,是脾土之气衰败,土不能制水,若是肾中邪气所造成的腹满就更加难治了。

在治疗上,病人现有瘀血,所以用"硝石矾石散主之"。硝石矾石散是治标的,而不是治本的。由于房事过伤,产生的血瘀结于少腹,故"膀胱急、少腹满"。女劳疸病,若有血瘀结在膀胱少腹时,一定要先祛瘀血,然后才可补肾。这也就是"急则治标"的道理,既有本虚又有邪实,当先治标,所以用硝石矾石散。硝石矾石散中的硝石,又叫火硝,《神农本草经》记载它"味苦寒",能入血分,消瘀活血;矾石,性味酸寒,能够去湿,这两味药配在一起能消瘀逐浊,能够把瘀血、湿浊赶出去。但这两味都是金石类药物,能够伤胃,所以用大麦粥汁调服,而且调服的量很少,"方寸匕",约合今 2g 左右,目的在于保养胃气。"小便正黄,大便正黑,是候也",意思是说本方能通过消瘀逐浊的作用,让瘀血湿浊随大小便排出体外。

酒黄疸,心中懊憹或热痛,栀子大黄汤主之。

栀子大黄汤方:

栀子十四枚　大黄一两　枳实五枚　豉一升

上四味,以水六升,煮取二升,分温三服。(十五)

本条是讲酒疸病的证治。酒疸主要是由于过量饮酒,湿热蕴结在中焦,所以"心中懊憹或热痛"。"心中"就是指胃中而言,胃中觉得又热又痛,有一种说不出的难受感,所以用栀子大黄汤来治疗。对栀子大黄汤,学过《伤寒论》的同学应该比较能够理解,因为《伤寒论》里有一首治疗心中懊憹的栀子豉汤。栀子清热,豆豉除烦和胃。正因为有"热痛",说明湿热在体内,有热加大黄,有痛就适当地加理气药,故用枳实,四药合用以清热除积。本条条文实际上是说酒毒影响到消化系统所产生的病变,所以通过栀子豉汤合小承气汤来治疗。当然小承气汤中还有一味厚朴在本方里没有使用。在此,我们可以再回想《伤寒论》的枳实栀子豉汤,是用以治疗食复的方。所谓"食复",是指本来病已经好了,但由于吃得过量,病又反复发作。运用枳实栀子豉汤,是为了消导饮食积滞。栀子和豆豉能够清热和胃;枳实消痞,有帮助消化的作用,然后再加大黄以助清热,所以实际上本方是一首消食清热的处方,把酒毒和宿食消解掉。

诸病黄家,但利其小便。假令脉浮,当以汗解之,宜桂枝加黄芪汤主之。方见水气病中。(十六)

本条条文是讲黄疸病的治疗大法。"诸病黄家,但利其小便",各种黄疸病,只要利小便就可以了。当然这并不是绝对的,但大部分的黄疸病,可以通过利小便,使得湿热病邪从小便而去。"假令脉浮,当以汗解之",如果病人脉浮,说明病邪在表,需要用发汗解表的方法来治疗,所以用桂枝加黄芪汤。

在《金匮要略·水气病》里,我们提到了用桂枝加黄芪汤治疗黄汗。本篇也是用桂枝加黄芪汤,其中桂枝汤用以调和营卫,黄芪能够益气,并能托邪外出,所以作为治疗黄疸病的一种解表之剂来使用。但必须是湿热较轻的黄疸,如果湿热较重的话,桂枝加黄芪汤是不合适的。如果真正湿热重兼有表证时,可以用麻黄连翘赤小豆。麻黄连翘赤小豆汤是《伤寒论》中的一张方剂。其中麻黄解表,连翘清热,赤小豆去湿,这个处方还是蛮有意思的,就是表里双解,既能解表又能清热。

诸黄,猪膏发煎主之。

猪膏发煎方:

猪膏半斤　乱发如鸡子大三枚

上二味,和膏中煎之,发消药成,分再服。病从小便出。(十七)

本条条文说各种黄疸病都可以用猪膏发煎来治疗,当然这里讲得也太夸张了。实际上,猪膏发煎无非是用来治疗胃肠燥结的一种痿黄。猪膏,就是猪油,猪膏发煎就是把猪油和血余(即乱发)一起煎,等到乱发有所消融,药就制好了。猪油有润燥的作用,能润肠通便;血余能消瘀活血,通利小便。所以本方既能通大小便,又能化瘀,可针对大肠干燥,兼有血瘀而引起的黄疸,但并不是所有的黄疸都能治疗。所以这个"诸黄"并不是所有的黄疸,更不能用于治疗真正的湿热黄疸,而是肠胃有燥热再兼有血瘀造成的皮肤发黄,是胃肠燥结的一种痿黄,并不是真正的黄疸。

黄疸病,茵陈五苓散主之。——本云茵陈汤及五苓散并主之。(十八)

茵陈五苓散方:

茵陈蒿末十分　五苓散五分方见痰饮中

上二味和,先食饮方寸匕,日三服。

黄疸病可以用茵陈五苓散来进行治疗。茵陈五苓散,就是茵陈蒿加上五苓散一起用。"先食饮方寸匕",把茵陈蒿研成碎末,然后把五苓散也研成散剂,合在一起,在饭前服用,因饭前服有利于诸药走下焦以利水湿。这种服药方法与茵陈蒿汤有所不同。茵陈蒿汤是湿热并重,以热为主,而此方是湿重于热,以湿为主,所以茵陈五苓散主要目的是利湿,再兼以清热。方中茵陈苦寒清热,是利湿退黄的专药;再配合五苓散化气行水。此方所针对的病,除了黄疸以外,还兼有小便不利,而且食量相对减少,因为湿重伤了脾胃。另一方面,病人的舌苔比较厚腻,苔白或白中带黄,这也说明了此病以湿为主,故用茵陈五苓散来治疗。临床上确实常常有一些黄疸是属于湿热并重的,条文中在茵陈五苓散旁有一句话,"一本云茵陈汤及五苓散并主之"。有一个古传本,说茵陈蒿汤和五苓散一起用。临床上我一般都是将茵陈蒿汤与五苓散合用,就是茵陈蒿汤的茵陈、栀子、大黄,与五苓散的猪苓、茯苓、白术、泽泻等药合用,至于桂枝一味,我大多改成车前子,因为桂枝比较温热,尽管此药有通阳利水的作用,但毕竟黄疸病属湿热者多,而且按照现代医学的说法,黄疸大多是肝病。肝藏有相火,故温热药宜少用。另一方面,因为车前子既能利尿又能清肝,龙胆泻肝汤里用车前子,就是因为此药能清热利湿,这就是我选择以车前子代替桂枝的原因。

在运用茵陈蒿汤与五苓散这个合方前,我们一定要先辨清病是热重于湿呢?还是湿重于热?到底热与湿各占多少,这个比例并不容易掌握。一般来说,当病人舌苔黄腻,而且脉象比较有力时,我就用此合方,因为若只用茵陈五苓散,清热的作用不够;仅用茵陈蒿汤,利尿的效果又不足,因为仲景说:"诸病黄家,但利其小便",使湿邪得以从小便排出。因此我把这两个方合在一起用,在临床上取得了很好的效果。

三年前,有位病人来看病,他得了戊型肝炎,目前这种肝炎是越来越多,西医也没有好的治疗办法。我看这位病人全身发黄,就像黄纸一般,他的胆红素高达714,是相当可怕的数字。病人是个农民,家里比较贫困,根本付不起高昂的住院费,因此才考虑来找中医治疗。我用了茵陈蒿汤合五苓散,并把五苓散的桂枝去掉，换上车前子，另外再加几味退黄的药，如平地木和虎杖根等。平地木，又叫矮地茶、老勿大，能祛湿清热、活血化瘀，是解毒退黄的专药。虎杖根，也能活血化瘀、清热利尿。这种黄疸病往往兼有血瘀，因此在清热祛湿之余，也要考虑到活血化瘀。病人服了此药以后，小便就开始多起来了，而且尿的颜色也慢慢地转清，黄疸也一直在退，胆红素由原先的700多逐渐地降到600多、400多、200多，最后回复到正常。大概是治疗四个月左右，全部正常。所以这个处方是很有效的，而我所根据的就是林亿他们注的"一本云茵陈汤及五苓散并主之"。这病在治疗过程中，病人没有吃一颗西药，就是用中药治好的。

后来中国中央电视台专门来采访我，说要给我拍个片子，我说我不要拍片子，我不要宣传，我已经很忙了，不要来，不要来。他们说非得要来，是他们掏的钱，乘飞机从北京到杭州再回去。他们过来了三个人，二个是摄影师，一个是编导，三个人来拍了三天，把那个病人叫来，就是让他自己现身说法，怎么吃的这个药？开始是怎么样的情况？后来又是怎么样的情况？然后再把西医那里的化验报告拿出来拍摄。化验报告当然病人也不放心，怀疑是不是真治好了，结果化验了五次肝功能，全部正常，就证实戊型肝炎治好了。

我们通过辨证，通过用张仲景的处方，确实是有效的。所以现在为什么还要读仲景的书啊？就是仲景的书到现在还有临床意义，能启发医者的思路而给病人治病。现在的中医，在很大的程度上是给那些不懂中医的人搞坏的。我以前听一些台湾的同学说，这里有些人虽然仅有小学程度，但只要他能够背一小部分《医宗金鉴》，通过中医师执业考试，就能挂牌做中医了。实际上这种人根本就不是正宗的中医。真正的中医应该知识是很渊博的，从古代文史哲的知识，到中医理、法、方、药的知识都要掌握，这是不容易的事。所以大家既然学了中医，我总是希望大家要学好中医，要用心去学。前天，我跟长庚医学院魏福全院长谈话，我就说我希望你们的学生起码有一半人要真正去做中医，这样才达到了办中医系的目的。你办中医系，到后来学生还是做西医去了，中医系还办来干嘛？起码要有一半以上的学生，要愿意为中医事业奋斗。因为中医确实是一门很高深的学问，是中华民族的宝库。而且，中医与西医不同，西医要配合各种仪器设备和辅助人员，而中医靠的就是望、闻、问、切四诊，根据中医基础理论来治病。

中医师不管年纪多大，都可以为病人看病。姜通先生，是台湾最年长的中医，已经96岁了，还在看病。2001年我曾拜访过姜老，我跟他打电话约时间，他叫我晚上9点多过去，因为他病人非常多，要到那个时候才能看完。后来我9点多钟到他诊所的时候，他还没看完病人呢！前两个星期，姜老给我打电话,他叫我星期六中午 11 点半过去,结果那一天我还是等到将近 12 点,他才把全部病人看完。姜老原先是浙江中医学校的第一届毕业生,后来在国民党军队当军医官,然后再到台湾,并曾经在台中的中国医药大学教过书。这个老先生身体很好,虚岁是 96 岁,周岁是 94 岁,真是老当益壮,了不起。他现在少则一天看 90 号,多则一天看 100 多号,门庭若市。我到台湾来,他很高兴。他说校长来了,因为我现在是浙江中医学院副院长,他原先是浙江中医学校第一届的学生。他说校长来很高兴。因为他到现在没回祖国大陆去过,一直就在台湾那么多年。我是 2000 年到台湾来就跟他来往,我也跟他说:你是现在台湾年纪最大的中医。所以中医越是年纪大,只要不是老糊涂,积累越来越多。

祖国大陆上应该说是对老中医很重视,而且要抢救老中医的遗产,这是一种政府行为,曾经评过三次全国老中医药专家,每次评 500 名,那就是有 1500 名了。但是 1500 名中有好多年纪大的老中医已经去世,估计现在健在的,只有 1000 来名。中国有 13 亿人口,就那么一千来个人。政府很重视,就是专门要你带徒,带徒弟才能流传下去,否则怎么流传得下去? 我带了两个徒弟,一个已经取得中医博士学位,现在是浙江中医学院教授兼图书馆馆长;还有一个原先是我的硕士研究生,现在是医院里的主治医师。他们跟着我出门诊,我看病时他们就抄处方,抄完后就把当日的病案拿回去研究,总结我的临床经验,并写成文章。

我希望你们既然学中医的话就要学好,而且越是民族的东西,越能走向世界。比如说中医,不论美国人也好,日本人也好,为什么他们都要到中国来学? 因为传统医学越来越受到重视。他们过去是不了解,现在了解了,知道中医是好东西。我来台湾之前,美国的学生就是跟着我在抄方,我来了,他只好也停掉了,他们都要来学。到国内来学习自然科学的外国留学生中,学中医的人是最多的。所以我讲要有远见。

我很佩服国民党元老陈立夫先生,他是台中的中国医药大学董事长,后来他一直致力于研究中国古代文化,并写了《四书道贯》。陈先生非常支持中医事业,台湾的中医事业就是靠他的支持才能到今天这个地步。传统的东西有它的生命力,比如说台北的故宫博物院,院里收藏的字画有多好,如果你写的字能够超过这些收藏品,那你肯定是国宝了,而且还是世界级的宝贝。确实是这样,人家都会欣赏。现在祖国大陆上好的书法家,一个字就值一万人民币,值万金啊,一字千金都买不到。但是有这样本事的人是越来越少。所以我们要走自己的道路,好好地学好我们的知识,我相信你们会越来越好,我坚信,因为越是民族的,越是世界的。我们有我们自成体系的东西,你要真正能够下

———黄疸病脉证并治第十五

苦功。

当然中医不好学,不好学在哪里?它跟西医不一样,西医搞理论的就是搞理论的,看病的就是看病的,中医的理论和看病是完全结合在一起的,所以中医理论讲得好,肯定临床也好,它是合在一起的,必须要以中医的理论来指导临床。所以我希望大家真的要好好学。既然学了,就是要学好。我在祖国大陆上也跟学生们说,要好好学,而且一定要真正把知识学到手。

黄疸腹满,小便不利而赤,自汗出,此为表和里实,当下之,宜大黄硝石汤。(十九)

大黄硝石汤方:

大黄　黄柏　硝石各四两　栀子十五枚

上四味,以水六升,煮取二升,去滓,内硝,更煮取一升,顿服。

"黄疸腹满",说明病人有里热和积滞。"小便不利而赤",也说明有里热。"自汗出",并不是表证引起的,是里热逼迫津液外泄的结果,所以仲景说这是"表和里实",即表没有病,但里有实热,实热逼迫津液外出,而出现自汗。"当下之",正因为病属里实,故可用攻下之法,在此用了大黄硝石汤。此方由大黄、黄柏、硝石、栀子等四味药组成。在《脉经》和《备急千金要方》里作"大黄黄柏栀子芒硝汤",组成也有大黄、黄柏、栀子等三味药,但另一味药不是硝石,而是芒硝。我认为还是用芒硝较合适,因为硝石的药量不好掌握。大黄与芒硝,等于大承气汤组成的一半,或是调胃承气汤减去甘草,能泄实润燥;栀子能利小便;黄柏以助清热。所以如果里热重,有腹满、大便不通及小便不利而赤等现象,就可用大黄硝石汤来清热通便,利湿退黄。

黄疸病,小便色不变,欲自利,腹满而喘,不可除热,热除必哕。哕者,小半夏汤主之。方见痰饮中。(二十)

本条也是讲黄疸病,但是黄疸病小便的颜色不变,又"欲自利",就是下利,说明是脾胃的虚寒。"腹满而喘",也是由于中焦虚寒所致。因此不应用苦寒清热药,所以说"不可除热"。如果用了苦寒清热药,就会更伤脾胃之气,使胃气上逆,而发生呃逆。"哕",就是呃逆的意思。遇到这种情况,可以和胃降逆,用小半夏汤,即半夏配生姜,半夏辛温,能驱散寒湿、降逆止呕;生姜能解半夏毒,并具降逆之功,两药相合,可治胃气上逆所致的呃逆。

诸黄,腹痛而呕者,宜柴胡汤。必小柴胡汤,方见呕吐中。(二十一)

"诸黄",就是指各种黄疸病。如果见到腹痛呕吐的,说明少阳经气不舒、胆热犯胃,此时可用小柴胡汤。林亿在"宜柴胡汤"后又加注"必小柴胡汤",因此有些人认为此条文应用小柴胡汤,而不是大柴胡汤。但我觉得在临床上要根据脉与大便等情况来判断,如果大便不通,呕吐严重,而脉呈弦象以外,右关脉有力的,就可以攻下,用大柴胡汤。大柴胡汤可以治疗胆囊炎、胆结石、胰腺炎等病,而患这些病的人都可见腹痛而呕或兼有黄疸,此时如果我们用大柴胡汤给病人利胆退黄,往往病会大有好转,所以可以考虑用大柴胡汤,而且非得要用大柴胡汤不可。

我在20多岁,刚开始做医生的时候,当时没有临床经验,看过一个胆囊炎兼胆结石的病人,出现了黄疸,经当地一个比较有名的中医治疗,就是用大柴胡汤加减。在大柴胡汤的基础上,加平地木与虎杖根,这两味药是退黄的,又能利水和化瘀;另外又加了治疗结石的药如广郁金、金钱草及鸡内金等,病人服药以后,黄疸就退下来了,腹痛呕吐等症状也都一一缓解。所以我们过去在学习时,都会主动地向老一辈学习,把他们好的东西吸收过来。如果同学们今后到临床上遇到好医生,能从这个医生身上学到两三个临床上行之有效的方,在那个医生处又学到另外两三个方,如此积少成多,就有体会了,自己的中医水平也就会提高了。

对于本条条文,历代有很多注解,如《医宗金鉴》云:"呕而腹痛,胃实热也,然必有潮热便硬,始宜大柴胡汤两解之"。吴谦认为只要是大便硬,有潮热,有阳明腑实的情况下,就可以用大柴胡汤。尤在泾《金匮要略心典》言:"腹痛而呕,病在少阳,脾胃病者,木邪易张也",这个病往往是由于肝木影响脾土所引起的,所以可以用小柴胡汤。但尤氏又补充道:"散邪气,止痛呕,亦非小柴胡汤能治诸黄也",并不是说小柴胡汤真正能够治黄疸,而是小柴胡汤能调畅气机、调和胆胃,所以治疗腹痛而呕这种症状,这个方也能起到利胆退黄的作用,而不是说小柴胡汤真正能够治疗黄疸病。

男子黄,小便自利,当与虚劳小建中汤。方见虚劳中。(二十二)

"男子黄",指的是虚黄,是身上皮肤包括面色都是萎黄的,但是眼珠不黄。所以我们看黄疸,要留意眼珠的颜色,要目睛也黄才算是真正的黄疸。如果目睛不黄,而只是身上皮肤及面色发黄,这叫萎黄或虚黄。这种虚黄并不是真正的湿热黄疸,而是由于气血不足,比如说在大出血之后,气血虚损所造成的黄。虚黄病人的小便是通畅的,而且小便颜色是清白的,这叫"小便自利",这点可以和真正的黄疸作鉴别,所以虚黄在治疗上就不能用攻下或清热利湿,而应用补法。

"当与虚劳小建中汤",就是用治疗虚劳病的小建中汤来治疗。因为通过小建中汤补后天脾胃,使气血慢慢地回复,待气血充足后,萎黄就会退,而脸色也就会好看了。虚黄是由于气血不足所致,此病不仅男子有,女子也有,特别是女子失血以后,常可见到这种脸色萎黄的情况,按现在的说法,就是贫血,这时若以补法治疗,用小建中汤,往往很快就可见效。

下面学一个医案：彭某，20余岁，身面俱黄，但目珠不黄，小便自利，手足烦热，各种治疗都没有作用，后来找一位中医看，医生诊他的脉是细弱的，想到黄疸虽然有阴黄与阳黄的不同，但凡是黄疸，应该有眼珠黄或小便不利等现象，而这病人都没有。脾属土，为营之源，而主肌肉，所以在结合脉和证以后，医生认定此病必属脾虚，是由于营血虚弱，不能营养肌肤所致。黄为脾土之色，土之本色外越，所以皮肤面色发黄。《金匮要略》云："男子黄，小便自利，当与虚劳小建中汤"。所以用治虚劳的方法，用小建中汤加人参、当归益气养营，结果病人吃了十几服药，热就退了，黄也退了。这个医案很有说服力，说明虚黄确实可以用小建中汤来治疗。

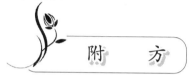

附 方

瓜蒂汤：治诸黄。方见暍病中。

《千金》麻黄醇酒汤 治黄疸。

麻黄三两

上一味，以美清酒五升，煮取二升半，顿服尽。冬月用酒，春月用水煮之。

附方瓜蒂汤治诸黄。瓜蒂汤就是一味瓜蒂，古书记载瓜蒂汤可以去黄疸。即用瓜蒂研碎，把它喷到鼻子里去，会流出黄水，黄水流出以后，黄疸能退，在现代临床上也有这种报道。这是一种鼻疗法，瓜蒂是苦寒清热的，鼻为肺窍，通过吹鼻以后，能使黄水渗出，而起到退黄的作用。

另外《备急千金要方》的麻黄醇酒汤也能治疗黄疸。用麻黄加上好酒一起煎。冬天用酒，若春天用水也可以，因此这个处方不一定要加酒，主要是用麻黄。麻黄走肌表，酒能通营卫，所以可治疗表实无汗的黄疸。本方是通过发表以去黄，确有这种治法。

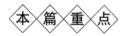
本 篇 重 点

第十三条，谷疸的治疗方剂是茵陈蒿汤。

第十五条是酒疸，"酒黄疸，心中懊憹或热痛，栀子大黄汤主之"，主要是湿热之气在中焦，用栀子大黄汤来排除。

第十六条，"诸病黄家，但利其小便"，是治疗黄疸病的大法。

第十八条，"黄疸病，茵陈五苓散主之"，黄疸湿重于热者，用茵陈五苓散来治疗。

第十九条，"黄疸腹满，小便不利而赤，自汗出，此为表和里实，当下之，宜

253

大黄硝石汤",以里热实为主的黄疸,用大黄硝石汤治疗。

第二十一条,"诸黄,腹痛而呕者,宜柴胡汤",柴胡汤有利胆作用,所以黄疸如果见到腹痛而呕吐的,可以用小柴胡汤或大柴胡汤来治疗。

第二十二条,"男子黄,小便自利,当与虚劳小建中汤",这是讲虚黄的治法,有时由于气血的不足,造成身、面萎黄,而小便自利,就要用补法,用虚劳的治法,而不是用清热利湿法。

惊悸吐衄下血胸满瘀血病脉证治第十六

本篇是讲惊悸吐衄下血胸满瘀血病脉证并治。惊、悸、吐、衄、下血、瘀血都是病名,而胸满是瘀血的一个证候。"惊",按照《说文解字》,是"马惊也,从马,敬声"。是说马受了外来的惊吓,是由外感受到的一种刺激。"悸",是"心动也,从心,季声"。所以"惊(驚)"的下边有一个马字;"悸"的偏旁是一个心字,古人造的每一个字都有其道理。悸就是心里头扑扑的跳动,不是由外来的刺激,而是由里产生的心中的跳动。古人造字很有意思,汉代是用小篆,篆书,这个惊,从马,念敬声;悸,从心,念季声。惊就像马惊一样,是外来的一种刺激而造成的,马很害怕,马惊的时候就拼命跑;悸是自己觉得心里扑通扑通在跳,它是内在的由心里头发出一阵跳动,所以二者是不同的。但是在文字上,惊和悸往往是通用的,因为惊和悸都属于心的病。

除了惊和悸以外,吐,就是吐血;衄,就是衄血,衄血一般是指鼻衄,即鼻腔出血。还有下血,下血是指大便出血。瘀血,是血分的病,而胸满是瘀血的证候。惊、悸和心有关,心又主血脉,而出血与瘀血的病证等,也是血脉的病,正因为心和血脉有密切的联系,所以把这些病合成一篇来讨论。

寸口脉动而弱,动即为惊,弱则为悸。(一)

"寸口",就是手腕部的脉搏。"动而弱",所谓动,就是指脉很数,而且有像豆粒一样的动摇感,这种脉象称为动脉。动脉是由于受惊吓以后产生的。《内经》中讲到:"惊则气乱",脉也乱而不宁,脉跳得很快,而且有像豆粒一样的动摇状,所以叫"动即为惊"。"弱则为悸",如果脉弱,就是心之气血不足,就产生了心悸。所以本条就是从脉象上论述了惊和悸的病机,惊,往往脉数,像豆粒一样的动摇,是由于突然受到外界的刺激,惊则气乱而致;弱,主要是由于气血的不足,造成了心气、心血俱虚,血不养心,所以心悸不宁。

师曰:夫脉浮,目睛晕黄,衄未止。晕黄去,目睛慧了,知衄今止。(二)

这个"夫"字,一些注家认为应该改成尺脉的"尺"字,那就变成了"尺脉浮"。尺脉是肾脉,肾脉虚浮,说明是肾阴虚。肾阴虚以后,相火就妄动。且肝肾同居于下焦,肾阴虚后,肝阳容易上亢,肝火容易上冲,而肝又开窍于目,肝肾阴虚，往往目睛见到晕黄，就是在眼睛的白睛部位，有一种黄团在上面，称为晕黄。当然目睛晕黄和黄疸病的眼睛发黄是不一样的。而且病人可兼有鼻衄，这种出血也是阴虚火旺造成的，而眼睛的晕黄也是由于肝肾阴虚，肝热上扰于目所致。当医者诊到病人的尺脉是浮的，眼睛是晕黄的，这就代表阴虚火旺还没有消除，故知病人的鼻衄也必定仍未止住。如果眼睛上的这层黄团退掉了，眼睛很清白，看东西很明了，就知道鼻衄已经止住了。

眼睛可以反映人的一些情况，如眼睛两角发红，两个眼角属心，故这种发红往往表示心火旺盛。因此当熬夜时间较长，眼睛的两角就会发红，这就是心火。

患者白睛上面，见到了有一层黄团，这也是肝肾的热影响到眼目。正因为肝肾之热影响到眼目，就说明阴虚火旺没有消退，所以鼻衄是不会止的，因为鼻衄也是阴虚火旺造成的。现在晕黄退了，眼睛看东西明了了，就说明鼻衄能够止住。目睛慧了，慧就是明白的意思，目睛慧了就是眼睛看东西很明了，清清楚楚，所以就"知衄今止"，今就是马上、立即的意思，就是鼻衄马上会止住。眼睛很好，看东西很清楚，白睛上的黄团退掉了，鼻衄也会止住。

本条从望诊、脉诊来判断鼻衄的预后。

又曰：从春至夏衄者太阳，从秋至冬衄者阳明。（三）

从春天到夏天这段时期发生的鼻衄，往往跟太阳经有关。因为"春伤于风"，也就是说外邪引发的鼻衄比较多。太阳主表，由于外感病邪引发鼻衄。我们在《伤寒论》里也学到过："太阳病，脉浮紧，无汗，发热，身疼痛，……剧者必衄，衄乃解"，就是说外感病厉害的话，会出鼻衄，鼻衄之后，反而病解了，确有这种情况。我们在临床上看到有的病人，在外感之后有发热，然后出鼻血，之后病人发热反而退了，这种鼻衄称为"红汗"，即红色的汗。

我刚学医的时候不懂"红汗"这个词的意思，后来跟了一个著名的老中医，某一天，一位病人来了，他患了感冒，并且又出鼻血，此时老中医对我说，他这种鼻血就是红汗，通过鼻衄之后，病邪反而去了，因此这种鼻衄是个好现象。"从秋至冬衄者阳明"，因为秋天是伤于燥气。我们学过《温病学》，知道"秋伤于燥"，这种燥热往往也会引发鼻衄。因为秋天到冬天这一段时间伤于燥气，这种燥气往往多是燥热之气，阳明又称为燥金，由于燥热很重，而产生了鼻衄。本条就是说鼻衄跟气候有关系。

衄家不可汗，汗出必额上陷脉紧急，直视不能眴，不得眠。（四）

本条同时也见于《伤寒论》的太阳篇，一般注家对本条条文很难作注，不太好讲得通。我仔细地考虑，认为这样解释比较好：经常要出鼻衄的病人称为"衄家"，因为鼻衄，血出得很多，正如《内经》所说"夺血者无汗"。夺，同脱，就是亡失了血液,因为汗血同源,所以"夺血者无汗"。衄家已经阴血极少了,就不能给他发汗,如果硬要给他发汗,就可出现"额上陷脉紧急"。所谓"额上陷脉紧急",就是额角上有个陷进去的地方,若仔细地寻按这个地方,会感觉到有脉的跳动。若误发其汗而亡失了血液,使脉失其柔和,则额上脉动促急而紧。"直视不能眴"的"眴",是指眼珠转动。故"直视不能眴",是指病人眼睛只能直视,而不能转动,这是由于脱血所导致的。因目为肝之窍,肝主藏血,肝血不足,眼睛转动也就会受影响。除了眼睛不能转动外,病人还"不得眠",这是因为脱血过多,造成亡阴,此时阳气太亢,不能入于阴,所以病人就不得眠。按照《内经》的理论,阳气入于阴以后才能睡得着,如今阴虚阳亢,阳气不能入于阴,所以就睡不着觉。

本条就是告诉我们衄家禁汗,如果误汗就要造成额上动脉不能柔和,眼睛看东西只能直视不能转动,而且还不能睡眠。本条就是误汗以后造成了脱血亡阴。

病人面无色,无寒热。脉沉弦者,衄;浮弱,手按之绝者,下血;烦咳者,必吐血。(五)

"病人面无色",按照《脉经》、《备急千金要方》,《外台秘要》,"面无色"均作"面无血色"。病人面无血色就是脱血的一种表现。脱血属于内伤而不是外感,所以"无寒热",没有怕冷发热的问题。"脉沉弦者,衄",脉沉是主里,脉弦是肝的脉,也就是肝血不足,阴虚阳亢而造成的鼻衄。本条鼻衄和第二条的意思差不多。第二条是"尺脉浮",也是"衄未止",这都是肝肾不足造成的鼻衄。肝肾不足,阴虚而阳亢,所以导致了血分有热,迫血妄行。如果脉浮弱,"手按之绝者",手按不到脉,说明虚阳外浮,生命都有危险,"下血",就是大便出血,按照现代说法就是上消化道出血,上消化道出血一下子可以出很多,气血就暴脱了,虚阳浮越,所以脉"浮弱,手按之绝"。"烦咳者,必吐血",如果心烦咳嗽,就是上焦心肺的热,热灼肺金,必致吐血。本条就是讲述了内伤失血的几种不同的脉和证。

夫吐血,咳逆上气,其脉数而有热,不得卧者,死。(六)

病人吐血,兼有咳嗽气喘,脉跳动很数,发热,而且不能平卧。为什么不能平卧呢?主要是由于肺气上逆,咳逆气喘再加上吐血,类似于现代所谓肺结核的出血,病人的肺脏损伤了,因而不能平卧。"脉数而有热",说明肺热很重,造成了咳嗽、气喘、吐血。血气上冲,肺脏受伤,所以仲景认为这是一个死证。

夫酒客咳者,必致吐血,此因极饮过度所致也。(七)

经常喝酒的人称为"酒客",酒客咳嗽,日久导致吐血,因为酒是助长湿热

257

的,饮酒过度,湿热在胃,而又上熏于肺,所以造成了咳嗽,肺失清肃,进而伤了血络,就导致了吐血,所以称为"酒客咳者,必致吐血"。"此因极饮过度所致也",这就是喝酒喝得过分了,极度地饮酒导致了吐血。酒毒是一种热毒,这种热毒对人体产生不良影响,所以首先要清热解毒,祛除酒毒。后世一般主张用泻心汤。1973年,我曾治疗过一位病人,约30多岁,患吐血。他每天喝酒,后来出现吐血,舌苔很黄腻,说明体内有热毒,由于饮酒过度,酒是助长湿热的,所以用泻心汤。泻心汤用黄芩、黄连、大黄,能够清热解毒,且能凉血止血。服泻心汤后,血就止住了。

寸口脉弦而大,弦则为减,大则为芤,减则为寒,芤则为虚,寒虚相击,此名曰革,妇人则半产漏下,男子则亡血。(八)

本条实际上在《金匮要略·血痹虚劳病》就有,但《金匮要略·血痹虚劳病》是"妇人则半产漏下,男子则亡血失精",现把"失精"两个字去掉,因为这一篇是讲吐、衄、下血、瘀血的,没有讲失精,不考虑失精问题,所以把"失精"两字删掉,实际上本条条文就是适用桂枝加龙骨牡蛎汤治疗。

"寸口脉弦而大,弦则为减,大则为芤",这个弦与正常的弦还有点不一样,没有弦那么厉害;大呢,又是大而中空的,称为芤,所以这是一种虚寒的脉象。正因为虚寒的脉象,减和芤合在一起,这种脉象称之为革脉,就好像按鼓皮般。鼓皮是牛皮制作的,外边看看是蛮紧的,但是里头是中空的,故这种脉轻按有点紧,但重按是中空的,这是虚劳病的脉象,说明精血亏损,所以"妇人则半产漏下",妇女就会导致半产,半产就是怀孕三个月以外而胎堕的,称为半产。漏下就是崩漏,就是不在月经期间,突然产生的阴道出血。如果大出血很严重称为崩,所以崩和漏不一样,如果出血量不是很多,但是点滴不止的,叫漏下,漏下可以延续好长时间,半个月的一个月的都有,漏下很难治。"妇人则半产漏下,男子则亡血"。所以出现革脉,说明是血脉的极度的亏损。

亡血不可发其表,汗出即寒栗而振。(九)

刚才已经讲了"衄家不可汗"。同理,凡是亡失血液,如严重的吐血、便血或者尿血等,也不可以发汗。因为若给失血病人发汗,会使阴血更伤,而且阳气也随着津液而外泄,会出现寒栗而振的现象。寒栗而振就是形容怕冷、发抖的样子。所以说亡血的人要忌汗,汗出不但会伤阴血,有时阳气也会随之亡失。本条就是汗多亡阳的表现。

病人胸满,唇痿舌青,口燥,但欲漱水不欲咽,无寒热,脉微大来迟,腹不满,其人言我满,为有瘀血。(十)

本条论述瘀血的各种脉证。"病人胸满",为什么胸满?是因为瘀血阻碍了胸中气机所造成的。"唇痿",事实上,病字头的痿和草字头的萎是一样的,唇痿是指嘴唇看起来一点都不润泽,是瘀血的表现。"舌青",即舌呈青色或舌边有瘀点,也是表示有瘀血。"口燥,但欲漱水不欲咽",病人嘴巴很干燥,这是由于血瘀以后,阻碍了气机,气不布津,津液不能输布,不能上润于口,所以口燥,但这不是真正的津亏,而是由于瘀血,所以"但欲漱水不欲咽",病人嘴巴是干燥的,但只是想用水漱漱口,使嘴巴有点湿润,或稍微喝一点水,而不想多喝,这也是瘀血在体内的一种表现。"无寒热",没有恶寒发热,说明病不是外感。"脉微大来迟",脉象虽大,但脉势不足,脉动较慢,说明脉来涩滞,这种脉也说明是体内有瘀血。还有一个症是"腹不满,其人言我满",肚子实际上并不胀满,按其肚腹并不怎么大,但病人感觉胀满不舒,这也是由于瘀血阻碍了气机所引起的。

从本条条文不难发现,在仲景时期,已经提到了瘀血的各种表现,所以中医的活血化瘀法是一个特色。中医确实有西医所没有的特色,活血化瘀就是西医没有的,祛湿、理气也是西医所没有的。气机不通,用理气的办法,血脉不通,用活血化瘀的办法,还有一个湿,即全身上中下三焦的湿邪,怎么给它排出去,这个方法西医也没有,所以中医有其突出的一些方面。

本条就是仲景指出了瘀血的种种临床表现,比如说胸满,嘴唇不润泽,舌边色青,虽然口燥但就用点水润一下口、不喜欢多喝水,脉来涩滞不畅,自己觉得肚腹胀满,这些都是内有瘀血的表现。

病者如热状,烦满,口干燥而渴,其脉反无热,此为阴伏,是瘀血也,当下之。(十一)

本条是讲瘀血也可以造成瘀热,即瘀血停留在体内日久化热,讲了瘀血化热的脉证。

"病者如热状",就是病人觉得身上有点发热。"烦满",就是指心烦胸闷。"口干燥而渴",嘴巴比较干燥比较渴。以上虽然是一些热象,但是"其脉反无热",从病人的脉象上看是没有热的。因为如果有热,脉就要数,或者脉很大,很滑,要出现这些脉象,但病人没有这些脉象,所以仲景说,"此为阴伏,是瘀血也"。这是"阴伏",所谓"阴",就是指血,血属阴,气属阳,"伏",就是留伏在体内,瘀血留在体内成病,所以叫"阴伏"。"是瘀血也",是瘀血留伏在体内而成病。正因为瘀血化热造成了心烦,自己觉得有发热现象。瘀血阻碍了气机,所以胸闷,血瘀可以化热,再加上血瘀导致气滞,气滞之后,津液不布,所以口干燥而渴,但脉象上没有热象,说明脉还是涩滞的瘀血之脉。仲景根据脉象,认为这是有瘀血留伏在体内,所以应该用攻下的方法来治,"当下之"。

攻下瘀血,张仲景有很多方,如下瘀血汤。下瘀血汤共三味药,桃仁、大黄、䗪虫,也就是地鳖虫。桃仁是活血化瘀的,䗪虫是虫类药,虫类药活血化瘀的效用比植物药要好,然后再加一味大黄,大黄就是体现"当下之"的"下之"二字,因为大黄能入血分,大黄不仅是泻下,而且能够活血祛瘀。本条是对第十条的补充,第十条讲到了瘀血的种种脉证,第十一条就讲到瘀血在体内日久化热的问题,如果化热,我们可以用下瘀血的方法来治疗。瘀血去了,这些热象也就解除了。我们临床上看病,往往瘀血日久都有化热的问题,这叫瘀热。

我这里自己有一个方剂,效果很好,给大家介绍一下。我们在《方剂学》中学过四物汤,四物汤是治理血分的一个方,四物汤加桃仁、红花叫桃红四物汤。我在桃红四物汤上面再加两味药,一味丹皮,一味丹参,叫二丹桃红四物汤,这个方剂我用了三十多年,去瘀热的效果很好。我用这个处方治疗瘀血时,多把白芍改成赤芍,熟地改成生地,因为赤芍和生地有活血作用,而且还能凉血,因为瘀血化热了,一定要凉血。再加桃仁、红花就是桃红四物,然后再加两个丹,一个丹皮,一个丹参,丹皮既能活血又能凉血,丹参也能活血凉血,所以这个处方对一般的瘀血化热效果较好,当然相当厉害的瘀热可以用张仲景的下瘀血汤治疗。如果这个人瘀热比较重,家里条件又比较好,可以把红花改成藏红花,因为藏红花的凉血作用更好,但藏红花的价钱比较高,因此如果病人家里条件较好,自己又愿意用,医生可以给他开藏红花。

火邪者,桂枝去芍药加蜀漆牡蛎龙骨救逆汤主之。(十二)

桂枝救逆汤方:

桂枝三两(去皮) 甘草二两(炙) 生姜三两 牡蛎五两(熬) 龙骨四两 大枣十二枚 蜀漆三两(洗去腥)

上为末,以水一斗二升,先煮蜀漆,减二升,内诸药,煮取三升,去滓,温服一升。

所谓"火邪",就是古代用火劫发汗的办法。古代发汗往往就是用温针,用灸,或者用熏来拼命发汗。但发汗损伤了心阳,而造成了惊狂不安,甚至于发狂。这个方剂能够把惊狂不安安定下来,因为这时候病比较重,惊狂,卧起不安比较重,要通过这个方剂把病人挽救过来,所以叫救逆汤。这个处方叫桂枝去芍药加蜀漆牡蛎龙骨救逆汤,方名很长,因为这个病已经治坏了,已经是坏证了,再要救过来,所以叫救逆汤,简称就是桂枝救逆汤。

这个病是比较重的,所以主要是温心阳,镇心神,重可镇怯。桂枝救逆汤首先就是用了桂枝、甘草,桂枝和甘草这两味药是温心阳的,其作用就类似《伤寒论》的桂枝甘草汤。由于心阳损伤,故用桂枝甘草来温心阳,为什么要去芍药?因为心阳虚,就要用温药,而不能用养阴的药、阴柔的药,所以就把芍药给去掉,而用了桂枝、甘草。姜、枣主要是补气血、调营卫,再加龙骨、牡蛎,所谓"重可镇怯",因为这个人惊狂不安,卧起不安,心惊胆怯,所以要加龙骨、

260

牡蛎,重可镇怯。再加上蜀漆,为什么要加蜀漆?主要是心阳虚了以后,往往痰浊要影响到心,所以加蜀漆是祛痰、涤痰。蜀漆就是常山的苗,现在药房里也不一定有蜀漆,我自己碰到这种病就是把蜀漆改成茯苓,因为茯苓本身能够化痰,而且又能宁心安神。

2004 年 11 月,我治张姓女病人,54 岁,患急性肾衰竭,后来在病程中突然出现惊恐不安,卧起不安,脉数,苔薄腻,几个人都抓她不住。当时我就是用这个处方,病人吃了之后,惊恐平下去了,神志就安定了,确实是起到了一种救逆的作用,所以叫桂枝救逆汤。《金匮要略论注》说:"此方治惊,乃治病中之惊狂不安者",即疾病过程中发生了惊狂不安,我认为这一句话是有见地的,也说明临床上徐忠可也见过这种情况,可以用这个方剂来治疗。

心下悸者,半夏麻黄丸主之。(十三)

半夏麻黄丸方:

半夏　麻黄等分

上二味,末之,炼蜜和丸小豆大,饮服三丸,日三服。

水饮可以导致心悸。由于水饮在心下,水气上凌于心,心阳被遏,所以产生了心下悸动。用半夏麻黄丸,半夏是阳明经的降药,心下就是指阳明胃,半夏能够蠲饮降逆;麻黄能发散水寒之气,在此用量很小,因为此病不是表证,不需要用它的解表作用,麻黄大量能够解表,而小量则能发散水寒之气。把这两味药研末,再加入蜂蜜,做成小豆大的丸药,每一次只吃三丸,一天吃三次。藉小量的丸剂宣发阳气,使水饮得以消除,如此心下悸就能缓解。本条说明了心悸不一定完全是由气血亏虚所引起,水寒之邪也可造成心悸。

吐血不止者,柏叶汤主之。(十四)

柏叶汤方:

柏叶　干姜各三两　艾三把

上三味,以水五升,取马通汁一升,合煮,取一升,分温再服。

本条所说的"吐血",类似于消化道出血,如胃溃疡所造成的胃出血。"吐血不止",用了"不止"两个字,说明吐血已有一段时间了,而且用了各种寒凉的止血药,可能都没有效,所以这就需要考虑用温中止血的方法。本条属于虚寒吐血的治法。吐血不止往往跟脾阳不足有关,因为脾主统血,所以这个方剂用了干姜与艾叶,因为这两味药能够温中止血,即通过温阳来起到止血的作用;柏叶虽然能够收敛止血,但是柏叶相对来说是凉的。现在如果开这个处方,一般用炮姜炭、艾叶炭,即干姜一般是写成炮姜炭,因为炒炭有止血作用。侧柏叶现在也用侧柏炭,侧柏炒炭以后,吸附作用较强,能增强止血效果。干姜、艾叶温阳止血,侧柏叶是收敛止血。

261

这个方剂里还有一味马通汁，马通汁就是马尿，这药现在一般是不会用了。按照老一辈的经验，没有马通汁时可以用童便取代，童便就是小孩子的小便，一般要十二三岁以下，若是发育了的孩子，其小便就不能用了。童便能够滋阴降火，也有止血的作用。不过现在童便很难弄到，因为如果家长知道你是拿童便来做药，他们一般是不肯给你的。还是在十多年前，西医提炼一种药，他们在公共厕所里放着大的桶，让人小便到桶里，每到一定时候就会有人收集尿桶，并由技术人员从尿中提炼一种叫尿激酶的药。这种药的价格很贵，它有活血化瘀的作用，可以治疗脑栓塞。所以古书里讲的东西实际上有它的合理性，有的古书里说吐血不吃童便的往往就要出问题，因为过去的人穷，医疗条件不足，人们如果碰到吐血，而家里有小孩的，病人就会吃童便，因为童便有活血化瘀和止血的作用，所以用童便可以取代马尿。

《金匮要略论注》对本条条文的注释是比较客观的，认为本条"吐血不止者"应重在"不止"两个字，"是诸寒凉止血药皆不应矣"，就是说病的时间比较久，吃了各种寒凉止血的药都没有用，"吐血本由阳虚"，这种吐血本来是由于脾阳不足，因为脾主统血，脾阳虚之后，"不能导血归经"，亡失血液，血属阴，"然血亡而阴亏，故以柏叶之最养阴者为君"，实际上柏叶还能养阴，故把此药作为君药，当然柏叶有很好的止血作用；"艾叶走经"，能够温经止血，作为臣药；干姜温胃，为佐药；马通导火使上逆之血下行，为使药。"愚意无马通，童便亦得。"是说当没有马通时，也可以用童便。

我给大家讲一个《蒲辅周医案》的案例。蒲辅周是中国大陆上最好的中医，已经去世20多年了。蒲老曾经治疗过一位病人，此人本来有胃溃疡及有胃出血史，20多天前大便检查潜血呈阳性反应，这主要是因为过度疲劳，再加上因公外出，逢大雨受冷，再喝了葡萄酒，后来就突然发生了吐血不止，精神萎靡。经医院检查，虽确诊为胃出血，但通过住院治疗两天还是吐血不止，西医们恐此病会延致胃穿孔，故决定马上施行手术。但病人家属不同意，并在半夜之后请蒲老诊治。蒲老认为吐血已经两昼夜了，如果胃没有穿孔，还可以吃中药止血。询问病因，由于是受寒饮酒引起的，所以也不能完全用凉药来止血，故决定用柏叶汤温通胃阳，消瘀止血。蒲老开了柏叶汤的原方，即柏叶三钱、炮姜二钱和艾叶二钱，煎浓取汁，再兑入童便60ml，频频服之。病人吃了药，到第二天早上吐血就慢慢止住了，但舌质淡，而且没有舌苔，这说明气阴已伤，所以蒲老在原方基础上再加四钱西洋参和二钱三七末，因为西洋参能补气摄血，而三七能够止血消瘀，病人这个吃了这付药以后血就止住了。之后，蒲老再给他吃了一些补气血的药，体力就逐渐恢复起来了。

蒲辅周善于用《金匮要略》的方和温病学派的方，所以他的方剂药味与剂量都很少,像这样才算是真正的大医。有的医生剂量用得很大,或者药味用得很多,反而是不能对证下药。就像烧一个菜,配料越多并不一定越好吃,有时候反而更难吃。所以遣方用药一定要对证,而且辨证要有水平。我过去在25岁时,就曾很仔细地阅读《蒲辅周医案》,另外他还有一本著作,书名为《蒲辅周医疗经验》。这二本都是很好的书,把蒲老的病案和临床经验都记录下来了。现代中国最好的医案就是《蒲辅周医案》,还有一本《岳美中医案》,也非常值得阅读,可惜他们都去世了,若现在活着的话也都一百多岁了。

下血,先便后血,此远血也,黄土汤主之。(十五)

黄土汤方:亦主吐血,衄血。

甘草　干地黄　白术　附子(炮)　阿胶　黄芩各三两　灶中黄土半斤

上七味,以水八升,煮取三升,分温二服。

"下血",是指大便出血。"远血",是指大便在先,出血在后。远血来自于直肠以上的部位,离肛门较远,是属于上消化道的出血。这种出血主要是由于脾阳不足,不能统血,阴血下渗所致,所以要用黄土汤来治疗。黄土汤中的黄土又叫灶心黄土或伏龙肝,现今在城市里是见不到了,但在偏僻的农村里或许还可以找到此药。过去农村里的灶,上面是灶头,下面把柴火放进去烧,在铁锅底下中间的这块砖,烧得时间长了以后,或七八年,或十来年,这块砖会被烧成黄里透红,这块砖就称为灶心黄土或伏龙肝。为什么叫伏龙呢?在过去供灶君菩萨,灶神又叫伏龙。《本草纲目》引陶弘景曰"此灶中对釜月下黄土也。以灶有神,故号为伏龙肝。"伏龙肝有很好的止血作用,但现在药房里都不会买得到。

我曾用过此药,确实有效。30多年前我在乡下做医生,有一天早上约5点钟,有乡民敲我的门,说是有一个人突然便血很多,请我马上去看。这位病人得了肝硬化腹水,由于门静脉高压,造成上消化道出血,大便很多,但全是黑色的,此时病人脸色发黄,一点血色也没有,四肢摸上去是冰凉的,舌是淡白色的。按中医的说法,此病就是脾阳虚,不能统血。我就想到了黄土汤,并吩咐病人家属把大灶头下这块砖取出来,但他们家里没有大灶头,因为在农村,一般要条件比较好,家属比较多,有十来口人吃饭才能有大的灶头。后来他们就跑到隔壁家里去,跟他们说明情况,把砖给借来。然后我再给病人开补气健脾、补血止血的药,仿理中汤意,用党参、白术、炮姜、炙甘草,加当归炭、炒白芍以止血补血,仙鹤草以助止血,最后再加上伏龙肝。伏龙肝怎么煎法?就是这块砖取来之后,打掉一个角,先用水煮,煮了之后,待其沉淀一下,把水倒出来,然后再用这个水煮药。每天敲一点砖煎药吃。结果吃了二剂药,血就止住了。

还有一次是在杭州,一个肝癌末期的病人出现了上消化道出血,我也叫他用伏龙肝,但他家里没有这个药,后来他的两个儿子跑到乡下去问农民要,这时候农民家里才刚刚吃完晚饭,灶头还烫着,这两兄弟就把伏龙肝挖了出来,并答应第二天给农民家补一块砖进去,再给他们一点礼物,结果止血效果很好。

日本用伏龙肝治疗妊娠呕吐有很不错的效果,这种效果也是通过温中止呕来完成的。我考虑该病人是脾阳虚不能统血,故在伏龙肝的基础上,加附子温脾阳、白术补脾气,先恢复脾的功能,才能统血。再考虑到出血已经很多,血虚较为严重,故用了干地黄和阿胶,阿胶既能补血又能止血。现在我们如果开处方,生地可以开成生地炭,阿胶开成阿胶珠,因为生地炭有很好的止血作用,阿胶炒成珠,止血作用也较好。再考虑到因为用了附子、白术这些温药,怕引起血热妄行,所以用了黄芩作为反佐。所谓"反佐",就是选用跟君药性味相反的药物,但在治疗中却能起到相成的作用。以黄土汤为例,伏龙肝、附子和白术等药都是温热的,而黄芩是苦寒的,其性味虽然跟君药伏龙肝是相反的,但它在治疗中反而能与君药起到相成的作用,而且黄芩本身也有止血作用。最后再加一味甘草,甘草在这里起到了三个作用,甘草配附子与白术,能够帮助温脾胃的阳气,甘草配阿胶有止血作用,而甘草又能调和诸药。

后世的一些注家认为黄土汤是个刚柔相济的方,所谓"刚柔相济",就是刚的偏于温燥的药,如附子、白术等,与柔的偏于阴柔的药,如生地、阿胶等药共用。如果全部用温药,可能血也止不住,因为虽然是脾阳不足,但是过用温药,血得热则行,反而会引动血热妄行,所以适当地要配以凉药,这个凉药既能补血又能止血,而且制约了附子与白术的温燥,使得不至于过分的温燥而动血妄行,各得其所。所以张仲景的这个止血方就有这么一个配伍特点,而之前所说的柏叶汤也是如此,干姜、艾叶是温的,而柏叶和马通是偏凉的,这种配伍也是刚柔相济,这种配伍才能够起到较好的治疗作用。

所以我们为什么要学仲景方?为什么要学方剂学?关键就是要学配伍的方法,最好的与最差的医生,用来用去都是药房抽屉里的几味药,但医生的好与不好,关键就在于药的配伍有没有弄好。这就跟大厨师一样,好的大厨无非也是配菜选料得宜,所以中医就如同烹调。我看过一本民国时的医书,名《士谔医话》,它说中医就好像小炒,而西医就像罐头食品。罐头食品,打开来就能吃;而小炒就非得让厨师来弄不可,但小炒炒得好的话肯定会比罐头食品好吃,当然如果炒得不好的话,味道也可以远不如罐头食品。我觉得这话很有道理,你若方开得好,疗效往往会超过其他医生开的方,但若开得不好,也说明你的中医水平远不如人家。若你肯把精力花下去学中医的话,肯定未来会有好的成果,所以趁年少的时候大家一定要努力。

——惊悸吐衄下血胸满瘀血病脉证治第十六

黄土汤如果没有黄土的话,可用赤石脂来代替。清·陈修园《金匮要略浅注》就提到赤石脂和黄土作用是差不多的。赤石脂也能温中止血,并有收敛作用。我在临床上用这个处方一般再加二味药,一味是人参,还有一味就是参三七。人参配附子是取参附汤的意思,因为大出血以后阳气就衰退了,气不能统血,所以加人参,如果病人经济条件差一点的,可以用党参,但剂量要大一点,甚至要用到一两左右。参三七又叫人参三七,除了有止血作用以外,还有补气的作用。

下血,先血后便,此近血也,赤小豆当归散主之。方见狐惑中。(十六)

本条所说的"下血"也是大便出血。不过是先出血,后有大便,也就相当于现在的痔疮出血,出血点是在大肠的下端,离肛门很近,所以叫"近血"。近血主要是湿热在大肠所造成的,故用赤小豆当归散,即赤小豆与当归两味药,目的是清利湿热,活血化瘀。此方与黄土汤完全不同,黄土汤治疗的是远血,是由于脾不能统血所造成的大便出血,是属于上消化道的出血,这种血的颜色往往都是紫黯的,脉一般都比较沉细,而且手脚不温,舌质较淡;近血往往是湿热蕴结大肠,迫血下行所造成的,所以这种血的颜色往往是鲜红的,而且舌苔黄腻,脉是有力的,此时就应该用赤小豆当归散。事实上,这也就是后世所谓的"肠风脏毒",肠风脏毒实际上就是痔疮出血一类的病,故也可以用赤小豆当归散。当然在此方的基础上可以加其他的清热解毒凉血之品如黄芩、槐花及地榆等,以加强其治疗效果。

心气不足,吐血,衄血,泻心汤主之。(十七)

泻心汤方:亦治霍乱。

大黄二两　黄连　黄芩各一两

上三味,以水三升,煮取一升,顿服之。

"心气不足",《备急千金要方》作"心气不定",心气不定也就是心烦不安的意思。所以对此有两种讲法:其一、心气不足就是心气不足;其二、心气不足就是心气不定。日本的汉方医学家研究认为,足和定的字形相似,因此很可能是刻版的时候刻错了,所以心气不足应为心气不定,这也有一定的道理。但也有另一种说法,认为心气不足就是心气不足,因为病人心火旺盛,壮火食气,故耗伤了心气,造成心气不足。

此病主要是心火过分地旺盛,而导致了吐血和衄血,此时可用泻心汤来治疗。泻心汤由大黄、黄连及黄芩三味药组成,方中重用大黄二两,而黄连、黄芩则各用一两。黄芩、黄连能清上焦的热,特别是黄连,能清心火,大黄的剂量相对较大,是因为这味药能够使火热邪气下降,真正地起到泻心的作用。这三味药都是苦寒药,所以泻心汤是通过苦寒来清热,使得心火下降,而出血得止。

我在1985年时曾经治疗过一个男孩,得了鼻衄,鼻血出个不停,后来他们请我去看,我就是开这个泻心汤,这孩子脉比较有力,而且舌苔较黄,舌尖较红。我们看舌苔也是比较重要的。这小孩子舌尖相对较红,而且舌苔相对较黄。苔黄主热,舌尖红主心火,心火就用泻心汤。小孩服了泻心汤以后,血就止住了。

这些方剂都是经典的方,所以叫经方。在临床上,只要用对了经方,就可以见效。经方与后世的方不同,后世的方当然也不错,而且总是因为有治疗效果,才能够被流传下来。但经方的效果往往更明显,所以叫经方。陈修园注《十药神书》谓:"余治吐血,诸药不止者,用《金匮》泻心汤百试百效,其效在生大黄之多,以行瘀也"。他说我治疗吐血,人家用什么药都不止,我就给他用《金匮》泻心汤。"百试百效",就是用了好多病人都有效,关键是用生大黄,而且生大黄剂量相对较多。大黄能够行瘀、清热及止血,使得火热邪气往下走,故能泻心中的火热,火热去了,血也就能止了,当然这个病人应该还有便秘症状。张仲景的书写得很简单,实际上在临床上还要结合病人的舌苔与脉象来看。当脉洪大有力、舌尖红而苔黄、大便较干时,这个时候用泻心汤就对了。所以仲景书每读一遍就有一遍的心得,这要反复学,不是说我们学了这一句背得下来就好了,要真正地定下心来,反复去琢磨它,再结合临床,最好还有好的老师来带,这样才会真正地掌握经方的运用。

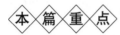

第十二条,"火邪者,桂枝去芍药加蜀漆牡蛎龙骨救逆汤主之。"在疾病过程中,如果发生惊狂、卧起不安这种神志精神方面的病变,可以用这个方剂来治疗,能温心阳,能重镇,能化痰安神。

第十四条,"吐血不止者,柏叶汤主之。"这是治疗虚寒吐血的方法,主要是温中止血,在温中止血的基础上,加了清热止血的药。

第十五条,"下血,先便后血,此远血也,黄土汤主之。"这是脾阳虚寒不能统血而导致的便血,黄土汤体现了刚柔相济的特点,既用温脾阳的药,又用养血止血的药。

第十六条,"下血,先血后便,此近血也。"这是湿热蕴结于大肠的下血,因为离肛门近,所以叫近血,主要是清湿热。用赤小豆当归散。

第十七条,"心气不足,吐血,衄血,泻心汤主之。"泻心汤主要是治疗由于心火旺盛而导致的血热妄行,通过清心,使心火下降来达到止血的目的。

呕吐哕下利病脉证治第十七

本篇是讲呕、吐、哕、下利这些病的病因病机和证治。所谓"呕",是有物有声的,既有声音,又会吐出东西来,称为"呕"。这个"呕",是吐逆之声,往往会"呃、呃"吐出来,所以叫"呕",因声而得名,所以有物有声称为"呕"。"吐"是有物无声的,能吐出东西来,但没有"呃、呃"的声音,这个称为"吐"。还有一种为有声无物,即有声音,但是吐不出来,这个称为"干呕"。临床上呕和吐两者往往是并称的,实际上呕和吐是有区别的。有物有声称为呕,因声而得名,有物无声称为吐,有声无物称为干呕。

还有一种叫"哕","哕"就是呃逆。呃逆是胃气往上逆。最早注解《太素》的人叫杨上善,杨上善是隋代的人,他注解《黄帝内经太素》,那是《内经》的又一个版本。他就说:"哕,气忤也。"所谓气忤,就是气往上逆。"忤",就是忤逆,我们说这个孩子不孝顺,就是忤逆不孝,就是对长辈要反抗。

古书里这个"下利",包括了现在的泄泻,也包括了现在的痢疾。

以上这些病,都是属于胃肠的疾病,所以把它们放在一篇加以论述。这些疾病主要是脾胃的升降失常所致,当然也有一些跟肾阳不足有关。因为肾虚之后,火不能生土,所以脾胃功能也就失常了。还有一些疾病跟肝胆疏泄功能失常也有关系,肝木也可以侵犯脾土。凡是实证、热证,往往从胃治,从阳明治,和胃降逆,通腑祛邪;而属于虚证、寒证的,多从脾治,从太阴治,或兼温肾补火。

夫呕家有痈脓,不可治呕,脓尽自愈。(一)

本条在《外台秘要》引张仲景《伤寒论》作:"夫呕家本有痈脓者,不可疗也,其呕脓尽自愈。"这一条在《外台秘要》,也即是唐代之前的张仲景《伤寒论》版本上讲得更清楚。说明有的病人呕吐,是因为体内长有内痈,内痈我们已经讲过有肺痈、肝痈等。肺痈,类似肺脓疡;肝痈,类似肝脓疡,是内脏里面化脓了。人体会本能地将脓吐出来,所以说"夫呕家有痈脓",就是呕吐的人,由于体内长有内痈,内痈可以化脓,但是这痈脓吐出反而是好事,否则停留在体内,怎么办?它总需要有个出路,所以叫"不可治呕",不能给他治呕,治了反而麻烦。"脓尽自愈",让脓通过呕吐排出体外,脓排光了,自然就不呕了。所以这个病的根本是痈脓,呕无非是疾病过程中由于内痈化脓而出现的一个症状,所以治病必求其本。病本是痈脓,由于内痈化脓,导致了呕吐,因为痈脓毒邪,影响到胃的和降。人的正气要祛邪外出,就要让脓吐出去,吐出去反而是件好事情。如果光治呕,没有考虑到内有痈脓,那么治疗就会犯错,所以"不可治呕,脓尽自愈"。脓通过呕吐排出去后,疾病就会自愈。

本条告诉我们,治病要深思熟虑,病的本在哪里?不要光看到呕就治呕,要考虑其他疾病引起的呕吐。治病求本,这一条能指导我们的临床,开发我们的思路。

先呕却渴者,此为欲解。先渴却呕者,为水停心下,此属饮家。

呕家本渴,今反不渴者,以心下有支饮故也,此属支饮。(二)

这里是三段话。这三段话在《痰饮篇》里也有相似的条文。但《痰饮篇》"先渴却呕"作"先渴后呕"。本条"却"作"再"解。即先有呕吐,再有口渴的症状出现,这是病快要好了。因为呕吐之后,水饮去了。水饮去后,就会感到口渴,所以病为欲解。"先渴却呕者,为水停心下,此属饮家"。如果先有口渴,是由于水饮停于心下,津液不能正常输布,所以口渴。口渴之后,饮水更多,再导致呕吐,属水停心下。这就是饮家,就是水饮造成的呕吐。

"呕家本渴,今反不渴者,以心下有支饮故也,此属支饮"。通过呕吐,水饮可随吐而去,应该口渴。口渴说明水饮已尽去了。水饮为津液不布所造成的,水饮尽去,津液缺少,则为口渴。本来应该渴,现在反而不渴,说明心下的支饮还没完全去,所以说"以心下有支饮故也,此属支饮"。这个病,属于支饮,心下有水饮支撑胀满。按《外台秘要》所载引张仲景《伤寒论》"此证当用小半夏加茯苓汤"治疗。所以这一段条文应该与《痰饮篇》相结合,《痰饮篇》就讲到"小半夏汤主之"。正因为不渴,所以用半夏、生姜。半夏、生姜都是辛温、燥热的,能去水饮。如果口渴,就不能用半夏、生姜这种辛温药,用之则更加温燥伤津。本条内容既然已见于《痰饮篇》,而在本篇复出,是因为在《痰饮篇》着重讨论痰饮之证治,而在本篇着重讨论呕吐之病因。

问曰:病人脉数,数为热,当消谷引食,而反吐者,何也? 师曰:以发其汗,令阳微,膈气虚,脉乃数,数为客热,不能消谷,胃中虚冷故也。脉弦者,虚也,胃气无余,朝食暮吐,变为胃反。寒在于上,医反下之,今脉反弦,故名曰虚。(三)

病人出现数脉,一般情况下,数脉应该是有热。胃热应该"消谷引食",就是饭吃得很多,消化很快,而反而出现呕吐是什么原因呢? 老师说:主要是由于误用了发汗的方法。发汗是伤阳气的,所以"令阳微",使得阳气微弱。阳气微弱,则"膈气虚"。膈气就是胸中的大气,膈气虚弱,出现了数脉。这种数脉,不是真正有热,而是"数为客热"。"客热",也就是虚热或假热,是相对真热而言的。它是一种虚热,由于阳气的不足,而产生了数脉。正因为是虚热,所以"不能消谷",不能吃得很多,不能正常地消化,因为"胃中虚冷故也"。由于误用了发汗的方法,使得胃中的阳气微弱,胃中虚寒,所以产生了呕吐。这一条是借脉象来解释呕吐的病机。

"脉弦者,虚也,胃气无余,朝食暮吐,变为胃反。寒在于上,医反下之,今脉反弦,故名曰虚"。病人脉弦,弦脉属于阴脉,主寒,主虚,所以叫"脉弦者,虚也"。"胃气无余",所谓"无余",就是所剩无几。正因为胃气所剩无几,只剩下一点点了,所以胃气虚后,就不能消化饮食,出现了朝食暮吐,就是早上的饭吃进后,到了晚上全部吐光。食入反出,所以称为"胃反"。得这个病很可怕,属于现代胃癌之类,但古代就称为胃反。胃反的症状是什么?就是朝食暮吐,暮食朝吐,一点都不能停留在胃,全部反出来,所以叫"食入反出","变为胃反"。为什么胃反?就因为"胃气无余",就是胃气虚寒到极点了。这当然跟医生的误治有关系,所以说"寒在于上,医反下之"。"寒在于上",这个"上",指的是"胃";"医反下之",这个"下",有两种理解:一是攻下,用苦寒耗气药攻下,二是攻下大肠,大肠属于下。"今脉反弦",现在出现了弦而无力的、虚弦的脉象,是属于虚寒性的脉象,"故名曰虚"。仲景提出"胃反"这种疾病,是胃气虚寒所造成的。现在对一些胃反疾病,给予补胃气法,用四君子汤加减或者吃点人参之类的补气药物,症状就会好转。虽然是肿瘤,也会有好转。现代医学也做了不少实验,认为四君子汤对肿瘤细胞有抑制作用,调节人的免疫功能,增强抵抗力。当然古人不知道肿瘤,就称之为"胃反"。

269

寸口脉微而数,微则无气,无气则营虚,营虚则血不足,血不足则胸中冷。(四)

"寸口脉微而数",这个数并不是真正有热,而是客热。客热就是假热、虚热。主要关键是在这个"微"字上,"微而数"就是阳气不足。这种数是一种虚热,阳气虚弱的一种发热,所以"微则无气"。脉微说明气不足,也就是气虚了。"无气则营虚",气虚就会营虚,因为营要靠气的供养,而无气就会产生营虚。营虚就是血不足。本来气虚,再加上营虚,气血两虚,所以产生了胸中的寒冷。本条叙述了反胃往往就是气血俱虚。本条是连着上一条而来的。上一条讲的是反胃,所以这一条也是论述反胃的。反胃往往是气血俱虚,当然首先是胃气虚,胃气虚后也就营血不足了。

趺阳脉浮而涩,浮则为虚,涩则伤脾,脾伤则不磨,朝食暮吐,暮食朝吐,宿谷不化,名曰胃反。脉紧而涩,其病难治。(五)

"趺阳脉"是指脚背上的冲阳脉,"脉浮而涩"。趺阳脉是候胃气的,现在有胃反,胃虚气往上逆,胃气不降,在脉象上也表现出一种往上浮的感觉,所以脉浮。"浮则为虚","虚",是指胃气虚。由于胃气虚后,胃气才往上逆。"涩",就是脾阴受伤。脾阴受伤后,脾不健运,所以叫"涩则伤脾"。现在胃气虚了,脾阴也虚了,"脾伤则不磨"。所谓"不磨",就是脾胃伤后不能腐熟、消化水谷,导致了"朝食暮吐,暮食朝吐"。早上吃的饭,到晚上吐出来;晚上吃的饭,到第二天早上吐出来。"宿谷不化",就是隔了一晚上的饮食没有消化,这个病就叫胃反。"脉紧而涩",也就是说如果脾胃虚寒很严重的话,病就很难治。因脉紧主寒,脉涩主阴津不足,所以胃中虚寒又津伤,到了阴阳两虚的程度。温阳就会伤阴,滋阴就会伤阳,所以说"其病难治"。胃反病,到一定的程度,确实是很难治的。到了后来,一是呕吐,什么东西都吃不下,再一个就是大便很干燥,像羊屎一样,一粒一粒,很小很干,治疗就很困难。

病人欲吐者,不可下之。(六)

有的病人想吐,比如说东西吃得太多了想吐,说明病邪不是在肠,而是在胃脘之上。正因为病邪在胃的上脘,正气有驱邪外出之势,邪正相争,如果能涌吐而出,那这个病反而就好了。如果用攻下的话,逆其病势,反而使得正虚而邪深入。所谓邪深入,古人称之为"邪陷"、"内陷"。我们学《伤寒论》也好,或者看一些注家注解《伤寒论》,称什么什么为"……内陷"。什么是内陷?我过去也看不懂,后来思考了很久,内陷就是病邪深入,往里去,等于掉入了一个泥坑,慢慢地陷进去,就是说这个病越来越深。病人要吐,就应该因势利导,能够吐出是好事情,不要攻下。如果饮食积滞在肠,确实在下部,可以用攻下。现在病邪在上脘,吐是祛邪外出的一种手段,就应该让他吐,而不应该下。下之,则伤其正气,使得正虚邪陷。

哕而腹满,视其前后,知何部不利,利之即愈。(七)

"哕",就是呃逆。有的人胃气上逆,老是呃逆,而且还有腹部胀满的感觉。医生就应该"视其前后",就是要了解前后阴大小便的情况。因为腹满往往多见于两种情况:一种是水湿潴留于膀胱,造成腹满;还有一种是宿食,就是饮食积滞留在大肠,没有排出去。所以通过"视其前后,知何部不利",知道是小便不通畅,还是大便不通畅。医生就要明确诊断,应该给予利小便,或是通大便。"利之即愈",通过利小便或者通大便。只要用通利的方法,腹满就可痊愈,哕逆亦可自行缓解。

本条论述了呃逆实证的辨证。小便不通可以造成腹满,大便不通亦可造成腹满。如果小便不通,水湿在膀胱,可予利水;如果宿食在大肠,可予通利大便,攻其宿食,利之即愈。通过通大便或者利小便,腹满可以好转,呃逆也可好转。因为六腑以通为用,腑气通了,胃气也就下降了。当然,这仅限于实证,虚证是不能用的。

呕而胸满者,茱萸汤主之。(八)

茱萸汤方:

吴茱萸一升　人参三两　生姜六两　大枣十二枚

上四味,以水五升,煮取三升,温服七合,日三服。

茱萸汤在《伤寒论》称为"吴茱萸汤",在《金匮》就简略了,没有"吴"字,称为"茱萸汤"。本条讲胃虚寒凝所造成的呕吐。"呕而胸满",呕是胃气上逆,源由胃阳不足。阴寒上乘,胸阳不振,所以胸满。茱萸汤是用吴茱萸作君药,能温中散寒降逆,所以能治呕吐。本方用吴茱萸配伍生姜,而且生姜剂量大,用了六两。一般在仲景方里,生姜常用三两。此处生姜用于降逆止呕,剂量加大到六两,重用来降逆止呕,而且又可散寒。为什么胃有寒?关键在于胃气虚,所以又用了人参、大枣补中益气。

干呕,吐涎沫,头痛者,茱萸汤主之。(九)

在《伤寒论》里也有这一条文。干呕就是有声而无物,想呕但呕不出来,有时候又可吐出一些涎沫,而且还有头痛。这就是肝胃虚寒,不光是胃有寒,肝经也有寒。因为厥阴肝经跟督脉交会于巅顶,肝寒上逆,所以产生了头痛。胃气虚寒上逆,所以干呕、吐涎沫。肝寒加胃寒上逆,故产生了干呕、吐涎沫、头痛,所以用茱萸汤来治疗。茱萸汤既能入胃经,又能入肝经。吴茱萸大辛大热,入肝胃经,能暖肝散寒,且能温中下气,所以本证还是用茱萸汤来治疗。上一条是针对胃中的虚寒,本条是针对肝胃的虚寒,都可以用茱萸汤来治疗,这称为"异病同治"。正因为吴茱萸既可温胃散寒,又可暖肝散寒、降逆下气,所以对这两条的症状均可治之。

呕而肠鸣,心下痞者,半夏泻心汤主之。(十)

半夏泻心汤方:

半夏半升(洗)　黄芩三两　干姜三两　人参三两　黄连一两　大枣十二枚　甘草三两(炙)

上七味,以水一斗,煮取六升,去滓,再煮取三升,温服一升,日三服。

本条症状,上面可见到呕吐,有声有物谓之呕,下面可听到肠子鸣响,有肠鸣音,而在中间胃里,即心下有痞满的感觉,是胀胀的、闭塞的感觉。上有呕吐,下有肠鸣,中有痞满,治疗上就是"上下交病治其中"。治中就是治胃,关键在于中焦升降失常,所以中间痞满,上有呕吐,下有肠鸣或下利(在《伤寒论》里还有下利症状)。所以叫"上下交病治其中",就是治胃。把胃的升清降浊功能恢复了,症状就会好转,所以用半夏泻心汤。泻心就是泻胃、泻心下的疾病。亦即把心下的疾病排除,故叫泻心,实际上就是泻胃。本方是由三组药物组成:半夏、干姜是一组,黄芩、黄连是一组,人参、甘草、大枣是一组。历代

271

注解《伤寒论》《金匮要略》的注家都认为，这是寒热互结在中焦，所以产生了心下痞，又导致了升降失常，胃气上逆则呕，脾不能健运则肠鸣。要把中焦寒热互结之邪祛除，这里的"寒"，实际上是一种寒湿邪气，指的是阴邪、寒湿之气，所以用干姜、半夏。干姜、半夏两味药，是温中、祛寒湿的。因为有热，所以用黄芩、黄连清热。针对寒热互结，两组药一组祛寒湿，一组清热，而且黄芩、黄连也能祛湿，这类病人的舌苔往往都比较偏厚腻。但是中焦为什么会寒热互结呢？关键还在于胃气虚，所以用了人参、甘草、大枣。因"邪之所凑，其气必虚"。本方按照《方剂学》的分类，属于和解剂，称为"调和肠胃"、"调和寒热"。因为它既有热药，又有凉药，既有祛邪药，又有补气药，所以称之为"和"。"寒热并用谓之和，补泻合剂谓之和"，这就是和解剂的定义。如果病人以湿热为主，胃气不太虚，临床上可以去掉人参、甘草、大枣。

我20岁学医时，有位老先生对我很关心，他把其珍藏的一部书《张聿青医案》给我学。张聿青是清代末年江苏无锡的一位名医。这部医案老先生保存得很好。老先生知道我喜欢学医，就把《张聿青医案》借给我看。《张聿青医案》治疗湿温证，往往就是用四味药：半夏、干姜、黄芩、黄连。因为湿温证，湿为阴邪，热为阳邪，湿热合在一起，光祛湿不行，光清热也不行。湿热在体内，影响中焦脾胃的升降，往往心下痞满，饭吃不下，胸闷，舌苔腻而黄，所以用半夏、干姜、黄芩、黄连这些药物。我看了以后，有点启发，但是还是不太敢用。后来在农村当医生的时候，有个病人跑来门诊，诉心下有块，胀胀的，很硬。我想，这个可能就是心下痞。病人舌苔虽然有点黄，但是舌苔不干燥，是水滑的，上面口水很多。我考虑是寒热互结在中焦，就用这四味药：半夏、干姜、黄芩、黄连，再配伍理气药物，如枳壳、厚朴之类。结果服了三剂，心下痞就消失了，就觉得心下不硬了。这些都是古人的经验，我们刚学医的时候，就知道寒病用热药，热病用寒药，想不到寒药与热药如何结合运用。这要等到你学习到一定程度，才会运用。当然也要好好考虑寒热两方面的因素。湿为阴邪，热为阳邪，湿和热合在一起，就是寒热互结，所以这四味药就是针对寒热互结、湿热病邪的。对于湿温病，后世医家治得比较好，也是脱胎于张仲景，慢慢地再加入了他们的一些经验。

干呕而利者，黄芩加半夏生姜汤主之。（十一）

黄芩加半夏生姜汤方：

黄芩三两　甘草二两（炙）　芍药二两　半夏半升　生姜三两　大枣十二枚

上六味，以水一斗，煮取三升，去滓，温服一升，日再夜一服。

上部见到干呕，即呕而无物，又见到下利，说明胃肠俱病。下利是热迫大肠所致的,所以用黄芩;热扰于胃,则干呕。这个病的重点是在大肠,以下利为主症,所以病人往往还有腹痛、舌苔黄。正因为是热利,所以用黄芩汤。黄芩汤是黄芩、芍药、甘草、大枣,而且重用黄芩清大肠热。黄芩有两种,"枯泻肺火,子清大肠"(《药性歌括四百味》)。一种称为"枯芩",枯芩的中间有点空,主要能清肺热;而"子芩",很结实,中间是不空的,主要是清大肠热。本方重用黄芩清大肠热,清热、祛湿、止利。仲景省略了症状,实际上有腹痛。因为热利有腹痛,所以用了芍药、甘草缓急止痛,大枣调和诸药。还有干呕,所以配伍了半夏、生姜。半夏、生姜就是小半夏汤,治疗胃气上逆的呕吐。本方实际上是黄芩汤加小半夏汤,治疗干呕而利。关键还是在利,兼有干呕,所以用黄芩汤加了半夏、生姜。

诸呕吐,谷不得下者,小半夏汤主之。(十二)

"诸呕吐",就是各种各样的呕吐,也就是多种呕吐。说明小半夏汤治疗的范围很广。凡是呕吐,都可以考虑用小半夏汤。"谷不得下",就是胃气上逆,吃不下水谷。各种呕吐,都是由胃气上逆而造成的,都可以用小半夏汤来治疗。因为半夏是阳明经的降药,具有降逆作用。从这一条仲景原文,我们可以悟出,各种呕吐都可以适当地加半夏、生姜。半夏、生姜止呕效果相当好。在《千金方》里就讲到:"凡呕者,多食生姜,此是呕家圣药。"2004 年 4 月,我去了澳大利亚。在澳大利亚可以乘潜艇看海下的生物。但由于海浪,潜艇常常动摇,很多人都有呕吐。当地有药给大家吃,可以止呕。后来我吃了,这个药就是生姜。当地人是用生姜制成止呕药。所以各种呕吐,由于胃气上逆造成的,都可以用半夏、生姜,临床上比较多用。张仲景止呕,往往没有离开这两味药。很多止呕的方剂,都有这两味药。

呕吐而病在膈上,后思水者解,急与之。思水者,猪苓散主之。(十三)

猪苓散方:

猪苓 茯苓 白术各等分

上三味,杵为散,饮服方寸匕,日三服。

病人呕吐有声有物,这个病是在膈上,也就是说膈上有水饮。正因为胸膈之上有水饮停留,所以导致了呕吐。呕吐完后,"思水者解"。呕吐完后,想喝水,说明病有欲解之势。本篇第二条"先呕却渴者,此为欲解"。先是呕吐,呕吐完后觉得渴,说明水饮通过呕吐排出了。所以饮去后,就想喝水,这是病解的表现。"急与之",就是赶快给其喝水。但是有些人喝水,不知道注意,又拼命喝得很多。喝得多后,又有水饮停在膈上,所以说"思水者,猪苓散主之"。如果想喝水,喝得多,因为本有水饮病,虽然水饮刚去,但又大量喝水后,水化不掉。旧饮刚去,新饮又停留在膈上,所以用猪苓散来治疗。

273

猪苓散就用三味药,猪苓、茯苓、白术。猪苓散和五苓散差不多,就是五苓散多加了桂枝、泽泻。为什么用这三味药?我考虑了饮在膈上,膈的位置比较高,所以不需要用泽泻利下焦之水,因为泽泻主要利下焦,茯苓、猪苓是利中焦以上的水湿,也不用桂枝温下焦膀胱之气化。这也说明病人的水饮确实是在上面,没有小便不利的情况,所以用猪苓散三味药就可以了。这些见解书上是没有的,是我自己悟出的。猪苓散和五苓散差不多,为什么不用桂枝、泽泻,因为病在膈上。它给你点明了病的部位比较高,所以不用泽泻利下焦之水,也不用桂枝温下焦膀胱之气。病位不在膀胱,在胸膈之上。

呕而脉弱,小便复利,身有微热,见厥者,难治,四逆汤主之。(十四)

四逆汤方:

附子(生用)一枚　干姜一两半　甘草二两(炙)

上三味,以水三升,煮取一升二合,去滓,分温再服。强人可大附子一枚,干姜三两。

病人呕吐,但是脉象很弱,这个"脉弱"是虚寒证的表现。"小便复利",就是小便很通畅,说明这个呕不是水饮造成的。刚才讲了很多呕都是水饮所致,本条病呕却与水饮无关。小便很正常,很通畅,但是"身有微热,见厥者,难治"。这个病为什么难治呢?因为它有厥。脉弱再加上四肢的厥冷,往往是阴盛阳虚。阴寒太盛,阳气太虚。这个呕吐是由于阴盛阳虚,火不生土,造成脾胃阳气也虚,所以要呕吐,实际上是属于少阴病。"身有微热",说明阴寒太盛,阳气太虚,虚阳有浮越之势,所以仲景认为这个病"难治"。当然"难治"并不等于不可治,所以下面说"四逆汤主之"。如果碰到这种病,难治是难治,但是还有救,用四逆汤来治疗。

四逆汤就是附子、干姜、甘草三味药,主要是温肾阳,还能温脾阳。干姜入脾,附子入肾,实际上就是脾肾双补。四逆汤方后还有一句,"强人可大附子一枚,干姜三两",就是说身体强壮的人,附子可以改成大附子。附子一枚和大附子一枚,剂量上可能就相差比较大了,大附子可能有普通附子两枚那么大了。干姜本来一两半,剂量加倍为三两,实际上这个方如果为大附子一枚、干姜三两,就是通脉四逆汤。通脉四逆汤就是治疗阴盛格阳于外。在仲景《伤寒论》里云:"身反不恶寒,其人面色赤。""身反不恶寒",实际上就是本条的"身有微热",意思差不多。一般来说,阴盛阳虚应该怕冷,现在病人反而怕热,说明他有发热。为什么发热?因为虚阳外越,这个病就比较严重,叫阴盛格阳。阴寒太盛,格阳于外,故"身有微热"。如果"其人面色赤",则称为"戴阳"。一般来说,阳虚脸不会红。阳虚脸还红红的,就是阴寒盛于下,而阳气浮越于上,称之为"戴阳"。这种病反而难治,而且到了这种程度,脉象不光是弱的问题。这里的"脉弱",相当于"少阴之为病,脉微细,但欲寐"的"脉微细"。真正到了"身有微热"、"面色赤",会出现"脉微欲绝",脉很微弱,甚至按不到,那么就用通脉四逆汤,也就是大附子一枚、干姜三两这个处方。这是张仲景根据病邪轻重的不同来进行治疗。

呕而发热者,小柴胡汤主之。(十五)

小柴胡汤方:

柴胡半斤　黄芩三两　人参三两　甘草三两　半夏半斤　生姜三两　大枣十二枚

上七味,以水一斗二升,煮取六升,去滓,再煎取三升,温服一升,日三服。

本条主要是病在少阳,病在胆,胆热犯胃,所以"呕而发热"。治疗用小柴胡汤。正因为仲景讲了,是治疗"呕而发热",所以我们仔细看一下小柴胡汤方中,柴胡和半夏的量比较大,柴胡半斤,半夏半斤。呕吐用半夏止呕,发热以柴胡退热,所以"呕而发热者,小柴胡汤主之"。柴胡、半夏剂量特别大,主要用来和解、退热、止呕,所以说方剂的剂量是很有讲究的。我们通过一次次的学习,比如说《方剂学》讲到小柴胡汤,《伤寒论》《金匮》也讲到小柴胡汤,可以一次比一次加深对处方的理解。有些人攻击中医,认为那么多课程好像是重复的,我认为必要的重复还是应该的。必要的多次重复后,就容易记住,而且加深理解,每一条条文之间有其连贯性。"呕而发热",是小柴胡汤的主症,实际上还有其他的症状,比如口苦、咽干、胸胁苦满、脉弦等都有可能出现。这里就是把两个最主要的症状"呕而发热"给点了出来。

本方中柴胡配黄芩体现了解表清热来治疗发热,半夏配生姜和胃降逆止呕,因为胆热犯胃而致呕吐,所以用半夏、生姜和胃降逆止呕。再用人参、甘草、大枣,为什么要用这三味补药?发热呕吐,用了补药之后有什么用处呢?主要是通过扶正,使得机体更好地祛邪。因为病在少阳,往往是体质比较差的人才会得这种病。一开始得病,往往是太阳病,太阳主表。如果是体质好、阳热盛的人,就会传到阳明,就是从表证到里证。而体质相对差的、气虚血弱的人,不容易化热,不容易一下子传到阳明,就到了半表半里,到了少阳。

张仲景在《伤寒论》里讲到"血弱气尽,腠理开",所以治疗少阳证,往往要用一些扶正气的药物。少阳是枢机,好像门一样,可以开进开出,往外可以出表,即转出太阳经而解。如服用小柴胡汤后,体质增强了,胆热清了,就可以汗出而解。反过来,可以深入到里,传到阳明经,也可以传到太阴经,这就叫"实则阳明,虚则太阴"。体质健壮的人,偏于阳热重,可以化热到阳明;体质差的人,则寒化入太阴。所以要用人参、甘草、大枣,防止病邪入里,入于太阴,而且通过扶正,可以使病邪往外而出。

275

本条跟上面第十四条，都有呕、身有热，所不同者，小柴胡汤治"发热"，四逆汤治"身有微热"。小柴胡汤证主要是枢机不和，病在少阳；四逆汤证是阴盛格阳于外，阴盛阳虚。本条的"发热"是真热，上一条的"微热"是假热。张仲景怕后人将这两条混淆，所以把这两条放在一起加以鉴别。古书上的条文排列是有一定道理的，上一条是"呕有微热"，本条是"呕而发热"，放在一起加以鉴别。本条没有"厥"，上一条是有"厥"的。虽然都有呕、身有热，然一则无厥，一则有厥，以此加以鉴别，作为辨证的依据。

陈修园《金匮要略浅注》云："此与上节，为一阴一阳之对子，少阴厥而热微，宜回其始绝之阳；少阳不厥而发热，宜清其游行之火。""游行之火"，即少阳相火。为什么叫"游行之火"？因少阳为枢机，故相火可以向外，也可以向里，方向不定。所以少阳证要及时治好，否则就恐深入于里。

胃反呕吐者，大半夏汤主之。《千金》云：治胃反不受食，食入即吐。《外台》云：治呕，心下痞鞕者。（十六）

大半夏汤方：

半夏二升（洗完用） 人参三两 白蜜一升

上三味，以水一斗二升，和蜜扬之二百四十遍，煮取二升半，温服一升，余分再服。

本条条文边上有小字：《千金》云：治胃反不受食，食入即吐。《外台》云：治呕，心下痞鞕者。应该与条文结合起来看。大半夏汤是治疗胃反不能饮食，吃进就呕吐，而且心下（胃脘）痞鞕。这主要是胃气虚寒。本篇前面第三、四、五条讲到了虚寒的胃反，但都是讲脉象，没有讲方剂，都是用脉象来讲病机，这第十六条是真正地补治法方剂。胃反的主要症状是朝食暮吐，暮食朝吐，宿谷不化，病机是中焦虚寒，不能腐熟水谷，所以食谷不下而呕吐。病情严重的，心下痞鞕，大便燥结如羊屎，相当于现代医学的胃癌、食道癌，都属于胃反的范畴。大半夏汤是治疗胃反呕吐的主方，重用半夏来降逆、止呕、开结，而且根据现代医学分析，半夏对肿瘤细胞有杀伤作用，就是半夏的散结作用。而且重用半夏，用生半夏，洗洗就用。小半夏汤用半夏一升，大半夏汤用半夏二升，说明剂量大。小柴胡汤证也有呕吐，也就用了半斤，而本方用了二升，剂量大，说明要让胃反者不呕吐，关键在于降逆，要重用半夏。但是光降逆止呕不行，主要是胃气虚，所以加用人参。人参是补胃气的，调节机体的免疫功能。再加白蜜和胃、补虚，而且白蜜还能通大便。因为胃反呕吐的病人，大便往往是燥结的，像羊屎，所以用白蜜可以通大便。

怎么煎服呢？就是用水一斗二升，和蜜一升，加起来就是一斗三升，水和蜜加起来，"和蜜扬之二百四十遍"，就是要充分地搅匀，再一起煎药，就是在

276

蜜水中煎半夏、人参，而且要久煎，时间要久。为什么这么说呢？因为水是一斗二升，再加白蜜一升，一共是一斗三升。一斗三升煎煮后，仅剩二升半，也就是说要煎掉十三分之十的蜜水，所以煎煮时间要长。我考虑现在用大半夏汤为什么疗效不好，可能就是没有按照古代的那种用法。现在一般用半夏3钱，剂量很少，不敢多用，更不敢用生半夏，而且白蜜也是煎好后加一点，这些用法都是不对的。所以古代煎服法肯定有它的道理，现在有些方剂疗效差，可能煎服法没有遵循古代用法的缘故。一定要将水和蜜充分地搅匀，与药同煎，而且要久煎。煎煮时间要长，而且要重用半夏。只有这样，才能起到降逆、和胃、补气、润燥的作用，才能治疗胃反呕吐。

下面学一则医案。这则医案来自于明代李中梓的《医宗必读》。李中梓，又叫李士材，是上海松江人。古代松江很大，是府，而上海是县，府是管县的。古代上海是个很小的地方，后来到了清末才慢慢地扩大起来。李士材当过官，而且中医的学问做得很好。

"邑宰张孟端夫人，忧怒之余，得食辄噎，胸中隐隐作痛，余诊之曰：脉紧且滑，痰在上脘，用二陈加姜汁、竹沥。长公伯元曰：半夏燥乎？余曰：湿痰满中，非此不治。遂用四剂，病尚不减，改用大半夏汤，服四帖，胸痛乃止，又四帖，而噎亦减，服二十剂而安。若泥半夏为燥，而以它药代之，其能愈乎！惟痰不盛形不肥者，不宜予也。"

食已即吐者，大黄甘草汤主之。《外台》方：又治吐水。（十七）

大黄甘草汤方：

大黄四两　甘草一两

上二味，以水三升，煮取一升，分温再服。

本条讲述因胃肠实热而致的呕吐。"食已即吐"，就是饭吃下去后，马上全部都吐出来了。吃完饭后，饮食到了胃里，马上就全部吐出来了，主要是由于胃肠有热，腑气不通。六腑以通为用，现在大肠传导受阻，大便不通，阳明实热反往上冲，所以"食已即吐"。大黄甘草汤很简单，就一味大黄，一味甘草。大黄能清肠胃实热，通大便，甘草和胃气，使泻下而不伤正。肠道通了，实热清了，那么"食已即吐"就能得以缓解。

我举个病案给大家听听。罗姓小男孩，4岁，1986年8月5日初诊。长期便秘，出生后一直便秘到4岁。经常是3、4天一次大便，一定要用开塞露塞肛，大便才得以下，而且经常鼻衄，饭吃不多。孩子的父亲跟我是中学时代同窗好友，邀请我去看看。我到他家时，小孩已经4天没解大便，舌苔黄，舌质红，辨证里有热象，但我考虑长期便秘，又是小孩，所以清热之药不敢轻易使用，没有立即开处方。中午一起吃饭，小孩吃完饭后，刚离开饭桌3～5分钟，马上将饭菜全部吐出来了。我马上记起《金匮》有云："食已即吐者,大黄甘草汤主之。"所以要经常背条文,不背就记不住。当时我经常看《金匮》,正好脑子中有这一条条文,而且以前我都没有用过,就那天用上了。做医生,有的病几分钟就能辨证出来,有的病就是真的无法辨证。要辨证就要和病人在一起,所以我觉得那天的饭吃得还真值得。如果我不吃饭,就算开了处方,可能还不对证。可能开了清热的药物,药物很多可能还没有用。我和小孩在一起吃了饭,小孩吃了饭走了走,就全吐光了。我想,这就是"食已即吐者,大黄甘草汤主之"。我马上去开了处方,就两味药,大黄二钱,甘草一钱半。小孩父亲去买药,很便宜,才一角二分钱。配完药物后,马上就煎了吃,大概是下午2点钟左右。至3点钟左右,小孩自己就拿了痰盂去解大便。我就开了两付药,下午2点钟服完药,3点钟大便就通畅了,也没有痛,没有用药物塞肛。因为我有事要离开嘉兴,嘱咐两付药吃完后,再服另一个处方。因为攻下药不能常吃,然后就叫小孩吃增液汤加味(玄参、麦冬、生地)。

吴鞠通曾云:"以补药之体,作泻药之用。"增液汤是补药,但是它起到泻药的作用,因为它能润肠通便。用了玄参、麦冬、生地,再加麻仁、杏仁(麻仁丸里就有麻仁、杏仁)能润肠,再加紫菀、枇杷叶。这个方子蛮有趣。为什么要加紫菀、枇杷叶?叶天士《临证指南医案》治疗大便不通,他认为要开肺气,因为肺与大肠相表里。紫菀是降气的,枇杷叶也是降气的,肺气一降,大便就通。有养阴的药,有润燥的药,有降肺气的药,大便肯定就通了。我就用此方再给他吃了五剂。吃了以后,到了8月25日,他父亲再来找我,说吃了此方后,大便一直正常,也没有其他的不适症状。后来我就叫他再原方继续吃,就加了一味栝蒌,栝蒌也能润肠。现在小孩子已经工作了。

这个病案,我很有感触。第一次"食已即吐",用大黄甘草汤,两味药,一角二分钱。第二次,我就用叶天士治疗温病的方法。所以中医书籍,我们都要记在心中,该用温病方就用温病方,该用伤寒方就用伤寒方。大黄甘草汤,不能永远服用下去,何况小孩子的体质也不宜长服。然后就给他吃增液汤。增液汤"以补药之体,作泻药之用",吴鞠通称之为"增水行舟"。舟即是船,比喻肠道中的大便,为什么大便不通?就是由于津液不够,水分不够。那么就要增加水,就像小河里的船开不动了,搁浅了,只要河水多了,船就可以开了。大便不通,就是津液不足,有内热,就要养阴生津,大便就通畅了,所以用增液汤。麻仁、杏仁,是根据脾约证之麻仁丸中用麻仁、杏仁,主要治脾阴不足;用紫菀、枇杷叶是根据温病学家的理论,肺与大肠相表里,肺气通了,腑气也就通了,大便就能够畅行。

我再讲个小故事,北宋的太师蔡京,患便秘,大便数日不通。当时有个名医叫史载之,给蔡京诊完病后,对其说:"你给我一文钱。"史载之就拿着这一文钱去买药给蔡京吃。这味药就是紫菀,入肺经,降肺气,而肺与大肠相表里。所以蔡京吃了药以后,大便居然通畅了。

这里讲了我对大黄甘草汤运用的一点体会。我认为看病要反复琢磨,而且最好要跟病人生活在一起,比如一起吃顿饭,也有好处。如果那天我不吃饭,就开不出大黄甘草汤。张仲景就在《伤寒论》序言中批评了当时的一些医生,按脉按了一会儿就算好了,看病不负责任,"怪当今居世之士,曾不留神医药,精究方术……但竞逐荣势,企踵权豪,孜孜汲汲,惟名利是务"。张仲景认为,学医一定要"勤求古训,博采众方",才能"上以疗君亲之疾,下以救贫厄之贱,中以保身长全,以养其生",所以学医对社会、对自己都是很好的事情。

比如学医后,可以给父母亲保健养生,因为父母年纪大了,疾病越来越多,超过 60 岁以后是一年不如一年,超过 70 岁以后是一月不如一月,超过 80 岁以后是一天不如一天。情况确实是这样,古人称年纪大了为"风中残烛",就像是风中的一根蜡烛,看看是蛮好的,能点亮,但是一有动静,一阵风来了蜡烛就灭了。自己学医学好了,就可以给家人父母亲治病,也不需要有小毛病就得去医院挂号求人看病。医院的医生不是个个负责任的,而且以后包括你的先生或太太、孩子都受到你的好处,至少小孩得病了,不用一天到晚抱着上医院。

现在的孩子都是宝贝,得了一个病,就马上送医院。如果你自己知道,就可以自己给他治疗。我孩子的病就是我自己治疗的。我女儿读幼稚园的时候,得了败血症,很严重,当时就送到浙江省儿童医院住院。医院儿科主任跟我关系不错,他说:你把孩子送到我这里,你就放心吧。但高热一直不退,物理降温用了,什么抗生素都用了,治疗十余天都没有用。后来儿科主任跟我商量说,医院用西药,叫我用中药,一起用。我想这样也好,也是个办法。结果我仔细辨证,孩子舌尖很红,小便不畅通,而且小便化验有细菌,所以就开了导赤散,生地、木通、生甘草、淡竹叶,再加泻心汤,即黄芩、黄连、大黄等清热解毒,吃下去后,居然几付药热就退了。当然我没有抹杀西医的功劳,他们也配合使用抗生素,输液二十多天。我开的中药吃了十六天,女儿病愈出院了。如果光是靠西医也不行,西医也有束手无策的时候。中医有中医的长处,西医有西医的长处,必要的时候要中西医互相配合。如果我不懂中医,那就是束手待毙,学医就是要学好,祖国医学是个宝库,有时候不起眼的东西,照样能治好大病。

刚才我讲到大黄甘草汤,一角二分钱,就两付药,病就治好了。还有一个病人跑到我家里来,他的孩子刚出生没几天,肚子胀胀的,全身皮肤都发黄,而且肚脐眼处发炎。西医认为是败血症,小孩住在儿童医院隔离病房也不让看。后来他跟我商量怎么办?医者意也,我想怎么会全身都发黄,小孩肚子胀大,我估计是其母亲营养太好。因为现在对产妇都是太好了,营养高的厚味吃得太多了,然后奶水中就有湿热之气到了孩子的身上。孩子受了湿热之气,肚子胀胀的,身上皮肤都发黄。又是大夏天,夏天湿热重,加上母体奶水中的湿热,家里老人希望产妇恢复快,拼命给她吃得好,实际上也会伤及孩子。然后我说,我就想这么一个主意,你们就用两样食品即冬瓜、萝卜,把冬瓜、萝卜煮汤,放在奶瓶里,带到医院里给孩子吃,奶水就不要吃了,就吃冬瓜、萝卜的汤。因为冬瓜能祛湿热,萝卜是消导的。孩子吃了几天,病居然就好了,出院了。所以有的时候,我们不一定非得要用药,可能用药越用越坏。我们用中医的思路来考虑,因为夏天有湿热,再加现在对产妇照顾周到,营养太多,以致奶水太油腻,湿热太重,小孩脏腑娇嫩承受不了。湿热积滞在体内,导致发黄,跟大人发黄的机制是一样的。但是小孩才出生几天,不适合吃药,所以用冬瓜、萝卜作食疗,可见中医确实很神奇。

胃反,吐而渴欲饮水者,茯苓泽泻汤主之。(十八)

茯苓泽泻汤方《外台》云:治消渴脉绝,胃反吐食之,有小麦一升。

茯苓半斤　泽泻四两　甘草二两　桂枝二两　白术三两　生姜四两

上六味,以水一斗,煮取三升,内泽泻,再煮取二升半,温服八合,日三服。

本条所谓的"胃反",并不是宿食不化、朝食暮吐、暮食朝吐的胃反,而是由于水饮造成的反复的呕吐。"吐而渴欲饮水",呕吐并且口渴想喝水,主要是胃中有水饮,造成胃气上逆,所以呕吐;饮停不化,津液不能正常输布,所以口渴欲饮水。如此,愈吐愈渴,愈饮愈吐。因此须从脾论治,恢复其运化水湿、输布津液之功能,所以就用茯苓泽泻汤。

这个方剂里包含了苓桂术甘汤和泽泻汤,茯苓、桂枝、白术、甘草,再加了泽泻、生姜。苓桂术甘汤是仲景治疗中焦水饮的方剂,"病痰饮者,当以温药和之","心下有痰饮,胸胁支满,目眩,苓桂术甘汤主之"。泽泻配白术升清降浊,白术升脾气,泽泻降水气,通过升降结合来消除水饮,相当于我们在前面学过的治疗"心下有支饮,其人苦冒眩"的泽泻汤。还有大量的生姜,散饮降逆止吐。以方测证,说明这个呕吐是由于中焦水饮造成的,中焦脾阳不足不能转输津液,所以"渴欲饮水",饮得多吐得也多,反复地吐,故曰"胃反"。本条的"胃反"与脾胃阳虚造成的宿食不化、朝食暮吐、暮食朝吐的胃反是有本质区别的。

本条病证与五苓散主治的"渴欲饮水,水入则吐"的水逆证有所相似,两者的区别在于,五苓散关键在于膀胱气化不利,以小便不利为主症;而茯苓泽泻汤关键在于胃中有停饮,中阳不运,以呕吐、口渴为主症。所以在方剂的配伍上,五苓散偏于通利小便,而茯苓泽泻汤偏于温胃化饮止呕。

吐后,渴欲得水而贪饮者,文蛤汤主之。兼主微风,脉紧,头痛。(十九)

文蛤汤方:

文蛤五两　麻黄三两　甘草三两　生姜三两　石膏五两　杏仁五十枚
大枣十二枚

上七味,以水六升,煮取二升,温服一升,汗出即愈。

历代注家对本条认识不一,争议很大。我按照自己的理解给大家讲解:呕吐后伤津、有里热,所以"渴欲得水而贪饮",但未导致水饮内停。又兼轻微的风寒表证,故曰"微风",症见"脉紧,头痛"。本条既有津伤里热之"渴欲得水而贪饮",又有外感风寒之"脉紧,头痛",病有兼症,故兼而治之。方以文蛤为君,文蛤即海蛤有花纹者。文蛤咸寒,清热生津止渴,本书《消渴篇》第六条亦记载文蛤治疗"渴欲饮水不止"。配合石膏清热生津。两药剂量相当,重用至五两,因为本条的主症是"渴欲得水而贪饮"。再配合麻黄、杏仁、甘草祛风散寒,相当于三拗汤,足以抵御"微风"。又用生姜、大枣调和营卫,以助祛除风寒邪气。本条条文说明病有兼症可以兼而治之。关键在于分清主次,重用主药来治疗主症。

干呕,吐逆,吐涎沫,半夏干姜散主之。(二十)

半夏干姜散方:

半夏　干姜等分

上二味,杵为散,取方寸匕,浆水一升半,煮取七合,顿服之。

"干呕,吐逆,吐涎沫",即呕吐有声无物,胃气上逆,有时吐出涎沫,为中阳不足兼有寒饮所致。方用半夏干姜散,即以半夏、干姜为散,温中散寒、化饮止呕。本方即小半夏汤以生姜易干姜而成,干姜温中散寒的作用较大,说明病因还是中焦有寒。散剂"取方寸匕",相当于现在的 2 克左右,用"浆水一升半,煮取七合",浆水就是米浸在水里放酸了,味甘酸,能调中和胃止呕,"顿服之",使其取效快。半夏干姜散用干姜,以温中阳为主;小半夏汤用生姜,以散水饮为主,有所不同。

病人胸中似喘不喘,似呕不呕,似哕不哕,彻心中愦愦然无奈者,生姜半夏汤主之。(二十一)

生姜半夏汤方:

半夏半升　生姜汁一升

上二味,以水三升,煮半夏,取二升,内生姜汁,煮取一升半,小冷,分四服,日三夜一服。止,停后服。

本条条文讲到病人胸中相当地难受,"似喘不喘,似呕不呕,似哕不哕,彻心中愦愦然无奈",《说文》中"彻,通也";"愦,乱也";"心中",在此处应理解

281

作胃。好像是气喘但又不是气喘,好像是呕吐但又不是呕吐,好像是呃逆但又不是呃逆,整个胃里说不出地难受。方用生姜半夏汤。

本方与小半夏汤药物组成相同,但分量不同,把小半夏汤中的生姜半斤改成了生姜汁一升,半夏则仅用了半升。一块生姜取汁不多,本方重用生姜汁为君药,散寒祛饮,作用更好,半夏反为臣佐药,故方名为生姜半夏汤。"上二味,以水三升,煮半夏,取二升,内生姜汁,煮取一升半,小冷,分四服,日三夜一服。止,停后服",先煮半夏,再加生姜汁,再煮一会儿服,待药稍凉,分四次服用,白天三次夜里一次,使药力得以持续。本条病证比小半夏汤证更严重,为寒饮结在胸胃,用鲜姜取汁,则散寒逐饮的效果更好更快。

学了以上方剂后,我们不难看出张仲景是一个思路敏捷的医学家。半夏有配生姜的,有配干姜的,有配生姜汁的,他根据不同的病证进行不同的加减变化:以水气为主的病证用小半夏汤,生姜散水饮;中阳不足又有寒饮的病证用半夏干姜散,干姜温中阳;如果寒饮特别厉害,闭郁于胸胃,"似喘不喘,似呕不呕,似哕不哕,彻心中愦愦然无奈",则用生姜半夏汤,把鲜姜打成汁,散寒逐饮的作用更佳。

干呕、哕,若手足厥者,橘皮汤主之。(二十二)
橘皮汤方:
橘皮四两　生姜半斤
上二味,以水七升,煮取三升,温服一升,下咽即愈。

想呕又呕不出来,又有呃逆,如果还有手足厥冷,可以用橘皮汤治疗。干呕、呃逆都属于胃气上逆,手足厥冷是因胃中有寒,阳气被遏不能达于四肢所致,有别于四逆汤证阴盛阳衰的手足厥冷。方中用橘皮理气和胃、降逆止呕;生姜温中散寒止呕,如此则阴寒去,阳气通,胃气和降,干呕、哕与手足厥冷自愈。所以方后云"下咽即愈",就是药服下症状就能解除了。

临床上也确实如此,我自己就有那么一个病案。1972年秋天,有一天傍晚,我自己觉得有气从胃部上冲,欲呕而不得,欲哕也不得,手脚微冷,说不出地难受。所以我能体会"彻心中愦愦然无奈"的这种感觉。我考虑是寒饮停于中脘,气机受阻,欲升不得,欲降不能,阳气不能达于四肢之故。那时候我在农村做医生,药店离我住的地方还有6里路,那怎么办呢?我就在家里找药,找到了橘皮和生姜。因为是秋天,已经有橘子,橘子吃了之后留下的橘皮已经干燥,秋天收获生姜,家里正好也有。我就各取6克左右,煎汤温服。服下一会儿功夫,就不觉得难受了,与之前判若两人。这个方剂真是又简便又好用。

哕逆者,橘皮竹茹汤主之。(二十三)
橘皮竹茹汤方:

橘皮二升　竹茹二升　大枣三十枚　人参一两　生姜半斤　甘草五两

上六味,以水一斗,煮取三升,温服一升,日三服。

"哕逆",就是呃逆,用橘皮竹茹汤治疗。橘皮竹茹汤就是橘皮汤的加味,但同为呃逆,两者的病机有虚实、寒热之别。本病的呃逆为胃虚有热所致,故在橘皮、生姜理气降逆的基础上加了竹茹,竹茹性寒凉,清胃热,降胃气,又用了人参、甘草、大枣补虚。以方测证,应该还有其他气虚有热的症状,如倦怠、少气、消瘦、苔薄黄、脉虚数等等。本病以中焦虚弱为其本,热郁气逆为其标,故以橘皮竹茹汤标本兼治。其中又以治标为主,先平其哕逆,故重用了降逆止哕的橘皮、生姜、竹茹,而用了适量的参、草、枣补虚。

本篇止哕诸法及其方药,同样也可以用于治疗呕吐,因为病机同为胃气上逆。宋代名医严用和写了一本《济生方》,其中有个方,名为济生橘皮竹茹汤,就是在仲景橘皮竹茹汤的基础上加了茯苓、半夏、麦冬、枇杷叶,增强了补虚、清热、降逆的功效。方中半夏、茯苓、橘皮、甘草,等于二陈汤配在里面,降逆和胃;麦冬配人参、半夏、大枣、甘草,等于是麦门冬汤,补益气阴,降逆下气;枇杷叶降气止呕。故对于气阴两虚、胃气上逆的呕吐、呃逆较为适用。

夫六腑气绝于外者,手足寒,上气,脚缩;五脏气绝于内者,利不禁,下甚者,手足不仁。(二十四)

本条条文主要讲了呕吐、哕、下利病的病机和预后,也很难理解。"夫六腑气绝于外者",六腑以胃为本,六腑之气虚衰的关键是胃气虚衰。四肢皆禀气于胃,胃气虚衰故"手足寒";胃气虚衰,胃失和降故"上气",即呕、吐、哕、干呕;"阳气者,柔则养筋",阳气虚,筋脉失于阳气的温养,故"脚缩",即蜷卧脚缩。"五脏气绝于内者",五脏以肾为先天之本,脾为后天之本,五脏之气不充,主要是脾肾不足。脾肾之气虚衰则"利不禁",就是少阴病火不生土;"下甚者,手足不仁",《伤寒论》曰:"利止,亡血也",少阴病有的下利虽止,但阴津大伤,津血同源,血也亡失了。故下利严重者,亡失津血,四肢失其濡养则手足麻木不仁。既然呕吐、哕、下利为胃气虚衰,脾肾不足所致,故我们在治疗上应切切注重顾护胃气与脾肾之气。

下利脉沉弦者,下重;脉大者,为未止;脉微弱数者,为欲自止,虽发热不死。(二十五)

现在我们把大便溏薄、次数频繁称为泄泻,把便下赤白脓血、里急后重称为痢疾。在隋唐以前没有"痢疾"一说,《内经》称本病为"肠澼",《千金》《外台》称本病为"滞下",而在仲景书中则将泄泻和痢疾统称为"下利",本条条文中的"下利"应理解为痢疾。沉脉主里,弦脉主痛,"下利脉沉弦者",即病邪入里,阻滞气机,腑气不畅,故见"下重",即里急后重。"脉大者"为邪盛,大则病进,故云"为未止"。"脉微弱数者",即邪气衰退,正气渐复,邪衰正复,故曰"为欲自止",虽有发热,而必不甚,且不久将退,故曰"不死"。本条条文是从脉象上来判断下利的病情和预后。我们学会"大则病进",就是在疾病变化过程中往往脉大不是好现象,说明邪热不退,而脉微弱反而说明邪气衰退,正气渐充,趋于康复,即使脉数身热也没有大问题。

下利手足厥冷,无脉者,灸之不温。若脉不还,反微喘者,死。少阴负趺阳者,为顺也。(二十六)

"下利手足厥冷",我们在第二十四条中讲到"五脏气绝于内者,利不禁,下甚者,手足不仁",就是脾肾阳气虚衰,会导致下利、手足厥冷。"无脉者",是脾肾阳气已绝的危候,虽用灸法温阳,手足仍不温,故曰"灸之不温"。"若脉不还,反微喘者,死",如果温灸之后脉还是不还,反见气喘,是阴气下竭、阳气上脱、阴阳离决的死证。"肾为气之根",肾之阳气欲脱,故见气喘。"少阴负趺阳者",少阴指太溪脉,候肾,趺阳指冲阳脉,候胃,少阴脉比趺阳脉弱小,说明趺阳脉按之未绝,有胃气也,故曰"为顺也"。虽然肾虚之极,但只要胃气尚存,还是有救。"有胃气则生",可见保存胃气在疾病预后中的重要意义。古书中经常记载,即使是很危重的疾病,只要趺阳脉仍在,就还有希望挽回。

下利有微热而渴,脉弱者,今自愈。(二十七)

"下利有微热而渴,脉弱者,今自愈。"这种下利是虚寒性的,虚寒性的下利如果见到了微热、口渴,表明阳气在恢复,因为虚寒性的下利应是畏寒、口不渴的,现在它有微热、口渴,表明阳气来复;脉弱,说明正衰邪气也衰。阳气在来复,邪气在衰退,说明这个病有向痊愈方向转化的趋势。所以本条讲的是虚寒性的下利,它的病情正在向好的方面发展的脉证。

下利脉数,有微热,汗出,今自愈;设脉紧,为未解。(二十八)

本条讲的也是虚寒性的下利,如果脉比较快一些,说明阳气在恢复。这个"脉数",是略数,并不是数得很厉害。"微热,汗出",说明寒去了,阳气在恢复,阴阳在调和。这种病人也会自愈。"设",就是假设,假如脉是紧的,脉紧主寒,说明寒邪还很重,那就可以知道"为未解"。

下利脉数而渴者,今自愈;设不差,必圊脓血,以有热故也。(二十九)

本条也是在讲虚寒性的下利,如果也跟上面两条一样,有脉数,口渴,说明体内阳气在恢复,其病有向愈之势。如果病不肯好,必然会大便有脓血。为什么呢?"以有热故也",就是阳热不能太过,如果稍微一点热,少火生气,阳气则旺。如果阳复太过,就变成了壮火,也就是变成了邪热,邪热损伤阴络,导致大便有脓血。本条是说阳气恢复是好事,但是要恰到好处,要和煦,不能太过,如果阳气太甚,就变成了壮火、邪热。

下利脉反弦，发热身汗者，自愈。（三十）

本条也是虚寒性的下利。虚寒性的下利，按理来说，应该脉沉或微细，现在脉弦，弦脉是肝脉，说明体内阳气在恢复，又有发热，汗出，这些都是阳气来复的表现，所以认为能够自愈。

以上几条都是讲虚寒下利的病机进退情况，并且以阳气的消长，病邪的盛衰作为判断预后的关键。如果见到微热、口渴、脉数，但是脉数并不是很数，而是略数的，说明是邪衰正复，那么下利就可以自愈；如果脉紧或脉大，说明邪气还在，故下利不解；如果脉数得很厉害，口很渴，那就是阳气恢复得太过，变成邪热，容易损伤阴络而下利脓血。

下利气者，当利其小便。（三十一）

这个病又叫气利。所谓气利，是指一方面有下利，一方面又有矢气。气利有虚有实，本条是偏于实的，主要是湿阻气机，肠道有湿阻，有气滞，所以往往有下利、矢气，还有肠鸣腹胀、小便不利等气机不通的表现。治湿就要利小便，通过利小便，使湿邪从小便而出，湿去则气机通畅，气利就会好转。

下利，寸脉反浮数，尺中自涩者，必圊脓血。（三十二）

本条讲的也是下利脓血。本条下利便脓血是热利、血利，"下利，寸脉反浮数"，寸脉属阳，尺脉属阴，寸脉主上焦，上焦心经有热，心主血脉，血热可以导致便脓血；上焦有热，而下焦尺脉又涩，尺脉涩，主阴血亏损，上有邪热，下有阴血亏损，说明是热伤阴血，最后导致下利便脓血。本条是根据脉象来阐述热利便脓血的病机。

下利清谷，不可攻其表，汗出必胀满。（三十三）

本条讲虚寒下利的治疗禁忌。"下利清谷"，是由于脾肾阳虚，阴寒内盛所致。火不能生土，故"下利清谷"。"下利清谷"属于里寒证，因此不能用发表的方法来治疗，应当温其里，散其寒。如果误用发表的药物，也就是误用汗法，汗出更加伤阳，阴寒之气更甚。本来是脾肾阳虚，火不生土导致的下利，由于汗出伤阳，脾肾阳气更虚，火不能生土，土不能运化，所以造成了腹部胀满，"汗出必胀满"。这个腹胀是由于脾肾阳虚到了比较严重的程度才出现的，《素问·异法方宜论》说："脏寒生满病。"由于内脏虚寒产生胀满。本条告诉我们标本缓急先后的论治原则。

下利脉沉而迟，其人面少赤，身有微热，下利清谷者，必郁冒，汗出而解，病人必微热。所以然者，其面戴阳，下虚故也。（三十四）

本条比较难理解。"下利脉沉而迟"，脉沉主里，迟主寒，说明这是一种虚寒性的下利。这种虚寒性的下利可以出现"下利清谷"，说明脾肾虚寒，阳虚阴盛。还可以见到"其人面少赤"，这种情况就不好了，这种面赤，称为"戴

285

阳",戴者,戴于上也,就像戴帽子一样,这是由于脾肾阳虚,虚阳上越所致。另外还"身有微热","身有微热"是格阳所致,所谓格阳,就是阴寒太盛,格拒阳气浮越于外,产生微热。戴阳也好,格阳也好,都是阳虚阴盛到一定的程度造成的,这种情况是比较严重的,如果再严重下去,就会导致阴阳离决。仲景讲:"下利脉沉而迟,其人面少赤,身有微热,下利清谷。"出现这种戴阳、格阳、阳虚阴盛的病理表现。所以仲景最后一句讲:"所以然者,其面戴阳,下虚故也。"这一句实际上是一个倒装句,是对上面出现症状的一个自注:为什么会出现"面少赤,身有微热,下利清谷者"呢?"所以然者,下虚故也",是肾中命门阳虚的缘故。"必郁冒,汗出而解",患者体内的阳气还没有完全消亡,正气跟邪气作斗争,但是抗争得很艰难,所以"必郁冒,汗出而解"。"郁冒",就是郁闷、冒眩的意思。病人心胸烦闷,头晕目眩,再出一点汗,病反而好了,说明阳气跟阴寒之邪抗争,虽然抗争得很艰难,但是它会汗出而解。这就类似于《伤寒论》中的少阳病,有些少阳病人会出现战汗,对于体质比较差的人,他在跟病邪抗争的时候,会全身发抖,抖到一定程度的时候会热起来、出一身汗,所以病虽比较严重,但是阳气没有完全衰退,在跟阴寒之邪抗争。所以在感到郁闷冒眩以后,会汗出而解。这个病人身上还有一些微热,我是这样理解的:本条前面讲"身有微热",后面是"病人必微热",前面的"身有微热"是格阳的微热,后面的"病人必微热"是阳气恢复的微热,所以在"汗出而解"之后加这么一句"病人必微热"。前面的微热是无汗的,后面是微热而汗出,说明阳气在恢复,阴阳在调和,但是正邪抗争得很艰难,因为患者阳气虚。阳气是生命的关键,《素问·生气通天论》里说到阳气的作用:"阳气者,若天与日,失其所则折寿而不彰。故天运当以日光明。"阳气就像太阳,如果失去了太阳,人的寿命就要夭折。故天体的运行就要有太阳的光明,这是很重要的。所以古人特别是在《伤寒论》中,时时刻刻提到阳气,留得一分阳气,便有一分生机,特别强调阳气对人的作用。当然到了温热学派,又提出了补阴液,留得一分阴液,便有一分生机。为什么呢?因为温热病发高烧,高烧容易伤阴,所以说留得一分阴液,便有一分生机。因此我们要把这两者结合起来,不能偏离一个方面。但是古代更重视阳气,明代张景岳就非常重视阳气,《类经·求正录》中附有一篇《大宝论》:"天之大宝,只此一轮红日;人之大宝,只此一息真阳。"

下利后脉绝,手足厥冷,晬时脉还,手足温者生,脉不还者死。(三十五)

本条也是讲虚寒性的下利。虚寒性下利,脉都摸不到了,称为"脉绝",而且伴有手脚冰冷。"晬时",指一昼夜,如果脉慢慢的恢复过来,这叫"脉还"。"脉还",就是从"脉绝"慢慢的恢复过来。"脉还"以外,手脚慢慢的从厥冷变成温暖,说明阳气在恢复。阳气恢复,所以"脉还,手足温者生"。"脉不还者死"，如果脉还是摸不到，手足还是冰冷，说明真阳已绝，生机已灭。所以本条讲的是虚寒下利阳微欲绝的转归，主要是根据手足是不是会温，脉是不是会还，以决定生死，判断预后。

下利腹胀满，身体疼痛者，先温其里，乃攻其表。温里宜四逆汤，攻表宜桂枝汤。（三十六）

四逆汤方 方见上

桂枝汤方

桂枝三两（去皮） 芍药三两 甘草二两（炙） 生姜三两 大枣十二枚

上五味，㕮咀，以水七升，微火煮取三升，去滓，适寒温服一升，服已须臾，啜稀粥一升，以助药力，温覆令一时许，遍身漐漐微似有汗者益佳，不可令如水淋漓。若一服汗出病差，停后服。

本条也是讲虚寒性下利。由于阳虚火不生土，所以"下利腹胀满"，但又兼有表证，"身体疼痛"。既有脾肾阳虚，火不生土，又有表寒，身体疼痛，所以要"先温其里，乃攻其表"。刚才我们学过，"下利清谷，不可攻其表"，阳虚下利不能攻表，所以要"先温其里，乃攻其表"，先要治疗脾肾阳虚，先要治疗下利，下利好了再治表证。"温里宜四逆汤，攻表宜桂枝汤"。温里可以用四逆汤，通过四逆汤温脾肾，散阴寒，治疗"下利腹胀满"，这个"腹胀满"也是"脏寒生满病"。等到阳气恢复了，下利止住了，再治身体疼痛，攻表用桂枝汤。这条在《脏腑经络先后病篇》第十四条也有基本相同的论述，但是没有指出"温里宜四逆汤，攻表宜桂枝汤"。而本条是讲清楚了要用哪两个方来治疗。这一条和《脏腑经络先后病篇》第十四条都指出了表里同病要分先后缓急的治则。如果表里同病，正气不虚，要先解表，然后治里；但是现在阳气虚得很厉害，就要先温里，再解表。本条就是重申了这一原则，而且出了方药。因为前面的两条，即《脏腑经络先后病篇》第十四条和《呕吐哕下利病篇》第三十三条，都没有出方，而本条出了方药。

下利三部脉皆平，按之心下坚者，急下之，宜大承气汤。（三十七）

下利病，但脉按上去还是跟正常人差不多，"三部脉皆平"。说明这病是刚刚起来的，是急病，所以脉象上还不明显，但出现了"下利"，出现了"心下坚"。"心下坚"，就是心下按之很硬，心下是胃脘部位。仲景认为应该"急下之"，说明这是一个实证，突然起来的急病，心下很坚硬，属于正盛邪实。因为刚才是暴病而起，脉象上还没有什么表现，脉如平人，但时间拖得久脉象上肯定会发生变化，所以张仲景说"急下之"。先把这个心下坚，这个实结给它攻下，邪去以后，病就会好。下利用攻下，那是"通因通用"。心下坚说明里有积滞，是实证，确需攻下。所以"下利"表面看起来是通利的病证，实际上还是不通,心下坚是有积滞在里,所以才可"通因通用"。如果真正通了,就不需要攻下了。

下利,脉迟而滑者,实也,利未欲止,急下之,宜大承气汤。(三十八)

这个病也是下利。"脉迟而滑",脉迟,说明有实结阻滞了气机,所以脉来得比较迟;但是脉滑主宿食停留,也就是谷饪之邪,《脏腑经络先后病篇》第十三条中就提到了谷饪之邪。由于宿食停留阻滞了气机,可以见到脉迟,脉迟一般主寒,但也有气血的不通可以见到脉迟,所以仲景认为"实也",凭脉象是个实证。仲景又说"利未欲止",这个利啊,千万不要去止,有实积在里,是个实证,所以要通因通用,要"急下之",要马上用攻下的方法,用大承气汤来治疗。

以上这两条都是"急下之",要用大承气汤治疗,都是通因通用法。有的病人脉象没什么变化,如平人,有的病人出现了迟而滑的脉。像这个脉迟,一般人不一定辨得清,它是由于宿食阻碍了气机,但除了脉象,还会有其他实的症状,比如说按之心下坚,比如说舌苔黄燥,这个利就不能止,还是要急下,通因通用把实积去掉。

下利,脉反滑者,当有所去,下乃愈,宜大承气汤。(三十九)

下利,脉反而是滑的,脉滑属实,饮食不消,所以"当有所去",应该要去除这种实积;"下乃愈",只有通过攻下才能治愈;"宜大承气汤",还是要用大承气汤来治疗。

下利已差,至其年月日时复发者,以病不尽故也,当下之,宜大承气汤。(四十)

大承气汤方 见痓病中。

这个病很奇怪,比如说今年8月份得了下利病,虽然当时治好了,然而到明年8月份下利病要复发,为什么会复发?"以病不尽故也",这个病没有尽,说明积滞没有完全去除,所以到一定的时间下利病又要发作,应当给予攻下,宜用大承气汤。

以上我们讲到第三十七、三十八、三十九、四十条,一共四条。这四条都是用大承气汤来治疗下利,体现了通因通用的治法。虽然下利,但这种下利是饮食的积滞,是宿食,是实证,所以往往按之心下坚,就要用通因通用的方法。如果下利好了以后到一定的时间要复发的,当然我们要活看,不一定非得要到哪一年哪一月哪一天,而是过了一段时间它要复发,往往病不尽,也就是积滞没有去尽,所以还是要去其积,用大承气汤来治疗,通过攻下使得病尽,不致复发。

下利谵语者,有燥屎也,小承气汤主之。(四十一)

小承气汤方

大黄四两 厚朴二两(炙) 枳实大者三枚(炙)

上三味,以水四升,煮取一升二合,去滓,分温二服。得利则止。

这个病也是下利,还有谵语,就是说胡话,主要是由于热结在里,扰乱了心神,所以造成了谵语。这也是实证,《伤寒论》讲"实则谵语",主要是胃肠实热扰乱了心神,所以仲景说"有燥屎也"。这种燥屎导致了下利,这种下利,实际上就是《伤寒论》里所谓的热结旁流之类。就是肠道里有积滞,大肠里有一块块干燥的大便堵在那里下不来,热迫津液,流出水分,就出现了下利,这个下利并不是真正的拉出粪块,而是很臭的稀水。稀水越多,津液越是损伤,大便越是硬,越是出不来,所以必须要给予攻下。所谓热结旁流,热结是本质,旁流是现象。由于阳明热结,大肠有燥屎,热迫津液从旁而下,但是越是水流得多,越是大便干燥,越是下不来,所以必须要攻下,用小承气汤。通过枳实、厚朴的理气,大黄的清热泻下,使得燥屎下行,下利谵语就可以治愈。

接下来我们学习医案。《醉花窗医案》记载:张某的夫人得了痢疾,多次治疗无效。病人五十余岁,甚枯瘦,就是大实有羸状,病是实证,但是有枯瘦羸弱的表象。脉浮数,问她有没有发热,她说有;问她有没有口渴,她说很渴;问她肚子里有没有胀痛,她说是的。医生就告诉张某,外表看起来是虚的,但实际上却是实证,非下不可。她先生不相信医生的话,说她的身体本来就虚,得了痢疾就更加虚了,再下恐怕就不合适了。万一这个病不可补的话,稍微给她通一下也就可以了,不要通得厉害。医生告诉他稍微通利一下是没用的,如果再晚几天的话,病就更加严重了,要变成噤口痢,噤口痢就是不能吃饭,什么东西都吃不进去。她丈夫没有办法,就要医生开处方,医生就开了大承气汤。过了几天,又请医生去看,医生说吃了我的药应当效果很好,为什么这么晚才来找我呢?派来请他的人说前面那个处方恐怕太厉害了,就把里面的芒硝减掉了。医生告诉来人说你回去告诉张某,不吃芒硝就不要来找我治了。来人回去如实告知,张某就勉强加了芒硝再给夫人服用。过了半个时辰,肚子里有下坠的感觉,突然就下如血块数次。我个人认为下如血块,即大便颜色暗黑,是由于燥屎在体内日久所致。病人没有力气,躺在床上,但是痢疾却止住了。再过了一天,又派人来问医生,医生说病已去了,不必再下,但是这个病实在已经伤阴了,而且很枯瘦,再给她开了芍药汤来调和,吃了以后病就好了。从这个病案,说明大实有羸状,虽然是实证,但是人很枯瘦,还有脉数,有发热,有口渴,有肚子胀痛,所以用大承气汤来治疗。这个医案很有意思,这位王堉医生很有把握,一定是有丰富的临床经验,而且说话的语气也很厉害,说一不二,说明在当地是个医学权威。

下利便脓血者,桃花汤主之。(四十二)
桃花汤方

赤石脂一斤（一半锉，一半筛末）　干姜一两　粳米一升

上三味，以水七升，煮米令熟，去滓，温服七合，内赤石脂末方寸匕，日三服，若一服愈，余勿服。

本条也是虚寒性的下利。"便脓血"是由于久利不止，脾阳虚衰，滑脱不禁，所以血色往往是紫暗的，不鲜红，而且还有神疲乏力、腹中隐痛、喜温喜按、口不渴、舌质淡白、脉细弱，所以用桃花汤来温中固涩止血。本方君药用赤石脂，上次讲到黄土汤的时候我说过如果没有灶心土，可以用赤石脂来代替，因为赤石脂是矿石药，功能温中固涩，所以它对脾阳虚的便脓血能够涩肠固脱止血。赤石脂的颜色很好看，好像鲜艳的桃花，所以叫桃花汤，赤石脂又叫桃花石。也有一些研究仲景方的医家认为"桃花"的得名不仅是指赤石脂的颜色，而是因为这个方剂是偏温的，能够温中散寒，取其温和如春之意，并不是完全按照赤石脂的颜色来取名的，两者的说法都有一定的道理。方中配伍干姜，干姜能温中散寒，也有止泻作用，临床可以用炮姜，因为炮姜的温中止血作用更好。再加粳米补虚和中。这个方剂怎么煎呢？关于赤石脂，原书写的是"一半锉，一半筛末"，比如说赤石脂是一两的话，五钱放在药里煎，还有五钱捣成药末，三味药先煮，等到米熟了，桃花汤就煎好了，然后倒出来，再加入赤石脂末，因为赤石脂末有吸附作用，停留在肠壁，可以增强涩肠止血固脱的作用。

热利下重者，白头翁汤主之。（四十三）

白头翁汤方

白头翁二两　黄连三两　黄柏三两　秦皮三两

上四味，以水七升，煮取二升，去滓，温服一升。不愈，更服。

白头翁汤是治疗"热利"的，这个"热利"是指痢疾，而不是泄泻。痢疾有里急后重的症状，就是"下重"，肛门口有重坠感，肚子疼痛，很想去拉，拉了以后会好一些，但等一会又想拉，所以古代叫"滞下"。滞下就是下利不爽，里急后重比较明显，主要是由于湿热在大肠，肠道脉络受损，而产生了便脓血。所以用白头翁清热燥湿，凉血止痢，辅以秦皮，既能清热，又能涩肠，黄连、黄柏清热燥湿，解毒止痢。本条可以跟《伤寒论》厥阴病篇 372 条结合起来看，"下利欲饮水者，以有热故也，白头翁汤主之。"所以除了下利、便脓血、里急后重以外，还应该有口渴欲饮，这是由于大肠有热耗伤津液之故。如果便血很多，可以加一些凉血止血的药，比如赤芍、丹皮、银花，这里银花可用炒银花，另外还可以加生地炭；如果兼有血虚，可以加阿胶、甘草，这是张仲景的另一个方，名叫白头翁加阿胶甘草汤。

白头翁汤跟桃花汤都是治疗下利便脓血的，但是两者主治证寒热虚实完全不同。白头翁汤证是热毒痢，有里急后重、口渴，所下脓血色泽鲜红；而桃花

汤证是虚寒性的,是大肠滑脱不禁,所下脓血色暗不鲜,而且它还有其他虚寒的症状,如舌淡白,口不渴,脉细弱。所以白头翁汤的功用是清热凉血,燥湿止痢,而桃花汤的功用是温中涩肠固脱。

下面我们来学习一个医案。陈××,50 岁。患慢性阿米巴痢反复发作达15 年,每次发作腹胀,里急后重,粘液性血便淋漓不断。用白头翁汤灌肠,灌了两次病就治愈了,随访一年没有复发。这个病案很有意思,因为古代中医没有用白头翁汤灌肠的,主要是口服,现在把口服的汤剂改成灌肠,可以直接到达病所,更好的发挥药效,富有巧思。

下利后,更烦,按之心下濡者,为虚烦也,栀子豉汤主之。(四十四)

栀子豉汤

栀子十四枚　香豉四合(绵裹)

上二味,以水四升,先煮栀子,得二升半,内豉,煮取一升半,去滓,分二服,温进一服,得吐则止。

这个病开始是一个下利,这个下利可能是由于湿热所致。"下利后",说明下利已经止了,而心烦更加严重,所以说"下利后,更烦"。但是心下并不痞硬,而是"心下濡",如果心下按之痞硬,说明胃中有实邪,有积滞,那就是实烦,而按之心下濡,心下软软的,没有什么东西,说明胃中没有积滞,没有实邪,所以说"为虚烦也",也就是没有有形的实邪内积,而是一种无形的邪热内扰。正因为是无形的邪热扰心,所以用栀子豉汤来治疗。栀子豉汤作用于上部,方中栀子能够清心除烦,《名医别录》记载栀子"疗心中烦闷";豆豉能宣泄胸中郁热,《别录》记载治"烦躁满闷",所以把这两味药配合起来,用来治疗下利后的无形烦热,有相当好的疗效。

本条与《伤寒论》78 条"发汗吐下后,虚烦不得眠,若剧者,必反复颠倒,心中懊憹,栀子豉汤主之"可以互参。心烦失眠严重者,心中有一种说不出的难受,"反复颠倒,心中懊憹"。这两条讲的都是无形邪热内扰于心而出现的虚烦,所以都可用栀子豉汤来治疗。

下利清谷,里寒外热,汗出而厥者,通脉四逆汤主之。(四十五)

通脉四逆汤方

附子大者一枚(生用)　干姜三两(强人可四两)　甘草二两(炙)

上三味,以水三升,煮取一斤二合,去滓,分温再服。

本条也是论述脾肾阳虚的虚寒性下利。下利完谷不化,所谓"下利清谷",是由于脾肾阳虚所致;"里寒外热",也就是真寒假热,里是真寒,外是假热,是由于阴寒内盛,格阳于外所致;"汗出而厥者","厥"是手脚冰凉,说明里是真寒,"汗出"说明阳从外脱,可以顷刻之间出现亡阳;阴液随下利而枯竭,

291

阳气由汗出而外脱。所以这种情况很严重,急用通脉四逆汤来治疗。通脉四逆汤所治的病跟四逆汤有所不同,更加严重。这一条没有讲到脉,实际上应该是脉微欲绝。通脉四逆汤与四逆汤组成完全相同,但剂量上不同,通脉四逆汤是附子大者一枚,而四逆汤是附子一枚,通脉四逆汤干姜是三两,四逆汤干姜是一两半,通脉四逆汤剂量更大,所以温经回阳的作用更强。那么什么时候用四逆汤,什么时候用通脉四逆汤呢?著名中医学家冉雪峰说:"阳微于里,主以四逆;阳格于外,主以通脉。"阳微,体内的阳气很微弱的时候,用四逆汤;出现格阳,就是里寒外热的时候,要用通脉四逆汤。

下利肺痛,紫参汤主之。(四十六)

紫参汤方

紫参半斤　甘草三两

右二味,以水五升,先煮紫参,取二升,内甘草,煮取一升半,分温三服。疑非仲景方。

对于本条,历代医家争议很大,没有统一的说法,我把我的学习见解跟大家交流一下。本条条文很简单,就四个字:"下利肺痛。"什么叫肺痛?历代的注家解释不出来。程林在《金匮要略直解》中说:"肺痛未详,或云肺痛当是腹痛。"《医宗金鉴》说:"此文脱简,不释。"就是说这里有文字脱落,不解释。《医宗金鉴》是清乾隆年间太医院的御医吴谦等人编著的。我们浙江有位老先生,就是浙江中医学院的老院长何任教授,他对《金匮要略》很有研究,他今年已经85岁了,抗日战争以前他毕业于上海中医学院,后来一直搞医学,搞教学,后来到浙江中医学院当院长。何老说:这条肺痛我考虑应该是腹痛,正因为腹痛,才可以用紫参汤治疗。因为《本经》有记载:紫参"味苦辛寒,主心腹积聚,寒热邪气,通九窍,利大小便"。《本草纲目》十二卷中记载:紫参又叫王孙,又叫牡蒙,根干紫黑色,肉带红白色,状如小紫草。这是何老先生的见解。日本白水栋写了一本《金匮要略衬注》,他说:"此条难解,'肺'疑'肠'字之误。"因为都是月字旁,可能是刻印导致的错误。他查了古代的本草书,认为紫参能治血痢,又消肠胃之热。所以我认为本条作"下利腹痛"比较妥当,紫参清肠胃热,能止血活血,甘草调和诸药,缓急止痛,所以应该可以用来治疗下利腹痛。

气利,诃梨勒散主之。(四十七)

诃梨勒散方

诃梨勒十枚(煨)

上一味为散,粥饮和,顿服。疑非仲景方。

"气利",我们在前面已经讲过,就是下利的时候,大便随矢气而排出。但是气利也分虚实,一种气利是在本篇第三十一条:"下利气者,当利其小便。"

292

这一种主要是由于湿滞气阻在肠道，所以通过利小便使得湿邪去，小便通，气利就会好转。而本条气利是由于气虚而利，正因为是气虚而利，所以要用收涩的方法，用诃梨勒散来治疗。诃梨勒就是诃子，能够收涩止泻，这一味药是从印度过来的，不是中国固有的，所以用的是梵语。中国老早就在吸收其他文明古国的一些医学知识，因为那时候古印度还是比较文明的，古印度当时有很多的药物，所以中国就吸收了很多古印度的药物，诃梨勒就是其中之一。现在我们开处方一般开诃子，诃子要煨，煨过的诃子止泻作用才会好。这种气利是由于气虚所致的，大便随着矢气而排出，所矢之气是不臭的，所下的大便也不是很粘的。正因为是一种虚寒性的气虚下利，所以用诃梨勒来涩肠止利固脱，而且用粥汤来调和。诃梨勒做成散剂，然后用"粥饮和"，因为粥汤能和肠胃。前面一条气利是由于湿邪太盛，气滞于肠，所以要利其小便；本条是气虚滑脱，所以要温涩固脱，属于固涩剂。下利如果是虚寒性的，就可用固涩剂，桃花汤是固涩剂，诃梨勒散也属于固涩剂。但固涩剂往往治疗的是久泻久利，都属虚证，如属实证就不宜用，实证用固涩剂容易敛邪。

关于气利，我过去治疗过一个小孩子，这个小孩子 14 个月，1987 年 11 月 25 日来治的。他经常水泻，一天六七次，每次都是随着矢气而泻出，舌苔薄白。我认为这个就是气利，因为他的大便都是随着矢气排出，而且小孩子的舌苔薄白，说明脾胃虚弱，所以我就用诃梨勒散这个处方，再加上一些补气健脾止泻的药，用煨诃子 3 克，再加上党参、茯苓、炙甘草、陈皮、山药、扁豆衣、莲子，吃了两剂药后泻利就止住了。气利临床上见的不多。小孩子往往考虑要健脾，在健脾的基础上再加上固涩的药。钱乙就是儿科专家，《小儿药证直诀》就是儿科的方，六味地黄丸、五味异功散都是儿科的方，这两个方都很好，六味地黄丸就是补肾，小孩子因先天不足就会出现五迟（立、行、发、语、齿），还有囟门关闭也会迟缓，因为肾主骨，这种情况就要补肾；而且钱乙也考虑小孩子要健脾，因为脾是后天之本，要用五味异功散：参、术、苓、草，再加一味陈皮。为什么加陈皮？因为陈皮能帮助运化，而脾虚患儿运化都比较差，所以对这个小孩子我就用五味异功散合诃梨勒散加减来治疗。

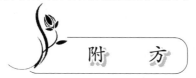

附　方

《千金翼》小承气汤：治大便不通，哕数谵语。方见上。

下面我们学习附方。附方有两个，一个是《千金翼》小承气汤，一个是《外台》黄芩汤。我们先来学习小承气汤。大便不通，然后有呃逆，而且呃逆比较频繁,所以说"哕数",说明胃气不能下行而上逆。这个呃逆跟大便不通有极大关系,因为如果阳明胃气下降,大便通畅,哕就会自愈。谵语,是由于大肠实热,实热扰心故谵语。所以首先关键要通大便,通过通导大便使胃气下行,实热清除,呃逆、谵语就会自愈。这一条可以结合本篇第七条一起学习:"哕而腹满,视其前后,知何部不利,利之即愈。""哕而腹满",是说呃逆兼有腹部胀满,因为大便不通,所以有腹胀满,痞满而实才用小承气汤;"知何部不利",根据它到底是大便不利还是小便不利,给它通利就好了,现在大便不通,我们就给它通大便。我们把这两条对照起来看,除了大便不通,还有腹胀,还有阳明胃气不降导致的呃逆,还有实热扰心导致的谵语,所以用小承气汤,方中枳实消痞,厚朴除满,大黄清热泻实。

这里我还要讲一下《千金翼》。在孙思邈那个时代——唐代,虽然距离汉代不是很远,但是已经不太容易看得到仲景的著作,所以孙思邈很感慨,他说:"江南诸师,秘仲景要方不传。"他说江南有一些医师很保守,不肯把仲景方传给大家。孙思邈在 70 岁的时候写了《千金要方》,他当时可能对仲景方还没有很好的研究,后来他得到了仲景方,好好的进行了研究,所以他认为还有很多的东西要写下来,所以又过了 30 年,到了 100 岁时,他写成了《千金翼方》。为什么要写《千金翼方》? 翼,就是辅翼,补充《千金要方》的不足。据考证,孙思邈至少活了 101 岁,因为他 100 岁的时候还写了《千金翼方》,所以他有可能远远超过 100 岁,但超过多少就不是很清楚了。孙思邈人称孙真人,因为他三教皆通,儒教、道教、佛教都很精通,所以他有很好的修养,寿命很长。为什么叫《千金方》? 他说:"人命至重,有贵千金,一方济之,德逾于此。"人的生命是最重要的,比一千斤黄金还要贵重,所以我如果能用一个处方来救他的命,治好他的病,从道德上来说就超过了给他一千斤黄金。所以孙思邈就把他的书命名为《备急千金要方》,备急就是在急忙之中,在各种疑难的情况下要用的方,不像现在中医不看急证,不看重证,尽看一些失眠一类比较轻的病,或者用来调理等等。还有葛洪的《肘后备急方》,就是治疗一些急证的,而且就放在手边上,随时就能派上用场。孙思邈很了不起,被称为药王,在他的老家,陕西耀县,供奉着药王庙,有一次我到四川成都,有一座道教的青城山,上面也有药王庙。

小承气汤的煎服法是三味药(枳实、厚朴、大黄)同煎,分两次吃,后面又写着"当通,不通尽服之",就是说吃了一剂应该会通,但如果还是不通就把剩下的一半汤药全吃完。

《外台》黄芩汤:治干呕下利。

黄芩三两　人参三两　干姜三两　桂枝一两　大枣十二枚　半夏半升

上六味,以水七升,煮取三升,温分三服。

《外台》黄芩汤,这个处方原是《伤寒论》的方,但是现行本《伤寒论》虽然有黄芩汤,但跟本方有所不同,它是由黄芩、芍药、甘草、大枣组成的,治疗干呕下利。《外台》记载的黄芩汤引自《仲景伤寒论》第十六卷,因为仲景的《伤寒论》一共十六卷,包括伤寒、杂病。据我考证,王焘看到的《仲景伤寒论》本子实际上不止十六卷,张仲景《伤寒论》的古本有好几个。黄芩汤治疗干呕下利。这个病比较复杂,下利是肠有热,所以用黄芩治疗肠热下利;而胃又有寒,胃气上逆而干呕,所以要温胃益气,降逆止呕,故用干姜、人参、桂枝、大枣、半夏。实际上这个病是下热上寒,下热是指肠热而下利,上寒是指胃有寒,胃气上逆而干呕。

我仔细回顾了一下,跟这个方剂相似的有《伤寒论》的黄连汤。黄连汤治疗"胸中有热,胃中有邪气,腹中痛,欲呕吐者"。"胸中"、"胃中"也是上下的关系,"胃中"是指肠中,"胸中"是指胃中,"胸中有热"是指胃中有热,所以用黄连清胃热,大肠中又有寒,所以要用干姜、桂枝、大枣、半夏之属。而黄芩汤就是把黄连汤中的黄连换成了黄芩,再把甘草去掉。两方都是治疗上下交病,能平调寒热,实际上是和解的方剂。

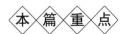

第一条:"夫呕家有痈脓,不可治呕,脓尽自愈。"这一条告诉我们一定要治病求本。由于体内有内痈,内痈化脓,呕吐不过是一个症状,关键是要治疗痈脓,脓尽则呕吐自愈。

第六、七条:"病人欲吐者,不可下之。""哕而腹满,视其前后,知何部不利,利之即愈。"这两条告诉我们治病要因势利导。假如病人要吐,说明病邪偏于上,而且邪气有外越之势,如果攻下,反而会使病邪深入,所以应该因势利导,让它吐;假如哕逆又有腹满的,这往往跟大小便不利有关,我们要知道它前后哪部分不利,利之即愈,比如大便不通,就应通利大便,这样腹满、呃逆就会自愈。

第九条:"干呕,吐涎沫,头痛者,茱萸汤主之。"本条是肝胃都有寒,寒气循经上冲,所以出现了干呕,吐涎沫,因为厥阴肝经与督脉交会于巅顶,所以会头痛。吴茱萸能温中,暖肝,散寒,降逆止呕,配生姜散寒止呕,人参、大枣补益中气。

第十条:"呕而肠鸣,心下痞者,半夏泻心汤主之。"本条告诉我们上下交病治其中。上有呕吐,下有肠鸣,中有心下痞,关键是心下痞,说明中焦脾胃的升降失常。所以要通过寒热平调,苦辛并进,补泻兼施来调整中焦的升降。中焦升降复常,则痞、呕、肠鸣就都能治愈了。

第十五条:"呕而发热者,小柴胡汤主之。"本条是治疗病在少阳,胆热犯胃,呕而发热。发热,所以用柴胡;呕,所以用半夏。

第十六条:"胃反呕吐者,大半夏汤主之。"本方主要是治疗反胃,又叫胃反,是虚寒的反胃,主要的症状是朝食暮吐,暮食朝吐,宿谷不化,往往还有心下痞鞕,大便燥结如羊屎。方中重用半夏降逆止呕,再配合人参、白蜜补虚润燥。

第十七条:"食已即吐者,大黄甘草汤主之。"食已即吐是由于阳明有热,胃气不降而上逆所致。方中重用大黄泻热去实,大便通了,胃气和了,则呕吐自止;甘草缓急和胃,使大黄攻下而不伤正。

第二十三条:"哕逆者,橘皮竹茹汤主之。"橘皮竹茹汤主要治疗呃逆,还可以治疗呕吐,因为哕逆、呕吐病机一样,都是胃气上逆。胃气上逆,源于胃中有热,而且胃气又虚。胃气上逆,所以用橘皮、生姜降逆止呕;胃中有热,所以用竹茹清热安胃;但本质是胃气虚,所以用人参、甘草、大枣补益胃气。实际上本方证胃气虚为其本,而胃中有热,胃气上逆为其标,所以本方是标本兼顾,而以治标为主。

第四十五条:"下利清谷,里寒外热,汗出而厥者,通脉四逆汤主之。"本条讲到了里寒外热,也就是真寒假热、阴盛格阳造成的下利,汗出而厥,这时候如果不及时治疗,顷刻之间就会阴阳离决而致亡阳。阳格于外,就要用通脉四逆汤来治疗。

疮痈肠痈浸淫病脉证并治第十八

"疮痈",指一切的疮疡,属外科疾病。身上长疮,会肿,会烂,就叫疮疡。《说文》:"痈,肿也",局部会肿起来。《金匮》第十七篇以前讲的都是内科疾病,十八篇就讲外科疾病。所以张仲景是全面的医家,不单精通内科,外科他也懂,妇科他也懂,最后三篇是妇人篇。"肠痈",是指痈肿生于腹内,长在右少腹部位的痈肿,相当于现代医学的阑尾炎。"浸淫",也是一个疮名,有一种疮叫"浸淫疮",初起甚微,痒痛黄水出,渐以周体,终成一片。若水之浸渍,淫洪不止,故曰浸淫。这个疮老是出黄水,老是不肯好,就叫"浸淫疮"。

本篇除了讲疮痈、肠痈和浸淫以外,实际上还介绍了"金疮",但标题上没写。在王叔和的《脉经》卷八有这个标题:"平痈肿肠痈金疮浸淫脉证",加了一个"金疮"。所谓"金疮",是不内外因,在《金匮》第一篇,即《脏腑经络先后病脉证第一》第二条记载:"千般疢难,不越三条……三者房室、金刃、虫兽所伤。"这"金刃"伤,就是"金疮",就是被刀砍伤。古代打仗不像现在有子弹,而是用刀砍,用剑削,金属所制的利器,所以叫"金刃"。"金疮"的"疮",就是"创",这两个字是通的。"创者,伤也"。就是由于金属制造的武器砍伤了身体,使得受伤了,所以叫"金刃","刃"字是"刀"字加一点,就是被刀砍了。

在《汉书·艺文志》就记载有《金疮瘛疭方三十卷》,说明我国古代对金疮的治疗早就有研究,因为古代战乱不断,所以华佗给关公刮骨疗伤,应该是真事。由于被金属武器砍伤以后易导致破伤风,破伤风就会四肢抽搐、角弓反张,"瘛疭"就是指四肢的抽搐。破伤风也是古已有之,因为那时的卫生条件很差,不像现在。所以本篇主要是论述了"疮痈"、"肠痈"、"浸淫疮",还有"金疮",这四种疾病的辨证治疗和预后,因为都属于外科,所以放在一篇来讨论。

篇中记载"肠痈"的辨证和治疗方剂,对后世有深远的影响。所以本篇主要是以讨论"肠痈"为主,其他病种讲得不太全面。但这治疗"肠痈"部分,我觉得已经很了不起。"肠痈"就是阑尾炎,西医要动手术,把阑尾割掉,我们吃中药就会好。早在二十多年前,那时候有一个老太太,68岁,她本来是有慢性阑尾炎,急性发作,西医说要动手术。那老太太不敢开刀,因为毕竟68岁了,再说,生活也比较艰苦,没有什么钱,她知道我会看病,就来找我。我给她开了仲景的大黄牡丹汤,吃了五服药以后,阑尾炎就治好了,不需要开刀了。所以中医治疗急腹症有好的办法。而且现代医学认为阑尾炎不能用攻下,中医照样用攻下,大黄牡丹汤中的大黄就是攻下药,吃了之后反而好了。因为六腑以通为用,腑气要下行,这很有道理。

诸浮数脉,应当发热,而反洒淅恶寒,若有痛处,当发其痈。(一)

本条是讲痈肿初起时的脉证以及它的病机。痈肿初起的时候,往往见到浮数脉。脉浮主表,脉数主热,凡是见到浮数脉,往往是外感的表证。现在这病人有发热,但发热不是很重,主要是"反洒淅恶寒",老是一阵阵的怕冷。脉数是应当发热的,但现在主要是以怕冷为主,为什么怕冷?因为长疮痈是由于营卫气血的不通。正因为营卫不通,所以要出现发热恶寒。辨证的关键是四个字:"若有痛处",如果有疼痛的部位。长疮痈的部位一定会疼痛,手上长疮、大腿长疮,或者是背部长疮,总会有一个痛处。这痛处便是辨证的关键。有痛处说明那个地方有热毒,热毒使营卫运行不畅,所以出现发热,恶寒,而且以恶寒为主。再加上脉浮数,脉数主有热,长疮痈往往是热毒;脉浮,病在表,疮痈开始的时候长在皮肤之上,在表。所以有痛处,再有发热、恶寒,而且脉浮数,往往就是长疮痈的先兆。

我记得在1973年时,曾看过一个农妇,她的脉很浮数。她告诉我老是怕冷,也有一点发热,但不明显。但我当时没有临床经验,毕竟三十多年前,年纪还轻,没有这方面的经验,所以就没有问她有没有痛的部位。她也可能难为情,年纪比较轻,也没有说。后来过了一个星期,她跑来跟我说是得了乳痈,按照现代医学的说法是急性乳腺炎。长疮痈一开始脉浮数,主要是恶寒,所以加个"反"字,"反恶寒"。再有局部疼痛的部位,往往就会长疮,"当发其痈"。

师曰:诸痈肿,欲知有脓无脓,以手掩肿上,热者为有脓,不热者为无脓。(二)

痈肿如果大起来以后,会化脓,要知道它是有脓或是无脓,就要用手放在肿的部位。若放上去感觉很热,那就是有脓;如果不热,就说明还没有成脓。因为在《灵枢·痈疽》讲到:"热胜则肉腐,肉腐则为脓。"热毒太厉害了,肉就会腐烂,肉腐就变成了脓。正因为热胜肉腐,所以摸上去很是热烫。"热者为有脓,不热者为无脓"。当然这一段讲得还不够明确,更可以从痈肿的软和硬,痛与不痛来考虑。往往有脓会比较软,因为肉腐了,不是正常的肉,摸上去就比较软;如果摸上去比较硬,就还没有成脓。还有痛与不痛之辨,真正成脓了,摸上去反而不太痛,还没有成脓,反而痛得厉害。还有有无脓头之辨,往往成脓者,在痈肿头上尖起来的地方,有一点白色的脓头。可以从多方面配合起

298

来进行诊断。

肠痈之为病,其身甲错,腹皮急,按之濡,如肿状,腹无积聚,身无热,脉数,此为肠内有痈脓,薏苡附子败酱散主之。(三)

薏苡附子败酱散方:

薏苡仁十分　附子二分　败酱五分

上三味,杵为末,取方寸匕,以水二升,煎减半,顿服,小便当下。

本条介绍肠痈脓已成的辨证和治法。由于肠内长痈,所以血脉不通,日久导致全身的肌肤"甲错",很干燥、粗糙,甚至像鳞甲之交错。这就是从外表皮肤来辨证,由于营血不通肌肤失养所致。我们联想肺痈,也会出现"胸中甲错",因为肺在胸中,所以胸部的皮肤会比较粗糙。"腹皮急",肚皮绷得很紧,"急",是指腹部的皮肤绷紧。"按之濡,如肿状",说明这时候肠痈已经脓成了,所以按上去软软的。按理来说肠痈初起应该拒按,局部有点硬硬的,现在腹部的皮肤虽然绷得很紧,好像有点肿,但是按上去是软的。"腹无积聚",肚子里并没有癥瘕积聚。"身无热",病人也没有发热,这是因为已经脓成了,所以反而没有热。"脉数",是由于肠痈已经化脓,病势深重,时日较久,阳气不足,正不胜邪,所以脉数,但数而无力。这个脉数不是热,而是由于阳气不足,正不胜邪,脉象比较快一些。"此为肠内有痈脓",见到身体皮肤干燥粗糙,腹部的皮肤虽然绷得很紧,像肿一样,但是按上去软软的,又没有发热,脉是数而无力的。根据这些症状,说明肠内有痈脓,肠痈已经脓成了,往往这病已经过了一段时间。成脓以后,就要用薏苡附子败酱散来进行治疗。

本方重用薏苡仁,其主要作用是排脓,利肠胃,所以《千金》苇茎汤治疗肺痈也用薏苡仁。因为阳气较虚,脉数而无力,身无热,这个病已经过了一段时间,脓已成了,需要振奋阳气,所以用了附子。再用败酱草,能破瘀排脓,且能解毒。所以这个方剂服用以后,可使脓血从大便排出,肠痈得以治愈。在方后写的是"小便当下",应该是"大便当下",就是服药以后脓可以从大便排出去。"小便当下",恐是错简。大部分注解《金匮》的医家,都认为这一个处方是治肠痈脓已成。当然脓已成用这个方剂很好,但也有一些阳虚的病人,面色萎黄,神疲畏寒,舌淡苔白,得了肠痈,没有成脓,也可以用。我们要根据患者的体质,实际上是阳虚的体质,有脓和瘀血,所以当用薏苡附子败酱散。附子温阳,薏苡仁排脓,败酱草活血,破瘀排脓,也有解毒作用。即使没有成脓,只要是阳虚,舌质淡,怕冷的,也可以用这个处方振奋阳气,通过活血化瘀、渗湿,可以使肠痈消散。

肠痈者,少腹肿痞,按之即痛如淋,小便自调,时时发热,自汗出,复恶寒。

299

其脉迟紧者,脓未成,可下之,当有血。脉洪数者,脓已成,不可下也。大黄牡丹汤主之。(四)

大黄牡丹汤方:

大黄四两　牡丹一两　桃仁五十个　瓜子半升　芒硝三合

上五味,以水六升,煮取一升,去滓,内芒硝,再煎沸,顿服之,有脓当下;如无脓,当下血。

本条是讲以湿热瘀血为主的肠痈的辨证和治法。这是急腹证,急性阑尾炎。"肠痈者,少腹肿痞",正因为痛在腹中,在肠,气血凝滞,所以"少腹肿痞"。这个"痞",是痞硬,少腹部肿而且按上去还硬硬的。拒按,所以说"按之即痛如淋",按上去很痛,好像是淋病,就是泌尿系的结石、感染,少腹部位也会痛,也会拒按。少腹部位又肿,又硬,按之即痛,跟淋病差不多。但下面一句"小便自调",就说明并不是淋病。如果淋病的话会小便不利,或者干脆尿不出来,而现在小便是正常的,说明不是淋病。这四个字就跟淋病作出了鉴别诊断,所以我国古代早就在搞鉴别诊断了。"时时发热,自汗出,复恶寒",为什么会发热、汗出、恶寒? 主要因为肠内长痈,造成气血不通,营卫不和,所以产生了发热、汗出、恶寒。这不是表证,而是由于得了内痈以后,气血不通,营卫不和所致。"其脉迟紧者,脓未成,可下之,当有血",脉迟紧有力,主要是由于有瘀血在体内,所以脉来不流畅,见到迟而紧的脉象。湿热和瘀血在体内,还未化脓,所以说"可下之"。"当有血",攻下之后大便里可能会有血。但如果"脉洪数者,脓已成,不可下也",如果脉洪大又数,说明热毒到一定的程度,使得脓已成,所以脉洪数就不能予以攻下。

最后"大黄牡丹汤主之"这七个字,应该放到"脓未成,可下之"之后。因为大黄牡丹汤就是攻下的,是化瘀血、祛湿热的。肠痈是由于饮食不洁,湿热瘀血壅结肠中,经脉不通所致,所以要攻下、活血。大黄牡丹汤这一处方我们结合治肺痈的苇茎汤来作对比。苇茎汤用了苇茎、桃仁、冬瓜子,还有薏苡仁,治疗内痈所共有的有桃仁和冬瓜子这两味药。桃仁是活血化瘀的,冬瓜子是祛湿热的,说明湿热瘀血停留在体内产生内痈,所以用这两味药,是治疗内痈所共有的,不管肠痈也好,肺痈也好。肺痈病位在肺,所以要用苇茎,苇茎入肺经清肺热,现在一般用芦根。而肠痈病位在肠,所以要用大黄、芒硝来攻下。肠痈是肠内有瘀血,所以再加牡丹皮化瘀。大黄入血分,不仅是攻下,也能祛瘀血,也能祛湿热;芒硝软坚散结,因为"少腹肿痞"。要把这个肿硬的块消掉,软坚散结。所以这一方剂通过祛湿热,活血化瘀,攻下,大便通畅以后,湿热瘀血从大便排出去,肠痈就不痛了。

后世的临床经验证实,对于肠痈的治疗,不论是脓未成或是脓已成,只要是属于湿热瘀血的都可以用,但脓已成的要时刻注意其病变。所以在大黄牡丹汤的方后,讲到"有脓当下;如无脓,当下血",实际上有脓也可以用。若有脓,在这处方里可以加排脓的药,如薏仁或者桔梗、败酱草等都可以加上去。无脓,服药以后有活血破瘀的作用,所以"当下血"。通过攻下,能使肠痈消散。应该说在一千八百年来的临床上治疗肠痈一直都用这个方,但要考虑是湿热瘀血所致者,往往舌苔黄腻,腹痛拒按。

问曰:寸口脉浮微而涩,法当亡血,若汗出。设不汗者云何? 答曰:若身有疮,被刀斧所伤,亡血故也。(五)

手上的寸口脉微而涩,说明是血虚。但它也浮,说明亡血而气虚。脉涩都说是亡血,所以后面说"法当亡血","法"是规律,按照一般的规律,看到这样的脉应该是亡血,即亡失了血液。血液亡失后,气也会虚,因为血为气之母,血虚以后气也会大伤,所以会见到脉浮的情况。脉浮是因为阳气虚而上浮。脉微而涩,主血虚,应当是失血的病人。"若汗出","若",是不定词,或者的意思。或者汗出,是因为亡血,阴血亏虚,阳热内生,可致汗出。"设不汗者云何",假如他不汗出,这是什么道理呢?"答曰:若身有疮,被刀斧所伤,亡血故也。"老师回答说,或病人身上有"疮",这个"疮",是金疮,就是金刃所伤。如果病人身上有金疮,是被刀斧所砍伤的,伤了以后出血量多,亡失了血液所以汗不出。因为汗血同源,夺血者无汗。

病金疮,王不留行散主之。(六)

王不留行散方:

王不留行十分(八月八日采) 蒴藋细叶十分(七月七日采) 桑东南根白皮十分(三月三日采) 甘草十八分 川椒三分(除目及闭口,去汗) 黄芩二分 干姜二分 厚朴二分 芍药二分

上九味,桑根皮以上三味烧灰存性,勿令灰过;各别杵筛,合治之为散,服方寸匕。小疮即粉之,大疮但服之,产后亦可服。如风寒,桑根勿取之。前三物皆阴干百日。

金疮的病,可以用王不留行散来治疗。金疮,就是被金刃所伤,伤口肿痛流血,甚至皮肉筋脉皆断,气血循环受阻。王不留行散,主要能祛瘀活血,止血止痛。是外敷内服一剂并用,双管齐下。所以方后写道:"小疮即粉之,大疮但服之。"如果金疮部位小,就把药粉敷在上面;如果是大疮,还要口服这散剂。所以这是通治金疮的一个处方。产后恶露不除也可以服用。

方中用王不留行作为君药,所以叫王不留行散。因为王不留行能活血祛瘀,主金疮止血,逐痛,所以作为君药。用了蒴藋细叶,蒴藋是忍冬科的植物,味酸微凉,入足厥阴肝经,因肝主藏血,能活血通经消瘀。这药还有一个名字,

301

叫接骨木,治疗跌打损伤,能接骨,故名接骨木。《浙江民间中草药》称这味药作落得打,就是被打伤以后用的专药。这药主要能活血通经消瘀,而且性凉,能清火毒,因为金疮也有热毒。再用桑白皮,书上写是"桑东南根白皮",桑白皮又叫桑根白皮,就是用桑树的根部,把外面的粗皮去掉,用里面的白皮入药。为什么叫"东南根"?因为东南是向阳的,太阳能晒到,所以根长得比西北的要好,药性更强。桑白皮也能治伤,有愈合伤口的作用。这三味药都要阴干,然后"烧灰存性",等于炒炭一样,但中间不要炒枯,炒枯了药性也就没有了,所以叫"烧灰存性"。就是要炒一下,外面刚好有点黑了,但里头药性还存在,若把药全烧枯了,药性就不存在了,不要让它烧得太过。再配合黄芩清热,芍药养血,也有收敛作用,川椒祛风,恐破伤之疮口受风,干姜行瘀,厚朴行气,关键还能燥湿,因为刀砍的伤口可能会有水渗出。陈修园《金匮方歌括》说:"川椒祛疮口之风;厚朴燥刀痕之湿。"然后重用甘草,在本方中,甘草用量最多,能生肌且能解毒,当然也有调和诸药作用。全方共奏消瘀、止血、止痛、解毒、生肌之效。所以小的创口可以外敷,大的创口可以内服,确是治疗金疮的专方。产后恶露不除也可服用。

排脓散方:

枳实十六枚　芍药六分　桔梗二分

上三味,杵为散,取鸡子黄一枚,以药散与鸡黄相等,揉和令相得,饮和服之,日一服。

排脓散和下面的排脓汤这两个处方都没有写主治,但应当有排脓的作用。我们不妨看看排脓散,枳实、芍药、桔梗,杵为散,然后再加鸡子黄,把药散和鸡子黄混在一起给病人吃。按照我个人的理解,本方虽然没有写主治,但应当是脓在腹内。正因为脓在腹内,阻碍气血运行,气血运行不畅,所以用了桔梗排脓,然后配合枳实、芍药。枳实是行气药,芍药是活血药,即排脓再加上理气活血。再加鸡子黄补虚,因为等到内痈有脓,时日较久,体质也很虚弱了。本方适用于内痈而化脓者,但药味比较薄弱,所以临床可以再加大量的排脓药,如加一两薏仁,薏仁有排脓的作用。

排脓汤方:

甘草二两　桔梗三两　生姜一两　大枣十枚

上四味,以水三升,煮取一升,温服五合,日再服。

排脓汤也是用桔梗,还有甘草、生姜、大枣。所以排脓散也好,排脓汤也好,均用桔梗,桔梗是排脓的。特别排脓汤就是桔梗汤加姜、枣,桔梗汤是主治肺痈的。肺痈脓已成了,咳吐米粥,可以用桔梗汤来排脓。方中甘草解毒,桔梗排脓。解毒要用生甘草,不要用炙甘草,炙甘草是补中益气的。再加生姜、大枣调和营卫。通过姜、枣调营卫,补气血,能够促使伤口的愈合,有生肌作用。内痈,乃体内化脓性疾病,不管脓是从呕而出、从咳嗽而出,或者从大便而出,都可以用排脓散、排脓汤等方剂来治疗。所以上次我们讲到《呕吐哕下利病脉证治篇》第一条:"呕家有痈脓,不可治呕,脓尽自愈。"呕家有痈脓,我们可以用排脓的方法,用排脓散或排脓汤,排脓以后,呕就会自愈,前后可以结合起来看。

浸淫疮,从口流向四肢者,可治;从四肢流来入口者,不可治。(七)

"浸淫疮"是一种皮肤病,"浸者,浸渍也",好像是有水浸渍,所以疮面老是会出水。"淫者,蔓延也",老是不肯好。浸淫疮是湿热造成的瘙痒、出水的一种皮肤疾病,往往会流黄水,水流到哪里就长到哪里,蔓延全身,是顽固性的皮肤病。如果先从口部发生,然后流散到四肢,疮毒从内向外,病就比较轻、比较顺,可治。如果疮先从四肢发生,而流向口部,是疮毒从外向内,所以病就比较重,比较难治,所以仲景说"不可治"。

浸淫疮,黄连粉主之。方未见。**(八)**

浸淫疮可以用黄连粉治疗,但没有见方。也可能是一味黄连磨成粉,从黄连粉看来,应该是外用的,敷在创面上。这主要是一种湿热,热毒,所以用黄连粉。因为黄连苦寒,清热燥湿解毒。

后世也有用黄柏来调涂浸淫疮。我过去曾经治过我的表弟,他比我小二十多岁。我表弟在一两岁时,头部都是黄水疮,满头流黄水,流到哪里就烂到哪里。后来我翻《医宗金鉴·外科心法要诀》,有一处方叫"碧玉散",用黄柏为主,稍加几个红枣,一起放在火上烤,烤硬了就将其研碎。然后再加麻油调,敷在头上,给他用了两三次,头部的黄水疮马上就全好了。像这种黄水疮很难治,没有合适的西药,而用这处方的效果很好,道理跟用黄连粉差不多。三黄,黄连、黄芩、黄柏,都是清热燥湿解毒的。所以用黄柏为主的外用处方,可治疗黄水浸淫疮。

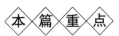

第三条,肠痈已经成脓了,用薏苡附子败酱散来治疗。"其身甲错,腹皮急,按之濡,如肿状……身无热,脉数,此为肠内有痈脓,薏苡附子败酱散主之",是扶正祛邪的处方。排脓用薏苡仁,败酱草既能排脓也能活血,再用附子温其阳气。

第四条,由于热毒,血脉不通造成的肠痈,用大黄牡丹汤。往往这种肠痈都是脓未成,脓未成就"少腹肿痞,按之即痛如淋,小便自调,时时发热,自汗出,复恶寒",但这种发热、自汗、恶寒,不是外感,而是因为肠中有热毒造成营

303

卫的不和。这种热毒、瘀血,应当要攻下,所以用大黄牡丹汤治疗。大黄能入血分,清热,活血,祛瘀,泻下;牡丹活血化瘀,且能凉血;桃仁活血化瘀;瓜子清热祛湿;芒硝软坚散结,配合大黄攻下。服用以后能把少腹肿痞消除,肠痈可愈。

疮痈肠痈浸淫病脉证并治第十八

跌蹶手指臂肿转筋阴狐疝蚘虫 病脉证治第十九

本篇列在妇人病篇以前，把比较杂乱的病都介绍掉，都放到本篇作讨论。"跌"，等同于"跗"，是指脚背；"蹶"，是僵硬，《说文解字》："蹶，僵也。"也就是脚背僵直，行动不便这样一种疾病，叫作"跌蹶"。

"手指臂肿"，就是讲手指和手臂肿胀，这种病往往是由于风痰阻于经络所致。

"转筋"就是抽筋，由于感受了湿邪，可以造成小腿的抽筋。

还有一种病叫"阴狐疝"，简称"狐疝"，就是睾丸、阴囊肿胀，有大有小不等，或有时缩入小腹内，有时下坠阴囊中。出没无时，没有固定时间，跟狐狸出没无时差不多，所以古人把它称为"狐疝"。这实际上是一种小肠气，疝气。

最后是"蚘虫病"，"蚘"、"蛕"和"蛔"这三个字是通的，"蛔"字是后世才有。"蚘"、"蛕"这两个字实际上古代读作"尤"，后来因为跟"蛔"通了，所以跟着读"蛔"。《说文解字》：蛕，"腹中长虫也，从虫有声"，所以边旁是一个"虫"字，声音读成"尤"。现在通"蛔"，习惯了讲"蛔虫"，所以读"蛔"了。

这一篇比较短，没多少篇幅，主要讲"跌蹶"、"手指臂肿"、"转筋"、"阴狐疝"、"蚘虫"这五种病证，又以"蚘虫"作为重点来讲述。这五种病证是没有联系的，又不便于归类，不能自成篇章，所以在讲杂病以后，就把比较杂乱的疾病合成一篇进行讨论，其后再讲妇科病。

按照日本山田业广的研究，山田氏《金匮要略札记》云："此篇《脉经》无载。"因为王叔和确实把《金匮》好多条文都写在《脉经》里了，但这一篇在《脉经》里却没有。山田氏说："凡本篇蚘虫之外，方各一首，尤为短简"。因为王洙在蠹简中得到了《金匮》的古本，比较零乱，蠹简就是给虫蛀过的竹简，由于很零乱、很短简，没办法归类，所以综合为一篇，山田氏说："其非仲景之面目也。然似《脉经》亦逸此篇，知其缺脱亦久矣。"所以林亿在编书的时候，因为这些病比较杂乱，条文也比较少，很难归类，所以把以上条文合在一起作为第十九篇。

师曰：病跌蹶，其人但能前，不能却，刺腨入二寸，此太阳经伤也。（一）

老师讲，"跌蹶"病，"跌"，是脚背；"蹶"，是僵硬，也就是脚背僵直不便行动。所以这个人走路只能往前走，不能往后退，因为脚背僵硬强直，不便行动之故。是什么原因呢？"此太阳经伤也"。这六个字也是倒装句法，应该在"不能却"后面。为什么造成这个人只能往前走，不能往后退，主要是因为太阳经脉受伤。因为太阳经脉行身之后，下到"腨内"，到了小腿肚。"腨"，就是腓肠肌那个地方。所以太阳经脉受伤可以出现行走不便。"刺腨入二寸"，在小腿肚部位针刺，可以缓解筋脉的僵硬。"跌蹶"，有注家认为应该叫"跌蹶"，"跌"就是"趺"加上一撇，变成"趺"。"趺"字按照汉代杨雄写的《方言》"趺，蹶也"，所以这两个字的意义是相同的，是僵硬、僵直的意思。"跌"在《说文解字》也有注释："跌，踼也"，就是摔了一跤，摔了一跤之后脚部便僵硬、强直，只能往前走，不能往后退。认为是损伤了太阳经脉，因为太阳经脉行身之后，所以要在后腿的地方针刺，以舒缓经脉。讲"跌蹶"就这一条。

病人常以手指臂肿动，此人身体瞤瞤者，藜芦甘草汤主之。（二）
藜芦甘草汤方 未见。

"常以"，就是时常的意思，"以"，是语气助词，没意思。病人经常手指、手臂肿胀、抽动，而且身体也会抖动，"瞤瞤"，也就是抖动。为什么会手指臂肿胀、抽动，身体抖动？主要是因为风痰阻于经络，怪病属痰。风痰流入手臂，就要导痰，用涌吐的办法把风痰吐出，所以用"藜芦甘草汤主之"。"藜芦甘草汤"未见此方，从方名字面上就用了藜芦和甘草。藜芦是一味涌吐药，涌吐风痰；甘草和中。风痰祛除，病可治愈。目前对这些病证，如手臂肿、痛、抽动，往往可以从痰阻经络来治疗，可以用导痰汤，也可以用《指迷》茯苓丸，这两个方剂实际上都在《方剂学》上讲过。特别是《指迷》茯苓丸，我治过好多手指、手臂的肿、痛、麻木，就用《指迷》茯苓丸，即半夏、茯苓、枳壳这类药，服用以后有很好的效果。

下面这医案很有趣，我们学一下。它不是治手指臂肿动，而是治疗癫痫，是张子和的医案，记载于《续名医类案》之中。

一位妇女得风痫病，也就是癫痫病。她自六七岁就由于惊风得了癫痫病。后来的两三年里，一般每年要发作一两次。到第五至第七时，每年要发作五至七次。到三十岁至四十岁时，每天都要发作，甚至一天要发作十余次。这个人发作时要昏过去，倒在地上，"昏痴健忘，求死而已"，反正都治不好了。"值岁大饥"，正好那一年饥荒，"采百草而食"，老百姓没饭吃，就取各种草来吃。"于水滨见草若葱状，采归煮熟食之"，在河边看到了像葱形状的草，就采回来煮熟了吃。"至五更忽觉心中不安，吐痰如胶，连日不止约一二斗，汗出如洗，甚昏困"，吃了这种草到了后半夜，天还未亮，忽然觉得胃里很难受，然后吐出粘稠的痰。几天里吐个不止,吐出了很多痰,而且吐了之后还汗出如洗。因为吐有开发腠理的作用,也会使人汗出。人很疲乏,昏昏沉沉。过了三天以后,人就觉得身体好起来了,轻松了,病去了。那天所吃的葱状的草本,找找看,是不是葱呢? 不是葱,而是憨葱苗,也就是《本草》所谓的藜芦。这是很穷苦的人,自小得癫痫病,得了三十多年,在无可奈何之中"求死而已"。因为当时大饥,金元时代老是打仗,老百姓很贫穷,只得采草充饥,就在无意之中吃了大量的藜芦以后就吐痰,吐出以后病就治好了。所以藜芦有涌吐风痰的作用,癫痫病源于风痰,而手指臂肿,人抖动也是由于风痰入于经络,故通过涌吐可以治愈。

转筋之为病,其人臂脚直,脉上下行,微弦。转筋入腹者,鸡屎白散主之。(三)

鸡屎白散方:

鸡屎白

上一味,为散,取方寸匕,以水六合,和,温服。

其人"臂脚直",在古代,"臂"字和"背"字是通的,所谓"臂脚直",就是足背强直,不能屈伸。这是转筋之证。亦就是小腿肚抽筋之后足背强直,不能屈伸,这个病叫"转筋"。有时候如果我们晚上受了寒,也可能会转筋。到河里去游泳,着了冷也会转筋。"脉上下行,微弦",说明脉象强直有力,没有柔和之象,因为转筋影响及脉。"转筋入腹者",严重的时候,脚的痉挛转筋,可以从下肢牵引少腹作痛。"鸡屎白散主之",可以用鸡屎白散治疗。鸡屎白散就是鸡的大便,颜色往往有点白,所以叫鸡屎白。实际上用鸡的大便来做药,在《金匮》以前已有。《黄帝内经》里一共有十三个处方,在《内经·素问》,有一篇叫《腹中论》,里头专门有一个方剂叫"鸡矢醴",能够治疗鼓胀,就是现在的腹水。即用鸡的大便稍微炒一下,然后加酒一起煮,给患者喝这个酒。酒,古代叫"醴",所以叫"鸡矢醴"。吃了以后会拉,鼓胀水湿会从大小便拉出去。所以鸡屎能通利大小便,能祛湿热病邪。本条转筋也由于湿热在体内所致,所以现在我们一般会用木瓜、薏仁、蚕砂,蚕砂是蚕的大便,能够祛湿热、治转筋,薏仁和木瓜也有这个作用。本方用鸡屎白作散剂,用水煎服,主要是通利大小便,祛除湿热,故能治疗湿热造成的转筋。这个处方实际上是从《内经》十三方里变化过来的,《内经》是用酒煎,这里没有用酒。古代叫"单方一味,气死名医",你不要看它仅一味药,有时候看来看去看不好,就一个单方,一个小的处方,就会解决问题,所以叫"单方一味,气死名医"。

我查到现代的一个医案,是山西一个老先生,叫王修善,他著有一本书,叫《王修善临证笔记》,其中治疗一个鼓胀病,病人三十多岁,鼓胀,一身悉肿,小便不利,治疗几个月都不愈。后来实在没办法,就给他用鸡矢醴酒。用鸡矢一斤,晒干,炒香。再用无灰酒三碗,就是上好的黄酒三碗,煎至一碗半,滤汁,在五更,就是天还未亮的时候,给他空腹温服。吃了以后,过了五六个小时,拉出黑水秽物。隔天再吃一次,连吃两剂以后,排出秽物很多,肿消小便利,能进饮食了。就这么一个单方,在现在还有人在用。所以我认为"单方一味,气死名医",有其一定的道理。

阴狐疝气者,偏有小大,时时上下,蜘蛛散主之。(四)

蜘蛛散方:

蜘蛛十四枚(熬焦)　桂枝半两

上二味,为散,取八分一匕,饮和服,日再服。蜜丸亦可。

"阴狐疝气",又简称"狐疝",症状是"偏有小大,时时上下"。阴囊一边大一边小,就叫"偏有小大",而且平卧时会缩入小腹内,摸不到;行立时会从小腹内出来,下坠于阴囊之中,所以叫"时时上下"。是由于寒凝于厥阴肝经而致,厥阴经到阴器。治法要辛温散寒破结,用蜘蛛散来治疗。这个病就是小肠疝气。蜘蛛,要用结网的大黑蜘蛛,不能误用花蜘蛛。花蜘蛛的毒性更厉害,结网的蜘蛛也有毒,所以用量宜少而不宜大。这种大黑蜘蛛能够破结、破瘀、消肿,再配桂枝,温通血脉,入厥阴经散寒活血。这个处方治疗阴狐疝,就是现在的小肠疝气,跟小肠脱出相似。所以它跟真正睪丸肿大的癫疝不同,癫疝不会时时上下,就是阴囊肿,甚至肿得像皮球一样大。它跟《金匮》前面所讲的"寒疝"也不同,因为"寒疝"主要是小腹疼痛,受寒所致,没有小肠脱出,睪丸也不肿大,所以阴狐疝气,往往就是现在的小肠疝气。因为它"偏有小大,时时上下",出没无时,古人认为跟狐狸差不多,狐狸也很狡猾,昼则出穴,夜则入穴,让人弄不清楚,所以称它作"狐疝",是这样命名的。

这里有个医案很有趣,我跟大家学一下。一个彭姓男孩,八岁,患阴狐疝已经六年了,阴囊肿大,像一个小鸡蛋,颜色不红;有的时候偏左肿,有的时候偏右肿。患儿睡觉的时候,这个肿物入于少腹,到了白天活动时肿物又坠入到阴囊里。有的时候肿物会有疼痛。出没不定,吃药也没有用。平素健康,饮食二便正常。脉弦缓,脉弦是肝经的脉。医生诊断是寒气凝结在厥阴肝经的阴狐疝。所以治疗要辛温通利,破结止痛,就用蜘蛛散原方。用大黑蜘蛛,就是在屋檐上挂着大蜘蛛网的大黑蜘蛛。这大黑蜘蛛很大,每一个有大拇指头大小,把头足去掉。不能误用花蜘蛛,用花蜘蛛恐会中毒。用六枚大黑蜘蛛,放在瓷瓦上焙黄干燥为末,再加桂枝三钱,这两味作为散剂。每天用酒一小杯,一次冲服一钱,酒能帮助活血。连服七天。服药三天后疼痛缓解,七天后阴囊肿大及疼痛消失,病愈了。观察一年没有复发。这是《成都中医学院学报》1981年第2期记载成都的一个老先生的医案,这位老先生叫彭履祥,现在早已去世了。他就是专用经方,用了两味药将病治好了。

问曰:病腹痛有虫,其脉何以别之? 师曰:腹中痛,其脉当沉若弦,反洪大,故有蚘虫。(五)

刚才上一条讲阴狐疝,这一条讲蛔虫。学生说病人腹痛有蛔虫,从脉象上如何来鉴别? 老师说,"腹中痛",脉象应当是沉或弦的,脉沉主里;脉弦主痛主寒。往往腹中痛的脉象是沉或弦的。但现在脉象反而是洪大的,所以知道是有蛔虫。根据尤在泾《金匮要略心典》的解释,认为这种脉洪大,是"蛔动而气厥也",我不是这样的看法。我认为主要是因为肠胃,亦即阳明,阳明湿热生虫,有一个生虫的环境。中国古代认为"湿热生虫",肠胃有这种环境,适合蚘虫的生长。脉洪大是阳明有热的表现,由于肠胃湿热,产生蛔虫。仲景是借脉象来讲病机,并不是真正的讲脉象,是肠胃湿热,产生了蛔虫。当然还要根据其他的症状,例如胃脘疼痛、眼睛白睛上有蓝色的斑点、吐水、下唇的黏膜上有半透明的颗粒,这也是虫斑。还有舌面上有红点,舌苔往往是剥苔,小孩子很多见,舌苔剥苔要考虑是虫,称为地图舌。患儿往往面部有白斑,鼻孔瘙痒,睡中咬牙,并且要食异物,有些乱七八糟的东西,正常人不吃他会吃。在李时珍的《本草纲目》里记载有个小孩子要吃灯花,就是蜡烛点到最后,烧枯了的蜡烛心,小孩子把这东西拿下来,放到嘴巴里吃,他觉得很好吃。一些有虫的人,会吃异物,或喜吃生米,泥土也会放进嘴巴里吃。当然现在可以大便化验,验出蛔虫卵,就可作出正确的诊断。

蚘虫之为病,令人吐涎,心痛发作有时,毒药不止,甘草粉蜜汤主之。(六)
甘草粉蜜汤方:
甘草二两　粉一两　蜜四两
上三味,以水三升,先煮甘草,取二升,去滓,内粉蜜,搅令和,煎如薄粥,温服一升,差即止。

本条讲蛔虫病的治法。蛔虫病,"令人吐涎",嘴里吐清水,而且"心痛发作有时",上腹部疼痛,当然也可能是胆道蛔虫症。"毒药不止","毒药",是指峻药,不一定很毒。虽然已经用过峻猛的药,但疼痛还是不止,就用甘草粉蜜汤来进行治疗。甘草粉蜜汤主要是一种安蛔的方法,并不是真正的杀虫剂。先要给患者疼痛平下去,所以用安蛔的方法。甘草粉蜜汤用甘草,粉,就是米粉,用大米磨的粉,《释名》云:"粉,分也,研米使分散也。"再加蜂蜜。这三味药都比较甜,甘草是甜的,蜂蜜也是甜的,米粉也应该是有点甜的。如果光吃大米饭,不给你菜,仔细咬咬,也有点甜味。这三味药煎成汤剂,实际上是甘平安蛔的药。主要是甘以缓之,缓解疼痛,能够安蛔、缓痛。《医宗金鉴》认为这个"粉"是"铅粉","铅粉"是一种杀虫药。但本条已经讲到"毒药不止",就不应当再用毒药，因为铅粉有毒，不应该用在里面。而且在甘草粉蜜汤方后，仲景说加上了"粉、蜜，搅令和，煎如薄粥"，煎了以后就像薄的稀粥一样，说明这个粉应当是米粉，而不是有毒的铅粉。不是真正的杀虫剂，而是安蛔剂，甘以缓之，先缓解疼痛，然后再杀虫。蛔虫钻到胆道去，会"心痛"很厉害，这时候也不适宜杀虫。这时杀虫会令蛔虫拼命窜动，反而要出问题，所以先要安蛔。乌梅丸也是安蛔剂，不是要真正的杀虫剂。当然有的患者吃了以后，蛔虫也会下来，但它不是真正的杀虫剂。

这里有两个医案。第一个医案，用甘草、白蜜，粉改成了山药。以山药代米粉，因为山药跟米粉差不多，也是甘平益胃的。这是仿张锡纯的方法，张氏就用山药取代米粉。患儿蛔厥很严重，腹痛，气绝，吐蛔，给她吃药以后，居然吐出蛔虫四十多条，后来又从大便排出了蛔团，前后经吐泻排虫共达三百多条，这病就治愈了，足以说明"甘以缓其急"确有道理。

第二个医案是曹颖甫的《金匮发微》，他治蛔厥，方中用铅粉二钱，吃了以后也能下蛔虫如拇指大者九条，其病乃愈。所以两案也各有道理，但按照原文来说，"毒药不止"，不应该再用毒药，而且煎药以后"煎如薄粥"，所以还是应该用米粉。

古书里"毒药"有两种意义，一种是所有的药都称毒药，因为凡药均有它的药性；还有一种是专指有毒的药。古代《周礼》有一篇叫《医师》，就专门讲到医师要"聚毒药以共医事"，聚集各种各样的药物，这里"毒药"是各种药物的总称。这个"共"，就是"供"，供给医师治病用的。药有它的药性，就是取其偏性，或是寒的，或是温的，或是热的，或是平的，所以"毒药"是药物的总称。当然也有狭义的解释为有毒的药。所以本条的"毒药"，我们不妨理解为比较峻猛的药物，用了之后还是没用，干脆就用平和、缓和的药，甘以缓之来安蛔。

蛔厥者，当吐蛔，令病者静而复时烦，此为脏寒，蛔上入膈，故烦，须臾复止，得食而呕，又烦者，蛔闻食臭出，其人当自吐蛔。（七）

本条讲蛔厥的证候，在《伤寒论》里也有基本相同的条文。所谓"蛔厥"，就是由于蛔虫病导致了四肢厥冷。四肢厥冷有各种原因，有热厥，有寒厥。热厥是高热所致的四肢厥冷，也就是热深厥深，当用白虎汤，或用承气汤治疗。寒厥是由于阴寒太盛而致的四肢厥冷，当用四逆汤、通脉四逆汤来治疗。还有一种是气机不畅造成的手足厥冷，那就用四逆散，即柴胡、芍药、枳实、甘草。通过调气来使阳气通达，手脚自然会温。而本条是"蛔厥"，即由蛔虫造成的四肢厥冷。病人"当吐蛔"，应该会出现吐蛔的症状。怎么知道是蛔厥呢？因为吐蛔，所以知道是蛔厥。本条"令"字，《伤寒论》作"今"，我们应该按照《伤寒论》。"今"，即现在，现在病人比较安静，但等一会又要心烦不安起来。这是什么原因？是由于内脏虚寒，"此为脏寒"。由于内脏，亦即肠胃有寒，肠胃的环境不利于蛔虫的生存，所以蛔虫就往上钻。本篇第五条讲了湿热生虫，脉洪大，阳明肠胃有热，适合于蛔虫的生长。而现在内脏虚寒，蛔恶寒而喜温，所以"蚘上入膈"，由于下面肠胃虚寒不利于生长，所以要往上钻到胸膈以上，亦即钻进了胆道。蛔虫往上钻的时候就会烦，很难受。"须臾复止"，等一会蛔虫安静下来了，病人也就会静下来。"得食而呕"，吃了饭就会呕，这"呕"，就是吐蛔。"又烦者，蚘闻食臭出，其人当自吐蚘"，心里又难受起来了，由于蛔虫闻到了饮食的味道，蛔虫往上钻，从口而吐出，所以"其人当自吐蚘"。既有吐蛔，又有四肢厥冷，就称之为"蚘厥"。

蚘厥者，乌梅丸主之。（八）

乌梅丸方：

乌梅三百个　细辛六两　干姜十两　黄连一斤　当归四两　附子六两（炮）　川椒四两（去汗）　桂枝六两　人参六两　黄柏六两

上十味，异捣筛，合治之，以苦酒渍乌梅一宿，去核，蒸之五升米下，饭熟捣成泥，和药令相得，内臼中，与蜜杵二千下，丸如梧子大，先食饮服十丸，日三服，稍加至二十丸。禁生冷滑臭等食。

蛔厥可用乌梅丸来治疗。乌梅丸也是安蛔之剂，并不是真正的杀虫剂。按照古人的理论，认为"蛔得酸则伏"，所以用乌梅，乌梅是酸敛的，吃了乌梅丸，蛔虫会降伏下去，不会扰动，症状就会好转。"蛔得苦则安"，所以用黄连、黄柏之苦以安蛔。"蛔得辛则下"，所以用辛热的桂、附、姜、椒、细辛。再用人参、当归调补气血。实际上再仔细作进一步的注解，乌梅丸能治疗厥阴病，蛔厥在《伤寒论》里是放在《厥阴篇》里讲的。厥阴就是肝木有病，肝胃不和，乌梅味酸入肝经，它能柔肝木，泄肝安胃，即能清泄肝火又能安胃。黄连清肝，黄柏入下焦，因为肝肾同居于下焦，这两味药也均能清肝胆之热。蛔蹶的病机称为寒热错杂，既有寒又有热。因为病人肠胃虚寒，不利于蛔虫之生长，所以蛔往上窜，窜到胆，而胆藏相火。相火要清，肠胃虚寒要温，所以桂枝、附子、川椒、干姜、细辛都是温热散寒的。考虑到厥阴肝是藏血之脏，所以用了当归补血。又考虑到这个处方有酸的，又有苦的，又有辛的，那就气味不和，一般来说当用甘草调和诸药，这里不用甘草，用了人参，人参也能补脾胃，调中气。针对肠胃虚寒，再针对肝胆之热，所以用了这个处方，并不是简单的就是"蛔得酸则伏，得苦则安，得辛则下"。当然前人观察到这个问题，实际上还是肝胆火盛，而肠胃虚寒，称为寒热错杂。蛔虫平时是寄生在肠胃的，由于肠胃虚寒，不利于蛔的生长环境，蛔就往上窜，"蚘上入膈"，避寒就温，而胆有相火，故蛔虫就钻入胆道，造成了蛔厥，疼痛，四肢厥冷，吐蛔。在这情况下既要温肠胃之

311

寒,又要清肝胆之热,使肝胃能调和。所以乌梅能调肝胃,泄肝安胃;黄连、黄柏清肝胆之热;桂枝、附子、干姜、细辛、川椒,散肠胃之寒;再考虑到肝主藏血,所以用当归补养肝血;由于这处方既有酸的,又有苦的,又有辛的,气味不和,所以用人参调其中气。这是张仲景考虑得非常周密的一张处方,既能治疗蛔厥,又能治疗厥阴病肝胃不和。实际上厥阴病的主方,就是乌梅丸。

过去在偏僻的农村里,有人半夜里腹中疼痛,到底此属胃痛,还是胆道蛔虫症的痛,有的医生一下子辨不出来,有经验的医生就叫患者喝一碗醋下去。醋也跟乌梅差不多,是酸的,如果是胆道蛔虫症,喝了以后,疼痛会有所缓解,就当从胆道蛔虫症去考虑;如果喝下去无效,就应从胃病或者其他的疼痛去考虑。还有乌梅丸是跟蜜一起做丸的,蛔虫喜欢甜物,所以用甘味来诱蛔,结果让苦、辛、甜发挥了安蛔的作用,而且也有一定的杀虫作用,并非一点杀虫作用都没有,乌梅丸中的川椒就有杀虫的作用。我们浙江有一位著名的老中医魏长春先生,早已去世了。这老先生给病人吃乌梅丸的时候,就叫病家泡一碗蜂蜜水,然后送服乌梅丸,效果很好,能够起到很好的安蛔作用。前面甘草粉蜜汤也是这个意思,它有安蛔的作用,缓解疼痛,甘以缓之。

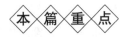

大家应掌握两个方。第六条,甘草粉蜜汤。"蛔虫之为病,令人吐涎,心痛发作有时,毒药不止,甘草粉蜜汤主之"。这是甘以缓之、安蛔缓痛的方剂。

第八条,"蛔厥者,乌梅丸主之"。由于蛔虫而导致的手足厥冷,吐蛔,就用乌梅丸来治疗。把乌梅丸的组成,为什么要用这些药,要有所掌握。

妇人妊娠病脉证并治第二十

快要讲到尾声了，后面三篇讲妇科病，张仲景是妇科的专家。妊娠，根据《说文解字》，"妊，孕也"，就是怀孕；"娠，女妊身动也"，女子怀孕了，身体内有胎儿在动。"妊娠"这两个字，就是指怀孕。妇人妊娠，本来不是病，是正常的情况，不需要治疗。而本篇就是辨妊娠期间有病的脉证和治疗，所以叫"妊娠病脉证并治"。内容有妊娠的诊断，妊娠跟癥病的鉴别，以及妊娠呕吐、腹痛、下血、小便难、水气等病的诊断和治疗。尤其是妊娠腹痛和下血，是本篇论述的重点。因为妊娠腹痛和下血，直接关系到胎儿的孕育，并可以导致早产、流产。所以本篇中有关这方面的论述比较详细和具体。最后张仲景提出了安胎、养胎的方法。

本篇是专门讲妇女妊娠期间常见疾病的治疗，总的指导思想是"去病以安胎"。胎儿为何不安，甚至于流产、小产，肯定有病。所以去了病可以起到安胎的效果。这是张仲景治疗妊娠病总的指导思想。

师曰：妇人得平脉，阴脉小弱，其人渴，不能食，无寒热，名妊娠，桂枝汤主之。于法六十日当有此证，设有医治逆者，却一月加吐下者，则绝之。（一）

本条讲妊娠恶阻的证治。老师说，"妇人得平脉"，妇女出现平和无病的脉，即正常的脉象。但尺脉稍弱一点，"阴脉"，指的是尺脉，因为刚怀孕，血以养胎，胎气未盛，阴血不足，所以尺脉稍弱一点。"其人渴"，《金匮要略心典》把这"渴"字作"呕"字，即"其人呕"，呕就是妊娠恶阻。"不能食"，饭吃不下去。"无寒热"，没有表证。"名妊娠"，这就是怀孕的表现。"桂枝汤主之"，可以用桂枝汤治疗。因为不能饮食，时有呕吐，实际上是脾胃虚弱。桂枝汤外证得之解肌和营卫，内证得之化气调阴阳，实际上是补脾胃、补气血的，所以，妊娠恶阻可以用桂枝汤来治疗。"于法六十日当有此证"，怀孕两个月，按照规律来讲，应当有这一个病。同学们家里如果有姐姐，有亲属怀孕，可能会了解，怀孕一般到两三个月就会有这种情况出现。如果有这种情况，就可以吃桂枝汤调补脾胃。脾胃和营卫有密切关系，胃为卫之源，脾为营之本，营卫就是气血，所以通过补脾胃能够补气血，饭也就能吃了，身体就会好起来。桂枝、芍药、甘草、生姜、大枣，都有补脾胃的作用，都是厨房里的药，用来调味的。在怀孕六十天的时候，应当出现妊娠恶阻。"设有医治逆者"，假设说医生给医错了,治反了,不用桂枝汤,不是给她补脾胃,补气血。"却一月加吐下者,则绝之",一个月内给她又吐又下,更加消耗了气血,胃气更损伤,胎儿得不到营养。"则绝之","绝"就是断绝,小孩子就流产,死亡了。这一条讲了妊娠恶阻的治疗,应该要用平和的药,用桂枝汤。既能补阴,又能补阳,桂枝、甘草这对药是温阳气的;芍药、甘草这对药是补阴血的;生姜、大枣这对药能够补气血、补脾胃,都是很平和的药。不是给她用平和的药,不是给她调胃气的药,给她乱治,治反了,"医治逆者",后面的这一个月又是用吐法,又是用下法,到三个月的时候,她肯定要流产了。《说文》:"绝,断丝也。"绝是绞丝旁,是蚕吐的丝断掉了,在这里就可理解为流产,小孩子没有生命了。本条讲到了妇女平脉,应该是正常的脉象,但她又有呕吐,不能饮食等等。《素问·腹中论》云:"何以知怀子之且生也?岐伯曰:身有病而无邪脉也。"身体有病,出现不能饮食,呕吐等情况,但脉是正常的,就要考虑是怀孕。本条讲了妊娠恶阻的证治,告诉我们治疗妊娠恶阻,应该要补脾胃,补气血。脾胃功能正常了,气血充足了,身体就好了,孩子也就长得好,而不能给孕妇乱用吐下。

妇人宿有癥病,经断未及三月,而得漏下不止,胎动在脐上者,为癥痼害。妊娠六月动者,前三月经水利时,胎也。下血者,后断三月衃也。所以血不止者,其癥不去故也,当下其癥,桂枝茯苓丸主之。(二)

314

桂枝茯苓丸方:

桂枝 茯苓 牡丹(去心) 芍药 桃仁(去皮尖,熬) 各等分

上五味,末之,炼蜜和丸,如兔屎大,每日食前服一丸。不知,加至三丸。

本条论述了癥病跟妊娠的鉴别,到底什么算是癥病,什么是真正的妊娠,以及癥病的治法。

"妇人宿有癥病",就是说妇女本来就有旧病,体内有瘀血导致的癥积。"经断未及三月,而得漏下不止","经断",是指怀孕,即妊娠,月经不来了。本来是有瘀血导致的癥病,患者又怀孕了,怀孕还没到三个月,出现了"漏下不止",即下部阴道出血。真正怀孕的话,月经停止但不应该有出血,而现在出血不止。"胎动在脐上者,为癥痼害",觉得在肚脐之上好像是有胎动,但这不是真正的胎儿在动,而是"癥痼"。"癥",就是积,瘀血造成的积块;"痼",就是久病,过去早就有了的疾病。由于瘀血积块日久而导致了漏下不止。漏下不止,对于孕妇包括胎儿,造成了很大的伤害,故称"为癥痼害",亦即癥痼伤害人,所以漏下不止。

"妊娠六月动者,前三月经水利时,胎也",应当是妊娠六个月才会出现真正的胎动,所以叫"妊娠六月动"。而且在怀孕的前三个月,月经是正常的,每次月经的时间很准,后来停经了,这才是真正的怀孕。所以"前三月"的"前"

是指怀孕前,怀孕前三个月经水是通利的、正常的,后来经水停了,到妊娠六个月时会出现胎动,这才是真正的胎动。把癥病跟妊娠作了鉴别。

"下血者,后断三月衃也",患者漏下不止,"后",是指怀孕以后,停经三个月就出血了,这不是胎儿的问题,而是"衃也"。"衃",是紫暗的瘀血,《说文》:"衃,凝血也",是凝滞的、紫暗的血块,也就是"癥痼害",是由癥块、瘀积而造成的出血。

"所以血不止者,其癥不去故也",这是因果关系,为什么血不止?"其癥不去故也"。瘀血不去所以血不止,有癥才有出血。"当下其癥",这时候要先把癥块瘀积治好,化瘀消癥,用桂枝茯苓丸来治疗。现在用桂枝茯苓丸来治疗一些妇科的子宫肌瘤、卵巢囊肿,用得比较多,这些病都是属于癥积的范畴,当下其癥。方中桂枝、芍药,能调血脉,桂枝温通血脉,芍药在本方应该是用赤芍活血化瘀。丹皮、桃仁也能化瘀消癥。再加茯苓健脾化湿。因为往往癥块起始时是由于寒凝湿滞而致,所以用桂枝散寒,茯苓祛湿,其余药物均能活血化瘀。而且是用蜜和丸,"如兔屎大",即很小的一颗,每天吃饭之前,空腹时吃一丸,不要吃得多。"不知,加至三丸",如果没有什么疗效,可以吃到三丸,取其渐消缓散之功。要慢慢地散,不要一下子散得厉害,会伤及胎儿。这是一个消法。

女子在月经期间尽量不要受寒、受湿。农民确实很苦,要在水田里干活,赤着脚下水,正好月经期间,也没办法,要干活。尤其在种田的时候,收割的时候,要强调时间,有时候刚巧月经正来,受了寒,但还要拼命干,往往就会得妇女病。

按照古代医家的注释,癥病跟寒有关,跟湿有关。所以用桂枝散寒,茯苓祛湿。现在这一处方除了治疗癥病的出血以外,还治疗瘀血痛经,产后恶露停滞,死胎,或胞衣不下,或宫外孕,也治疗不孕症。我用桂枝茯苓丸治好过不孕症,是由于瘀血在体内,所以祛瘀可以生新,可助怀孕。用桂枝茯苓丸治疗子宫肌瘤,作用也很好。我治疗过几个子宫肌瘤。浙江医科大学妇女保健院的医生也介绍病人来我这里看,我弄不懂,西医怎么会主动介绍病人来找我看?我问病人是什么原因?她说有患者到 B 超室里做 B 超,西医检查子宫肌瘤消掉了,没有了。西医就问她怎么会没有了?因为西医除了开刀就没其他办法,她说是吃了中药。然后西医就介绍病人到我这里来了。所以了解到桂枝茯苓丸确实能够消除子宫肌瘤,有消癥散积的作用。

《素问·六元正纪大论》说:"有故无殒,亦无殒也。"王冰是第二个注解《内经》的人,认为"故",就是癥病,怀孕期间,按常理是不能吃活血化瘀药的,但如果有癥病,有病则病当之,可以用活血化瘀药。"殒",是死亡的意思,如果真的有癥病,用了活血化瘀药,既能保全母亲,胎儿也不会死亡。但毕竟活血化瘀药不能用得多,所以仲景用很小的剂量,制成丸药来慢慢的渐消缓散,而不是峻猛的祛瘀,这当然要伤人。

桂枝茯苓丸在大陆卖得很好。现在大陆上,仲景方销路最好的就是肾气丸,其次是桂枝茯苓丸和小柴胡汤。

妇人怀娠六七月,脉弦发热,其胎愈胀,腹痛恶寒者,少腹如扇,所以然者,子脏开故也,当以附子汤温其脏。方未见。(三)

本条论述妊娠由于阳虚阴寒盛而致腹胀、腹痛的证治。妇人怀娠到六七个月的时候,出现了"脉弦发热",这个发热并不是外感的发热,而是阳虚阴盛,虚阳外越的发热。脉弦是阴脉,主寒。病人"其胎愈胀,腹痛恶寒","其胎愈胀,"其实是腹胀,因为胎儿在腹中,到了妊娠六七个月,肚子越来越胀。腹胀加重,跟阴寒有关,"脏寒生满病"也。"少腹如扇",少腹部位好像有扇子在扇,觉得很冷。扇子在元代以前,多是用丝绸制作的团扇。到了明代以后,才有纸做的折扇。为什么会产生"少腹如扇"?是"子脏开故也"。"子脏",就是子宫。《说文》:"开,张也。"仲景认为导致少腹如扇,腹胀,腹痛,恶寒,是因为阳气虚,阴寒盛,所以治疗"当以附子汤温其脏",用附子汤温下焦,温子脏(子宫)。

316

附子汤方未见,后人主张用《伤寒论·少阴篇》的附子汤。附子汤实际上和真武汤差不多,即真武汤去生姜加人参。真武汤是用生姜的,生姜能散水寒之气,因为真武汤治下焦有水有寒。本条虚寒较重,所以加人参,没有用生姜。方中用附子温阳,白术、茯苓健脾;芍药止痛,再加人参配附子温补阳气。所以附子汤能温阳散寒,暖宫以安胎。附子是妊娠禁忌药,按照《中药学》来说,妊娠不宜用附子,因为附子温热之性,对胎儿不利。张仲景用附子也是根据《内经》"有故无殒"的理论。即孕妇有病,药就治其病,不致对胎儿有损伤。但临床必须要用得准确,确实是阳虚有寒,腹胀、腹痛、恶寒,少腹寒冷,这时才可用附子汤。

刚才有同学问及"有故无殒,亦无殒也",为什么会有两个"无殒"?第一个"无殒",是指孕妇;第二个"无殒",针对胎儿。妊娠有病,用比较厉害的药,比如说活血化瘀药、温经散寒药,对孕妇没有问题,对胎儿也没有问题。但是下面又有一句经文,叫"衰其大半而止,过者死"。所以读《内经》不能断章取义,要把全文给大家讲一下。用药治病,到病证大部分好了,就要停药,不要再拼命用桂枝、附子这些药。若要再拼命用,就要出问题了。这要在临床经验指导下来用,并不是随便胆大就可用,所以叫"大积大聚,其可犯也,衰其大半而止,过者死"。前面一句,就指积聚、癥块,我们可以攻它。但是攻到大半,就应中病即止。做医生实际上很不容易，要战战兢兢，如履薄冰，如临深渊。有什么不慎，就要出问题，责任很重大。而且有的病人，认为你给他治好是应该的，若有什么过失，都要归到你头上，没想到疾病是不断变化着的。确实有些病是越变越坏，有些病是在不断的恶化，所以医生责任是相当的重大。

师曰：妇人有漏下者，有半产后因续下血都不绝者，有妊娠下血者，假令妊娠腹中痛，为胞阻，胶艾汤主之。（四）

芎归胶艾汤方：一方加干姜一两。胡氏治妇女胞动，无干姜。

芎藭　阿胶　甘草各二两　艾叶　当归各三两　芍药四两　干地黄

上七味，以水五升，清酒三升，合煮取三升，去滓，内胶，令消尽，温服一升，日三服。不差，更作。

老师讲："妇人有漏下者"，"漏下"，就是不在正常的月经期间，突然子宫出血。"有半产后因续下血都不绝者"，"半产"，就是小产。妊娠三个月以后，或者到四、五、六个月堕胎，因为已经能分辨男女，已经成人形了，故称"半产"。有妇女小产以后，连续的子宫出血不止。还"有妊娠下血者"，怀孕期间下血。"假令妊娠腹中痛，为胞阻"。这种妊娠下血，往往腹中疼痛，妊娠腹中痛又下血，这叫"胞阻"，《脉经》作"胞漏"，就是妊娠期间出血。"胞阻"，就是胞中气血不和，"胞"，即女子胞、子宫。《医宗金鉴·订正金匮要略注》："五六月堕胎者，谓之半产……胞阻者，胞中气血不和而阻其化育也。"由于下血，使女子胞、子宫气血不和，而阻碍了胎儿的生长发育，所以叫"胞阻"，因为下血，又叫"胞漏"。不管是妇女的漏下也好，或是小产以后出血不止也好，或者妊娠期间下血腹中痛也好，这三种下血都可以用胶艾汤来治疗，这就是异病用治。都是由于冲任损伤，因冲为血海，任主胞胎，冲任损伤而致出血，都可以用胶艾汤调补冲任，补血止血。

胶艾汤实际上是四物汤的祖方。肾气丸是六味地黄丸的祖方，先有肾气丸再有六味丸，肾气丸去了桂枝、附子，就变成了六味丸。而这个处方是四物汤的祖方，四物汤哪里来的？就是芎归胶艾汤去阿胶、艾叶、甘草这三味药，剩下的四味药就是四物汤。四物汤，地、芍、归、芎，是补血、调冲任的。再加阿胶、艾叶、甘草，阿胶能补血止血；艾叶也能止血，现在处方可以开艾叶炭，有止血作用。张仲景治疗吐血不止的柏叶汤，也用了艾叶。漏下、下血不绝，所以用阿胶、艾叶止血，再用甘草配阿胶也有很好的止血作用。甘草配芍药，酸甘化合为阴，更好的补养阴血。而且甘草也起了调和诸药的作用。所以本方是调冲任、补血、止血的一个好处方。后世的四物汤就是在本方基础上变化而来的，所以本方称为祖方，又叫祖剂，它是最早的调冲任、补血的一个方剂。四物汤加减变化有上百种，后世的变化运用相当多。

317

本条讲到妇女的三种下血,可以一方通治,因为三种下血都是由于冲任损伤,冲为血海、任主胞胎。本方能调补冲任、补血止血。在芎归胶艾汤方边上写道:"一方加干姜一两",也有一个处方用干姜。我们一般用炮姜,因为炮姜也有止血作用,当然也要看看,如舌质较淡白,偏寒的可以用;如果舌质较红,偏热的,炮姜可以不用。当加黄芩,既能清热,也能止血,要根据病情加减。往往妊娠下血跟肾虚也有关系,可以适当加补肾药,如杜仲、川断、山药等;若兼气虚者,可加党参、黄芪。又本方中干地黄缺剂量,据《外台秘要》作四两为妥。

妇人怀妊,腹中疞痛,当归芍药散主之。(五)

当归芍药散方:

当归三两　芍药一斤　芎䓖半斤—作三两　茯苓四两　白术四两　泽泻半斤

上六味,杵为散,取方寸匕,酒和,日三服。

妇女怀孕期间,"腹中疞痛",这个"疞"字,在中医界有几种说法。一种读"绞","疞"同"疞",这两个字是相同的,在古代,实际上最早是"疞",后来才有"疞"字,这个"疞"就指腹中急痛,即拘急而痛,痛得较厉害。另有一种读法,读"朽",是指绵绵作痛。我是根据第一种说法,通这个"疞"。因为《说文》就有"疞"字,"疞,腹中急也",即腹中拘急作痛。然后在《广韵》,一部近千年前的宋代语言文字的书里,"绞"、"疞"、"搅"三个字"同古巧切",并音同义同,就是指腹中的急痛,绞痛。所以我念作"绞"。本条论述妇女妊娠期间,由于肝脾不和可以导致腹中疞痛。腹痛的原因较多,这种腹痛主要是由于气郁,跟七情有关,导致肝脾不和,而脾虚又生湿,造成了腹中疞痛。所以当归芍药散这个处方是调肝脾的,重用芍药缓急止痛,养血柔肝,再配当归、川芎,等于四物汤去了地黄。因为地黄不利于脾胃有湿的病人,所以不用。在重用芍药养血柔肝止痛的基础上,再用当归助芍药养血,川芎既能调肝,又能理气活血。针对肝血不足、肝气不畅,所以用芍药、当归、川芎。肝脾不和,脾虚生湿,所以用白术、茯苓、泽泻。其中白术、茯苓健脾;白术配芍药调肝脾,痛泻要方就是用白芍配白术;茯苓健脾祛湿,泽泻淡渗利湿。肝脾调和了,湿邪祛了,腹中疞痛也就止了。这也是一个祖方,逍遥散就是由它化出来的。

逍遥散治疗妇科病,就是妇女气郁,肝脾不和,里面有当归、芍药、白术、茯苓,但又多了柴胡,甘草,又加了薄荷、生姜一起煎。实际上我们再仔细分析,逍遥散就是当归芍药散合四逆散的加减。《伤寒论》里的四逆散,用柴胡、芍药、枳实、甘草,治肝脾不和,也有腹痛。四逆散有柴胡,柴胡配芍药,还有甘草,就是这两个方剂的加减变化,变成了逍遥散,调和肝脾。这就是源,逍遥散是流,有源才有流。所以我们要读古书,读了古书我们慢慢会明白很多道理。

这个处方讲得是很简单,妇人"腹中疞痛",实际上那疞痛是哪里来的? 张仲景出症状而不言病理,病理还是气郁、肝脾不和,脾虚生湿,造成了腹中的疞痛。本方能养血调气、健脾去湿,故能治愈这种腹痛。

妊娠呕吐不止,干姜人参半夏丸主之。(六)

干姜人参半夏丸方:

干姜 人参各一两 半夏二两

上三味,末之,以生姜汁糊为丸,如梧桐子大,饮服十丸,日三服。

本方治疗胃虚寒饮的恶阻。"呕吐不止",说明妊娠恶阻很严重,比第一条用桂枝汤治疗的妊娠恶阻严重多了。桂枝汤没有真正用止呕药,主要是健脾,补脾和胃。本方是真正要给她治呕,胃虚有寒饮,妊娠反应很严重,持续的时间较长,用过各种药物。但治不好,所以用干姜人参半夏丸。因为胃虚有寒饮,胃气上逆,所以用干姜温中散寒,人参补益胃气,半夏降逆止呕。而且在制丸药的时候,以生姜汁为丸,作为黏合剂,而生姜汁也有很好的降逆、止呕、散寒、去水的作用。所以对胃虚有寒饮的恶阻可以起到较好的疗效。方中干姜、半夏,也是妊娠的禁忌药。因为妊娠期间一般不太能用热药,如附子、肉桂、半夏、干姜等,都是妊娠的禁忌药。热药吃下去,血液循环要来得快,往往可能造成流产。但确实是胃虚有寒,还是可以用。陈修园说:"半夏得人参,不惟不碍胎,且能固胎。"因为半夏是阳明经的降药,用得多肯定会碍胎,往下降,胎儿会掉下来,故要用得少。所以制成很小的丸药,每次吃十丸。

三十年前,我在乡下治病,有妇女妊娠恶阻,找我来治。我觉得她有寒饮,胃气上逆,所以就开了六君子汤,党参、白术、茯苓、甘草、陈皮、半夏,再加了点桂枝。我想用点半夏、桂枝,应该问题不是很大。但这位少妇不懂道理,正好农活较忙,她想病好得快一点,要把三服药煎在一起吃。她跟她公公说了一下,她公公说不行,但她跟公公又不住在一起,便自作主张,把三服药煎在一起吃。吃了以后就出问题,孩子就流产了。但因为是她自己造成的,她也不敢来跟我说。后来过了一段时间也不来找我,我仔细询问了她附近的邻居,才知道她孩子掉了。为什么会掉了? 因为三服药一起煎,半夏本来用三钱,三服药就是九钱了;桂枝一服药用一钱半,三服药就是四钱半了。药物的作用就大了,就出问题了。

所以跟大家讲到"有故无殒,亦无殒也……大积大聚,其可犯也,衰其大半而止,过者死"。但是怎么掌握好这个度很难,即便医生掌握好这个度,病人不配合也没办法。所以我建议大家找一本书看看,这本书叫《医学心悟》。《医学心悟》的首卷第一篇叫"医中百误歌",做医生要了解有各种各样的失误,有些是医家的原因,有些是病家的原因,有些是煎药的原因,有些是药材的

319

原因,有些是旁人的原因,很有意思。所以做医生不能随随便便,有各种原因会造成疗效不好,造成失误,确实很难。

妊娠,小便难,饮食如故,当归贝母苦参丸主之。(七)

当归贝母苦参丸方:男子加滑石半两。

当归 贝母 苦参各四两

上三味,末之,炼蜜丸如小豆大,饮服三丸,加至十丸。

妊娠小便困难,"饮食如故",吃饭是正常的,说明中焦脾胃没有问题。这"小便难",主要还是下焦的问题,用当归贝母苦参丸来治疗。这个病其实跟血虚、气郁有关。妇女往往血虚、气郁,因为月经的问题,流产的问题,包括妊娠期间,血要供养胎儿,往往导致血虚。气血应该是平衡的,血不足,往往气有余,所以妇女的特点是"不足于血,有余于气"。

妇科有妇科的特点,血虚的人比较多,特别是过了三十五岁以后,更加血虚得厉害。因为生了孩子,把孩子抚养大,有的也曾有过流产。反过来气血不平衡,有余于气,往往心情不舒畅,特别在月经来之前,往往会烦躁,发脾气,无缘无故的,自己也做不了主。主要是血虚导致肝郁,气火偏旺。

肝主藏血,厥阴是肝经,小便是否通畅跟厥阴肝经能不能正常疏泄有关,因为血虚,肝郁,厥阴肝经不能正常疏泄,所以造成小便困难。胃没问题,所以饮食如故,可用当归贝母苦参丸来治疗。肝主藏血,故用当归补血;贝母能解气郁,利小便,实际上在古代贝母不是用来止咳化痰的,我们现在就只知道贝母止咳化痰。《神农本草经》记载贝母"主淋沥邪气"。为什么贝母能解气郁?因为它寒凉、入肝经,能解郁。通过解气郁,厥阴经的气机能调畅,厥阴肝经抵阴器,水道也就通了。所以贝母在本方能解气郁,利小便。苦参清利湿热,小便不畅,就有湿热蕴结在里。所以对当归贝母苦参丸我是这样解释的:当归养肝血;贝母疏气郁,利小便;苦参清湿热,这样小便就通畅了。男子如果小便不通畅,加滑石半两。因为滑石也可以利小便,清湿热。

魏荔彤《金匮要略方论本义》讲得比较好。魏氏说:"妊娠小便难,饮食如故者,血虚生热,津液伤而气化斯不利也。主之以当归贝母苦参丸,当归生血,贝母清气化之源,苦参降血热之火,又为虚热之妊娠家立一法也。"当归补血,苦参清热,贝母疏气郁,厥阴经的气机调畅了,水道亦就通畅了。贝母当然也可以清肺,因为肺主通调水道,下输膀胱,所以小便难可以用贝母。我治过不少病人小便困难,往往用贝母,都能小便通畅,不是取它的止咳作用。当然也有学者认为妊娠大便难可以用本方,但我的看法完全是小便难,不是大便难。妊娠大便难吃了这个处方会不会通?也会通。为什么呢?因为当归能润肠通便,是润燥药;而贝母也是清热的,肺与大肠相表里,清肺即有通大便的作用。

但实际上应该是治小便难而不是治大便难。

妊娠有水气,身重,小便不利,洒淅恶寒,起即头眩,葵子茯苓散主之。(八)

葵子茯苓散方:

葵子一斤　茯苓三两

上二味,杵为散,饮服方寸匕,日三服,小便利则愈。

本条论述妊娠水气的证候和治法。"妊娠有水气",是由于胎气的影响,水湿停留于体内,如果水湿潴留不去可致脚肿,所以往往女子怀孕到六七个月时会有脚肿的现象。这种妊娠水气严重者叫"子肿",指明脚肿和胎气有关。本条妊娠水气还不至于到下肢水肿的程度,"身重",是由于有了水气,所以觉得全身沉重。而且"小便不利",水气就排不出去。"洒淅",犹如被水浇洒一样的感觉,觉得怕冷。"洒淅恶寒",主要是由于水气在体内,小便不利,阳气不通。"起即头眩","起",就是起立,患者觉得躺下会好一些,如果站起来就感到眩晕。此由浊阴不降,即水气不能下降,清阳也就不能上升,而致眩晕。应予通利小便,水有出路,身重、恶寒、眩晕都会好转,正如叶天士所说的"通阳不在温,而在利小便"。"恶寒"是阳气不通,不是阳虚,也不是表证,而是由于体内有水气,水气阻碍了阳气的运转,所以要用葵子茯苓散治疗。

葵子,又叫冬葵子,是一味滑利的药物,它能利窍,通小便;而茯苓也是淡渗利水药,两味配合,使小便通畅,水气有出路,阳气就通达,诸症得以自愈。方中葵子滑利,所以不能用得太多,因过度滑利会滑胎,对胎儿会有影响。所以在妇女妊娠期间,一般来说,通利药用得比较少,包括滑石也是妊娠禁忌药,不能随便用,因为滑利药能伤胎,不得不用时,剂量要用得少。葵子茯苓散即是做成散剂,少量吃一点。"小便利则愈",小便通畅了,病就会痊愈。

本条跟上一条均治疗妊娠期间发生的小便困难,上一条是"妊娠小便难",本条是"妊娠小便不利",但是病机不一样。上一条是血虚有热,还有气郁,津液不能正常输布,而致小便难,所以用当归贝母苦参丸养血润燥,清热利水。而本条是由于胎气的影响,水气不化,小便不利,严重者可产生"子肿",所以用葵子茯苓散利水通阳。

从以上讲述的几个处方里,张仲景实际上用了不少现在所谓的妊娠禁忌药。比如说:桂枝、附子、干姜、半夏,包括冬葵子,按照现在《中药学》记载,都是妊娠禁忌药。因为桂枝活血,附子、干姜、半夏温热,冬葵子滑利,往往在妊娠期间都不好用。但在仲景方里为什么不忌? 所谓"有病则病当之",有病就可以用药来治。当然,在用药期间要小心,不能用得过分,剂量要小,这也就说明了张仲景去病以安胎这种学术思想。通过去病反能安胎,病不去胎不能安。

妇人妊娠,宜常服当归散主之。(九)

321

当归散方：

当归　黄芩　芍药　芎䓖各一斤　白术半斤

上五味，杵为散，酒饮服方寸匕，日再服。妊娠常服即易产，胎无苦疾。产后百病悉主之。

在怀孕期间，应该经常服用当归散，有安胎养胎的作用。当归散的处方，其实就是四物汤去了地黄，加白术和黄芩。为什么说这个方剂能够养胎？胎儿在母体里，是靠母亲的血来养胎的，血以养胎。而血的产生又跟脾胃之气有关，因为脾胃之气可以化生营血。所以用了当归、芍药、川芎，而不用生地。因为生地滋腻，反过来会妨碍脾的运化，所以不用地黄，用了当归、芍药、川芎。当归、芍药补养肝血，川芎能调气血。而脾胃之气可以化生营血，所以加白术健脾。往往脾虚又可生湿，湿也可化热，所以用了黄芩。全方养血健脾，兼清湿热，可以达到安胎的作用。

所以仲景在本方后写道："妊娠常服即易产。"长期服用这个处方，容易生产。"胎无苦疾"，胎儿没有疾病。"产后百病悉主之"，此句当活看，应是产后血虚，肝脾不和，均可治疗。

朱丹溪提出一个学术观点，说白术、黄芩是"安胎圣药"。因为胎儿在母体里，要靠脾胃之气以养胎，所以要用白术。朱氏又有一个论点，叫"产前当清热"，就是怀孕的阶段，往往要吃清热药物黄芩。因为如果血分有热，血热妄行，会导致流产，所以怀孕期间不宜吃得太热，正如《丹溪治法心要》所说："产前当清热，清热则血循经不妄行，故能养胎。"黄芩寒凉清热，所以说白术、黄芩是"安胎圣药"。后世医家在安胎药里往往也用白术、黄芩，再配当归、芍药、川芎这类药。但是用这个处方，病人往往有点热象，所以加黄芩。血虚，脾胃也较弱，有湿热，就可以用本方达到安胎的作用。

妊娠养胎，白术散主之。（十）

白术散方：见《外台》。

白术　芎䓖　蜀椒三分去汗　牡蛎

上四味，杵为散，酒服一钱匕，日三服，夜一服。但苦痛，加芍药；心下毒痛，倍加芎䓖；心烦吐痛，不能食饮，加细辛一两，半夏大者二十枚。服之后，更以醋浆水服之。若呕，以醋浆水服之；复不解者，小麦汁服之。已后渴者，大麦粥服之。病虽愈，服之勿置。

每个人的体质不一样，有些人是湿热之体，如舌苔黄腻，舌质偏红。而有些人是寒湿之体，如比较怕冷，或有胃脘疼痛，舌苔白腻。对于妊娠属寒湿之体者，用白术散来治疗。白术散是《外台秘要》记载的仲景方，出自《仲景伤寒论》的第十一卷中，所以把它收载于《金匮》书里。本条论述脾虚有寒湿，也可导致胎动不安。脾虚有寒湿往往症见脘腹疼痛，呕吐清水，不思饮食，或因有湿浊，所以白带较多，又或胎动不安。本方用白术健脾燥湿；川芎理气和血；川椒温中散寒，要经炮制，所谓"去汗"，就是炒一下，如果有水份，就能把水气蒸发掉；牡蛎能除湿，以其收涩，故有除湿作用。牡蛎，书上未出剂量，据《外台秘要》引张仲景方，应该是二分。"妊娠养胎"，实际上白术散适用于脾虚有寒湿者，通过治病，祛寒除湿健脾，达到保胎安胎的作用。一般来说身体好的孕妇不需要吃这些药物。

　　以上这两方都是去病安胎的方剂，但两者有所侧重。当归散主要是调补肝血，适用于血虚，当然也有脾弱湿热不化的问题。而白术散重点是温中，健脾，祛湿，用于寒湿偏盛者。在《金匮要略心典》中有这样一段话："妊娠伤胎，有因湿热者，亦有因湿寒者，随人脏气之阴阳各异也。"即每个人由于体质的不同而各异，有些人阳气比较旺，有些人阳气比较虚。阳气旺的人往往会有湿热；阳气虚的人往往会有寒湿。所以"当归散正治湿热之剂；白术散白术、牡蛎燥湿，川芎温血，蜀椒去寒，则正治寒湿之剂也。仲景并列此，其所以诏示后人者深矣"。这两个处方都是用于养胎的，但由于孕妇体质的不同，要根据不同的体质来进行运用。虽然书上只是很简单的几个字，妇人妊娠养胎要吃什么药，实际上我们要好好的辨证，到底是湿热还是寒湿。湿热就用当归散，寒湿就用白术散。

　　白术散的加减法也很有意思。《金匮要略直解》说："白术主安胎为君，川芎主养胎为臣，蜀椒主温胎为佐，牡蛎主固胎为使。"程林把药物分了君、臣、佐、使，白术安胎，川芎养胎，蜀椒温胎，牡蛎固胎。古代这些注家都是有大学问的人，有些注得确实很好，然后程氏又说："按瘦而多火者，宜用当归散。"人瘦，火气较大，湿热较重的，可以用当归散来治疗。"肥而有寒者，宜用白术散"，体质肥胖，肥人往往多阳虚多寒湿。"不可混施也"，就是根据体质的不同，瘦而多火，湿热重的用当归散；肥胖的人，寒湿重，就用白术散。

　　程氏又解释仲景加减法："芍药能缓中，故苦痛者加之。""苦痛"，就是痛得厉害，如有胃痛，就可加芍药缓急止痛。"川芎能温中，故毒痛者倍之"，痛得相当厉害叫"毒痛"，可以将川芎加倍。"痰饮在胸膈，故令心烦吐痛，不能食饮，加细辛破痰下水，半夏消痰去水"，若有痰饮，心烦，呕吐，胃痛不食，可加半夏、细辛，"更服浆水以调中"。"浆水"，是古代的人把米加上水，放了几天有点酸，但不变质，有调中止呕的作用。所以"若呕者，复用浆水服药以止呕。呕不止，再易小麦汁以和胃"，就是呕吐不止，病重药轻，当停用浆水，用小麦汁有和胃作用。"呕止而胃无津液作渴者，食大麦粥以生津液。病愈服之勿置者，以大麦粥能调中补脾，故可常服"，就是说病好了以后，还可常吃大麦粥,因为大麦粥可以调中补脾,所以可以常吃。"非指上药可常服也",并不是指白术散方剂上的药物可以常吃,而是大麦粥可以常吃。白术散方后的加减法有一大段,我们通过学习古人的注释,对仲景加减法有较好的理解,否则很难读懂。

妇人伤胎,怀身腹满,不得小便,从腰以下重,如有水气状,怀身七月,太阴当养不养,此心气实,当刺泻劳宫及关元,小便微利则愈。见《玉函》。(十一)

本条是讲妊娠伤胎的症状和治法。"妇人伤胎",即妇女由于受胎所累而得病。症状是"怀身腹满,不得小便,从腰以下重,如有水气状"。"怀身",就是怀孕,"身",指的是怀孕,因为在古代,"身"、"娠"两字是通的。怀孕到七个月的时候,会出现"腹满,不得小便",从腰以下觉得很沉重,好像是有水气,但还没有真正到有水气的程度。为什么会产生这些证候?"怀身七月,太阴当养不养",怀孕第七个月的时候,应该是手太阴肺经养胎的时候,但手太阴肺经没有起到养胎的作用。

《脉经·卷九》记载了"逐月分经养胎法",就是怀孕以后,每个月都由一经来养胎,这源本于仲景的学术思想。即第一个月刚怀孕的时候,是足厥阴肝经养胎,因为肝主藏血,要阴血来供养胎儿,所以一个月时是足厥阴肝经养胎,第二个月是足少阳胆经养胎,第三个月是手少阴心经养胎,第四个月是手少阳三焦经养胎,第五个月是足太阴脾经养胎,第六个月是足阳明胃经养胎,第七个月是手太阴肺经养胎,第八个月是手阳明大肠经养胎,第九个月是足少阴肾经养胎,第十个月是足太阳膀胱经养胎。

怀孕七个月正是手太阴肺经养胎的时候,"太阴当养不养",太阴经脉应当养胎,但没有负起这个责任来。为什么呢?"此心气实",心气实,即心火旺,心火乘肺经,肺本主通调水道,下输膀胱,这种通调水道的作用受到了严重的影响,水气不能通畅,产生了"腹满,不得小便,从腰以下重"。所以"当刺泻劳宫及关元",用针刺的办法。因为心火旺,心气实,是一个实证,实则泻之,所以针刺用泻法。刺手掌心劳宫穴,劳宫穴是心经的穴位。还有关元穴,在脐下三寸,是小肠的募穴,因为心与小肠相表里,通过清心利小肠,小便就通畅了,所以"小便微利则愈"。"逐月分经养胎法"的起源,最早就是本条条文提出来的。

下面介绍妊娠逐月养胎的两则医案。有一位妇女在怀第三胎的时候,咳嗽很厉害。据述前两胎也是到七个月的时候有咳嗽。第二胎因为咳嗽很剧烈而导致了小产。医生仔细地询问她,病不是由外感引起的,就是怀孕每到七个月就咳。再结合她面色㿠白,语言气短,认为她痰涎虽然很多,但主要是由肺气不足造成的,肺气不足输布津液无权乃聚而成痰,当然也跟脾虚有关,因为脾为生痰之源。所以就要用补肺补脾的药,党参、黄芪、白术、山药等培土生金以治其本,再加二陈汤化痰以治其标,服药十剂而愈。此属肺气之虚者。

另有一位妇女,也是到了妊娠七个月时,咳嗽、鼻衄、鼻干,此属肺热,所以用泻白散,即桑白皮、地骨皮、生甘草,以泻肺热。加黄芩清肺气;沙参养肺阴;白茅花,就是茅草长出的花,有止血作用;再加茅芦根,芦根能清肺热,茅根能止鼻衄。三剂而鼻衄止,前方去了茅根、茅花,加了梨皮润肺;款冬花止咳。此属肺气之实者,也就是肺热。从这两个病案,就说明七个月的时候是肺经养胎的时候,往往会出现肺经的症状。

我十九岁的时候跟张宗良老医生学看病,张老先生是位很著名的中医,在抗日战争以前已经有名气了,当然现在早已去世了。有一位孕妇咳嗽来看病,老先生就问她怀孕几个月,她说是七个月,老先生就跟我说这叫"胎火咳"。胎儿在肚子里,由肺热造成的咳嗽,他用清肺热的方法来治疗。因为当时我虽然也学了一点中医,看了一点书,但没有想到这些问题。怀孕到七个月的时候,往往能见到这种肺部的症状,如咳嗽,包括本条病人不得小便。为什么不得小便? 仲景就说"太阴当养不养",因为太阴肺是通调水道、下输膀胱的。肺的通调水道作用受影响,所以产生腹满、不得小便、从腰以下重这些情况。当然这些情况跟心火也有关,所以通过泻心火,使心火不乘肺经,肺的通调水道,下输膀胱的作用正常了,小便也就通利了,病也就好了。所以中医实际上真的很深奥,我们学到现在都只学到了些皮毛。

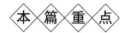

本 篇 重 点

第一条,《内经》中讲到"身有病而无邪脉",妇人不能食,口渴,呕吐,但脉是很正常的,"得平脉"。这种不能食,呕吐,往往就是妊娠恶阻,可以用桂枝汤来治疗。因为桂枝汤能化气和阴阳,能补脾胃调气血,所以可以治疗妊娠恶阻。

第二条,妇人宿有癥病,可以导致漏下,这个时候要消癥,用桂枝茯苓丸来治疗。桂枝茯苓丸重在活血化瘀,但之所以产生瘀血,主要跟寒湿有关。寒湿阻滞,血脉不通而成癥。所以用桂枝辛温散寒,茯苓淡渗祛湿。

第四条,妇女由于冲任虚损,可以导致三种下血的情况。有漏下者,有半产以后下血不绝者,有妊娠下血者。这三种下血都跟冲任亏损有关,所以都可以用同一个处方,即胶艾汤来治疗。而胶艾汤是四物汤的祖方,去掉了止血药阿胶、艾叶及甘草,就是四物汤。所以胶艾汤能补冲任、养血、安胎、止血。

第六条,"妊娠呕吐不止,干姜人参半夏丸主之"。本方能温中、补气,散寒饮。温中用干姜;补脾胃之气用人参;散寒饮用半夏。所以治疗胃虚有寒饮

325

的妊娠呕吐不止。

第七条,"妊娠,小便难,饮食如故,当归贝母苦参丸主之"。这一条是妊娠血虚气郁造成的小便困难。通过养血化气解郁可使小便通畅。

第九条,"妇人妊娠,宜常服当归散主之"。妊娠期间,血虚脾弱兼有湿热,影响到胎儿的发育,通过养血、健脾、清湿热,达到安胎养胎的作用。

326

妇人产后病脉证治第二十一

这一篇是讲妇人产后病,根据《说文》,"产,生也,从生"。"产"就是"生",就是生孩子。这个"产,又称乳",《广雅》说:"乳,生也",生出孩子来就叫"乳",人是哺乳动物。所以妇人产后病,就是专门讲哺乳期,亦即妇女生产之后的一些常见病的证治。若产后气血比较亏虚,腠理不固,容易感受外邪,也会产生其他的一些疾病。所以这一篇首先讲的是刚生完孩子的妇女有三个病,病痉、病郁冒、病大便难,为产后的三大疾病。然后再讲了产后腹痛;产后中风,就是感受了风寒邪气;产后下利;产后的烦乱呕逆等各种疾病的证治。

在治法上,这一篇强调必须要考虑到产后的特点。产后的特点有亡血、伤津、气血俱虚等。当然也可以根据临床的实际情况来具体的分析,有的该发汗,就应该发汗;该攻下,也可以攻下。既要考虑到产后正虚的一面,也不能拘泥于产后的虚。若是实证,该汗就汗,该下就下。产后病篇的条文不算很多,但它的内容很精要,它为后世产后病的治疗奠定了基础,并且对研究产后病的辨证论治规律具有重要的指导作用。

问曰:新产妇人有三病,一者病痉,二者病郁冒,三者大便难,何谓也? 师曰:新产血虚,多汗出,喜中风,故令病痉;亡血复汗,寒多,故令郁冒;亡津液,胃燥,故大便难。(一)

本条指出了产后往往有三个病,即产后病痉,病郁冒,再有大便难,并讲了这三大证的病机。痉就是四肢抽搐,项背强直。郁冒,是郁闷,冒眩之意。往往在产后都有大便难,这在临床上最为多见。为什么会有这三个病呢? 老师说:"新产血虚,多汗出,喜中风,故令病痉。"新产就是刚生完孩子,因为生孩子肯定要流好多血,所以叫"新产血虚"。血虚以后,阴血亏损了,阳热就重,阳热重了以后就要汗出,汗出以后往往腠理开泄,腠理开泄以后容易为风邪所中。本来已经是血虚了,耗伤津液了,再感受了风邪。风为阳邪,又要化燥伤津,令经脉失养,造成痉挛、抽搐,产生痉病。

"亡血复汗,寒多,故令郁冒",也是同样的道理。由于亡失血液,再加上汗又出得多,产后往往多出汗,身上大汗淋漓。汗血同源,亡失血液以后再加上汗出得多,容易感受外邪的侵犯,所以称为"寒多",这个寒就是风寒。体质差了以后,免疫功能相对地低下,所以就容易感受外来风寒的侵犯。正因为阴血不足,孤阳上冒,所以就产生了眩晕,郁闷而冒眩,称为郁冒。

"亡津液,胃燥",由于产后耗伤了津血,所以使得阳明胃燥,但这个"胃"包含了大肠,就是阳明胃和大肠干燥,失于濡润,"故大便难"。所以新产妇人往往就多见这三个病证,病痉、病郁冒、病大便难。这三个病的原因都是由于亡血、亡津液。所以做母亲不容易呀,我们要有孝心,要孝顺母亲。

产妇郁冒,其脉微弱,呕不能食,大便反坚,但头汗出。所以然者,血虚而厥,厥而必冒。冒家欲解,必大汗出。以血虚下厥,孤阳上出,故头汗出。所以产妇喜汗出者,亡阴血虚,阳气独盛,故当汗出,阴阳乃复。大便坚,呕不能食,小柴胡汤主之。(二)

本条专门是讲郁冒,它还伴有大便坚,呕不能饮食,但头汗出等症。"产妇郁冒",就是郁闷不舒,冒眩。其病机是"亡血复汗,寒多,故令郁冒"。因亡失了血液再加上汗出过多,往往会被风寒邪气所侵犯,所以会出现郁闷、冒眩的情况。"其脉微弱",微弱,实在指的是血虚,所以脉很微很弱。可见郁冒病,血虚为其本,主要是亡血。现在还伴有呕不能饮食,大便反而很干很硬,头上汗出等症状。

"所以然者",是"血虚而厥,厥而必冒"。因血虚以后,阳热反而上冒,所以出现了郁冒。"冒家欲解,必大汗出",郁冒要解除,必须还要出汗,为什么会出汗呢?"以血虚下厥,孤阳上出,故头汗出",因为是血虚,阴血不足,阴血不足使得阳气特别的旺盛。阳气独盛,孤阳上冒,所以导致了头汗出。

"所以产妇喜汗出者,亡阴血虚,阳气独盛,故当汗出,阴阳乃复",这一条就补充说明前面的说法,产后为什么容易汗出呢?主要是"亡阴血虚",亡失了阴血。阴血亡失得多,那么阳气就特别旺,阳气特别旺它要汗出,汗出多就伤阳,伤了阳之后,反而是损阳救阴。因为汗出多了以后就亡失阳气,阳气跟阴血反而是有所平衡,所以汗出反而是"阴阳乃复",阴阳回复到相对的平衡。

"大便坚,呕不能食,小柴胡汤主之"。除了郁冒以外,还有大便坚,呕不能食,可以用小柴胡汤治疗。我们学过《伤寒》、《金匮》,喜呕、默默不欲饮食,这是小柴胡汤证。大便坚也就是津液不够,这在《伤寒论》里也讲到用小柴胡汤可以治疗大便的坚硬。

在这条条文里仲景还有话没讲清楚,什么话?就是实际上还兼有风寒邪气。如果不兼有风寒邪气,光是眩晕,是血虚呀,那就要养血,干嘛要用小柴胡汤?小柴胡汤不是养血的。所以我们要对照第一条,"亡血复汗,寒多,故令郁冒"。亡失了血液再加上汗出过多,然后感受了寒邪,导致病人产生郁闷、眩晕,还有呕吐、不能饮食、大便干燥这些症状。因此,首先要把外感的风寒邪气解除,把"呕不能食"治好,所以用小柴胡汤。喝了小柴胡汤,呕止了,饮食也好转了,再用养血的药,我是这么理解的。因为如果完全是血虚、阳气独盛,怎么能用小柴胡汤?不能用小柴胡汤。

因此,联系第一条条文,就这个郁冒,当然是由于亡血再汗出过多,孤阳上犯,但还有"寒多"二字,就是又感受了风寒之邪,还有其他的症状出现,呕不能饮食、大便坚。在这样的情况下,我们要先解除外邪,所以用小柴胡汤。外邪解除了,然后再补养阴血。

还有一个问题就是本条的第一句,仲景说:"呕不能食,大便反坚,但头汗出",光是头部汗出,这局部的汗出,也是由于外感造成的。并不是遍身汗出,遍身汗出才能阴阳调和,所以还是要用小柴胡汤发汗。这个病是新产血虚之后再外感了风寒邪气,邪气不能不散。散邪以后,再补养阴血。

病解能食,七八日更发热者,此为胃实,大承气汤主之。(三)

"病解"是指上面这一条,就是大便坚,呕不能饮食,服用小柴胡汤,这个问题解决了,能吃饭了,所以叫"病解能食"。但过了七八天,又发热。这种发热,是胃实,就是"胃家实",即出现了痞、满、燥、实的问题,再加上发热。说明病在转化,吃了小柴胡汤之后,由于能食了,有的就拼命吃,导致了胃家实而发热。像这样的问题,我们就不能考虑患者是很虚弱的人,产后本应补,反而要泻实,所以用"大承气汤主之"。

除了发热以外,应该有腹胀、腹痛、大便秘结,脉按之沉实有力,舌苔黄燥等症。如果出现这样的情况,当然就可以用大承气汤治疗。虽然产后气血虚弱,但是有实证的话,还是要治实证,不能顾虑她的虚。如果不攻下的话,疾病反而会更严重。所以治产后病方方面面都要考虑,既要考虑到血虚的一面,也要考虑到邪实的一面,以邪实为主的时候,就要祛邪。

因此,护理病人也很重要。比如说病人本来呕不能饮食,吃完小柴胡汤,呕不能饮食解决了,能吃饭了,就拼命给她吃,认为要增加营养。吃得太多,过了七八天,结果变成胃家实。所以什么东西都不能过分。过分的营养,过分的饮食,会造成这个问题。

产后腹中疗痛,当归生姜羊肉汤主之;并治腹中寒疝,虚劳不足。(四)

上面一条是胃家实,可以攻下,用大承气汤,这是讲疾病的变化,言其变。而这一条呢,就是讲产后血虚应该要补,这是言其常。所以我们要知常而达变,既要知其常,也要了解疾病的变化来进行治疗。这一条就是言其常,就是产后往往有血虚,血虚往往会产生里寒,血虚里寒以后就会产生腹痛,"腹中疗痛"。所以产后血虚有寒而造成的腹痛,可以用当归生姜羊肉汤来治疗。因为当归能够养血、能够补虚,还能够温经。当归有温补作用,温经可以散寒。而生姜本身就是温经散寒的药。再加羊肉,羊肉是补虚的,血肉有情,能够补

329

气血,补虚损。所以产后腹痛,可以用当归生姜羊肉汤来进行治疗。产后如果确实有虚寒性的腹痛,而且时间又是在秋冬季节,就可以常吃当归生姜羊肉汤。

"并治腹中寒疝,虚劳不足",因为在寒疝篇里头,实在已经讲过了当归生姜羊肉汤。当归生姜羊肉汤除了可以治疗妇科病产后的腹疗痛,还可以治腹中的寒疝。腹中寒疝,这个"疝",就是指受寒腹痛,所以要用当归生姜羊肉汤温中散寒补虚。还治疗虚劳不足,这个虚劳不足也就是血虚。血虚可用食疗的方法,用当归生姜羊肉汤来进行治疗。毕竟产后主虚,上一条可以攻的,是言其变,本条应当补的,是言其常。毕竟产后比较虚弱,所以一般情况下还是要以补为主。

当归生姜羊肉汤是一个很好的处方,这里有两个医案,我们可以学一下。第一个医案,是周某某的内人,冬天产后,少腹绞痛,医生认为这是产后瘀血的疼痛,古人又叫儿枕痛。因为产后的腹中绞痛,一般都用活血化瘀药,如生化汤、失笑散之类。但用了祛瘀的药,病反而越来越重。到后来手不能触,痛甚则呕,二便紧急,欲解不畅,而且腰胁俱痛,痛得很厉害。就请两个医生来看病,都说还是要攻,还是要祛瘀、要攻下,通则不痛。后来谢映庐先生就说了:"这个人气血虚弱,人也比较瘦,怎么吃得消攻逐呢? 主要是生了孩子以后,寒邪趁虚而入,所以造成了腹痛,也是拒按的,跟受寒的腹痛没有区别。"所以仿张仲景的治法,给其服当归生姜羊肉汤,因为兼有呕吐,再加点陈皮、葱白。这葱白也是在厨房中做菜用的嘛。跟羊肉一起煮,吃了以后就微汗而愈。这是当归生姜羊肉汤治疗产后腹痛的医案。

第二个医案是用当归生姜羊肉汤治疗虚劳不足。一个男教师,三十多岁,过去身体是很好的,由于不善摄生,身体越来越差。在三月份出现了咳嗽吐血,后来吃了药,血止了,但病并没好。到了下半年,这个人就形体消瘦,面色㿠白,还有咳嗽、气喘、吐痰、四肢清冷、腹中疼痛、饮食日减,还有寒热、畏冷、脉细涩沉迟、舌质淡白少苔。主要是失血以后,未能很好的保养,拖延日久,气血虚寒,就变成损怯,损怯就是虚劳、虚损。但他用了温中补气、润肺止咳之剂,也没有什么效果。一天正好碰到杀羊,他就问医生:"我能不能吃羊肉呀?"那医生就想起《金匮》的当归生姜羊肉汤"并治虚劳不足",就说能吃,然后开了个处方:当归二两、生姜二两、羊肉一斤,用文火炖烂吃。第二天病人说,比较我原先吃过的方剂,这个方效果最好。精神体力也觉得好了,身体也觉得舒服了。再进数服,咳、喘、腹痛、怕冷都慢慢的消除。吃了十几次当归生姜羊肉汤,病就好了。后来这医生每遇到气血虚寒的患者,就用这个方,确实是屡见功效。这个医案也很有趣。

所以说"药补不如食补",这很有道理。仲景用饮食的补法,是食疗,主要

330

是以羊肉为主,然后加点姜、加点当归、还可以加点葱白、加点黄酒。既能补气血,又能散寒,所以叫"药补不如食补"。药毕竟苦,难吃,这好吃呀。还有另外一句话,叫"食补不如神补",这个"神"指精神,这就是不要过分的去消耗自己的体力。第二个医案主要是患者自己不善摄生造成的。不善摄生,比如说赌博、打麻将,弄一个通宵,或者干力所不及的活,拼命去干,比如说这个农民挑稻谷,只能挑一百斤,他非要挑一百五十斤,也要出毛病的。所以要保养自己的精神体力,这很重要,保养好精神,好多病就可以都不生了。

所以我们要学《内经》,《内经》就讲到这些条文,就是说现在的人不能保养自己的精神。《内经》说:"今时之人不然也,以酒为浆,以妄为常,醉以入房,以欲竭其精,以耗散其真,不知持满,不时御神,务快其心,逆于生乐,起居无节,故半百而衰也。"现在人半百而衰,我到林口长庚医院去乘车,看到有些人坐在轮椅上被推出推进的都很可怜。实际上就是要知道保养,等到病很深了,就跟衣服一样破得太厉害,就没法补了。稍有一个小洞是可以补呀,这个大洞就没法补。看病也是这样,真虚损到相当严重,即使有华佗、扁鹊也难以回生。张仲景有好多条文就说"死不治",特别在《伤寒论》里头,有好多就是不治之证。特别是肿瘤呀、肝硬化呀,说得难听一点就好像是人间地狱。地狱是没有的,但他得了这个病,就是身处人间地狱了,相当痛苦。疾病的折磨、药物的折磨,放疗、化疗也很厉害呀,在杀死肿瘤细胞的同时,也把正常的细胞给破坏了,苦不堪言。所以就是要保养,"药补不如食补,食补不如神补",这很重要。

产后腹痛,烦满不得卧,枳实芍药散主之。(五)

枳实芍药散方:

枳实(烧令黑,勿太过) 芍药等分

上二味,杵为散,服方寸匕,日三服。并主痈脓,以麦粥下之。

这一条的"产后腹痛"主要是气血郁滞。气机不畅,再加上有瘀血,气血郁滞而造成的腹痛。正因为气血郁滞,所以"烦满不得卧",可以用"枳实芍药散主之"。产后往往有瘀血,瘀血也可以阻碍气机,造成气血郁滞而产生疼痛。枳实芍药散中枳实能破气,芍药能活血止痛。通过破气活血止痛,所以可以治疗产后腹痛,烦满不得卧。枳实芍药散作散剂,每服方寸匕,方寸匕相当于2克左右,一天吃三次,以大麦粥下之,因为大麦可以和胃安中。考虑到产妇,给她用活血药、理气药,怕伤她的胃气,所以用麦粥下之,取大麦粥和胃安中的作用。

用法后又写了四个字叫"并主痈脓",也可以治疗痈脓,就是外痈化脓。所以我们讲疮痈篇里的排脓散,就是枳实芍药散加了桔梗,还有鸡子黄。因为外痈就是气血不通,时间长了以后,肉腐成脓,所以用枳实理气,芍药活血,再加桔梗排脓。考虑到病人肉腐成脓,体质相对比较虚弱,所以再加鸡子黄。这个排脓散就用鸡子黄配了散剂一起吃,鸡子黄有滋养的作用。本来应该在《疮痈肠痈浸淫病脉证并治篇》给你们讲这个枳实芍药散,因为没有学到过,怕不理解,所以现在学到了枳实芍药散,再反过来讲前面的排脓散,你们就比较能够理解。气血郁滞,是一种实证,所以要调气,要活血。那么痈脓也是这个道理,为什么长这个痈,也是气血不通,所以用枳实、用芍药,这里这个芍药其实应该用赤芍,因赤芍是活血祛瘀的,而且赤芍能够凉血。因为血分有热,有热以后才化脓,肉腐成脓,所以变成痈脓。故在枳实、芍药的基础上,加了桔梗排脓。

枳实芍药散证也有一个医案,是二十四岁的女性,由于产后腹痛去看病。医生考虑到她当时已经吃过祛瘀药,腹痛倒是好转了,但晚上受了凉,导致皮肤浮肿、气喘,医生认为虽然腹痛止了,但瘀血还没有完全净。由于瘀血在体内,再加上感受了外寒,所以还是要活血、化瘀、理气,所以用《金匮》枳实芍药散,用枳实行气,芍药活血,再加大麦粥来补养胃气。吃了以后,肿消喘定,病就解除了,所以这是一个实证。

"产后腹痛,烦满不得卧,枳实芍药散主之。"这一条的腹痛,是由于血瘀气滞造成的。正因为气血郁滞,腹痛得比较厉害。所谓"烦满不得卧",亦即除腹痛外,还有腹胀,令人非常难受,难以睡卧。这个"满"字,是因为血瘀加上气滞而致。所以用枳实理气,芍药活血化瘀,缓急止痛。由于考虑到产后,所以用大麦粥来和胃安中,使枳实不至于破气太过。

师曰:产妇腹痛,法当以枳实芍药散,假令不愈者,此为腹中有干血着脐下,宜下瘀血汤主之;亦主经水不利。(六)

下瘀血汤方:

大黄二两　桃仁二十枚　䗪虫二十枚(熬,去足)

上三味,末之,炼蜜和为四丸,以酒一升,煎一丸,取八合顿服之,新血下如豚肝。

产妇腹痛,按照一般的规律,应当给她吃枳实芍药散,因为往往产后的腹痛都跟瘀血有关。因生孩子以后,往往瘀血还未排干净,所以产妇必然形成恶露不尽的问题,所以我们要问产妇身上有没有干净。这种瘀血,当然要导致气滞。我们知道气滞可以导致血瘀,反过来血瘀也可以使得气滞。所以产妇腹痛,应当用枳实芍药散理气活血,通过理气活血,腹痛就可以解决。"假令不愈者",如果吃了枳实芍药散,还是没有好,还在腹痛,"此为腹中有干血着脐下"。说明脐下少腹部位,瘀血相当的严重,一般的化瘀理气药是没有用了。

严重的瘀血,称为"干血"。我们学过一个大黄䗪虫丸,治疗"干血"。现在这个产妇腹痛,用一般的理气活血药没有效,还是腹痛,这种腹痛就是由于严重的"干血"在脐下少腹部位,用枳实芍药散是病重药轻,所以不愈。有干血着于脐下,就需要用比较峻猛的药来治疗,所以"宜下瘀血汤主之"。这下瘀血汤"亦主经水不利",除了治疗产后有干血着于脐下造成的腹痛以外,还可以治疗妇女的经水不利。比如说病人月经有几个月不来了,为什么几个月不来月经?她不是怀孕,而是由于瘀血造成的,那也可以用下瘀血汤。

下瘀血汤是三味药,大黄、桃仁、䗪虫。大黄下瘀,能够入血分,能够破血下瘀,使瘀血从大便排出;桃仁活血祛瘀;䗪虫,就是地鳖虫,它能破瘀,能够搜剔瘀血。虫类的祛瘀药,作用比较猛烈,所以就称为搜剔瘀血,能够把腹中的瘀血剔出去。把这三味药研末,然后用炼过的蜂蜜为丸,以酒煎服,酒能加强活血化瘀的作用。

吃了以后病人会下血,从大便里把瘀血排出去,所以叫"新血下如豚肝"。这个血下来,好像猪肝紫暗的颜色。"新血"有两种解释,一种是清代名医徐灵胎,他说这"新血"应该是"瘀血","新"字应当改为"瘀"字,就是"瘀血下如豚肝"。这当然是有他的道理,这并不是新的血,而是瘀血,下瘀血汤下的就是瘀血,这是一种说法。还有一种说法,就说"新血"也对,因为往往妇人从怀孕之后,其月经就不会来了,到生孩子以后,往往在哺乳期,月经也不会来,要过好长时间才会来,所以作为"新血",就是作新来之血来解释,这道理也能说得通。妇女的经水不利,确实是严重的瘀血造成的,也可以用下瘀血汤来进行治疗。这一条排在枳实芍药散后面,所以仲景书中条文的排列,也是有他的道理。就是紧接上面一条,枳实芍药散吃了无效,说明瘀血严重,可以用峻猛的下瘀血汤来进行治疗。

产后七八日,无太阳证,少腹坚痛,此恶露不尽;不大便,烦躁发热,切脉微实,再倍发热,日晡时烦躁者,不食,食则谵语,至夜即愈,宜大承气汤主之。热在里,结在膀胱也。(七)

这一条是讲产后有瘀血内阻还兼有阳明腑实的证治。"产后七八日,无太阳证",即没有表证,没有发热恶寒。主要是"少腹坚痛",亦即少腹部位觉得硬,觉得痛。"此恶露不尽",这是恶露不尽的缘故。"恶露"就是分娩时应该排出体外的瘀血。所以医生看产后病,首先要问产妇身上有没有干净,肚子有没有疼痛,她如果说肚子不痛了,身上也干净了,那瘀血就基本上排出了,就不考虑用活血化瘀法了。如果说肚子还痛,还有这种紫暗的血块,就要考虑到用活血化瘀法,所以产后必须要问这个问题。通则不痛,如果说瘀血排出了,恶露没了,那么少腹坚痛也就解除了。现在还有"不大便,烦躁发热,切脉微实"，说明还兼有阳明腑实的问题。不大便，热结在里，热结在里就要发热，烦躁。"再倍发热，日晡时烦躁者，不食，食则谵语，至夜即愈"，后来发热又加倍地高起来，到日晡（下午三到五点的时候），又加烦躁不安，说明阳明热结越来越严重。"不食"，饭吃不下去，因为有积滞，有里实，所以就不想吃饭。"食则谵语"，吃了之后加重了阳明的热结，胃中邪热上扰神明，所以产生了谵语，说胡话。但到了晚上，说胡话可以好转，发热也有所好转，为什么呢？由于人与天地相应，晚上属于阴，这种阴气可以使得阳热有所减轻，所以到了晚上，病人的谵语就会停止。这个病要用大承气汤来治疗，"宜大承气汤主之"，还是要清阳明，要泻其实。病机是"热在里，结在膀胱也"。"热在里"，这个"里"是指在阳明，在大肠，所以不大便、烦躁、发热、不能饮食，谵语。这个"结在膀胱"就是瘀血在少腹部位，这个"膀胱"就指少腹部位，少腹部位有瘀热。我们又可以结合《伤寒论》，有所谓的"膀胱蓄血"、"膀胱蓄水"。"膀胱蓄血"就是指在少腹部位有瘀血，是这么一个意思，并不是真正结在膀胱。它是泛指下部，少腹部位有瘀血在里头，也是属于"膀胱蓄血"之类，严重的瘀血称为"蓄血"。所以这个病人就是产后有瘀血阻滞，还兼有里实。里实严重，有烦躁、发热、谵语，可以用大承气汤攻下。当然大承气汤对于瘀血也有作用，因为大黄入血分，也有排出瘀血的作用。而且芒硝软坚散结，所以对瘀热也起作用。所以"热在里，结在膀胱"，可以用大承气汤。说明治疗产后病，必须要分辨寒、热、虚、实，如果是实证、热证，照样就是给她攻下。一般情况是"胎前宜凉，产后宜温"，但是在特殊的情况下，就算是寒凉的、攻下的方药也可以用。为什么产后宜温呢？因为产后有瘀血，有恶露不尽，血得寒则凝，要用一点温热药，瘀血才能化，这是一般情况。我们学过的方剂"生化汤"就是治疗产后瘀血，恶露不尽的主方。生化汤的组成有当归、川芎、桃仁、炮姜、甘草，其中当归，川芎两味药也出现于四物汤里，这两味药偏热，而干姜也温热，正是血得温则行，故这三味药组合起来有温通的作用。产后有瘀血，由于血遇寒则凝，得温则行，因此一般来说，产后宜温，不宜用寒凉的药。但现在病机是"热在里，结在膀胱"，该用寒凉时就用寒凉药，该用攻下时就用攻下药。其中关键是中医的辨证论治，既要知其常，也要知其变。

产后风，续之数十日不解，头微痛，恶寒，时时有热，心下闷，干呕，汗出，虽久，阳旦证续在耳，可与阳旦汤。（八）

"产后风"，也就是产后中风。产后体质比较差，气血虚弱之后往往容易感受风邪，所以产后易于中风。"续之数十日不解"，持续了几十天，这一个外感风邪还是没好。"头微痛，恶寒，时时有热"，病人觉得头痛、恶寒及发热，还有"心下闷"，就是胃里不舒服，觉得闷闷的。还有"干呕"，这在《伤寒论》里面也讲到,如桂枝汤证有"鼻鸣,干呕"。干呕就是想要呕但又呕不出东西来,主要是胃里不舒服,故称"心下闷,干呕"。还有"汗出"。以上这些证候,就是太阳中风的证候,他都俱备了。头微痛、恶寒、发热、心下闷、干呕、汗出,这就是太阳中风。拖了好长时间,就是不好,"虽久,阳旦证续在耳",虽然时间好久了,但是阳旦证仍在。什么叫阳旦证?阳旦证就是阳旦汤的证候,阳旦汤,实际上就是桂枝汤,也就是桂枝汤证还在,也就是太阳中风证还在,叫"阳旦证续在"。"可与阳旦汤",阳旦汤就是桂枝汤。我过去也不了解什么叫阳旦汤,为什么桂枝汤叫阳旦汤?后来跟几位中医教授一起聊天,这时候我大概是三十多岁。当时我弄不清楚阳旦汤这个方名,后经来自湖北的一位中医教授跟我解释,才使我豁然开朗。阳旦汤,就是阳经的第一个处方,"阳",就是阳经,太阳经。"旦",就是元旦的旦,元旦就是一年的第一天。"阳旦"就是治疗阳经的第一个处方,翻开《伤寒杂病论》第一个处方就是桂枝汤,所以叫阳旦汤。"阳旦证续在",也就是阳旦汤的证候还在,也就是太阳中风的证候还在,所以可以用阳旦汤来治疗,即使是产后外感风寒,时间很长,只要有太阳中风证,我们还可以用桂枝汤来治疗,是这样一个意思。后世对阳旦汤也有不同的说法,一种说法是阳旦汤就是桂枝汤;还有一种说法,就是阳旦汤是桂枝汤加黄芩,这种说法在《千金要方》及《外台秘要》提到,阳旦汤是桂枝汤加黄芩。还有一种说法,阳旦汤是桂枝汤加附子,这是陈修园提到的。有这三种说法。就我个人的理解,应该说阳旦汤就是桂枝汤。再一个,当然也可以加黄芩,因为风为阳邪,风邪留久了以后往往有热化的趋势,此时可以适当加入黄芩。我曾经治过一个病,这个病案也很有趣。有一年冬天,又是下雪,很冷。一位中年男子晚上洗澡,一开始是有热水,而洗到一半,肥皂都打了,但热水停了,又是大冬天,天寒地冻。因为他没办法了,于是只好用冷水把肥皂冲洗干净。洗完以后,他就感冒了,出现了头痛、恶寒、发热、汗出这些症状,又是好几天,很难受。然后他还兼有一个症状,就是口苦,所以我就用桂枝汤加黄芩。桂枝汤就针对他的发热、恶寒、汗出、头痛,治疗风寒;因为口苦,所以加了黄芩清热。吃了几服,这个病就好了。所以我认为桂枝汤加黄芩有他的道理,因为病邪往往过了几天会化热。当然病还没有到阳明,也没有到少阳,还是在太阳,但已经有化热的问题,所以可以加黄芩,这是我个人的体会。我们再看《金匮要略浅注补正》,唐容川说:"阳旦本是伤寒杂证,原非产后应有",就是桂枝汤证本来是伤寒的一个证,它不是产后应有的一个证。"然使产后而见伤寒杂证者,仍照法治之,无庸拘忌",但产后见到有这种伤寒的证候,还是要按照伤寒的法来治疗,不要禁忌。"故仲景特举一证以为例",就是张仲景举这条为一个例子。"如阳旦证续在者,可与阳旦汤。"桂枝汤证还在的,太阳病证还在的,

335

可以用治疗太阳中风的桂枝汤。"以此为例,则凡一切伤寒杂证,但见何证,即与何方,幸勿拘于产后也",就以这个为例,凡是一切伤寒杂证,看到什么证,就给他用什么方,不要拘泥于产后就不能用。所以中医治病就是辨证论治,出现什么证就用什么方,有是证则用是方,有是方则用是药。也就是说在杂病里头也包含了有伤寒,有外感病;在外感里头也包含了杂病。所以我们为什么要把《伤寒论》与《金匮要略》一并作参考呢?因为这两本都是仲景的书,合就全了,分就不全。所以这两本书的条文要合起来参考。

产后中风,发热,面正赤,喘而头痛,竹叶汤主之。(九)

竹叶汤方:

竹叶一把　葛根三两　防风　桔梗　桂枝　人参　甘草各一两　附子一枚(炮)　大枣十五枚　生姜五两

上十味,以水一斗,煮取二升半,分温三服,温覆使汗出。颈项强,用大附子一枚,破之如豆大,煎药扬去沫。呕者,加半夏半升洗。

产后感受了风寒邪气,所以叫"产后中风",除此之外,又兼有阳虚。"中风"是外来的风邪。风为阳邪,它可以化热,所以有发热,头痛。这发热、头痛,说明风邪在表。但现在还有"面正赤"、气喘,这是阳气虚,虚阳上越的表现。因为产后正气大虚,再感受风邪的侵犯,所以造成正虚邪实的证候。如果光是解表祛邪,虚阳就会暴脱;若考虑正虚给予补正,那表邪就不解。所以用竹叶汤,能够扶正祛邪,标本兼顾。祛邪用了竹叶、葛根、防风、桔梗,桂枝,就是方剂组成前面的五味药。这五味药解除外邪,而且君药竹叶能够清热。因为风为阳邪,可以化热,所以用竹叶,用葛根,可以清热。防风、桔梗、桂枝可以解表。再考虑到阳气虚弱,怕虚阳上浮,所以用了人参、附子,人参、附子就等于参附汤在里头了。这是补益正气,扶正而固脱,怕阳气暴脱,因为面正赤是虚阳上越的表现。再加甘草、生姜、大枣,也能补益气血,调和营卫。所以实际上这一个方剂,是后世扶正解表之祖方。我们《方剂学》不是讲了扶正解表?就是正气虚弱的人再有表证,在这样的情况下,我们如果给他解表、发汗,他就正气更伤,所以正气虚弱的人再有表证,我们要在补气甚至是温阳的基础上再给他解表,因为扶正可以帮助祛邪。所以《方剂学》上有一个人参败毒散,人参败毒散就是在大量的解表药当中,加一味人参,所以叫人参败毒散。为什么叫"败毒"?就是"培其正气,败其邪毒"。张仲景早已给我们做了这种典范,他对产后阳气大虚,再加上感受了风寒邪气,就是在扶正的基础上,在用人参、附子的基础上,再加解表药。就是"培其正气,败其邪毒",这个邪毒就是风寒邪气。所以实际上后世的扶正解表,也就是从张仲景那里出来的。这个时候的关键点,当然是扶正的目的是为了解表。正盛才能邪去,邪去就是表解,不

336

是单纯的滋补,而是为了更好的解表。所以方名就是"竹叶汤",竹叶是清热的,有疏散的作用,使外邪得以疏散。

上面的三条也是治疗产后发热的,第七条的产后七八日发热,用大承气汤。第八条是产后时时有热,用阳旦汤。第九条是产后中风发热,用竹叶汤。第七条通过泻热,因为是热在里,用大承气汤泻热,通下阳明来治这发热。第八条是太阳中风,风邪不解,阳旦证还在,还是用阳旦汤,就是用桂枝汤解肌发汗来退热。第九条是阳气虚,再有风寒之邪,扶正祛邪,用竹叶汤。所以有是证就用是药,既不能拘泥于产后气血虚,不敢攻,也不要忘了扶正,正气大伤,即使祛邪,还是要考虑扶正,扶正来帮助祛邪,全面的辨证论治。

最后我们学一下医案。患者是一个农妇,分娩后四五天,忽然恶寒发热头痛,她的丈夫也考虑到产后不比常人,怕她要出问题,就叫了医生去治。患者面赤如妆,这是戴阳证。大汗淋漓,恶风发热,头痛气喘,语言滞钝。脉象虚浮而弦,舌苔淡白而润。询问她口也不渴,腹也不痛,饮食二便也没变化。已经生了好几胎,都没有什么病,过去也没有气喘病,但是体质是比较差的。后来仔细考虑她发热、恶风、头痛,那是风邪在表;而面赤、大汗、气喘,是虚阳上浮;语言不流畅,主要是气液两伤。这是产后中风,虚阳上浮,应当要温阳益气固其内,搜风散邪解其外。如果偏执一面,肯定要产生变化。所以就考虑到这条条文:"产后中风,发热,面正赤,喘而头痛,竹叶汤主之。"开了这个原方:竹叶、葛根、桂枝、防风、桔梗、党参、附子、甘草、生姜,大枣。到第二天,喘、汗都减了,热也渐退了,再吃一服。到第三天,病就痊愈了。本案就是用竹叶汤治疗产后感受风寒,兼虚阳上越、阳气欲脱之证。产后正气大伤,再加上外感风邪发热,所以要标本兼治,扶正解表。所以这个方是后世扶正解表法的祖方。

妇人乳中虚,烦乱呕逆,安中益气,竹皮大丸主之。(十)
竹皮大丸方:
生竹茹二分　石膏二分　桂枝一分　甘草七分　白薇一分
上五味,末之,枣肉和丸弹子大,以饮服一丸,日三夜二服。有热者倍白薇,烦喘者加柏实一分。

这一条文,过去一般句逗是"妇人乳中虚,烦乱呕逆,安中益气,竹皮大丸主之"。后来在唐容川的《金匮要略补正》,他就句逗为"妇人乳,中虚,烦乱呕逆,安中益气,竹皮大丸主之",我同意他的观点。这"妇人乳"的"乳",就是生孩子。这一篇是产后篇,产就是"生也",又称"乳",乳就是生。"妇人乳",妇人生了孩子以后。"中虚",就是中气虚弱,也就是胃气不足。"烦乱呕逆",由于胃气不足以后,气血就不足,气血生化的来源不足,心气也就虚了,所以"烦乱",心烦,心里很乱。就是由于产后胃气虚,气血的化源不足,心失所养,所以造成了"烦乱"。胃虚再兼有胃热,这种胃热往上冲,胃气上逆,所以出现了"呕逆"。治疗就要"安中益气",就是要使胃气充足,要和胃,用竹皮大丸来治疗。

竹皮大丸就用了竹茹为君药,竹茹又叫竹二青,就是把竹子外面的一层皮削掉,里面的那一层也带有一点青色的,把它削下来作药用,所以竹皮实际上是第二层皮,叫竹二青。竹茹的作用是清胃热,能够降胃气的上逆,止呕。因为有胃热,所以竹茹配石膏,治疗呕逆。现在脾胃虚,心气也不足,所以用了桂枝、甘草。《伤寒论》里有桂枝甘草汤,是由于心气不足,"其人叉手自冒心",手叉起来按在心上,心很不舒服。正因为心烦,由于胃气虚,化源不足,造成心气也不足,所以用桂枝、甘草。桂枝、甘草既能够益心气,也能够补脾胃之气,而且关键是甘草用到了七分,所有的药里头甘草剂量最大,因为甘草本身就是补气、和胃的。再加少量的白薇,因为白薇可以清虚热,帮助石膏、竹茹,有清虚热的作用。在这个方后面,仲景说:"有热者倍白薇,烦喘者加柏实。"如果有热,可以把白薇剂量加倍,也就是由原先的一分,加到二分。如果心烦气喘,就加柏实,柏实就是柏子仁。因为柏子仁可以宁心,还可以润肺。这个方子就治疗妇人生孩子以后,由于胃气不足而造成了心失所养,心气虚而出现了烦乱。再加上胃气虚兼有胃热,胃气上冲,所以呕逆。治疗一方面要清胃热,降逆止呕;一方面要补胃气,补心气。这样的治疗,实际上就是标本兼顾。这个处方里,关键是重用甘草,甘草可以保胃气,因为产后"中虚",就是中气虚弱,所以要"安中益气"。"安中"就是安胃气,所以重用甘草,而且造丸药的时候,以"枣肉和丸"。枣肉能够和胃气,也能够补脾胃,所以本方就突出了"安中益气"这一学术思想。

产后下利虚极,白头翁加甘草阿胶汤主之。(十一)

白头翁加甘草阿胶汤方:

白头翁 甘草 阿胶各二两 秦皮 黄连 柏皮各三两

上六味,以水七升,煮取二升半,内胶令消尽,分温三服。

产后出现了下利,这种下利是热利,有里急后重,甚至下利赤白。在《伤寒论》我们学过了白头翁汤就是治疗热利的。因为生产伤了冲任,出血比较多,冲为血海,任主胞胎,所以产后冲任不足,血虚。再加上下利,因为热利还会出血,热伤血液,再加上下利有脓血,消耗阴血。既有冲任的虚损,又有下利对人体造成的损伤,所以叫"虚极"。"下利虚极"怎么治呢?就要标本兼顾,既要治标,又要治本。既要清热利,用白头翁汤,又要考虑到虚损的问题,所以加甘草、阿胶。阿胶可以养血,对于冲任不足,出血多,可用阿胶,而下利出血也可以用阿胶止血。甘草配阿胶,有很好的止血作用。再就是产后要考虑到胃气,所以在白头翁汤这些寒凉药的基础上加一味甘草,刚才讲了甘草可以安中益气。所以这个方剂可以治疗产后下利。碰到下利我们要考虑到这是产后的下利,考虑到血虚、冲任不足的问题,所以加阿胶、甘草。对于本身阴血不足的人又患热利下重,我们也可以用白头翁加甘草阿胶汤,不一定要是产后。

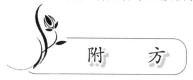

附　方

《千金》三物黄芩汤:治妇人在草蓐,自发露得风,四肢苦烦热,头痛者与小柴胡汤;头不痛但烦者,此汤主之。

黄芩一两　苦参二两　干地黄四两

上三味,以水八升,煮取二升,温服一升,多吐下虫。

在《千金方》里记载了三物黄芩汤,"治妇人在草蓐",这"草蓐"也就是草席。在古代,没有现在那么好的条件,就弄一个草席子,在草席子上分娩,生孩子,这称为"草蓐"。所以"妇人在草蓐",实际上就是妇人产后,因为古人在草蓐上分娩。"自发露得风",就是说自己露出了身体,比如说妇人产后往往阴血亏,出汗比较多,会出现虚热。因为虚热,自己会把被子拿掉,所以身体就会露出来。因为产后体质比较差,再加上被子没盖好,露出了身体,所以"得风",被风邪侵犯。"四肢苦烦热,头痛",说明有外感、有表证,四肢觉得烦热还兼有湿热。既有外感风寒表证又兼有湿热,所以"头痛者与小柴胡汤",如果头痛,有表证,可以用小柴胡汤疏风散邪。因为是"得风",被风邪所损伤,产后又要考虑到气虚血弱,所以用小柴胡汤是比较适宜的。因为小柴胡汤有人参、甘草、大枣,有扶正祛邪的作用。"头不痛但烦者,此汤主之",如果头不痛,就是四肢烦热,那就用三物黄芩汤来治疗。说明这时候表证基本上去了,但湿热还在体内,脾主四肢,脾有湿热,故四肢烦,所以用黄芩清热燥湿,苦参也能清热燥湿。而干地黄则兼补阴血,因为考虑到毕竟是在产后,所以适当加了一些养阴血之药。在这个处方的煎服法里说吃了以后"多吐下虫",吐出虫来或者大便下虫,这个可能性不大。但我们不妨可以这么思考,因为湿热可以生虫,用这个处方,对湿热生虫也有一定的治疗作用,但不一定会吐下出虫来。

《千金》内补当归建中汤:治妇人产后虚羸不足,腹中刺痛不止,吸吸少气,或苦少腹中急摩痛引腰背,不能食饮;产后一月日,得服四五剂为善,令人强壮宜。

当归四两　桂枝三两　芍药六两　生姜三两　甘草二两　大枣十二枚

上六味,以水一斗,煮取三升,分温三服,一日令尽。若大虚,加饴糖六两,汤成内之,于火上暖令饴消。若去血过多,崩伤内衄不止,加地黄六两,阿胶二两,合八味,汤成内阿胶。若无当归,以芎藭代之。若无生姜,以干姜代之。

这个方是治疗"妇人产后虚羸不足",很虚弱,很消瘦。"腹中刺痛不止",肚子里有一种刺痛的感觉。"吸吸少气",这就是气不够用,要往里把气吸进来。"吸吸",也就是吸气,说明少气,气虚,气不够用。"或苦少腹中急摩痛引腰背",若实际上查对《千金方》,《千金方》是说"少腹拘急",不是"少腹中急",而且《千金方》里没有"摩"字,所以这样读起来就比较通。意思是或者苦于少腹拘急疼痛,甚至这种疼痛会牵引到腰背。"不能食饮",这就是虚寒性的疼痛,饭也吃不下,气血两虚。体内阳气虚,血也虚,血虚还有寒,所以造成了这些症状,虚弱、消瘦、腹中刺痛、少气,以吸气为快,或者少腹拘急,痛引腰背,不能食饮。在《千金翼方》上,"少腹中急摩痛"作"少腹拘急挛痛",这个"拘急挛痛",就比较对,"摩"字不好解。日本人对《金匮要略》有研究,说"摩痛"是错了,其实就是"挛痛",由于字体相近,所以刻版时有误,"摩"字和"挛"字差不多。那位日本人叫森立之,他研究《金匮》,专门写了一本书叫《金匮要略考注》,就是考证、注释。他认为"摩痛恐挛痛讹字,体相似而误耳"。所以我们看书,看它写了是《千金》的方,就要把《千金》找来,一条一条地对,对了之后就能够把里面的一些问题找出来。否则古人引《千金》引错了,或者刻版刻错了,那你跟着也都错了。"产后一月日,得服四五剂为善,令人强壮宜",在产后一个月的日子里,能够吃四五剂比较好,使这个人会强壮起来。并不是"日得服四五剂"一天要吃四五剂,哪有这种吃法?

当归建中汤就是小建中汤加当归,小建中这个处方是治疗虚劳的,治疗里急腹中痛,能够补脾胃阳气,因为产后血虚,所以加当归。我们学了小建中汤、黄芪建中汤,这里有当归建中汤。因为产后血虚有寒,所以用当归补血,桂枝散寒,芍药能养血,又能止痛;生姜能温经散寒,温通血脉,也能健脾胃;甘草补脾胃,大枣养血补脾胃,所以这个方很好。如果"大虚,加饴糖",其实建中汤本身就有饴糖。如果出血太多,"崩伤内衄",就是血崩或内出血,"衄"就是出血,"内衄"就是内出血,可加地黄、阿胶。地黄能够补血,能够止血;阿胶也可以补血止血,在胶艾汤里也用到这两味药。"若无当归,以芎藭代之。若无生姜,以干姜代之"。如果一下子配不到当归,那么我们用点川芎就可以,川芎也是辛温的,也可以活血,温通血脉。如果生姜没有,用干姜也可以。说明在仲景时代,已经有药品代用的问题。

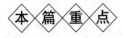
本篇重点

第一条,我们主要掌握前面的一句,就是"新产妇人有三病,一者病痉,二者病郁冒,三者大便难"。这三病都是跟产后血虚,汗出,亡失津液有关。

第六条,讲产妇腹痛,应当可以用枳实芍药散治疗,但如果用了枳实芍药散理气活血不愈,说明瘀血严重,这称为"干血"。"腹中有干血着脐下",这个时候就要用下瘀血汤来治疗。下瘀血汤也可以治疗"经水不利",为什么妇女的月经不来?是因为有干血着于脐下。

第十一条,"产后下利虚极,白头翁加甘草阿胶汤主之",产后下利,相当虚弱,可以在白头翁汤的基础上,加甘草、阿胶来进行治疗。标本兼治,既清热利,又治阴血不足。

341

妇人杂病脉证并治第二十二

妇科病实际上辨证是和男子病一样的,但妇女主要有四个不同,就是经、带、胎、产。经就是月经;带就是带下;胎是胎前,即怀孕时的病;产是产后的病。当然因为如带下等也会出现一些前阴的症状,但关键还是经、带、胎、产这四个方面。胎和产已经在二十和二十一这两篇讲了,不属于胎产部分的,就统归于二十二篇,称为"妇人杂病"。

在本篇中,仲景指出了月经不调跟虚、积冷、结气这三者的关系。虚就是气血不足;积冷也就是受寒;结气就是气滞,气滞要导致血瘀,这三者的关系要弄清楚。

本篇还论述了所谓"热入血室"、"梅核气"、"脏躁"、"腹痛"、"妇女转胞"、"阴吹"、"阴疮"等各种病证。

本篇的治法内容比较丰富,有内治法,也有外治法。内治法里有汤剂、散剂、丸剂、酒剂、膏剂这些剂型;外治法有针刺,就是针灸,有洗剂,洗阴道,还有坐药,就是把药做成丸剂放到阴道里治疗带下。所以本篇为后世妇科杂病的辨证论治奠定了很好的基础。

妇人中风,七八日续来寒热,发作有时,经水适断,此为热入血室,其血必结,故使如疟状,发作有时,小柴胡汤主之。(一)

这一条是讲妇女感受了风寒邪气,所以叫"妇人中风",亦就是妇人得了外感。"七八日续来寒热,发作有时",外感到七八天的时候,连续产生了一阵冷一阵热,往来寒热,发作而且有时间性。比如说今天是下午发作,明天也是下午要发。"经水适断",也就是说本来在寒热发作有时之前,正好来月经,后来月经就停掉了,而出现了寒热发作有时的症状,这个病就叫"热入血室"。由于外感风邪,风为阳邪,易于化热,热邪往里深入,和血结在一起,所以导致了月经不来。对"血室"有各种各样的解释,有认为"血室"是子宫;又有认为是肝经,因为肝主藏血;也有认为是冲脉,因为冲为血海,我个人认为是冲脉。热邪影响到冲脉,所以造成了热与血结的问题,月经停了,而寒热发作有时,跟疟疾一样。这一种热型就类似于少阳病证,所以可以用小柴胡汤来治疗。

小柴胡汤和解少阳,调畅气血,能疏气郁,而且小柴胡汤中的柴胡是升提的,使深入于血室的热邪能往外升提,出于表而解。后世的医家主张在小柴胡汤的基础上再加凉血活血的药,比如赤芍、丹皮、桃仁、丹参这一类,既能活血也能养血。因为热与血结,所以在小柴胡汤基础上可以加凉血化瘀药,使得邪热解而瘀血行。"热入血室"病证的表现是很多的,所以接下去有好几条都是说"热入血室",这里仅是第一条。一般的"热入血室"就用小柴胡汤治疗。这种病往往因医生的疏忽,诊断不出来。因为感冒了,出现往来寒热,但医生没去问月经的问题,而且有些患者也不一定会说自己的月经怎么样,那就诊断不出来。

十五年前,我在学校里当年级主任,快要过年了,学生都回家去了。我那时到学生宿舍去检查,结果还剩一个女学生。我问她怎么没回家? 她说生病了。我问她什么病? 她说发热。那烧的情况呢? 一阵冷、一阵热、再一阵冷、又一阵热,就是往来寒热,"使如疟状,发作有时"。然后我就问:你的月经情况怎么样? 她说:本来是月经来了,后来发热的时候月经就停了。我一想,就是这个病,热入血室。因为她在吃感冒药,吃了没用。我跟她说马上到医务室去,用柴胡注射液。十五年前还不太有小柴胡汤这个成药,但是有柴胡制造的注射液。关键还是柴胡,柴胡是君药。后来她打了两支柴胡注射液,病就好了,回家去了。

所以既要问清楚热型,也要问清楚月经的问题,然后才能诊断为"热入血室",才能够对证下药。这种病容易误诊,就以为是感冒、发热,如果不问病人,病人年纪小,怕难为情,她不来跟你说,所以医生要问清楚。《中医诊断学》里讲到"妇人尤必问经期",这很重要。

妇人伤寒发热,经水适来,昼日明了,暮则谵语,如见鬼状者,此为热入血室,治之无犯胃气及上二焦,必自愈。(二)

这条也是讲热入血室的问题。上一条说本来月经来,由于发热,热入血室,而造成月经停了,再加有寒热发作有时。而这一条,是感受了寒邪,导致发热,在发热的时候,月经正好来,因为月经来,抵抗力比较低下,邪热趁虚入于血室,所以出现了"昼日明了,暮则谵语"。白天这个人明白、清晰,神志很正常,到晚上就说胡话了,为什么到晚上说胡话? 因为晚上属于阴,血也属于阴,热与血结,所以到晚上就要发热。"暮则谵语,如见鬼状",胡言乱语,好像见鬼一样。"此为热入血室",这个病就叫热入血室。第一条是没有精神症状的,第二条是有精神症状的,就是"暮则谵语,如见鬼状",出现这个问题,仲景认为这是热入血室的原因。治疗的时候,不要"犯胃气及上二焦",也就是不要用攻下阳明的方。阳明是胃,见到"谵语",有的人以为是阳明腑实,就用攻下,攻下就要犯胃气了,影响了上中两焦,所以要"无犯胃气及上二焦",也就是说不能用承气汤攻下。"必自愈",因为月经没有停,这种邪热可以随着月经的排泄外出。当然还有一些《伤寒论》和《金匮要略》的注家认为也可以用小柴胡汤加活血化瘀药、清热凉血药来进行治疗。

妇人中风,发热恶寒,经水适来,得之七八日,热除脉迟,身凉和,胸胁满,如结胸状,谵语者,此为热入血室也,当刺期门,随其实而取之。(三)

这一条也是讲热入血室,所以我刚才讲热入血室有各种表现。"妇人中风",亦即外感风邪,出现了"发热恶寒"。正好月经来了,过了七八天以后,热倒是没有了,但是脉迟。这脉迟,我们应该理解为血瘀,血脉瘀滞难以流通,所以产生了脉迟。正因为"热除",所以"身凉和",身上还挺凉爽的,没有什么不舒服。但是"胸胁满",即"胸胁苦满","如结胸状",结胸在《伤寒论》里讲到:"结胸病,正在心下,按之即痛",这叫做结胸。但现在不是在心下而是在胸胁,胸胁觉得胀满,也有疼痛,所以叫"如结胸状"。这是由于热与血结影响到少阳气机不通,肝胆经脉不畅,所以"胸胁满,如结胸状"。这"谵语"也是由于瘀血的原因,由于热入血室、瘀热上扰神明所致。

治疗"当刺期门",期门是一个穴位,是足厥阴肝经的募穴,在乳头下两胁之间。因为这个病是热与血结的实证,刺期门可以活血,可以理气,"随其实而取之"。因为是实证,所以实则泻之。通过针刺就可以治愈。本条是讲热入血室影响到肝经,所以胸胁满;导致心神不安,所以谵语;通过刺期门,可以治疗这种热入血室的病证。

阳明病,下血谵语者,此为热入血室,但头汗出,当刺期门,随其实而泻之,濈然汗出者愈。(四)

本篇第一、二、三条都是太阳病,妇人中风也好,妇人伤寒也好,都是太阳病,亦就是外感病。由于正好月经来,出现了热与血结的问题。有的可以用小柴胡汤治疗;有的可以用针灸治疗,刺期门;也有的可以不药而愈。第四条是阳明病,也可以出现热入血室。因为妇女得了阳明病,虽然不一定是在经期,但也可以影响到血分,而出现前阴下血,谵语。因为阳明就是阳气最旺的一经,是多气多血之经。正因为阳明多气多血,里热炽盛导致血热妄行,而出现前阴下血。阳明热盛还可以使心神不宁,出现谵语。"但头汗出",也是由于阳明里热熏蒸所致。侵犯到血分,肝主藏血,所以还用"刺期门"之法。因为期门是肝经的募穴,通过泻血分实热,使邪热去,阴阳和,所以会周身"濈然汗出"而愈。以上四条都是讲热入血室,有的有表证,或是经水适断,或是经水适来,表热内陷而导致了热与血结,热入血室,也有阳明里热太盛,迫血妄行。虽然病情不同,但都是邪热陷入血室,病机是一致的,而且都是实证,所以都必须以泻热为主。

妇人咽中如有炙脔,半夏厚朴汤主之。(五)

半夏厚朴汤方:

半夏一升　厚朴三两　茯苓四两　生姜五两　干苏叶二两

上五味,以水七升,煮取四升,分温四服,日三夜一服。

妇人的咽喉中好像有一块烤熟了的肉块,叫做"炙脔"。"炙",烤也;"脔",是切好的肉块。咽喉中好像有东西,欲吐吐不出,欲吞吞不下,后世称为"梅核气"。为什么会产生梅核气?它跟气郁痰凝有关,关键是气郁,气郁则津凝,因为津液凝聚、津液不化而变成了痰。往往在妇女的咽喉中,好像有这么一块东西,堵在那里。所以林亿等在《金匮》半夏厚朴汤边上,记载了《千金》的一段话:"《千金》作胸满,心下坚,咽中帖帖,如有炙肉,吐之不出,吞之不下。"《千金》的记载比《金匮》要完整,《金匮》说妇人咽喉中好像有一块烤熟了的肉块;《千金》补充了其他的症状。"胸闷",为何胸闷?由于气郁。"心下坚",心下即胃的部位硬硬的,这就是痰和气交阻在心下。"咽中帖帖",就是咽喉中好像有物黏贴在这个地方,好像有一块烤熟了的肉块,"吐之不出,吞之不下"。我们把《金匮》和《千金》这两条条文对照起来看,症状就完整了,既有咽中如有炙脔,吐之不出,吞之不下,还有胸闷、心下痞坚。这都是由于气郁津凝,气郁之后,津液不能正常地流通,就变成了痰湿。痰气交阻在上焦、在胸、在咽喉部位。

梅核气要用半夏厚朴汤理气化痰。半夏是阳明经的降药,能化痰散结;厚朴能除满理气,也能去痰湿。在半夏的基础上加了茯苓,加了生姜,这就是小半夏加茯苓汤。因为还有"心下坚"的问题,有水饮,津液不化,所以用了半夏、生姜、茯苓。因为病在胸、在咽喉,所以再加一味苏叶,轻清上浮,理气散郁。通过这些药物的互相配合,能使气郁得解,痰湿得化,妇人咽中的"炙脔"也就能够消除。因为这病主要是由于七情郁结,气机不畅,气郁痰凝而致,所以一定要降气化痰。

这个方剂传到了宋代,宋代王硕出了一本书叫《易简方》,称为四七汤,就是半夏、厚朴、茯苓、苏叶、生姜这五味药加了大枣一起煎。为什么叫四七汤呢?就是说关键的四味药,半夏、厚朴、茯苓、苏叶,四味药治七情气郁,所以叫四七汤。

这病是由于气郁津凝造成的,当然女子比较多见,也有见于男子。我碰到过一个女子,得这个病好几年,治不好。什么原因呢?后来我了解到,因为她结婚不久,夫妻感情很好,丈夫到外地去当兵了。当兵要去几年,所以心里老是惦记着他,惦记他就是气郁,气郁则津凝,津凝就像有东西堵在那里。所以实际上这个病不治也没关系,后来她丈夫退伍回来了,她心情舒畅了,气机通了,这病也就好了。男人也有这病,但往往是小心眼的男人,比较豁达的男人就不会得梅核气。我是有碰到过,但碰到过很少,仅三五个男子,大部分都是女子得这个病。

妇人脏躁,喜悲伤欲哭,象如神灵所作,数欠伸,甘麦大枣汤主之。(六)

甘麦大枣汤方:

甘草三两　小麦一升　大枣十枚

上三味,以水六升,煮取三升,温分三服。亦补脾气。

"妇人脏躁",这个病就叫"脏躁病"或"脏躁证"。什么叫"脏躁"?有的注家认为"脏"是子宫;有的注家如《医宗金鉴》认为这个"脏"是心脏,"躁"是指躁动不安,躁扰不安。我的看法,这"脏"是指五脏,所谓"脏躁",就是五脏之阴不足,阴不足所以产生了燥热。为什么说是五脏之阴不足,我有我的理论,大家听听看。实际上这一条大家早就在上《方剂学》时学过了,一般方剂书上是说心血不足,肝血不足,其实它影响到五脏。"妇人脏躁",我们不妨根据《医宗金鉴》的讲法,脏躁当然是心神不安,因为心藏神。"喜悲伤欲哭",实际上悲是伤肺,肺者藏魄,我们学了《内经》,是不是能够好理解?"象如神灵所作",就好像鬼神附体,实际上是魂不安,因为肝藏魂。而且这病人"数欠伸",《内经》记载:"肾为欠。"肾不足就欠伸,肾也藏志。其实对脾也有影响,往往脏躁病人饭吃得不多。所以在这个方剂后面最后有四个字"亦补脾气",也能够补脾胃之气,说明脏躁病人脾气是虚弱的。因为脾主思,脾藏意。《灵枢》有《本神篇》,大家不妨可以去学学,人的思维活动跟神、魂、魄、意、志都有关。所以这个病是由于精神的因素,当然心情也不好,思虑也多,造成五志过极化火,耗伤五脏之阴,称为"脏躁"。所以并不专在某脏,但以心脏为主,因为"心为君主之官,神明出焉"。

甘麦大枣汤重用小麦一升,小麦能补心气,为心之谷。再用甘草,也能补心脾之气,而且能缓肝之急。大枣能补心脾气血。专从心脾来治,为什么?因为心主血脉,心藏神,为君主之官;而脾又为后天之本,五脏之精依赖后天之精来充养。所以这病虽然有虚火,但不宜用苦降的药,如黄芩、黄连;又非大虚,故又不宜大补,如人参、黄芪。用这甘平之剂来慢慢的调养。这是我的看法,跟大家交流,因为我跟一般书上讲的都不一样。

《续名医类案》里有个医案蛮有趣的。孙文垣的表嫂,丈夫已死,一个人过了二十年。右手脚瘫痪不能举动,所以三年来没有走出过家门,足不出户。说明她情志不顺畅,身体又不好,也没有出门,没法跟人家交流。后来就出现了"神情恍惚,口乱言,常悲泣"。先是给她吃菖蒲、远志、当归、茯苓、人参、黄芪、白术这一类开窍、补气血的药。虽然有所好转,但还是悲伤哭泣如旧,到了晚上更加厉害。后来考虑到张仲景的甘麦大枣汤正跟这病相对,给她吃了两剂,病就好了。现代医学称这种病叫"癔病",歇斯底里,就是这个病,就用甘麦大枣汤来进行治疗。而且这个药味道好,价钱也很便宜。

妇人吐涎沫,医反下之,心下即痞,当先治其吐涎沫,小青龙汤主之;涎沫止,乃治痞,泻心汤主之。(七)

"妇人吐涎沫",是上焦有寒饮、水饮,因为有水饮,所以她要吐口水,即涎沫。"医反下之",医生误用了苦寒攻下的办法,"心下即痞",损伤了胃气,所以胃脘部就痞满不舒。治疗要"当先治其吐涎沫,小青龙汤主之;涎沫止,乃治痞,泻心汤主之"。既有吐涎沫之症未好,又有心下痞症,但是现在吐涎沫还在,说明上焦的寒饮还在,所以先用小青龙汤来治疗寒饮。寒饮去了,吐涎沫止了,再用泻心汤治心下的痞。这"吐涎沫"是上焦有寒饮,有表证,因为用了青龙汤,说明是外寒夹饮。现在由于误下出现了里证,出现了心下痞,既有表证又有里证,还是要先解其表,表解才可以攻里。在《伤寒论》里有这条文,"表解方可攻里"。所以先用小青龙汤,再用泻心汤。在《千金方》里也有相似的条文,泻心汤作甘草泻心汤,我认为作甘草泻心汤还是有道理的。因为误下伤中,伤脾胃,所以重用甘草补其脾胃之气。泻心汤有好几个,有半夏泻心汤,有生姜泻心汤,有甘草泻心汤,在这里应该是用甘草泻心汤。实际上这三个方剂都差不多,都是苦辛通降的,都用了黄芩、黄连、半夏、干姜、人参,大枣、甘草,甘草泻心汤无非是甘草多加了一些。

妇人之病,因虚、积冷、结气,为诸经水断绝,至有历年,血寒积结,胞门寒伤,经络凝坚。

在上呕吐涎唾,久成肺痈,形体损分。在中盘结,绕脐寒疝;或两胁疼痛,与脏相连;或结热中,痛在关元,脉数无疮,肌若鱼鳞,时着男子,非止女身。在下未多,经候不匀,令阴掣痛,少腹恶寒;或引腰脊,下根气街,气冲急痛,膝胫疼烦。奄忽眩冒,状如厥癫;或有忧惨,悲伤多嗔,此皆带下,非有鬼神。

久则羸瘦,脉虚多寒;三十六病,千变万端;审脉阴阳,虚实紧弦;行其针药,治危得安;其虽同病,脉各异源;子当辨记,勿谓不然。(八)

这一条很有意思,是绝妙文辞。我跟大家好好的分析,奇文共欣赏。

妇人的疾病,主要是三个原因:因为气血的虚弱,即"因虚";因为"积冷",就是由于寒冷伤害了身体,而且冷积到了一定的程度;"结气",或者由于气机郁结不开,到后来气滞血瘀。所以由于虚、积冷、结气这三个原因,造成了"为诸经水断绝",到后来月经就停掉了。这个月经停并不是"天癸竭",到七七四十九岁,月经停,而是一般的妇女,由于虚、积冷、结气,造成经水断绝。虚、积冷、结气是因,经断是果,这是因果关系。"至有历年",就是月经停了好几年,

347

后果是什么呢？是"血寒积结，胞门寒伤，经络凝坚"。瘀血跟寒邪凝结在一起；"胞门"就是子宫，子宫被寒邪所损伤；经络血脉不通，血变成了干血，"凝坚"就是凝固了，硬硬的，也就指经络血脉不通，有了干血。这一段是讲妇女月经病，往往原因是三个，因虚、积冷、结气，造成了经水断绝。又过了多年以后，病越来越重，瘀血和寒邪结在一起，寒伤了子宫。瘀血越来越严重，血脉不通，变成了干血。

接着第二段，都是四个字一句，很不容易，我们现代人写不出这种文字。汉代的文章最好，所以大家不妨看看司马迁的《史记》，唐诗、宋词、汉文章。上面讲到了瘀血跟寒邪积结在一起，损伤人体，下面再仔细分析在上怎么样？在中怎么样？在下怎么样？"在上呕吐涎唾"，"上"就是肺，肺有寒饮，就要导致"呕吐涎唾"，吐出水、唾沫，或者痰。"久成肺痈"，寒饮可以化热，时间长了变成肺痈。肺痈就是瘀热互结于肺，到一定的时候会成脓。日本医家对这一段也有研究，日本医家多纪之简看了《脉经》上有"妇人病有咳逆呕沫，其肺成痿"一句，认为"肺痈"应该改成"肺痿"。我觉得是有道理，因为上焦有寒，时间长了之后，上焦寒凝，肺中冷，可以成肺痿。"形体损分"，就是因为上焦的痰饮、寒冷，到头来耗伤了气血，所以这身体看起来跟过去完全不同了。"损分"是指形体消瘦，与未病以前比，已经损伤了、分开了，与过去判若两人。过去比较胖，现在则很瘦。"其人素盛今瘦"，痰饮病到后来导致了形体的消瘦。"在中盘结，绕脐寒疝；或两胁疼痛，与脏相连"，在中间由于血和寒结在一起，病很深，所以叫"盘结"，血和寒盘根错结，结得很深，就成了"绕脐寒疝"。"寒疝"就是腹中冷痛，绕脐腹作痛。或者是"两胁疼痛，与脏相连"，实际上是肝脾作痛。因为瘀血造成了肝硬化，脾肿大了，"与脏相连"，一边是肝脏，一边是脾脏。"或结热中"，"结"就是瘀血、血结；"热"是化热；"中"就是内里。瘀血化热于体内，由于血瘀在脐下部位，所以"痛在关元"，关元是脐下三寸的部位，即痛在脐下。"脉数无疮"，由于化热，所以脉数，但瘀热是在体内并非在体外，所以虽然脉数，虽然有热，但没有长疮，体表没有长什么东西。但是肌肤出现了问题，"肌若鱼鳞"，就是肌肤甲错，像鱼鳞一样。说明体内有瘀血，"有诸内必形诸外"，因体内有瘀血，必然要影响到体表，出现肌肤甲错。肌肤甲错严重的就像鱼鳞状，不平整，肌肤相当枯燥。而且这种情况不止发生在女子身上，有时男子也有由瘀血产生种种的疾病，当然女子就更多了。

讲到月经病，男子不会有，就是女子的病，所以"在下未多"。女子主要是"经候不匀"，就是月经不调。月经不调是由于瘀血造成的则会"令阴掣痛"，就是阴部觉得有抽掣疼痛的感觉。少腹觉得冷冷的，怕冷，由于血寒积结，造成了这情况。"或引腰脊"，或者这种疼痛、寒冷，要牵引到腰部、背脊。"下根气街,气冲急痛,膝胫疼烦",下面影响到"气街","气街"是一个经穴名,是足阳明胃经的一个穴。但是冲脉是从气街开始,所以又叫"气冲",位于少腹部的下方,在腹股沟的部位。因为冲为血海,所以经血不调是"下根气街",跟冲脉有关。冲脉有病后,就会"气冲急痛",气往上冲,如奔豚气那样。气往上冲的时候是相当的危急,疼痛,膝盖或者小腿都会疼痛,相当的难受。"奄忽眩冒,状如厥癫","奄忽"就是忽然,"眩冒"就是头晕,晕得甚至要昏过去。这个样子就像昏厥,也像癫痫,故曰"状若厥癫"。这主要是由于病的时间较久,气血大伤,所以有些女子经常有这种情况,经常头晕,有的时候会昏过去。我最近治过这种病,在两个月之前就有这么一个病人,经常要昏过去,四五十岁,实际上是气血大伤,我给她吃十全大补汤、人参养营汤这些大补气血的方药。"或有忧惨,悲伤多嗔,此皆带下,非有鬼神",或者这女子心情很忧愁凄惨,比如说她没有粮食吃,没有钱用,那是不是会忧愁凄惨?"悲伤多嗔",女子往往跟七情因素很有关,因为家庭主妇考虑得很多。有的时候"悲伤",有的时候"多嗔","嗔"就是发脾气,嗔恨就是发怒。造成各种各样的妇科病,"此皆带下",这些都是妇科病,"带下",是妇科病的总称,并不是单指白带,古人就是把妇科病称为"带下病"。我们学过医古文,《史记·扁鹊仓公列传》里,就讲到扁鹊"过邯郸",即到了河北邯郸这个地方,"闻贵妇人",他听说邯郸这地方的人对妇女比较看重,"即为带下医",他就改行了,不做内科医生,专门作妇科医生,称为"带下医"。所以这"带下"是妇科病的统称,不光是现在所说的白带。"此皆带下,非有鬼神",张仲景是一个无神论者,他认为病不是由鬼神引起的,而是自己得了病,是因虚、积冷、结气,血寒积结,再加悲伤多嗔造成了种种的妇科疾病。

患了妇科病,"久则羸瘦",时间久了,人便越来越消瘦。"脉虚多寒",脉来虚弱,偏于虚寒。"三十六病,千变万端",这"三十六病",就是讲妇科病,古人认为有三十六种,三十六种是比喻多,有各种各样的妇科病。但这三十六病是"千变万端"的,病的情况变化无穷。"审脉阴阳,虚实紧弦",我们看病首先要审脉,到底是属于阴还是属于阳,脉是虚还是实,是紧还是弦。脉紧往往主寒比较多,脉弦往往主饮或主气比较多。通过"审脉阴阳"以辨虚实;通过辨虚实,然后"行其针药,治危得安"。阴阳虚实辨出来以后,用针刺也好,用药物也好,都能把这些危重的病治好,让患者得以平安。"其虽同病,脉各异源",就是说病虽然相同,比如说都是月经不调,或都是腹痛,病虽相同,但脉是各不相同的。病同脉不同,也就是病同因不同,病因是不同的。脉虚和脉实,病因就完全不同了。如同样是经闭,有的是气血虚弱,有的是瘀血阻滞,所以叫"其虽同病,脉各异源"。那就必须要同病异治。"子当辨记,勿谓不然",

就是说你们学生要辨证清楚,要牢记理法方药,不要以为无所谓。

这一段讲得多好,把妇女的这些病证,虽然只用很少几句话,就把要点都点出来了。所以说古书有很多确实是经典,为什么是经典? 它经过千百年的磨炼。《内经》上有这么一句话:"知其要者,一言而终;不知其要,流散无穷。"能够知道要点、关键点,一句话就可以点明;要是抓不住要领,虽然说了好多话,根本就没用。所以《内经》里有些好的话,确实是学几句就可以受用一辈子,我们有好多话要背、要记。现代不少中医的基本功不行,他不去好好的记。主要是中医比较复杂,但当学到一定的时候就不复杂了,任何东西都是这样,这叫"学、会、精、通"。首先是学,学到就会,会了就要精,精到后来是通,通就是把中医融会贯通。所以真正把中医掌握好了,他《内经》也会讲,《伤寒》也会讲,《金匮》也会讲,《温病》也会讲,方剂、中药更会讲,内科都会讲。一般的老师或只会讲中药,或只会讲方剂,若通了就什么都会,这就是融会贯通。而是不光是医学贯通,医学跟文学贯通、跟历史贯通、跟哲学贯通,跟古代的文、史、哲都有贯通。我们就是要把古代的精华继承下来。为什么我们要学古代的东西? 因为古代的东西可以指导现在的临床。比如说眩晕,《内经》说:"诸风掉眩,皆属于肝。"大多跟肝木有关,这句话就很有指导意义。比如水肿,"诸湿肿满,皆属于脾",大多跟脾土有关。

所以古人的话,我们该记就要记,该背就要背,并不是学过了就算。这一段确实是相当的好,指出妇人的病,关键是虚、积冷,结气。特别是血寒积结可以造成全身上、中、下的各种各样的疾病。除了血寒积结以外,当然跟情志的关系相当密切。忧惨、悲伤、发怒,都可以造成种种的妇科病。治疗妇科病,我们要治病求本。病同而因不同,我们要同病异治,是本条主要的学术思想。

问曰:妇人年五十所,病下利数十日不止,暮即发热,少腹里急,腹满,手掌烦热,唇口干燥,何也? 师曰:此病属带下。何以故? 曾经半产,瘀血在少腹不去。何以知之? 其证唇口干燥,故知之。当以温经汤主之。(九)

温经汤方:

吴茱萸三两 当归二两 芎藭二两 芍药二两 人参二两 桂枝二两
阿胶二两 生姜二两 牡丹皮(去心)二两 甘草二两 半夏半升 麦门冬一升(去心)

上十二味,以水一斗,煮取三升,分温三服。亦主妇人少腹寒,久不受胎;兼取崩中去血,或月水来过多,及至期不来。

"妇人年五十所",妇人到了五十岁左右,一般来说月经要停了。《素问·上古天真论》说:"七七,任脉虚,太冲脉衰少,天癸竭,地道不通,故形坏而无子也。"到"五十所",月经应该不来了,但现在"病下利数十日不止"。"下利",古代的注家,包括《医宗金鉴》都认为应该是"下血",就是阴道流血,几十天还是不止。到了傍晚就发热,少腹里面拘急疼痛,还有腹满,手掌烦热,唇口干燥,这是什么原因呢?老师说:这个病是属于妇科病,"病属带下"。"何以故?"是什么原因造成这妇科病呢?"曾经半产,瘀血在少腹不去",她曾经小产过,比如说妊娠四五个月或五六个月,小孩掉了。小产以后,瘀血没有排尽,在少腹不去,所以就出现了瘀血导致的出血。正因为有瘀血,所以"少腹里急,腹满",肚子觉得胀、痛。由于出血几十天,出血量多,阴血耗伤,阴虚产生内热,所以"暮即发热",而且手掌心也觉得很烦热。老师说:这是妇科病,是由于小产之后,瘀血在少腹不去,所以产生这种病情。"何以知之?其证唇口干燥,故知之"。唇口干燥,往往是口干而不欲饮,或但欲漱水而不欲咽,就是用水稍微漱漱口,唇口有点湿润就可以了。这是瘀血在体内,津液不布而造成的病症。老师说应当用温经汤治疗,也就是说这瘀血跟寒凝有关系。半产以后受了寒,寒凝在少腹,寒在体内而致血瘀。所以《素问·调经论》有一句话:"血气者,喜温而恶寒,寒则泣不能流,温则消而去之。"血气是喜温而恶寒的,如果受寒,血液就凝滞了,不能正常的流动。血得温之后就能流动,所以能"消而去之"。张仲景拟定这张处方,是由《内经》《难经》这些学术著作作为背景,根据"血气者,喜温而恶寒"的原则。瘀血在少腹,所以要用温经汤温经散寒,使血液正常流通,使瘀血排出体外。

　　温经汤的君药是吴茱萸和桂枝,两药能入厥阴肝经,因肝主藏血,血脉凝滞跟寒有关。"血寒积结",血和寒结在一起,所以用吴茱萸和桂枝,使它"温则消而去之"。然后再用当归、芍药、川芎,既能补血,又能活血。其中当归能温经,补血活血;芍药,现今多用赤芍药善能活血,而且芍药又能止痛;川芎理气活血。出血比较多,"下利数十日不止",故用阿胶,既能补血,又能止血。再加丹皮止血,且能化瘀、清热,因为"暮即发热"、"手掌烦热",说明出血过多,阴血不足,阴虚则生内热,所以用阿胶、丹皮,既能补血,也能凉血化瘀。再用了人参、麦冬,半夏,为什么要用这些药?一般解释温经汤都说人参补气;麦冬养阴;半夏降逆。实际上这种说法并没有真正说到点子上。为什么要用这些药?主要这个病是在冲脉,因为冲为血海,瘀血阻滞,血虚有寒跟冲脉有关。而冲脉隶于阳明,冲脉跟阳明胃的关系特别的密切,因胃为水谷之海,通过胃才能化生气血,才能使冲脉得养。所以用人参、麦冬、甘草,人参补胃气,麦冬养胃阴,使得阳明气阴充足,就可以化生血液。半夏是降胃气的,降胃就可以安冲,本方证没有咳嗽、没有痰饮,主要是降胃安冲。生姜可以解半夏毒也可以温经散寒,甘草并能调和诸药。所以这个处方既考虑到寒、血互结在一起,用温经散寒和活血补血的药;也考虑到出血时间久,用养血止血的药;因出血

351

时间久了,耗伤阴血而产生内热,要用清热药;再考虑到冲脉隶于阳明,所以要补胃气,益胃阴,降阳明。这样使得中气充足可以化生血液,降胃也可安冲。这从中医基础理论来讲才能讲得通,否则讲不通。这个方剂要讲通不容易,因为方里有很温的药,也有很寒的药,有补的药,也有活血的药。当然关键还是要温经,因为血瘀在体内,通过温经而消散。

温经汤后还有注:"亦主妇人少腹寒,久不受胎;兼取崩中去血,或月水来过多,及至期不来。"这方既可以治疗妇女出血不止,还可以治疗"妇人少腹寒,久不受胎",亦即妇女子宫虚寒,宫寒可以导致不孕。主要还是"血寒积结",所以用温经活血法来治疗。由于血寒积结,瘀血不去,新血不生,而且瘀血也要导致出血,所以本方还治疗"崩中去血"、经水过多及至期不来,这都是由于血寒积结而致,都可以用温经汤来治疗。这就是异病同治,即不同的病可以用同一个方剂来治。

带下经水不利,少腹满痛,经一月再见者,土瓜根散主之。(十)

土瓜根散方:阴癫肿亦主之

土瓜根　芍药　桂枝　䗪虫各三两

上四味,杵为散,酒服方寸匕,日三服。

"带下"是指妇科病,妇科病导致了"经水不利"。"经水不利"是指月经虽行,但是不畅利,不通畅。少腹部觉得"满痛","满"就是胀满,"满痛"就是胀痛,说明有瘀滞在少腹。月经"一月再见",是一个月要来两次月经,为什么?就是瘀血在体内,瘀血不去,血不循经而妄行。治疗也就要活血化瘀,用土瓜根散治之。土瓜根,按《神农本草经》记载,治疗"瘀血月闭"。味苦性寒,能破血消瘀。再加桂枝、芍药调和血脉。桂枝是温通的,芍药也能活血,这里可用赤芍,以活血化瘀。再加地鳖虫亦即䗪虫,下瘀血汤也用䗪虫,是虫类活血破瘀药。通过用以上药物通行血脉,活血破瘀,可以治疗经水的不能畅行,少腹满痛。月经通畅了,瘀血化了,月经就正常了,不会一个月来两次。在土瓜根散的边上有一句话,"阴癫肿亦主之"。阴癫肿指的是男子有一种病叫"癫疝",阴囊肿大很严重,有的像皮球,这也是厥阴经有寒凝血瘀。所以用本方温通,桂枝、芍药以通血脉;土瓜根、䗪虫可以化瘀,以治疗男子的癫疝,阴囊肿大。

寸口脉弦而大,弦则为减,大则为芤,减则为寒,芤则为虚,寒虚相抟,此名曰革,妇人则半产漏下,旋覆花汤主之。(十一)

"寸口"是指手部的脉,"脉弦而大",但仔细辨认,弦得有点不一样,没有像按弓弦那么有力,稍微减弱一点,所以说"弦则为减"。芤脉没有像大脉那样按之有力,它中间是空的,按之中空,叫芤。这两种脉象是虚寒的脉象,所以说"减则为寒,芤则为虚"。这两种虚寒的脉象结合在一起,"寒虚相抟",而出现的一种脉叫"革"。革脉就好像按在皮革上,按在鼓皮上,像是弦大,但中间是空的感觉。这种感觉是虚寒造成的。妇人如有这样的脉象,可能会出现"半产漏下"。实际上这条条文在《血痹虚劳篇》已出现过,后面还有几个字:"妇人则半产漏下,男子则亡血失精。"但没有"旋覆花汤主之"这六个字。另外在《惊悸吐衄篇》,也有这一段,但也没有"旋覆花汤主之"这六个字,而有"男子则亡血"。因为讲到亡血的问题,所以讲到"男子则亡血",失精的问题没有讲。所以在《金匮》这部书里,本条条文已出现了三次,但后面几个字有所不同。"妇人半产漏下",可用旋覆花汤治疗。旋覆花汤在《五脏风寒积聚病脉证并治篇》已经讲过,治疗"肝着,其人常欲蹈其胸上",胸胁部位不舒服,敲打敲打稍觉舒服,肝经的气血凝结,所以用旋覆花汤主治。现在是半产以后有瘀滞,正因为瘀滞,故产生了漏下不止,漏下是由于半产而来的,是瘀血造成的漏下。正因有瘀滞在体内,瘀血不去则新血不生,瘀血不去则血不归经,所以用旋覆花汤化瘀散结。通过化瘀散结,可以治疗漏下,瘀血去则新血生,漏下止。这实际上也是由于"血寒积结",所以先活血、散结,瘀去则漏下自止。所以旋覆花汤不是补,而是化瘀,通过化瘀,漏下能止。

妇人陷经,漏下黑不解,胶姜汤主之。臣亿等校诸本无胶姜汤方,想是前妊娠中胶艾汤。(十二)

胶姜汤处方没有出现,所以原文边上有一句话:"臣亿等校诸本无胶姜汤方,想是前妊娠中胶艾汤。"林亿他们在校勘各种医书里,也没有找到胶姜汤,他们考虑可能就是妊娠篇里的胶艾汤。胶姜汤治疗"妇人陷经",所谓"陷经",就是经血下陷,《医宗金鉴》也认为陷经是经血下陷,就是崩漏。"漏下黑不解",阴道下血,淋漓不止,而且颜色是黑的。这种漏下色黑,是血虚寒凝。所以本条的漏下跟前面一条不同,第十一条用旋覆花汤治疗的漏下是血瘀有寒,而胶姜汤是血虚有寒。第十一条是治疗血寒积结,所以用旋覆花汤化瘀、散寒、散结;而本条漏下是血虚偏寒,也就是虚寒,所以用胶姜汤。考《千金要方》大胶艾汤及《千金翼方》胶艾汤,均为《金匮》胶艾汤方加干姜而成,如此则散寒止血之功益佳,可供取用。

妇人少腹满如敦状,小便微难而不渴,生后者,此为水与血俱结在血室也,大黄甘遂汤主之。(十三)

大黄甘遂汤方:

大黄四两 甘遂二两 阿胶二两

上三味,以水三升,煮取一升,顿服之,其血当下。

这条意思要通过考古才讲得出来,不考古讲不出来。"妇人少腹满如敦

353

状"，这"敦"是古代的一种器皿。最早在《周礼·天官玉府》，记载了奴隶社会的一些情况。书中说："若会诸侯，则共珠盘玉敦"，就是那个时代有王，王下面有诸侯，如果要把诸侯集合在一起，就要拿出有珠的盘，还有玉造的敦，珠盘玉敦是用做盛放食物的器皿，用这玉造的敦来盛饮食给诸侯吃。中国的玉器，包括青铜器，在夏、商、周奴隶社会就已经很发达。我们出土的文物较早的是良渚文化。良渚文化在浙江杭州附近，出土了几千年前的很多的玉器。敦是用以盛食的，它上面有个盖子，下面小一点，中间大一点，上面又小一点。这个"敦"字，本来在古代写作"盩"，即"敦"字下加"皿"字。妇女少腹部位胀满，有形高起来，这要考虑是蓄水还是蓄血。如果是蓄水的话，往往是小便不利；蓄血的话，往往是小便自利，这在《伤寒论》学过。现在"小便微难"，说明还是有水，口也"不渴"，而且发生在"生后"，就是产后，产后往往就有瘀血，再加上小便微难，有水。瘀血和水停留在少腹部位，少腹部满满的高高的，有形高起来，像敦状，所以说"此为水与血俱结在血室"。这里的"血室"当然是指子宫，所以要用大黄甘遂汤来治疗。大黄入血分，破血下瘀；甘遂峻攻逐水。针对水与血俱结在血室，所以用大黄配甘遂。因为是"生后"，要考虑到产后偏虚的问题，也不能过分的攻，所以加了一味阿胶，养血扶正，使邪去而不伤正。这个病是水和血并结在少腹。

　　下面学一个医案，写得比较好。吴姓女子，二十多岁，闭经一年多，腹大如鼓，医生当时认为是抵当汤证，抵当汤是活血破瘀的，但她看到以前医生给她开的处方，比抵当汤更厉害的药都用了，如虻虫、水蛭、桃仁、大黄、蟅虫、蛴螬、干漆之类，但都无效。后来医生仔细考虑，再问她的小便情况。小便微难，而且两胫微肿，脉沉而涩，脉沉病在里，脉涩有瘀血。他恍然大悟，这就是血和水并结在血室，以前的医生偏于攻血，所以没有效果，必须活血利水兼施，用大黄、桃仁、虻虫、甘遂、阿胶。其中大黄、甘遂、阿胶，是大黄甘遂汤，既能活血又能逐水。再加桃仁、虻虫也是祛瘀活血药。吃了两剂小便通利了，月经也通了，腹胀就全消了。所以这医生说这就是《金匮》大黄甘遂汤证。大黄甘遂汤所治不一定是产后病，患者少腹满，小便微难，所以就考虑到这是水与血俱结在血室。

　　妇人经水不利下，抵当汤主之。亦治男子膀胱满急有瘀血者。（十四）

　　抵当汤方：

　　水蛭三十个（熬）　虻虫三十枚（熬，去翅足）　桃仁二十个（去皮尖）

大黄三两（酒浸）

　　上四味，为末，以水五升，煮取三升，去滓，温服一升。

　　本条经水不利下，是属于瘀血实证，而且瘀结得相当严重，所以用抵当汤。

354

因为抵当汤是破瘀的处方,我有一次在黑板上给大家写过"将军带领海陆空去抵当敌人"。"将军",就是大黄;"带领海陆空",指水里是水蛭;陆地上是桃仁;空中飞的是虻虫。能抵当瘀血,说明瘀血很严重,所以要采用抵当汤。应该还有少腹硬满急痛,小便自利,脉沉而涩等症状,《金匮》书里比较简单,只有"妇人经水不利下"。按照《伤寒论》,应该有少腹硬满急痛,小便自利。小便自利跟小便不利相对照,小便自利是蓄血而不是蓄水。脉沉而涩,脉沉,病在里;脉涩,说明瘀阻,血脉不通。可以用抵当汤攻逐瘀血,抵当汤攻逐瘀血的作用比较强烈,但这种处方,如果用得好,确实能起死回生;但用不好,当然也会伤身体,不容易掌握。这种药要有临床经验的医生才能用得好。

下面我来介绍一个病案,出自《经方实验录》,是曹颖甫写的。曹颖甫先生是一个相当有经验的医生,他看一位周姓少女,年约十八、九,月经三个月没有来。面色痿黄,少腹微胀,好像是干血痨初起,所以叫她吞服大黄䗪虫丸,每天三次,每次三钱,一般来说服药一个月可以痊愈。但后来这个病人不来了,曹氏以为她可能病好了,也就没去管她。后来一位中年妇人扶一女子来看病,再看这个女孩子,面颊以下几乎瘦得不像人样了,背驼腹胀,两只手自按腹部,呻吟不绝。曹颖甫先生很奇怪,问她病已到这么厉害,干吗不早治呢?中年妇人哭了,她说:"这是我的女儿,三个月以前已找先生看过了,先生叫她服丸药但是没有用,腹胀更加严重了,四肢一天比一天瘦削,背上的骨头都突出了,月经还是不来,故再来求先生诊治。"曹先生听了之后,后悔前次的药用得不对,但她病已经非常严重了,不能不尽心的给她治,再看她的病状,仅存皮包骨头,少腹又胀又硬,重按胀硬更加厉害。所以曹氏认为此属瘀血内结,不攻其瘀,这病怎么能除?但又怕她元气伤了,不任攻下,补又恋邪,更加不可,于是决定用抵当汤。所以曹先生还是有水平呀。他用虻虫一钱、水蛭一钱、大黄五钱、桃仁五粒,叫少女先吃一服药。到明天母女又都一起来,知道这少女下黑色的瘀血很多,胀减了,痛止了,但是脉很虚。曹氏考虑不宜再下了,瘀血已经下来了,就改用生地、黄芪、当归、党参、川芎、陈皮、白芍、茺蔚子。这个处方就是四物汤,生地、白芍、当归、川芎,可以补血活血;再加黄芪、党参,补气以助推动血行;再加陈皮理气;茺蔚子即益母草的子,功专活血,使瘀血能排出体外。吃了以后,后来也不再来看了。一直过了六年之后,曹氏在路上碰到这个少女已经生了儿子,儿子也已经四、五岁了。说明病好了,嫁人了,嫁人也能生孩子了。因为曹颖甫先生是清末民初的名医,那个时代结婚都早,少女十八、九岁看的病,病好了,二十岁结婚,过了六年碰到,孩子四、五岁了。少女虽然很消瘦,但是"大实有羸状",病还是个实证,所以还是用抵当汤给她治,对证了,就血脉通了。所以中医治病关键在对证,对证了方药真有效,就怕不对证,不对证用药就无效,所以辨证相当重要。曹颖甫也是费了苦功,考虑是有瘀血,要攻瘀,但又考虑到元气伤了,是不是要先补呢?又考虑到补能恋邪,又是不能补,还是要攻。说明做医生很不容易,确实费尽心机。

妇人经水闭不利,脏坚癖不止,中有干血,下白物,矾石丸主之。(十五)

矾石丸方:

矾石三分(烧) 杏仁一分

上二味,末之,炼蜜和丸枣核大,内脏中,剧者再内之。

妇女经闭,月经不来。"脏坚癖不止",这个"脏",指的是子宫;"坚",就是坚硬的;"癖",就是血块,坚硬的血块;"不止",作"不散"解。就是说子宫里有坚硬的血块不散,所以下句讲"中有干血",有很严重的瘀血在里,导致了经闭。而且"下白物",指干血久而腐化为白带。这种白带用矾石丸来治疗。矾石丸用矾石为君药,也就是白矾、明矾,烧了之后,成为枯矾。枯矾再加杏仁,仅这两味药。因为枯矾能燥湿止带,也正因为枯矾很燥,放到阴道里去会不舒服,所以要配少量的杏仁,杏仁是润的。但方剂的主要作用是枯矾。枯矾配少量的杏仁,用蜜制成枣核大的丸药,然后放入阴道里,能治带下。现代怎么用法?将丸药外面用一层绢布裹住,再用一个棉线系住,并保留线头,大概12cm长。每天晚上用一丸,放入阴道里,深约 10 ~ 12cm,然后留线头在外阴部,到第二天早晨取出来。病轻的连用 3 天,重者连用 7 天。连用 7 天以后,因为枯矾对局部也有刺激,所以要过 3 天再放。最多不超过 3 次,即最多不超过 21 天。用药期间要禁房事。如果阴道分泌物很多,可以把绢布去掉,直接把丸药放入阴道内。有人用这个方剂治过 208 例带下,痊愈 181 例,好转 15 例,无效 12 例,总有效率为 94%。所以张仲景这个方剂是有效的,专治带下。

妇人六十二种风,及腹中血气刺痛,红蓝花酒主之。(十六)

红蓝花酒方:疑非仲景方。

红蓝花一两

上一味,以酒一大升,煎减半,顿服一半,未止再服。

"六十二种",也是泛指多种,就是妇女的各种风气。比如说身痛、关节痛、手指痛,以及"腹中血气刺痛",就是腹中有瘀血,用红蓝花酒治疗。用红花跟酒一起煎,煎了之后就喝那个酒,叫红蓝花酒。喝了以后可以起到活血、祛风、止痛的作用,体现了治风先治血、血行风自灭这一种治疗方法。

妇人腹中诸疾痛,当归芍药散主之。(十七)

当归芍药散方:见前妊娠中。

妇人腹中的各种"疾痛",即各种腹痛,可以用当归芍药散来治疗。当归芍药散实际上我们已经在前面讲过。妇人腹痛,当然原因很多,但主要的原因还是肝郁、气滞、血瘀。因为女子以血为本,肝主藏血,而由于肝郁,可致气滞血瘀,肝脾不和,而脾虚又会生湿,水湿不利。这样气滞、血瘀加水湿造成了"腹中诸疾痛"。当归芍药散既能理气,又能活血、祛湿、利水。方用当归、芍药、川芎、白术、茯苓、泽泻,能使气血通畅,水湿尽去,疼痛自愈,故可治疗各种腹痛。汪近垣《金匮要略阐义》是清末的书。汪氏说:"妇人之病,由肝郁者居多,郁则气凝血滞,或胀或痛,或呕或利。云腹中诸疾痛,诸者,盖一切之辞。当归芍药散,舒郁利湿,和血平肝……诚妇人之要方也。"所以有好多妇科腹痛病人来我这里治,我就给她用当归芍药散,效果很好。因为这个处方确实考虑到方方面面,既有理气药,也有活血药,既有健脾药,又有祛湿祛水药。使气血通,水湿去,通则不痛。

妇人腹中痛,小建中汤主之。(十八)

"妇人腹中痛",是指脾胃阳气不足,由于中焦脾胃虚寒而引起的腹痛。这种腹痛往往喜温喜按,还有神疲食少、心悸、面色不华等症状。我们可以跟《伤寒论》和《金匮要略》的其他有关条文结合起来看。所谓"建中",就是建立中焦脾胃之气。"理中",是治理脾胃,"建中",是建立中焦脾胃的阳气,使脾胃健运,腹痛自愈。所以"腹中痛"有各种各样的腹痛,治法也不一样。红蓝花酒,治血瘀,"腹中血气刺痛";当归芍药散,治气滞血瘀再有水湿的腹痛;小建中汤治脾胃阳气虚的腹中痛。说明治疗妇人腹中痛,要注意辨证审因,审因论治。

问曰:妇人病饮食如故,烦热不得卧,而反倚息者,何也? 师曰:此名转胞不得溺也,以胞系了戾,故致此病,但利小便则愈,宜肾气丸主之。方见虚劳中。(十九)

妇人得病,"饮食如故",即饮食跟过去一样没有改变,说明中焦没有病,病不在中焦,不在脾胃。"烦热不得卧,而反倚息",自觉心烦有热,不能平卧,只能靠在桌子上或靠在被子上休息,躺不下去。"何也?"是什么原因呢? 老师告诉学生:"此名转胞不得溺也。"这个病名叫"转胞","胞",就是膀胱,就是尿胞。这不是女子胞,不是子宫的"胞",而是膀胱,职司储存小便。"转胞",就是膀胱扭转了,实际上是讲膀胱气化失常了,所以不能正常的排泄小便。"以胞系了戾",由于膀胱之系不顺,"了戾",就是缭绕扭结在那里,不顺畅。我们举一个例子,就好像一个气球,气球是圆圆的,尿胞也就是圆圆的,若给它扭转一下,中间不就不通了吗? 变成上下两个半球一样。仲景就举这个例,说膀胱好像被扭转了,实际上不是扭转,是指膀胱的气化失常,不能顺畅下行,不能通利水道,所以造成这样的病。难受得心烦有热,躺不下去。譬如说,十个小时不给你解小便,那还受得了? 这按照西医说是尿潴留,尿潴留在膀胱

357

里，相当难受，所以造成了"烦热不得卧而反倚息"。这个病要怎么治呢？"但利小便则愈"，只要给她利小便就好了。因为膀胱者是"州都之官，津液藏焉，气化则能出焉"，这是《内经》里说的。膀胱藏有津液，这种水液必待气化则能出。靠什么气化？靠肾的气化作用。肾能帮助膀胱气化，能利小便，所以"但利小便则愈"。利小便用肾气丸，实际上肾气丸并不真正利小便，而是通过肾的阳气的作用，来帮助膀胱气化使得小便通畅。所以本条讲了妇人转胞的证治。古人把妇女的小便不通，不得尿，称为转胞。认为是尿胞，即膀胱之系扭转，所以叫转胞，实际上我们应理解为膀胱气化失常，不能顺畅下行。而通过肾气丸补肾助膀胱气化能够利小便。小便通畅之后，就没有烦热了，睡觉也就正常了。

蛇床子散方，温阴中坐药。（二十）

蛇床子散方：

蛇床子仁

上一味，末之，以白粉少许，和令相得，如枣大，绵裹内之，自然温。

本条没有讲治什么病，只说是"温阴中坐药"。就说明这个病是阴寒，就是下部觉得寒冷。因为往往女子有一种病叫"宫寒不孕"，少腹就觉得冷。方用蛇床子散，蛇床子是温肾阳的，也有杀虫作用。把蛇床子研末，再加上白米粉，"白粉"，就是米粉。加少量的米粉调和以后，制成丸药，像枣那么大。"绵裹内之"，这个"绵"是蚕吐出来的丝绵。用绵裹了之后"内之"，就是放入阴道里面去。它有暖子宫，温肾阳的作用。所以治疗宫寒不孕，可以用蛇床子散。而且蛇床子本身有杀虫作用，如果女子阴痒白带多，也可用之。

少阴脉滑而数者，阴中即生疮，阴中蚀疮烂者，狼牙汤洗之。（二十一）

狼牙汤方：

狼牙三两

上一味，以水四升，煮取半升，以绵缠筯如茧，浸汤沥阴中，日四遍。

"少阴"指肾脉，也就是尺脉，尺脉滑而数，说明下焦肾有湿热。肾有湿热，日久可以产生阴疮，即前阴长疮。"阴中蚀疮烂"，类似于现在的宫颈糜烂，可以用"狼牙汤洗之"。狼牙汤用狼牙，狼牙是一种草药。用狼牙草煮水，也是用丝绵缠在筷子上，像蚕茧般大小。"筯"，就是筷子。以丝绵浸狼牙汤，让汤滴入阴道，一天用四次。狼牙即仙鹤草的根芽，能清热杀虫，所以滴入阴中，可治疗阴中蚀疮糜烂，包括现代的宫颈糜烂、滴虫性阴道炎等。

胃气下泄，阴吹而正喧，此谷气之实也，膏发煎导之。（二十二）

膏发煎方：见黄疸中。

这个病名叫"阴吹"。为什么叫阴吹？就是前阴会排气，就跟放屁一样。

放屁是从后阴排气,而阴吹是前阴排气,故名"阴吹"。虽有这种病,但妇女一般都不肯说出来,所以临床比较少见,但实际上是有的。而且阴吹的声音还很响,所以叫"正喧"。其病因是由于"谷气之实也"。"谷气",就是水谷之气,谷气实,就是吃得多,大便不通,结在大肠。阳明胃气要下行,由于大肠里大便不通,堵塞了胃气下行之路,就不往后阴排气,胃气反而往前阴走泄,所以出现"阴吹而正喧"。治法是以"膏发煎导之",用猪油再加乱发一起煎,然后吃猪油。因为猪油能润燥通大便。我记得自己小时候大便不通,外祖母叫我多吃肥肉,多吃猪油,吃了大便会通。猪膏发煎实际上是养血、润肠、通便。因为血余有养血作用,猪油润燥通大便。通过养血润肠通便,大便通了之后,"谷气之实"就消除了,"胃气下泄"就可从原来的道路走,不再会走到前阴去了。实际上前后阴是有所通的,所以用膏发煎导之。之所以叫"妇人杂病",是各种各样的妇人病都有。

下面这则医案也很有趣。李君之夫人,二十三岁,已经有一个孩子。有阴吹的病,不肯求医,后来因为李君自己患温病,让一位医生治好了,李君就叫他的夫人也来诊治。给她用猪膏发煎,令其如法服用,数次后阴吹就消失了。主要是润肠,大便能润下,病就好了。阴吹是由于"谷气之实"而发生的,若谷气不实,大便每天通畅,就不会有这种疾病了。

小儿疳虫蚀齿方:疑非仲景方。(二十三)

雄黄　葶苈

上二味,末之,取腊日猪脂镕,以槐枝绵裹头四五枚,点药烙之。

最后二十三条,是小儿疳虫蚀齿方,边上写"疑非仲景方",就是林亿他们在编《金匮要略》的时候,觉得好像跟仲景方不像。

小儿有一种疳积,古人认为是由于疳虫所致。疳积的小孩很消瘦,由于饮食不节,营养不良,日久人很消瘦,肚子很大。古人认为是疳虫,疳虫还会影响到牙齿,所以叫"疳虫蚀齿"。本方就选用了几味有杀虫作用的药物,雄黄能解毒杀虫;葶苈子能杀虫消肿。把这两味药研末,再用冬天的猪油把药末溶化,以槐树的枝条用丝绵裹住头,点药安放在牙齿蛀蚀的地方,认为有杀虫消肿的作用。当然这个方剂,我没试过,不知道行与不行,我是不敢用这个药。因为雄黄本身有毒性,小孩子放在嘴巴里,万一有毒怎么办?雄黄里含有砷,也就是砒霜的成分。所以林亿他们说"疑非仲景方",也有道理。本条暂时作为保留。

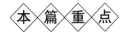

第一条,热入血室。什么叫"热入血室"?就是妇人外感以后,"续来寒

热,发作有时,经水适断",这就叫热入血室。热入血室的治疗,一般来说就用小柴胡汤。

第五条,"妇人咽中如有炙脔",这是气郁津凝,用半夏厚朴汤下气化痰。

第六条,"妇人脏躁",用甘麦大枣汤治疗,可以补心脾之气,甘能缓其急。

第八条,"妇人之病,因虚、积冷、结气,为诸经水断绝"。经水断绝往往就是这三个原因,一个是虚,一个是积冷,一个是结气所致。

第二十条,"蛇床子散方,温阴中坐药"。本篇里有好几个处方都是治疗妇女前阴病的,以温阴中坐药,蛇床子散作为重点。

我想大家能根据我所讲的把这些有关的条文,好好的受持读诵,必有收益。

今天给大家发几张纸,这些来自于本人的《连建伟中医文集》。本人《文集》里有三篇文章,我觉得对大家有好处。第一篇是《张仲景是舌下给药、胸外心脏挤压和人工呼吸法的发明者》,是我通过对《杂疗方》的考证而写的,在全国的学术会议上作过发言。第二篇是《〈金匮要略〉禽兽鱼虫、果实菜谷篇改错》,在《杂疗方》后还有《禽兽鱼虫禁忌并治》和《果实菜谷禁忌并治》篇,里面有很多我认为是错误的地方,有很多错字。我把错字改过来,改了十四处地方,为什么要改? 道理我写在那里。第三篇是《从〈金匮要略〉的校勘论〈外台秘要〉的方剂文献学价值》。在《外台秘要》里有很多好的东西,很有价值,从《外台秘要》可以知道《金匮要略》里的文字有些地方有错,我们通过《外台》把它纠正过来。我就是据《外台秘要》知《金匮》方的药物、剂量、煎服法、主治、加减、名实。名实就是说这个方名到底对不对。还据《外台秘要》知《金匮》附方的作者。我写的这三篇文章,都在杂志上发表过。因为《金匮》后三篇是不讲的,后三篇作为附录,让大家自学。我想虽然不讲,但里头有很多好的东西,所以我把这三篇文章印发给大家以供参考。

课就上到这里。说实在一个多月的课上下来,我是8月1日上课,到今天9月2日。应该说我;对大家的学习还是感到比较满意,我们的同学很努力,很刻苦,也很纯朴,也有很多值得我学习的地方。这一次能够有缘来台湾跟我们的同学在一起学习,能够取长补短,我很高兴。希望大家今后努力学习,既然学中医,就应该把中医学好。能够发扬光大祖国医学,来造福人类。应该说研究医学是很高尚的,希望大家能够终身不断的努力,争取在我们的同学中间今后能出几个高明的中医理论家、临床家,这是我对大家的希望。谢谢大家。

杂疗方第二十三

论一首　证一条　方二十二[1]首

[1]二十二　赵开美本作"二十三"，据医统本、俞桥本改。

退五藏虚热,四时加减柴胡饮子方

冬三月加柴胡八分　白术八分　大腹槟榔四枚,并皮子用　陈皮五分生姜五分　桔梗七分

春三月加枳实　减白术共六味

夏三月加生姜三分　枳实五分　甘草三分共八味

秋三月加陈皮三分,共六味

上各㕮咀,分为三贴[1],一贴以水三升,煮取二升,分温三服。如人行四五里,进一服。如四体壅[2],添甘草少许,每贴分作三小贴,每小贴以水一升,煮取七合,温服,再合滓为一服,重煮,都成四服。_{疑非仲景方。}

[1]贴　贴,通帖。

[2]四体壅　四体即四肢,壅有壅滞之意,《广雅·释诂》:"壅,障也。"四体壅当作四肢沉滞不舒解。

长服诃梨勒丸方_{疑非仲景方。}

诃梨勒煨[1]　陈皮　厚朴各三两

上三味,末之,炼蜜丸如梧子大,酒饮服二十丸,加至三十丸。

[1]煨　医统本无。

三物备急丸_{见《千金方》,司空裴秀为散用。亦可先和成汁,乃倾口中,令从齿间得入,至良验。}

大黄一两　干姜一两　巴豆一两,去皮、心,熬,外研如脂。

上药各须精新,先捣大黄、干姜为末,研巴豆内中,合治一千杵,用为散,蜜和亦佳,密器中贮之,莫令歇[1]。主心腹诸卒暴百病,若中恶客忤[2],心腹胀满,卒痛如锥刺,气急口噤,停尸[3]卒死者,以暖水[4]若酒,服大豆许三四丸,或不下,捧起头,灌令下咽,须臾当差。如未差,更与三丸,当腹中鸣,即吐下,便差。若口噤,亦须折齿灌之。

[1]歇　《千金方》卷十二作"歇气"。"歇"通"泄",《广雅·释诂》:"歇,泄也。"

[2]客忤　亦名卒忤。《诸病源候论·卒忤候》："谓邪客之气,卒犯忤人精神也。此是鬼厉之毒气,中恶之类。人有魂魄衰弱者,则为鬼气所犯忤,喜于道间门外得之。其状心腹绞痛胀满,气冲心胸,或即闷绝,不复识人,肉色变异。腑脏虚竭者,不即治,乃至于死。"

[3]停尸　即伏尸。《诸病源候论·伏尸候》："伏尸者,谓其病隐伏在人五脏内,积年不除,未发之时,身体平调,都如无患。若发动,则心腹刺痛,胀满喘急。"

[4]暖水　赵开美本作"缓水",据医统本改。

治伤寒,令愈[1]不复,紫石寒食散方见《千金翼》。

紫石英　白石英　赤石脂　钟乳碓[2]錬　栝蒌根　防风　桔梗　文蛤
鬼臼各十分　太一余粮十分,烧　干姜　附子炮,去皮　桂枝去皮,各四分

上十三味[3],杵[4]为散,酒服方寸匕[5]。

[1]令愈　《千金翼方》卷十五作"已愈"。

[2]碓　《千金翼方》卷十五无。《说文·石部》："碓,舂也。"即石臼。此处可理解为将钟乳置于石臼中杵碎。

[3]十三味　《千金翼方》卷十五本方有人参一两,故作"壹拾肆味"。

[4]杵　《千金翼方》卷十五作"捣筛"。

[5]方寸匕　《千金翼方》卷十五上有"三"字。

救卒死方
薤捣汁,灌鼻中。

又方
雄鸡冠割取血,管吹内鼻中。
猪脂如鸡子大,苦酒一升,煮沸,灌喉中。
鸡肝及血涂面上,以灰围四旁,立起。
大豆二七粒,以鸡子白并酒和,尽以吞之。

救卒死而壮热者方
矾石半斤,以水一斗半,煮消,以渍脚,令没踝。

救卒死而目闭者方
骑牛临面,捣薤汁灌耳中,吹皂荚末鼻中[1],立效。

[1]骑牛临面,捣薤汁灌耳中,吹皂荚末鼻中　临,及也。《汉书·魏相传》："临秋收敛"。此处指患者骑牛前俯,使其面及于牛背,以便向耳鼻中灌吹药物。

救卒死而张口[1]反折者方
灸手足两爪[2]后十四壮了[3],饮以五毒诸膏散。有巴豆者[4]。

[1]张口 《肘后备急方》卷一、《外台秘要》卷二十八作"张目"。

[2]两爪 《外台秘要》卷二十八此下有"甲"字。

[3]十四壮了 《外台秘要》卷二十八作"各十四壮"。

[4]五毒诸膏散有巴豆者 《外台秘要》卷二十八此下有"良"字。又诸本均未见五毒诸膏散方。

救卒死而四肢不收失便者方

马屎一升,水三斗,煮取二斗以洗之[1]。又取牛洞[2]稀粪也[3]。一升,温酒[4]灌口中,灸心下一寸、脐上三寸、脐下四寸,各一百壮,差。

[1]之 《外台秘要》卷二十八作"足"字。

[2]牛洞 《外台秘要》卷二十八作"牛粪"。

[3]稀粪也 《外台秘要》卷二十八无。

[4]酒 《外台秘要》卷二十八此下有"和"字。

救小儿卒死而吐利,不知是何病方

狗屎一丸,绞取汁,以灌之。无湿者,水煮干者,取汁。

治尸厥方[1]

尸厥[2]脉动而无气,气闭不通,故静而死也。

治方脉证见上卷

菖蒲屑,内鼻两孔中吹之。今[3]人以桂屑着舌下。

又方

剔[4]取左角发方寸,烧末,酒和,灌令入喉,立起。

[1]治尸厥方 原无,据赵开美本目录补。

[2]尸厥 《素问·缪刺论》已有"尸厥"之名。王冰注曰:"言其卒冒闷而如死尸,身脉犹如常人而动也……以是从厥而生,故或曰尸厥。"

[3]今 医统本、明仿宋本、俞桥本俱作"令"。

[4]剔 《素问·缪刺论》作"鬄",通"剃"。

救卒死、客忤死,还魂汤主之方

《千金方》云:主卒忤鬼击飞尸,诸奄忽[1]气绝无复觉,或已无脉,口噤拗不开,去齿下汤。汤下口[2]不下者,分病人发左右,捉搐[3]肩引[4]之。药下,复增取一升,须臾立甦。

麻黄三两,去节,一方四两　杏仁去皮尖,七十个　甘草一两,炙。《千金》用桂心二两

上三味,以水八升,煮取三升,去滓,分令咽之。通治诸感忤。

又方

韭根一把　乌梅二十枚　吴茱萸半升,炒

上三味,以水一斗,煮之。以病人栉[5]内中,三沸,栉浮者生,沉者死。煮

363

取三升,去滓,分饮之。

[1]奄忽　死亡也。《后汉书·赵歧传》:"有重疾,卧蓐七年,自虑奄忽。"

[2]下口　《千金方》卷二十五作"入口"。

[3]擒　与拉同。《说文·手部》:"拉,摧也。"

[4]引　犹进也。《礼记·檀弓上》:"引而进也。"

[5]栉　《说文·木部》:"梳比之总名也。"

救自缢死方[1]

救自缢死,旦至暮,虽已冷,必可治。暮至旦,小难也。恐此当言阴气[2]盛故也。然夏时夜短于昼,又热,犹应可治。又云:心下若微温者,一日以上,犹可治之。方:徐徐抱解,不得截绳,上下安被卧之。一人以脚踏其两肩,手少挽其发,常弦弦[3]勿纵之。一人以手按据胸上,数动之。一人摩捋臂胫,屈伸之。若已殭[4],但渐渐强屈之,并按其腹。如此一炊顷,气从口出,呼吸眼开而犹引按莫置,亦勿苦劳之。须臾,可少桂汤及粥清含与之,令濡喉,渐渐能咽,乃[5]稍止。若向令两人[6]以管吹其两耳㜕[7]好。此法最善,无不活也。

[1]救自缢死方　原无,据赵开美本目录补。

[2]阴气　医统本、明仿宋本、俞桥本俱作"忿气"。

[3]弦弦　犹紧紧也。

[4]殭　通"僵"。

[5]乃　原作"及",据《外台秘要》卷二十八改。

[6]若向令两人　《外台秘要》卷二十八作"兼令两人",后有一"各"字。

[7]㜕　《外台秘要》卷二十八作"弥"。"㜕",愈也,益也。马端临《文献通考·舆地考序》:"晋时分州为十九,自晋以后,所分㜕多,所统㜕狭。"

疗中暍方[1]

凡中暍死,不可使得冷,得冷便死,疗之方:

屈草带[2],绕暍人脐,使三两人溺其中,令温。亦可用热泥和屈草,亦可扣瓦椀底按及车缸[3]以着暍人,取令溺,须得流去。此谓道路穷卒无汤,当令溺其中,欲使多人溺,取令温。若有汤[4]便可与之,不可[5]泥及车缸,恐此物冷。暍既在夏月,得热泥土、暖车缸,亦可用也。

[1]疗中暍方　原无,据赵开美本目录补。

[2]屈草带　《外台秘要》卷二十八作"屈革带"。屈草带,谓取草绳、草鞭之类,屈作圆圈,便可绕脐环放,以受溺而使之流去者是也。

[3]车缸　一名车辖,《本草纲目》云:"即车轴铁辖头。"

[4]有　原无,据《外台秘要》卷二十八补。

[5]可　《外台秘要》卷二十八作"用"。

364

救溺死方

取灶中灰两石余以埋人，从头至足。水出七孔，即活。

上疗自缢、溺、暍之法，并出自张仲景为之。其意殊绝[1]，殆非常情所及，本[2]草所能关[3]，实救[4]人之大术矣。伤寒家数[5]有暍病[6]，非此遇热之暍。见《外台》、《肘后》目[7]。

[1]其意殊绝 《外台秘要》卷二十八作"其意理殊绝"。

[2]本 《外台秘要》卷二十八此上有"亦非"二字。

[3]关 《外台秘要》卷二十八作"开悟"。

[4]救 《外台秘要》卷二十八此上有"拯"字。

[5]数 《外台秘要》卷二十八作"别复"。

[6]暍病 《外台秘要》卷二十八此下有"在上仲景论中"六字。

[7]目 明仿宋本、俞桥本无。

治马坠及一切筋骨损方见《肘后方》。

大黄一两[1]，切，浸，汤成下　绯帛如手大，烧灰　乱发如鸡子大，烧灰用　久用炊单布一尺，烧灰　败蒲一握，三寸　桃仁四十九枚，去皮尖，吃　甘草如中指节，炙，剉

上七味，以童子小便量多少煎汤成，内酒一大盏，次下大黄，去滓，分温三服。先剉败蒲席半领，煎汤浴，衣被盖覆，斯须通利数行，痛楚立差，利及浴水赤，勿怪，即瘀血也。

[1]一两 《千金方》卷二十五引《肘后方》作"三两"。

365

禽兽鱼虫禁忌并治第二十四

论辩二首　合九十法　方二十二首

凡饮食滋味,以养于生,食之有妨,反能为害。自非服药炼液,焉能不饮食乎。切见时人,不闲[1]调摄,疾疢兢起,若不因食而生,苟全其生,须知切忌者矣。所食之味,有与病相宜,有与病相害,若得宜则益体,害则成疾,以此致危,例皆难疗。凡煮药饮汁以解毒者,虽云救急,不可热饮,诸毒病得热更甚,宜冷饮之。

[1]闲　《广雅·释诂》:"习也。"

肝病禁辛,心病禁咸,脾病禁酸,肺病禁苦,肾病禁甘。春不食肝,夏不食心,秋不食肺,冬不食肾,四季不食脾。辩曰:春不食肝者,为肝气王,脾气败,若食肝,则又补肝,脾气败尤甚,不可救。又肝王之时,不可以死气入肝,恐伤魂也。若非王时,即虚,以肝补之佳,余脏准此。

凡[1]肝脏自不可轻噉[2],自死者弥甚[3]。

[1]凡　《外台秘要》卷三十一作"又凡物"。

[2]噉　同啖,食也。

[3]弥甚　《外台秘要》卷三十一作"弥勿食之"。《集韵》:"弥,益也。"

凡[1]心皆为神识所舍,勿食之[2],使人来生复其[3]报对[4]矣[5]。

[1]凡　《外台秘要》卷三十一作"诸"。

[2]为神识所舍,勿食之　《外台秘要》卷三十一作"勿食之,为神识所舍"。

[3]复其　《外台秘要》卷三十一作"获"。

[4]报对　《集韵》:"报,酬也。"《诗·卫风木瓜》:"投我以木瓜,报之以琼瑶。"《广韵·队第十八》:"对,答也。"报对即酬答之意。

[5]矣　《外台秘要》卷三十一无。

凡肉及肝,落地不着尘土者,不可食之。

猪肉落水浮者,不可食。

诸肉及鱼,若狗不食,鸟不啄,不可食。

诸肉不干,火炙[1]不动,见水自动者,不可食之。

[1]炙　底本作"灸",据俞桥本改。炙,烧也。《说文·焱部》:"炙,炮肉

也,从肉在火上。"

肉中有如米[1]点者,不可食之。

[1]米 底本作"朱",据《经史证类大观本草》卷十八引陈藏器:"肉中有星如米杀人","朱"当作"米",据改。

六畜肉[1],热血不断者,不可食之。

[1]六畜肉 《诸病源候论》卷二十八食六畜肉中毒候:"六畜者,谓牛、马、猪、羊、鸡、狗也。"

父母及身本命肉[1],食之令人神魂不安。

[1]身本命肉 《千金方》卷二十七:"勿食父母本命所属肉,令人命不长。勿食自己本命所属肉,令人魂魄飞扬。"身本命肉,谓同自身属肖相同之肉,如子鼠丑牛等。

食肥肉及热羹,不得饮冷水。

诸五脏及鱼,投地尘土不污者,不可食之。

秽饭馁[1]肉臭鱼,食之皆伤人。

[1]馁 《广雅·释器》:"鱼谓之馁。"《注》:"内烂。"《疏》:"鱼烂从内发,故云内烂,今本内作肉,恐误。"义为"鱼烂"。《论语·乡党》:"鱼馁而肉败不食。"

自死肉,口闭者,不可食之。

六畜自死,皆疫死,则有毒,不可食之。

兽[1]自死,北首[2]及[3]伏地者[4],食之杀人[5]。

[1]兽 《千金方》卷二十六作"野兽"。

[2]北首 《广韵·有第四十四》:"首,头也,犹言头向北也。"

[3]及 《千金方》卷二十六无。

[4]者 《千金方》卷二十六无。

[5]食之杀人 《千金方》卷二十六作"不可食"。

食生肉,饱饮乳,变成白虫[1]。一作血蛊[2]。

[1]白虫 即寸白虫。《诸病源候论》卷二十八·九虫病诸候论:"白虫,长一寸。"又云:"色白,形小褊,因脏脏虚弱而能发动。"

[2]血蛊 《说文·蛊部》:"蛊,腹中虫也。"蓄血及寄生虫引起之臌胀,名曰血蛊,亦称血臌。

疫死牛肉,食之令病洞下,亦致坚积,宜利药下之。

脯[1]藏米瓮中,有毒,及经夏食之,发肾病。

[1]脯 《说文·肉部》:"脯,干肉也。"

治[1]自死六畜肉[2]中毒方

367

黄檗屑[3],捣服方寸匕[4]。

[1]治 《外台秘要》卷三十一作"食"。

[2]肉 《外台秘要》卷三十一此上有"诸"字。

[3]黄檗屑 《外台秘要》卷三十作"捣黄檗末"。

[4]捣服方寸匕 "捣服",《外台秘要》卷三十一作"水和"。"方寸匕"下有"服,未觉再服差"六字。

治食郁肉漏脯中毒方郁肉,密器盖之隔宿者是也。漏脯,茅屋漏下沾着者是也。

烧犬屎,酒服方寸匕,每服人乳汁亦良。

饮生韭汁三升,亦得。

治黍米中藏干脯食之中毒方

大豆[1]浓煮汁,饮数升即解。亦治诸[2]肉漏脯等毒。

[1]大豆 即黑豆(《日华子本草》)、黑大豆(《本草图经》)。

[2]诸 原作"狸",据《外台秘要》卷三十一改。

治食生肉中毒方

掘地深三尺,取其下土三升,以水五升,煮数沸,澄清汁,饮一升,即愈。

治六畜鸟兽肝中毒方

水浸豆豉,绞取汁,服数升愈。

马脚无夜眼[1]者,不可食之。

[1]夜眼 马足膝上所生之无毛黑点,大如棋碁,谓之夜眼。《本草纲目》卷五十云:"夜眼在足膝上,马有此能夜行,故名。"一名附蝉尸。

食酸[1]马肉,不饮酒,则杀人[2]。

[1]酸 《外台秘要》卷三十一作"骏"。

[2]则杀人 《外台秘要》卷三十一作"杀人也"。

马肉不可热食,伤人心。

马鞍下肉[1],食之杀人[2]。

[1]马鞍下肉 《千金方》卷二十六引黄帝云"白马鞍下乌色彻肉里者"。

[2]食之杀人 《千金方》卷二十六引黄帝云"食之伤人五脏"。《外台秘要》卷三十一作"不可食"。

白马黑[1]头者[2],不可食之[3]。

[1]黑 《千金方》卷二十六引黄帝云作"玄"。

[2]者 《千金方》卷二十六引黄帝无。

[3]不可食之 《千金方》卷二十六引黄帝云"食其脑令人癫"。《外台秘要》卷三十一引《肘后》无"之"字。

白马青蹄者[1],不可食之[2]。

—禽兽鱼虫禁忌并治第二十四

[1]者 《千金方》卷二十六引黄帝、《外台秘要》卷三十一引《肘后》均作"肉"。

[2]之 《千金方》卷二十六引黄帝、《外台秘要》卷三十一引《肘后》均无。

马肉独肉共食,饱醉卧,大忌。

驴马肉合猪肉食之,成霍乱。

马肝及毛,不可妄食,中毒害人。

治[1]马肝毒中人未死[2]方

雄[3]鼠屎二七粒[4],末之,水和服[5],日再服[6]。屎尖[7]者是也。

又方

人垢[8],取方寸匕[9],服之佳[10]。

[1]治 《千金方》卷二十四此下有"生食"二字。《外台秘要》卷三十一作"食"字。

[2]毒中人未死 《千金方》卷二十四作"毒杀人",《外台秘要》卷三十一作"中毒"。

[3]雄 《千金方》卷二十四、《外台秘要》卷三十一俱作"牡"。

[4]粒 《千金方》卷二十四、《外台秘要》卷三十一俱作"枚"。

[5]末之,水和服 《千金方》卷二十四作"以水研饮之"。《外台秘要》卷三十一作"水和研饮之"。

[6]日再服 《千金方》卷二十四作"不差更服"。《外台秘要》卷三十一无此三字。

[7]屎尖 《千金方》卷二十四、《外台秘要》卷三十一俱作"两头尖"。

[8]人垢 《千金方》卷二十四、《外台秘要》卷三十一俱作"头垢"。《千金方》此上有"取"字,《外台秘要》此上有"服"字。

[9]取方寸匕 《千金方》卷二十四作"如枣核大"。《外台秘要》卷三十一作"一钱匕"。

[10]服之佳 《千金方》卷二十四作"吞之,起死人"。《外台秘要》卷三十一作"立差"。

治[1]食马肉中毒[2]欲死[3]方

香豉二两[4]　杏仁三两[5]

上二味,蒸一食顷[6],熟,杵之服[7],日再服[8]。

又方

煮[9]芦根汁,饮之良[10]。

[1]治 《外台秘要》卷三十一无。

[2]中毒 《千金方》卷二十四、《外台秘要》卷三十一俱作"洞下"。《千

金方》此上有"血"字。

[3]欲死　《外台秘要》卷三十一此下有"者"字。

[4]香豉二两　《千金方》卷二十四、《外台秘要》卷三十一俱作"豉二百粒"。

[5]杏仁三两　《千金方》卷二十四、《外台秘要》卷三十一俱作"杏仁二十枚"。

[6]蒸一食顷　《千金方》卷二十四作"㕮咀,蒸之五升米下"。《外台秘要》卷三十一作"合于炊饭中蒸之"。

[7]熟,杵之服　《千金方》卷二十四作"饭熟捣之"。《外台秘要》卷三十一作"捣丸"。

[8]日再服　《千金方》卷二十四作"再服令尽"。《外台秘要》卷三十一作"服之至差"。

[9]煮　《千金方》卷二十四无。

[10]饮之良　《千金方》卷二十四作"饮之浴即解"。

疫死牛,或目赤,或黄,食之大忌。

牛肉共猪肉食之,必作寸白虫。

青牛[1]肠,不可合犬[2]肉食之[3]。

[1]青牛　《外台秘要》卷三十一引《肘后》无"青"字。青牛,即水牛。

[2]犬　《外台秘要》卷三十一引《肘后》此下有"血"字。

[3]食之　《外台秘要》卷三十一引《肘后》作"等食"。

牛肺,从三月至五月,其中有虫如马尾,割去勿食,食则损人。

牛羊猪肉,皆不得以楮木桑木蒸炙[1]。食之,令人腹内生虫。

[1]炙　赵开美本作"灸",据医统本、俞桥本改。

噉蛇牛肉杀人[1]。何以知之? 噉蛇者,毛发向后顺者是也。

[1]噉蛇牛肉杀人　《诸病源候论》卷二十六·食牛肉中毒候云:"凡食牛肉有毒者,由毒蛇在草,牛食因误噉蛇则死。亦有蛇吐毒著草,牛食其草亦死。此牛肉则有大毒……食此牛肉则令人心闷,身体痹,甚者乃吐利下利,腹痛不可堪,因而致死者非一也。"

治噉蛇牛肉食之欲死方

饮人乳汁一升,立愈。

又方

以泔[1]洗头,饮一升,愈。

牛肚[2]细切,以水一斗,煮取一升,暖饮之,大汗出者愈。

[1]泔　《说文通训定声·谦部第四》:"泔,潘米汁也。"

[2]牛肚　即牛胃。

治食牛肉中毒方

甘草煮汁饮之,即解。

羊肉,其有宿热者,不可食之。

羊肉不可共生鱼、酪[1]食之,害人。

[1]酪　《千金方》卷二十六此下有"和"字。

羊[1]蹄甲中有珠子白者,名羊悬筋,食之令人颠。

[2]羊　《千金方》卷二十六此上有"凡一切"三字。

白羊黑头,食其脑,作肠痈。

羊[1]肝共生[2]椒食之,破人五脏[3]。

[1]羊　《千金方》卷二十六此上有"一切"二字。

[2]共生　《千金方》卷二十六作"生共"。

[3]脏　《千金方》卷二十六此下有"伤心"二字。

猪肉共羊肝和食之,令人心闷。

猪肉以生胡荽同食,烂人脐。

猪脂不可合梅子食之。

猪肉和葵[1]食之,少气。

[1]葵　即冬葵,又名葵菜。

鹿肉[1]不可和蒲白[2]作羹,食之[3]发恶疮。

[1]鹿肉　赵开美本作"鹿人",据《千金方》卷二十六改。《千金方》此上有"白"字。

[2]蒲白　即香蒲之根茎蒲蒻,一名蒲苴。《新修本草》谓其"春初生,用白为菹"。

[3]食之　《千金方》卷二十六无。

麋脂及梅李子,若妊妇食之,令子青盲,男子伤精。

麞肉不可合虾及生菜、梅李果食之,皆病人。

痼疾人,不可食熊肉,令终身不愈。

白犬自死,不出舌者,食之害人。

食狗鼠余[1],令人发瘘疮。

[1]狗鼠余　狗鼠之剩食也,有涎毒在其中。《诸病源候论》卷三十四·瘘病诸候引《养生方》云:"十二月勿食狗鼠残肉,生疮及瘘,出颈项及口里,或生咽内。"又云:"正月勿食鼠残食,作鼠瘘,发于颈项。或毒入腹下,血不止,或口生疮如有虫食。"

治食犬肉不消成病方[1]

371

治食犬肉不消，心下[2]坚或腹胀，口干大渴，心急发热，妄语如狂[3]，或洞下方[1]

杏仁一升，合皮，熟，研用[4]

上一味，以沸汤三升和，取汁[5]分三服，利下肉片[6]，大[7]验。

[1]治食犬肉不消成病方 原无，据赵开美本目录补。

[2]心下 《千金方》卷二十四作"心中"。

[3]妄语如狂 《千金方》卷二十四作"狂言妄语"。

[4]熟，研用 《千金方》卷二十四作"研"。

[5]取汁 《千金方》卷二十四此上有"绞"字。

[6]利下肉片 《千金方》卷二十四作"狗肉皆完片出即静"。

[7]大 《千金方》卷二十四作"良"。

妇人妊娠，不可食兔肉、山羊肉及鳖、鸡、鸭，令子无声音。

兔肉不可合[1]白鸡肉食之，令人面发黄[2]。

[1]不可合 《千金方》卷二十六引黄帝作"共"。

[2]面发黄 《千金方》卷二十六引黄帝作"血气不行"。

兔肉着干姜食之[1]，成[2]霍乱。

[1]着干姜食之 《千金方》卷二十六引黄帝作"共姜食"。

[2]成 《千金方》卷二十六引黄帝此上有"变"字。

凡鸟自死，口不闭，翅不合者，不可食之。

诸禽[1]肉，肝青者，食之杀人。

[1]禽 鸟属也。《尔雅·释鸟》："二足而羽谓之禽。"

鸡有六翮[1]四距[2]者，不可食之。

[1]六翮 《说文·羽部》："翮，羽茎也。"六翮，即六只翅膀。

[2]四距 距，鸡爪也。四距，即四只鸡爪。

乌鸡白首者，不可食之。

鸡不可共葫蒜[1]食之，滞气。一云鸡子。

[1]葫蒜 即大蒜。

山鸡[1]不可翮鸟兽肉食之。

[1]山鸡 为雉科动物原鸡。形似家鸡而较小，其尾长，性食虫蚁。

雉[1]肉久食之，令人瘦。

[1]雉 即野鸡。

鸭卵[1]不可合[2]鳖肉食之[3]。

[1]鸭卵 《千金方》卷二十六引黄帝作"鸡子"。

[2]不可合 《千金方》卷二十六引黄帝作"共"。

［3］食之　《千金方》卷二十六引黄帝此上有"蒸"字,此下有"害人"二字。

妇人妊娠食雀肉,令子淫乱无耻。

雀肉不可合李子食之。

燕肉勿食,入水为蛟龙所啖。

治食鸟兽中箭肉毒方[1]

鸟[2]兽有中毒箭死者,其肉有毒,解之方。

大豆煮汁及蓝[3]汁,服之,解。

［1］治食鸟兽中箭肉毒方　原无,据赵开美本目录补。

［2］鸟　《外台秘要》卷三十一作"禽"。

［3］蓝　原作"盐",据《外台秘要》卷三十一改。《神农本草经》名蓝实,"主解诸毒"。

鱼头正白如连珠,至脊上,食之杀人。

鱼头中无腮者,不可食之,杀人。

鱼无肠胆者[1],不可[2]食之,三年[3]阴[4]不起,女子[5]绝生[6]。

［1］者　《千金方》卷二十六引黄帝无。

［2］不可　《千金方》卷二十六引黄帝无。

［3］三年　《千金方》卷二十六引黄帝此下有"丈夫"二字。

［4］阴　《千金方》卷二十六引黄帝此下有"痿"字。

［5］女子　《千金方》卷二十六引黄帝作"妇人"。

［6］生　《千金方》卷二十六引黄帝作"孕"。

鱼头似有角者,不可食之。

鱼目合者,不可食之。

六甲[1]日,勿食鳞甲之物[2]。

［1］六甲　《外台秘要》卷三十一引《肘后》作"甲子"。六甲,即甲子、甲寅、甲辰、甲午、甲申、甲戌也。古代用于纪日。《汉书·律历志》:"故日有六甲。"

［2］鳞甲之物　《千金方》卷二十六作"龟鳖之肉",之下并有"害人心神"四字。《外台秘要》卷三十一引《肘后》作"龟鳖鳞物水族之类"。

鱼不可合鸡[1]肉食之。

［1］鸡　《外台秘要》卷三十一引《肘后》此上有"鸟"字。

鱼不得合鸬鹚肉食之。

鲤鱼鲊[1]不可合小豆藿[2]食之,其子不可合猪肝食之,害人。

［1］鲤鱼鲊　《释名·释饮食》:"鲊,菹也。以盐米酿鱼以为菹,熟而食之也。"如腌鱼、糟鱼之类。

373

［2］小豆藿　小豆即赤豆，其叶曰小豆藿。

鲤鱼不可合犬肉食之。

鲫鱼不可合猴雉肉食之。一云：不可合猪肝食。

鳀鱼[1]合鹿肉生食，令人筋甲缩。

［1］鳀鱼　鳀，即鲇鱼。《广雅·释鱼》：“鳀，鲇也。”

青鱼鲊不可合生[1]胡荽及生葵，并[2]麦中[3]食之[4]。

［1］生　《外台秘要》卷三十一引《肘后》无。

［2］并　《外台秘要》卷三十一引《肘后》无。

［3］中　《外台秘要》卷三十一引《肘后》作“酱”。

［4］之　《外台秘要》卷三十一引《肘后》无。

鳛[1]、鳝不可合白犬血食之。

［1］鳛　《说文通训定声·孚部第六》作“鳅”，即泥鳅也。

龟肉不可合酒、果子食之[1]。

［1］酒、果子食之　《外台秘要》卷三十一作“瓜及饮酒”。

鳖目凹陷者及压[1]下有王字形者，不可食之。

又其肉不得合鸡鸭子食之。

［1］压　《千金方》卷二十六作“腹”。

龟[1]鳖肉不可合苋菜食之[2]。

［1］龟　《外台秘要》卷三十一引《肘后》无。

［2］之　《外台秘要》卷三十一此下有“亦不可合龟共煮之”八字。

虾无须及[1]腹下通黑[2]，煮之反白者[3]，不可食之[4]。

［1］及　《千金方》卷二十六无。

［2］黑　《千金方》卷二十六作“乌色者”。

［3］煮之反白者　《千金方》卷二十六无。《外台秘要》卷三十一引《肘后》无“者”字，“煮”之上有“及”字。

［4］不可食之　《千金方》卷二十六无“不可”二字，“食之”之下有“害人，大忌勿轻”六字。《外台秘要》卷三十一引《肘后》作“皆不可食”。

食脍[1]，饮乳酪，令人腹中生虫，为瘕。

［1］脍　《说文·肉部》：“脍，细切肉也。”《释名·释饮食》：“脍，会也。细切肉，令散分其赤白，异切之，已乃会合和之也。”

治食脍不化成瘕病方[1]

脍[2]食之，在心胸间不化，吐复不出，速下除之，久成瘕病，治之方。

橘皮一两　大黄二两　朴硝二两

上三味，以水一大升，煮至小升，顿服即消。

[1]治食鲙不化成癥病方　原无,据赵开美本目录补。

[2]鲙　细切鱼肉也。剞切而成,故谓之鲙。

食[1]鲙多[2]不消[3],结为癥病,治之方[4]。

马鞭草

上一味[5],捣汁饮之[6]。或以姜叶汁,饮之[7]一升,亦消[8]。又可[9]服吐[10]药吐之。

[1]食　《外台秘要》卷三十一引《肘后》此上有"疗"字。

[2]多　《外台秘要》卷三十一引《肘后》此上有"过"字。

[3]不消　《外台秘要》卷三十一引《肘后》此上有"冷"字。

[4]结为癥病,治之方　《外台秘要》卷三十一引《肘后》作"不疗必成虫瘕方"。

[5]上一味　《外台秘要》卷三十一引《肘后》无。

[6]捣汁饮之　《外台秘要》卷三十一引《肘后》作"捣绞取汁",之下无"或以姜叶汁"五字。

[7]之　《外台秘要》卷三十一引《肘后》无。

[8]亦消　《外台秘要》卷三十一引《肘后》作"即消去"。

[9]又可　《外台秘要》卷三十一引《肘后》作"亦宜"。

[10]吐　《外台秘要》卷三十一引《肘后》此上有"诸"字。

食鱼后中毒[1],面肿[2]烦乱,治之方

橘皮

浓煎汁,服之即解。

[1]中毒　赵开美本作"食毒",据《千金方》卷二十四改。

[2]面肿　赵开美本作"两种",据《千金方》卷二十四改。

食鯸鮧鱼[1]中毒方

芦根

煮汁,服之即解。

[1]鯸鮧鱼　一名鯸鲐鱼,即河豚也。《诸病源候论》卷二十六:"食鯸鲐鱼中毒候,俗名河豚。此鱼肝及腹内子有大毒,不可食,食之往往致死。"

蟹目相向,足斑[1]目赤者,不可食之[2]。

[1]斑　赵开美本作"班",据《千金方》卷二十六改。

[2]不可食之　《千金方》卷二十六作"食之害人"。

食蟹中毒[1],治之方

紫苏

煮汁,饮之三升。紫苏子捣汁饮之,亦良。

又方

冬瓜汁,饮二升。食冬瓜亦可。

[1]食蟹中毒 《诸病源候论》卷二十六·食蟹中毒候云:"此蟹食水莨,水莨有大毒,故蟹亦有毒,中其毒则闷乱欲死。若经霜已后,遇毒即不能害人。未被霜蟹,煮食之则多有中毒,令人闷乱,精神不安。"

凡蟹未遇[1]霜,多毒。其熟者[2],乃可食之。

[1]凡蟹未遇 《外台秘要》卷三十一作"夫蟹未被"。

[2]其熟者 《外台秘要》卷三十一作"熟煮"。

蜘蛛落食中,有毒,勿食之。

凡蜂蝇虫蚁等[1],多[2]集食上,食之致瘘[3]。

[1]凡蜂蝇虫蚁等 《外台秘要》卷三十一引《肘后》作"凡蝇蜂及蝼蚁"。

[2]多 《外台秘要》卷三十一引《肘后》无。

[3]食之致瘘 《外台秘要》卷三十一引《肘后》此上有"而"字,此下有"病也"二字。

果实菜谷禁忌并治第二十五

果子生食,生疮。

果子落地经宿,虫蚁食之者,人大忌食之。

生米停留多日,有损处,食之伤人。

桃子多食,令人热[1],仍不得[2]入水浴,令人病淋沥[3]寒热病[4]。

[1]热 《千金方》卷二十六此上有"有"字。

[2]仍不得 《千金方》卷二十六引黄帝作"饱食桃"。

[3]令人病淋沥 《千金方》卷二十六引黄帝作"成淋病"。

[4]寒热病 《千金方》卷二十六引黄帝无。

杏酪[1]不熟,伤人。

[1]杏酪 谓以杏仁研成之糜酪也。《汉书·食贷志》:"作杏酪之属也。"

李[1]不可多食,令人胪胀[2]。

[1]李 《千金方》卷二十六作"柰子"。

[2]胪胀 《一切经音义·二十一》:"腹前曰胪。"胪胀,腹胀也。

林檎[1]不可多食,令人百脉弱。

[1]林檎 果名。夏末成熟,味甘而带酸,即今花红、沙果之类。《本草纲目》卷三十时珍曰:"案洪玉父云:此果味甘,能来众禽于林,故有林檎、来檎之名。"

橘柚多食,令人口爽[1],不知五味。

[1]口爽 《尔雅·释言》:"爽,差也,忒也。"口爽,乃口中失味之义。

梨不可多食,令人寒中。金疮产妇,亦不宜食[1]。

[1]亦不宜食 俞桥本"食"后有"之"字。《千金方》卷二十六作"勿食,令人萎困寒中"。

樱桃、杏多食,伤筋骨。

安石榴[1]不可多食,损人肺。

[1]安石榴 《本草纲目》卷三十引《博物志》云:"汉张骞出使西域,得涂林安石国榴种以归,故名安石榴。"

胡桃不可多食,令人动痰饮[1]。

[1]令人动痰饮 《千金方》卷二十六作"动痰饮,令人恶心吐水吐食。"

生枣[1]多食,令人热渴气胀。寒[2]热羸瘦者,弥不可食,伤人。

[1]生枣 《千金方》卷二十六此下有"味甘辛"三字。生枣,即未经晒干之枣。

[2]寒 《千金方》卷二十六此上有"若"字。

食诸果中毒治之方

猪骨烧灰

右一味,末之,水服方寸匕。亦治马肝漏脯等毒。

木耳赤色及仰生者,勿食。

菌仰卷及赤色者不可食。

食诸菌中毒,闷乱欲死,治之方

人粪汁,饮一升。土浆[1],饮一二升。大豆浓煮汁,饮之。服诸吐利药,并解。

[1]土浆 即地浆。《千金方》卷二十四:"掘地作坑,以水沃中,搅之令浊,澄清饮之,名地浆。"

食枫柱菌而哭[1]不止,治之以前方。

[1]哭 《金匮要略直解》、《医宗金鉴》俱作"笑"。

误食野芋,烦毒欲死,治之以前方。其野芋根,山东人名魁芋,人种芋,三年不收,亦成野芋,并杀人。

误食蜀椒闭口者方

蜀椒闭口者,有毒。误[1]食之,戟人咽喉[2],气[3]病[4]欲绝,或[5]吐下[6]白沫[7],身体痹冷[8],急治之[9]方。

肉[10]桂煎[11]汁饮之[12]。饮冷水一二升[13],或[14]食蒜,或饮地浆[15],或[16]浓煮豉汁,饮[17]之[18],并解[19]。

[1]误 《外台秘要》卷三十一引《肘后》无。

[2]喉 《外台秘要》卷三十一引《肘后》无。

[3]气 《外台秘要》卷三十一引《肘后》此上有"使不得出"四字。

[4]病 《外台秘要》卷三十一引《肘后》作"便"字。

[5]或 《外台秘要》卷三十一引《肘后》作"又令人"。

[6]下 《外台秘要》卷三十一引《肘后》无。

[7]沫 《外台秘要》卷三十一引《肘后》此下有"并吐下"三字。

[8]痹冷 《外台秘要》卷三十一引《肘后》作"冷痹"。

[9]急治之 《外台秘要》卷三十一引《肘后》作"疗"。

[10]肉 《外台秘要》卷三十一引《肘后》作"煮"。

[11]煎 《外台秘要》卷三十一引《肘后》作"饮"。

[12]饮之　《外台秘要》卷三十一引《肘后》作"多益佳"。

[13]饮冷水一二升　明仿宋本、俞桥本夺此句。《外台秘要》卷三十一引《肘后》作"又饮冷水一二升"。

[14]或　《外台秘要》卷三十一引《肘后》作"又多"。

[15]或饮地浆　《外台秘要》卷三十一引《肘后》作"又土浆饮一升"。

[16]或　《外台秘要》卷三十一引《肘后》作"又"。

[17]饮　《外台秘要》卷三十一引《肘后》此上有"冷"字。

[18]之　《外台秘要》卷三十一引《肘后》此下有"一二升"三字。

[19]并解　《外台秘要》卷三十一引《肘后》作"又急饮酢，又食椒不可饮热，饮热杀人。"

正月勿[1]食生葱，令人面生[2]游风。

[1]勿　《千金方》卷二十六作"不得"。

[2]生　《千金方》卷二十六作"上起"。

二月勿食蓼[1]，伤人肾。

[1]蓼　《说文·草部》："蓼，辛菜，蔷虞也。"叶味辛香，古人用以调料。

三月勿食小蒜，伤人志性。

四月八月勿食胡荽[1]，伤人神[2]。

[1]胡荽　《千金方》卷二十六、《外台秘要》卷三十一俱作"葫"。《玉篇》："葫，大蒜。"

[2]伤人神　《千金方》卷二十六作此下有"损胆气，令人喘悸，胁肋气急，口味多爽"十五字。

五月勿食韭，令人乏力气。

五月五日勿食一切生菜，发百病。

六月七日勿食茱萸[1]，伤神气。

[1]茱萸　此即食茱萸，宜入食羹中，能发辛香。惟可食用，故名食茱萸，与药用之吴茱萸不同。

八月九月勿食姜，伤人神[1]。

[1]神　《千金方》卷二十六此下有"损寿"二字。

十月勿食椒，损人心，伤心[1]脉。

[1]心　《千金方》卷二十六引黄帝作"血"。

十[1]一月十二月勿食薤[2]，令人多涕唾。

[1]十　《千金方》卷二十六此上有"十月"二字。

[2]薤　《千金方》卷二十六作此上有"生"字。

四季[1]勿食生葵[2]，令人饮食不化，发百[3]病[4]。非但食中，药中皆不可用,深宜慎之。

[1]四季 《千金方》卷二十六引黄帝作"四季之月土王时"。

[2]葵 《千金方》卷二十六引黄帝此下有"菜"字。

[3]百 《千金方》卷二十六引黄帝作"宿"。

[4]病 《千金方》卷二十六引黄帝无"病"以下十四字。

时病差[1]未健,食生菜[2],手足必肿[3]。

[1]差 《千金方》卷二十六此下有"后"字。

[2]菜 《千金方》卷二十六作此上有"青"字,此下有"者"字。

[3]肿 《千金方》卷二十六此上有"青"字。

夜食生菜,不利人。

十月勿食被霜生[1]菜,令人面[2]无光[3],目涩[4],心[5]痛,腰疼,或发[6]心疟。疟[7]发时,手足十指爪皆青,困委[8]。

[1]生 《千金方》卷二十六无。

[2]面 《千金方》卷二十六此下有"上"字。

[3]光 《千金方》卷二十六此下有"泽"字。

[4]涩 《千金方》卷二十六此下有"痛"字。

[5]心 《千金方》卷二十六此上有"又疟发"。

[6]发 《千金方》卷二十六作"致"。

[7]疟 《千金方》卷二十六无。

[8]困委 《千金方》卷二十六作"困痿"。《广雅·释诂一》:"困,极也。"委,顿也。《说文通训定声·履部》:"委,假借又为痿。"困委,指病甚极度委顿。

葱、韭初生芽者,食之伤人心气。

饮白酒,食生韭,令人病增。

生葱不可共蜜食之,杀人。独颗蒜弥忌。

枣合生葱食之,令人病。

生葱和[1]雄[2]鸡、雉[3]、白[4]犬肉食之[5],令人七窍经年[6]流血。

[1]和 《千金方》卷二十六作"共"。

[2]雄 《千金方》卷二十六无。

[3]雉 《千金方》卷二十六无。

[4]白 明仿宋本、俞桥本、《千金方》卷二十六俱无。

[5]之 《千金方》卷二十六无。

[6]七窍经年 《千金方》卷二十六作"谷道终身"。

食糖[1]、蜜后四日内,食生葱蒜,令人心痛。

—果实菜谷禁忌并治第二十五

　[1]糖　饴也,饧也。《说文·食部》:"饴,米糵煎也。"段玉裁注:"以芽米熬之为饴,今俗用大麦。"《释名·释饮食》:"饧,洋也,煮米消烂洋洋也。饴小弱于饧,形怡怡然也。"

　　夜食诸姜、蒜、葱等,伤人心。

　　芜菁[1]根多食,令人气胀。

　[1]芜菁　即蔓菁也,供食用,北方栽培甚广。

　　薤不可共牛肉作羹食之,成瘕病[1]。韭亦然。

　[1]病　《千金方》卷二十六作"疾"。

　　蓴[1]多食[2],动痔疾[3]。

　[1]蓴　即莼也。《说文通训定声·乾部》:"今以为蓴菜,字亦作莼。"蓴生南方湖泽中,嫩者柔滑可羹。

　[2]食　赵开美本作"病",据《千金方》卷二十六改。

　[3]疾　《千金方》卷二十六作"病"。

　　野苣[1]不可同[2]蜜食之,作内[3]痔。

　[1]野苣　即苦菜。一名苦蕒。《本草纲目》卷二十七引《桐君药录》曰:"苦菜三月生,扶疏。六月花从叶出,茎直花黄。八月实黑,实落根复生,冬不枯。"

　[2]同　《千金方》卷二十六作"共"。

　[3]内　《千金方》卷二十六无。

　　白苣[1]不可共酪同[2]食,作[3]䘌[4]虫。

　[1]白苣　《本草纲目》卷二十七:白苣"处处有之,似莴苣而叶色白,折之有白汁。正二月下种,四月开黄花如苦,结子亦同。"

　[2]同　《千金方》卷二十六无。

　[3]作　《千金方》卷二十六此上有"必"字。

　[4]䘌　《千金方》卷二十六无。《集韵·入声识第二十四》:"䘌,虫名。"

　　黄瓜食之,发热病。

　　葵心[1]不可食,伤人,叶尤冷,黄背赤茎者,勿食之。

　[1]葵心　谓葵菜心也。

　　胡荽久食之,令人多忘。

　　病人不可食胡荽[1]及黄花菜[2]。

　[1]荽　《外台秘要》卷三十一此下有"芹菜"二字。

　[2]黄花菜　赵开美本作"黄花朵",据俞桥本、《外台秘要》卷三十一改。《外台秘要》卷三十一此上有"青花"二字。黄花菜,又名金针菜,由萱草花晒干而成。

芋不可多食，动病[1]。

[1]病　《千金方》卷二十六作"宿冷"。

妊娠食姜,令子余指[1]。

[1]余指　余,犹多也。余指,手多一指也。

蓼多食[1],发心痛。

[1]多食　《千金方》卷二十六引黄帝作"食过多有毒"。

蓼和生鱼食之,令人夺[1]气,阴核[2]疼痛[3]。

[1]夺　《千金方》卷二十六引黄帝作"脱",夺,同脱。

[2]阴核　赵开美本作"阴欬",据《千金方》卷二十六引黄帝改。阴核,即睾丸也。

[3]疼痛　《千金方》卷二十六引黄帝此下有"求死"二字。

芥菜不可共兔肉食之[1],成恶邪[2]病。

[1]之　《千金方》卷二十六引黄帝无。

[2]邪　《广韵·麻第九》:"邪,鬼病。"《诸病源候论》卷二·鬼邪候论曰:"凡邪气鬼物所为病也,其状不同,或言语错谬,或啼哭惊走,或癫狂惛乱,或喜怒悲笑,或大怖惧如人来逐,或歌谣咏啸,或不肯语。"

小蒜多食[1],伤人心力。

[1]多食　《千金方》卷二十六作"不可久食"。

食躁式躁[1]方

豉

浓煮汁饮之。

[1]食躁式躁　"式",医统本、明仿宋本、俞桥本均作"或"。此句费解,恐有文字讹脱。

治误食钩吻杀人解之方[1]

钩吻[2]与芹菜相似,误食之,杀人,解之方。《肘后》云:与茱萸、食芹[3]相似。

荠苨八两

上一味,水六升,煮取二升,分温二服。钩吻生地[4],傍无它草,其茎有毛,以此别之。

[1]治误食钩吻杀人解之方　原无,据赵开美本目录补。

[2]钩吻　钩吻,今之毛茛也。《广雅·释草》:"茛,钩吻也。"《本草经集注》卷五陶弘景曰:"或云钩吻是毛茛。"《本草纲目》卷十七李时珍曰:"俗名毛堇,似水堇而有毛也。"

[3]食芹　赵开美本作"食芥",据医统本、《千金方》卷二十四、《外台秘要》卷三十一引《肘后》改。

[4]生地　《外台秘要》卷三十一引《肘后》作"所生之地"。

治误食水莨菪中毒方[1]

菜中有水莨菪,叶圆而光,有毒。误食之,令人狂乱,状如中风[2],或吐血,治之方。

甘草

煮汁,服之,即解。

[1]治误食水莨菪中毒方　原无,据赵开美本目录补。

[2]中风　此云中风,即狂乱之谓。《后汉书·朱浮传》:"中风狂走。"

治食芹菜中龙精毒方[1]

春秋二时,龙带精入芹菜中,人偶食之为病,发时手青腹满,痛不可忍,名蛟龙病。治之方。

硬糖[2]二三升

上一味,日两度服之,吐出如蜥蜴三五枚,差。

[1]治食芹菜中龙精毒方　原无,据赵开美本目录补。

[2]硬糖　当是饴糖之稠硬者,饧是也。

食苦瓠[1]中毒治之方

黍穰[2]煮汁,数服之,解。

[1]苦瓠　苦葫芦是也。

[2]黍穰　赵开美本作"黎穰",据《外台秘要》卷三十一引《肘后》改。黍穰,即黍茎是也。

扁豆,寒热者不可食之。

久食小豆[1],令人枯燥。

[1]久食小豆　《千金方》卷二十六作"赤豆不可久服"。

食大豆屑,忌啖猪肉。

大麦久食,令人作[1]癣[2]。

[1]作　俞桥本无。

[2]癣　疥之俗字也。

白黍米不可同饴、蜜食,亦不可合葵食之。

荍麦[1]面多食[2],令人发落。

[1]荍麦　荍麦,荞麦也。《本草纲目》卷二十二李时珍曰:"荞麦之茎弱而翘然,易长易收,磨面如麦,故曰荞曰荍,而与麦同名也。"

[2]食　医统本、俞桥本此下有"之"字。

盐多食,伤人肺。

食冷物,冰人齿。

食热物,勿饮冷水。

饮酒食生苍耳,令人心痛。

夏月大醉汗流,不得冷水洗着身,及使扇,即成病。

饮[1]酒,大忌[2]灸腹背[3],令人肠结[4]。

[1]饮 《千金方》卷二十六此上有"食生菜"三字。

[2]大忌 《千金方》卷二十六作"莫"。

[3]背 《千金方》卷二十六无。

[4]肠结 《说文·肉部》:"肠,大小肠也。"肠结,两肠燥结之谓。

醉后勿饱食,发寒热。

饮酒[1]食猪肉,卧[2]秫稻穰[3]中[4],则发黄。

[1]饮酒 《外台秘要》卷三十一无。

[2]卧 《外台秘要》卷三十一此上有"不可"二字。

[3]秫稻穰 "秫",俞桥本作"禾",《外台秘要》卷三十一无此字。《新修本草》卷十九苏恭曰:"今大都呼粟糯为秫稻,秫为糯矣。"《本草纲目》卷二十三李时珍曰:"俗呼糯粟是矣。北人呼为黄糯,亦曰黄米。"秫稻穰,即秫稻之茎秆也。

[4]中 《外台秘要》卷三十一此上有"草"字。之下无"则发黄"三字。

食饴,多饮酒,大忌。

凡水[1]及酒,照[2]见人[3]影动[4]者,不可饮之。

[1]水 《外台秘要》卷三十一此上有"饮",之下有"浆"字。

[2]照 《外台秘要》卷三十一作"不"。

[3]人 《外台秘要》卷三十一无。

[4]动 《外台秘要》卷三十一无。

醋合酪食之,令人血瘕。

食白米[1]粥,勿食生苍耳[2],成走疰[3]。

[1]白米 《千金方》卷二十六作"甜"。

[2]勿食生苍耳 《千金方》卷二十六作"复以苍耳甲下之"。

[3]走疰 即走注。《诸病源候论》卷二十四:"走注候 注者,住也。言其病连滞停住,死又注易傍人也。人体虚受邪气,邪气随血而行,或淫奕皮肤,去来击痛,游走无有常所,故名为走注。"

食甜粥已[1],食盐即吐[2]。

[1]已 《千金方》卷二十六引黄帝作"竟"。

[2]吐 《千金方》卷二十六引黄帝此下有"或成霍乱"四字。

犀角箸搅饮食,沫出及浇地坟起者,食之杀人。

饮食中毒,烦满,治之方

苦参三两　苦酒一升半

上二味,煮三沸,三上三下,服之,吐食出,即差。或以水煮亦得。

又方

犀角汤亦佳。

贪食,食多不消,心腹坚满痛,治之方

盐一升　水三升

上二味,煮令盐消,分三服,当吐出食,便差。

矾石,生入腹,破人心肝。亦禁水[1]。

[1]禁水　言禁服矾水也。

商陆,以水服,杀人。

葶苈子傅头疮,药成[1]入脑,杀人。

[1]成　《说文·戊部》:“就也。”

水银入人耳,及六畜等,皆死。以金银着耳边,水银则吐[1]。

[1]吐　犹出也。《后汉书·翟酺传》:“吐珠于泽。”

苦练无子者杀人[1]。

[1]苦练无子者杀人　苦练,即苦楝。《新修本草》苏恭曰:“此勿有两种,有雄有雌。雄者根赤,无子,有毒,服之多使人吐不能止,时有致死者。雌者根白,有子,微毒,用当取雌者。”

凡诸毒,多是假毒以投[1],不知[2]时,宜煮甘草荠苨汁饮之,通除诸毒药。

[1]假毒以投　言人假以毒物投食里而杀人。

[2]不知　原作“元知”,据《外台秘要》卷三十一引《肘后》改。

385

张仲景是舌下给药、胸外心脏挤压和人工呼吸法的发明者

一、论点的提出

为什么说后汉张仲景是舌下给药、胸外心脏挤压和人工呼吸法的发明者？这要从笔者校注《金匮要略·杂疗方第二十三》（以下简称《金匮·杂疗方》）谈起。

1983年，我校接受了卫生部部级科研项目"《金匮要略》的整理研究"这一任务，受课题负责人何任教授的委托，笔者承担了校注《金匮·杂疗方》的工作。

《金匮·杂疗方》的校注比较困难，因为中华人民共和国成立以来所出版的《金匮》专著，大多将此篇删去。即使是古代的一些颇有影响的《金匮》注本，如尤在泾的《金匮要略心典》，亦无此篇内容。笔者以明代赵开美《仲景全书·金匮要略方论》为底本，一一校勘了元刻本、医统本、明仿宋本、俞桥本等《金匮》版本，以及《千金要方》、《千金翼方》、《外台秘要》等古典医著中的《金匮·杂疗方》内容，并参阅了古今的一些《金匮》注本，从而发现了这样一个可靠的史实，即张仲景是世界上最早发明舌下给药、胸外心脏挤压和人工呼吸法的伟大医学家。

二、论据的确立

1. 舌下给药法的发明

据《金匮·杂疗方》记载："尸厥脉动而无气，气闭不通，故静而死也。治方：菖蒲屑内鼻两孔中吹之，今（笔者按：医统本、明仿宋本、俞桥本均作'令'，为是）人以桂屑着舌下。"

清代程云来《金匮要略直解·卷下》指出："桂内舌下以开其心窍。"

《医宗金鉴》注曰："桂着舌下，是通心神启阳气也。"

总之，仲景指出"以桂屑着舌下"的治疗是取桂屑辛温芳香走窜之性，开心窍，通心阳，从而使尸厥得以复苏。

隋代巢元方《诸病源候论·卷二十三》有尸厥候,谓:"尸厥者,阳气厥也。此由阳脉卒下坠,阴脉卒上升,阴阳离居,荣卫不通,真气厥乱,客邪乘之,其状如死,犹微有息而不恒,脉尚动而形无知也。"尸厥类似于现代医学的心源性休克。《金匮·杂疗方》中的桂屑,当是肉桂粉。《别录》云:"桂通血脉。"《本草纲目》记载:"此即肉桂也。"据现代中医药理研究,肉桂有扩张血管作用。

2. 胸外心脏挤压和人工呼吸法的发明

《金匮·杂疗方》记载有"救自缢死……心下若微温,一日之上犹可治之方:徐徐抱解,不得截绳,上下安被卧之……一人以手按据胸上,数动之;一人摩捋臂胫屈伸之,若已僵但渐渐强屈之,并按其腹,如此一炊顷,气从口出,呼吸眼开而犹引按莫置……此法最善,无不活也。"

《医宗金鉴》注曰:"此法尝试之,十全八九,始知言果不谬……揉胸按腹,摩臂胫屈伸之,皆引导其气之法也。"

"一人以手按据胸上,数动之",这与现代医学抢救自缢心跳骤停而用的胸外心脏挤压法相仿。"一人摩捋臂胫屈伸之……并按其腹",亦与现代医学的人工呼吸法类似。看来张仲景是常用这些方法,富有临床经验的,故仲景告诫后人:"此法最善,无不活也。"《医宗金鉴》也称赞此法可以"十全八九",证明临床疗效是确实不错的。只不过在仲景时代没有也不可能用"胸外心脏挤压"、"人工呼吸"这些名词术语罢了。我们应当尊重事实,历史地看问题,而决不能苛求于古人。

三、可靠的佐证

或许有人会说《金匮·杂疗方》的内容与其他各篇体例不一,不一定是仲景所作。究竟以上《金匮·杂疗方》的内容是否确是仲景的发明呢? 笔者认为,这是可以肯定的。理由如下:

唐代王焘《外台秘要·卷二十八》记载:"张仲景云:尸厥脉动而无气,气闭不通,故静而死也,治方:菖蒲屑内鼻两孔中吹之,令人以桂屑着舌下。"此段文字,与《金匮·杂疗方》原文完全相同,只不过多了"张仲景云"四字,明确指出了舌下给药法确是张仲景所发明。现行本《肘后方》亦有与《外台秘要》相同的记载,但无"张"字。

《外台秘要·卷二十八》中记载:"仲景云:自缢死……心下若微温者,一日以上犹可活。皆徐徐抱解,不得截绳,上下安被卧之……一人以手按据胸上微动之,一人摩捋臂胫屈伸之,若已僵,但渐渐强屈之,并按其腹。如此一炊顷,气从口出,呼吸眼开,而犹引按莫置……此最善,无不活者。"《外台秘要》的这一记载与《金匮·杂疗方》中的救自缢死方基本相同,且多了"仲景云"三字。在个别不同的文字中,有两字值得推敲。即《金匮·杂疗方》云:"一人以手按据胸上数动之。"而《外台秘要》记载:"一人以手按据胸上微动之。""数"与"微"究竟以何字为是? 验之现代临床实践,二说均有理,可以并存。所谓"数动之",是以施术者之手掌置于病者胸骨下 1/3 处(剑突以上),压迫胸骨向内深入,然后放松,如此反复进行。所谓"微动之",说明挤压时不可用力过猛,以免引起肋骨骨折、胸骨骨折、气胸等。

宋臣林亿等在校正《外台秘要》之时,特在此段条文下出校:"《肘后方》、《备急》、《文仲》、《古今录验》同。"说明林亿当时所看到的这些与仲景所处时代较为相近的方书中,均有与《外台秘要》此条内容相同的记载。

《外台秘要·卷二十八》又记载:"凡此疗自缢、溺、暍之法,并出自张仲景为之。其意理殊绝,殆非常情所及,亦非本草之所能开悟,实拯救人之大术矣。"林亿校语:"《文仲》同,出第七卷中。"根据以上文献,更加有力地证明了《金匮·杂疗方》中的救自缢死方确是张仲景为之。

——张仲景是舌下给药、胸外心脏挤压和人工呼吸法的发明者

《金匮要略》禽兽鱼虫、果实菜谷篇改错

张仲景《金匮要略》禽兽鱼虫禁忌并治第二十四、果实菜谷禁忌并治第二十五是《金匮要略》（以下简称《金匮》）的最后两篇。中华人民共和国成立以来所出版的《金匮》专著大多将此两篇删去，或作为附录，较少有加以整理研究者。即便是古代一些颇有影响的《金匮》注本，如尤在泾的《金匮要略心典》亦无这两篇内容。笔者以国内学者公认的善本——明代万历二十七年（公元1599年）赵开美校刻的《仲景全书·金匮要略方论》为底本，一一校勘了医统本、明仿宋本、俞桥本等《金匮》版本，以及《千金要方》、《外台秘要》、《肘后备急方》、《诸病源候论》等古典医著中所记载的有关这两篇的内容，并参阅了历代《金匮》注本、诸家本草，发现这两篇原文讹误较多，令人费解。经过仔细校勘，反复研究，终于使诸多讹误得以改正，令费解之处晓畅明白。今举改错14条，敬请医界同道指正。

一、禽兽鱼虫篇改错

1. 原文："诸肉不干，火灸不动，见水自动者，不可食之。"

"灸"，俞桥本作"炙"。

《外台秘要·卷三十一》引《肘后》云："暴脯不肯燥及火炙不动，见水而动者，不可食。"

《诸病源候论·卷二十六》云："有脯炙之不动，得水而动，食之亦杀人。"

以上"炙"均作"炙"。炙，烧也。《说文·焱部》："炙，炮肉也，从肉在火上。"

据此，"灸"当改作"炙"。

又原文："牛羊猪肉，皆不得以楮木、桑木蒸灸，食之令人腹内生虫。"

此处"灸"字，据医统本、俞桥本，亦当改作"炙"。

2. 原文："治黍米中藏干脯，食之中毒方。大豆浓煮汁，饮数升即解。亦治狸肉漏脯毒等。"

"狸肉"，《金匮》诸本同。

《外台秘要·卷三十一》有："食黍米中藏干脯中毒方。浓煮大豆汁，饮数升即解。兼疗诸肉及漏脯毒。"

《诸病源候论·卷二十六》云："凡诸肉脯，若为久故茅草屋漏所湿，则有

大毒。"

据上，原文"狸"字乃"诸"字之误，当改之。

3. 原文："食酸马肉，不饮酒则杀人。"

据《外台秘要·卷三十一》引张文仲云："食骏马肉，不饮酒，杀人也。"

《诸病源候论·卷二十六》云："凡骏马肉及马鞍下肉皆有毒，不可食之。"

徐彬《金匮要略论注》云："酸，当作骏，出秦穆公歧山野人传。盖马肉无不酸者。"

程林《金匮要略直解》亦记载："《韩非子》曰：秦穆公亡骏马，见人食之，穆公曰："食骏马肉不饮酒者杀人，即饮之酒。居三年，食骏马肉者出死力解穆公之围。"

丹波元简《金匮玉函要略辑义》："按，穆公事，又见《吕氏春秋》……程注为是。"

据上，"酸"乃"骏"之讹。字形相似也，当改之。

4. 原文："鹿人不可和蒲白作羹，食之发恶疮。"

《金匮》诸本并作"鹿人"。"鹿人"二字不可解。

据《千金要方·卷二十六》引黄帝云："白鹿肉不可和蒲白作羹食，发恶疮。"

《金匮要略论注》、《沈注金匮要略》、《医宗金鉴·订正金匮要略注》亦均作"鹿肉"。

据上，"鹿人"当改为"鹿肉"，于理始通。

5. 原文："鸟兽有中毒箭死者，其肉有毒，解之方。大豆煮汁及盐汁，服之解。"

"盐汁"，《金匮》诸本均同。《医宗金鉴·订正金匮要略注》云："箭伤有毒，凡鸟兽被箭死者，肉毒，人食之，先服盐汁，次服豆汁，解不及死。"《金匮要略直解》亦记载："箭药多是射罔毒，射罔乃乌头所熬，大豆汁能解乌头毒故也，咸能胜热，故盐亦解其毒。"

据《外台秘要·卷三十一》："禽兽有中毒箭死者，其肉有毒，可以蓝汁、大豆解射罔也。"

《肘后备急方·卷七》："肉有箭毒，以蓝汁、大豆解射罔毒，"

丹波元简在看到《外台秘要》、《肘后备急方》的记载后，在其《金匮玉函要略辑义·卷六》指出："依此则'盐'是'蓝'之讹，字形相似也"。

陆渊雷《金匮要略今释》认为："丹波说是，程氏强解耳。"并说："今之附子、乌头，采药者皆用盐渍极咸，然不经炮制则其毒如故，知盐非能解乌头毒也。"

《本经》云："蓝实味苦寒，主解诸毒。"

——《金匮要略》禽兽鱼虫、果实菜谷篇改错

《别录》载大豆"杀乌头毒"。

据此，"盐"当改作"蓝"。

6. 原文："青鱼鲊不可合生胡荽及生葵并麦中食之。"

"麦中"，《金匮》诸本同。于理难解。

据《外台秘要·卷三十一》引《肘后》云："青鱼鲊不可合胡荽及生葵、麦酱食。"麦酱，即用大小麦所制的酱。

《金匮要略直解》、《医宗金鉴·订正金匮要略注》亦均作"麦酱"。

两物不可同食，必有其理。窃思青鱼鲊系以盐腌制的青鱼，若与麦酱同食，味皆极咸。正如《素问·生气通天论》所说："味过于咸，大骨气劳，短肌，心气抑。"因咸味归肾，咸能伤血故也。

据此，"中"当改作"酱"。

7. 原文："食鱼后食毒，两种烦乱治之方。橘皮浓煎汁，服之即解。"

"食鱼后食毒，两种烦乱"，若按字面理解，当为食鱼之后再食毒物，以致两种物质在体内产生烦乱。但此种解释，令人无法接受。

据《千金要方·卷二十四》有"治食鱼中毒方。煮橘皮停极冷，饮之立验。"宋臣林亿在本方下撰有校语："《肘后》云：'治食鱼中毒，面肿烦乱者。'"

《千金要方》并有"治食鱼中毒，面肿烦乱及食鲈鱼中毒欲死方"。

另据《金匮》本篇有"治食鲙不化成癥病方"，即用橘皮配大黄、朴硝。可见橘皮能"解鱼腥毒"（李时珍语），除解鱼腥毒外，橘皮不能解其他中毒。

据此，"食毒"当改作"中毒"，"两种"当改作"面肿"。

二、果实菜谷篇改错

1. 原文："四月八月勿食胡荽，伤人神。"

《外台秘要·卷三十一》引张文仲云："四月勿食胡荽。"林亿在此下加撰校语："谨按仲景方云……四月八月勿食葫。"可见北宋时期林亿看到的仲景书作"葫"，而非"胡荽"。

《千金要方·卷二十六》记载："四月八月勿食葫，伤人神，损胆气，令人喘悸，胁肋气急，口味多爽。"

《玉篇》："葫，大蒜。"

据此，"胡荽"当改作"葫"。

若将《金匮》上下文连起来阅读："三月勿食小蒜，伤人志性，四月八月勿食葫（大蒜），伤人神。"以小蒜、大蒜气类相似，仲景连及言之，确在情理之中。

2. 原文："莼多病，动痔疾。"

莼为《别录》下品。《说文通训定声·乾部》云："今以为莼菜，字亦作莼。"李时珍曰:"莼生南方湖泽中,惟吴越人善食之……柔滑可羹。"此物呈椭圆形,有长柄,浮于水面,嫩者可食。

"莼多病"三字,殊不可解。

据《千金要方·卷二十六》记载:"莼,味甘寒滑无毒,主消渴热痹,多食动痔病。"

孟诜《食疗本草》亦云:"多食动痔。"

据此,"病"当改作"食"。

3. 原文:"病人不可食胡荽及黄花茱。"

"黄花茱"为何物? 令人不解。

据俞桥本,作"黄花菜"。

《外台秘要·卷三十一》云:"病人不可食胡荽、芹菜及青花黄花菜"。

《医宗金鉴·订正金匮要略注》亦作"黄花菜",并注曰:"胡荽好耗气,黄花菜破气耗血,皆病人忌食。"

黄花菜即干萱草花所作之菜名,味微甘,又名金针菜。

据此,"茱"当改作"菜"。

4. 原文:"蓼和生鱼食之,令人夺气,阴欬疼痛。"

"阴欬",《金匮》诸本均同。令人难解。

据《千金要方·卷二十六》引黄帝云:"蓼和生鱼食之,令人脱气,阴核疼痛求死。"

《医宗金鉴·订正金匮要略注》亦作"阴核"。并注曰:"阴核痛,亦湿热致病耳。"

阴核即阴丸、睾丸。

据此,"欬"当改作"核",于理始通。

5. 原文:"食苦瓠中毒治之方。黎穰煮汁,数服之解。"

《金匮》诸本均作"黎穰",不知为何物?

据《外台秘要·卷三十一》引《肘后》有"又疗中苦瓠毒方。煮黍穰浓汁,饮之数升。"可见系用黍穰入药。并非黎穰。正如《金匮玉函要略辑义》所说:"穰,禾茎也,黎何有穰,其讹明矣!"李时珍曰:"黍乃稷之粘者,亦有赤、白、黄、黑数种……白者亚于糯,赤者最粘,可蒸食……菰叶裹成粽食,谓之角黍。"并引孟诜曰:黍穰茎"煮汁饮之,解苦瓠毒。"

据此,"黎"当改作"黍"。

6. 原文:"食大豆等,忌啖猪肉。"

"等",医统本作"屑"。

《千金要方·卷二十六》记载:"黄帝云:服大豆屑,忌食猪肉。"

《食疗本草》云:"大豆黄屑忌猪肉。小儿不得与炒豆食之。若食了,忽食猪肉,必壅气致死,十有八九。十岁以上者不畏也。"

大豆屑,即将黑大豆炒熟磨碎。

据此,"等"当改作"屑"。

7. 原文:"凡诸毒多是假毒以投,元知时,宜煮甘草荠苨汁饮之,通除诸毒药。"

"元知",《金匮》诸本同。其义无考。

据《外台秘要·卷三十一》云:"又诸馔食直尔何容有毒,皆是以毒投之耳。既不知是何处毒,便应煎甘草荠苨汤疗之。"

《肘后备急方·卷七》记载:"饮食不知是何毒,依前甘草荠苨通疗此毒,皆可以救之。"

《诸病源候论·卷二十六》介绍:"凡人往往因饮食忽然困闷,少时致甚乃至死者,名为饮食中毒,言人假以毒物投食里而杀人……但诊其脉,浮之无阳微细而不可知者,中毒也。"

据此,"元"当改作"不"。

从《金匮要略》的校勘论《外台秘要》的方剂文献学价值

作者在对《金匮要略》的校勘过程中，曾以明代万历二十六年（公元 1598年）赵开美校刻的《仲景全书·金匮要略方论》为底本，以唐代王焘《外台秘要》（明代经余居刊本）为校本，经仔细校勘，反复研究，深感《外台秘要》的方剂文献学价值十分巨大，对于保存中医古籍原貌起到了不可估量的作用，现分述之。

一、据《外台秘要》知《金匮要略》方之药物

《金匮要略·痉湿暍病脉证治第二》记载："风湿，脉浮，身重，汗出恶风者，防己黄芪汤主之。"但方中防己该用木防己还是汉防己，未作交代。据《外台秘要·卷十九》"疗风湿脉浮身重汗出恶风方"作"汉防己"。说明防己黄芪汤中确应以汉防己为是。

《金匮要略·疟病脉证并治第四》附有"《外台秘要》方牡蛎汤"，由牡蛎、麻黄、甘草、蜀漆 4 药组成。据《外台秘要·卷五》所载"《仲景伤寒论》牡蛎汤"，在蜀漆之后有"若无，用常山代之"7 字，这就告诉我们早在汉代就已有药物代用的现象，只要功用相同或大致相同即可。《外台秘要·卷五》并在煎服法中指出："以水先洗蜀漆三遍，去腥。"以上药物替代及加工方法，《金匮要略》附方中均未记载，必细读《外台秘要》原书，方能明了。

《金匮要略·禽兽鱼虫禁忌并治第二十四》载有"治食鸟兽中箭肉毒方"，用"大豆煮汁及盐汁，服之解。"考盐汁并无解毒作用，据《外台秘要·卷三十一》"作蓝汁"，《神农本草经》云："蓝实，味苦寒，主解诸毒。"据此，"盐"系"蓝"之讹，字形相近也。

《金匮要略·果实菜谷禁忌并治第二十五》载有"食苦瓠中毒治之方"，用"黎穰煮汁，数服之解"。黎穰，无考。据《外台·卷三十一》引《肘后方》作"黍穰"，即黍之茎也，可从。

二、据《外台秘要》知《金匮要略》方之剂量

《金匮要略·痉湿暍病脉证治第二》记载"伤寒八九日，风湿相抟，身体疼

烦,不能自转侧,不呕不渴,脉浮虚而涩者,桂枝附子汤主之。若大便坚,小便自利者,去桂加白术汤主之。"去桂加白术汤,即白术附子汤是也。桂枝附子汤的剂量是"桂枝(四两,去皮)、生姜(三两,切)、附子(三枚,炮去皮,破八片)、甘草(二两,炙)、大枣(十二枚,擘)"。而白术附子汤的剂量是"白术(二两)、附子(一枚半,炮去皮)、甘草(二两,炙)、生姜(一两半,切)、大枣(六枚)"。据此看来白术附子汤的各药剂量均比桂枝附子汤少一半(方中白术是取代桂枝的,桂枝原用四两,白术却仅用二两)。但从条文推敲,白术附子汤确是桂枝附子汤的加减方,既是加减方,起码两方的大部分药物剂量应该相同。据《外台秘要·卷一》引《仲景伤寒论》作"白术四两,大枣十二枚,甘草炙一两,生姜二两,附子三枚,炮去皮,四破"。如此剂量便能符合加减方的实际情况了。

《金匮要略·百合狐惑阴阳毒病脉证治第三》载有赤小豆当归散方,但方中当归无剂量,据《外台秘要·卷二》本方当归作三两。

《金匮要略·痰饮咳嗽病脉证并治第十二》载有木防己汤方,系用"木防己三两,石膏十二枚,鸡子大,桂枝二两,人参四两"组成。其中石膏作"十二枚,鸡子大",剂量似太重,难以符合临床实际。再看《金匮要略》大青龙汤中的石膏,仅用"如鸡子大"而已。据《外台秘要·卷八》木防己汤,石膏作"鸡子大,三枚",宜从。

《金匮要略·妇人妊娠病脉证并治第二十》白术散方,除蜀椒用三分外,其余白术、川芎、牡蛎均无剂量。据《外台秘要·卷三十三》白术、川芎各作四分,牡蛎作二分,可补《金匮要略》之阙如。

三、据《外台秘要》知《金匮要略》方之煎服法

《金匮要略·惊悸吐衄下血胸满瘀血病脉证治第十六》记载黄土汤的煎服法是"右七味,以水八升,煮取三升,分温二服。"而据《外台秘要·卷二》引《仲景伤寒论》黄土汤的煎服法是"右七味切,以水八升,煮六味,取二升,去滓,内胶令烊,分三服"。这样就更能体现出仲景方的煎服法特点。因仲景用阿胶的方剂往往多在其余药物煎成之后去滓,内胶令烊(消)的,如《金匮要略》猪苓汤、芎归胶艾汤、白头翁加甘草阿胶汤、炙甘草汤等均是。

四、据《外台秘要》知《金匮要略》方之主治

《金匮要略·百合狐惑阴阳毒病脉证治第三》记载:"百合病变发热者(一作发寒热),百合滑石散主之。"据此,百合滑石散仅主治百合病发热,症状过于简单,令人难以掌握应用。而《外台秘要·卷二》既以本方"疗百合病变而

发热者",又在用法后记载:"一本云:治百合病小便赤涩,脐下坚急。"细读《外台秘要》,便能全面掌握百合滑石散证,以发热、小便赤涩,脐下坚急为主,故用百合清其虚热,滑石利其小便,甚为合拍。

《金匮要略·疟病脉证并治第四》云:"疟多寒者,名曰牡疟,蜀漆散主之。"并附有"《外台秘要》方牡蛎汤,治牡疟"。牡疟,据《外台秘要·卷五》引《仲景伤寒论》作"牝疟"。《外台秘要·卷五》载"《仲景伤寒论》:'牝疟,多寒者为牝疟,牡蛎汤主之方。'又疗牝疟,蜀漆散方。'"考牝、牡,古指雌雄两性。据汉代毛亨《训诂传》云:"飞曰雌雄,走曰牝牡。"如雄鼠屎,《千金方·卷二十四》、《外台秘要·卷三十一》俱作"牡鼠屎",即可为证。因寒属阴邪,牝属阴类,故疟多寒者,称为牝疟。《金匮要略》作"牡疟",恐系传抄时因字形相近而致讹也。

《金匮要略·血痹虚劳病脉证并治第六》所载天雄散方,未出主治证,与一般的《金匮要略》方体例不同,似非仲景方。据《外台秘要·卷十六》有"《范汪方》疗男子虚失精,三物天雄散方",由天雄、白术、桂心组成,其下有小注:"张仲景方有龙骨。"据此可知《金匮要略》所载天雄散方确系仲景之方,其主治证可据《范汪方》,治男子虚劳失精。

五、据《外台秘要》知《金匮要略》方之加减

仲景方对晋、唐医家的影响极大。晋、唐医家既注重研究仲景之方,又不断地对仲景方进行加减运用,扩大其临床运用范围。如《金匮要略·血痹虚劳病脉证并治第六》所载的桂枝加龙骨牡蛎汤,主治"失精家,少腹弦急,阴头寒,目眩,发落,脉极虚芤迟,为清谷,亡血,失精,脉得诸芤动微紧,男子失精,女子梦交"诸证。《外台秘要·卷十六》引晋·陈延之《小品方》云:"虚羸浮热汗出者,除桂,加白薇三分、附子三分炮,故曰:二加龙骨汤。"古代医家对仲景方加减运用的宝贵经验,全赖《外台秘要》得以保存,并被宋臣林亿在校正《金匮要略》时转载到《金匮要略》之中。

六、据《外台秘要》知《金匮要略》方之名实

《金匮要略·胸痹心痛短气病脉证治第九》治胸痹,有人参汤方。据《外台秘要·卷十二》引《仲景伤寒论》:"疗胸痹,理中汤方",说明人参汤与理中汤均主治胸痹,而且两方的组成,剂量均相同,即人参、甘草、干姜、白术各三两。但近代也有中医学家认为人参汤以人参为君,理中汤以干姜为君,两方不一样,故方名亦不同。如若细读《外台秘要》,便可知理中汤的确就是治胸痹的人参汤,一方而有二名,毫无争议之必要。

——从《金匮要略》的校勘论《外台秘要》的方剂文献学价值

七、据《外台秘要》知《金匮要略》附方之作者

《金匮要略·中风历节病脉证并治第五》之附方有"崔氏八味丸,治脚气上入,少腹不仁。"看其方名,似乎八味丸系崔氏所创制。其实不然,乃崔氏引张仲景之方。据《外台秘要·卷十八》引崔氏云:"若脚气上入少腹,少腹不仁,即服张仲景八味丸方。"可以为证。

《金匮要略·黄疸病脉证并治第十五》之附方有"《千金》麻黄醇酒汤,治黄疸。"据《外台秘要·卷四》引《仲景伤寒论》:"黄疸,麻黄醇酒汤主之方。"其组成、用法均同《千金》麻黄醇酒汤方。宋臣林亿等在校正《金匮要略》时将《千金》麻黄醇酒汤列入黄疸篇的附方之中,说明林亿等治学严谨,知识渊博,对《千金方》、《外台秘要》的研究极为深入,从而确认麻黄醇酒汤系仲景之方,才将其补入《金匮要略》之中。

综上所述,根据《外台秘要》可知《金匮要略》方在药物、剂量、煎服法、主治、加减、名实、制方人等7个方面的原貌。笔者在校勘中又发现王焘所引用的《仲景伤寒论》是《伤寒杂病论》的又一个古代传本。《仲景伤寒论》既有《伤寒论》的内容,又包括了《金匮要略》的内容,而且卷数甚多,超过了16卷(张仲景《伤寒杂病论序》云:"为《伤寒杂病论》合十六卷"),起码有18卷以上(据《外台秘要·卷十》引《仲景伤寒论》小青龙加石膏汤、越婢加半夏汤方下有小注"并出第十八卷中")。可惜《仲景伤寒论》古传本早已失传,全靠《外台秘要》保存其部分内容,弥觉可珍。

397

从《金匮要略》的校勘论《外台秘要》的方剂文献学价值 ——

台湾长庚大学邀请函

邀 請 函

連建偉 教授鈞鑒：

景仰 台端對中醫教育極之用心，臨床經驗豐富，於「金匱要略」學術研究成果豐碩，教學精湛。特邀請 台端撥冗前來指導，以為中醫新學之基礎及臨床概念植根，從而促進兩岸中醫藥發展之交流合作。來台講座期間為期二個月，2005年7月3日抵台，9月3日返台。

如蒙惠允，尚祈早日示覆，至所感禱。

耑此敬祀

鈞安

校長 包家駒 敬邀

《金匮要略》授课时数统计表

课程:金匮要略　　　总时数:72 学时

日期	时数	内容	日期	时数	内容
2005.8.1	3	方论序、绪言、脏腑经络先后病脉证第一	2005.8.18	3	痰饮咳嗽病脉证并治第十二
2005.8.2	2	脏腑经络先后病脉证第一	2005.8.19	3	痰饮咳嗽病脉证并治第十二
2005.8.3	2	痉湿暍病脉证治第二	2005.8.22	3	消渴小便利淋病脉证并治第十三
2005.8.4	2	痉湿暍病脉证治第二	2005.8.23	4	水气病脉证并治第十四
2005.8.8	3	百合狐惑阴阳毒病脉证治第三	2005.8.24	3	黄疸病脉证并治第十五
2005.8.9	4	疟病脉证并治第四、中风历节病脉证并治第五	2005.8.25	3	惊悸吐衄下血胸满瘀血病脉证治第十六
2005.8.10	3	血痹虚劳病脉证并治第六	2005.8.26	3	呕吐哕下利病脉证治第十七
2005.8.11	3	血痹虚劳病脉证并治第六	2005.8.29	3	疮痈肠痈浸淫病脉证并治第十八
2005.8.12	3	肺痿肺痈咳嗽上气病脉证治第七、奔豚气病脉证治第八	2005.8.30	4	趺厥手指臂肿转筋阴狐疝蛔虫病脉证治第十九
2005.8.15	3	胸痹心痛短气病脉证治第九			妇人妊娠病脉证并治第二十
2005.8.16	4	腹满寒疝宿食病脉证治第十	2005.8.31	3	妇人产后病脉证治第二十一
2005.8.17	3	五脏风寒积聚病脉证并治第十一	2005.9.2	5	妇人杂病脉证并治第二十二

399

《金匮要略》期中考试试题及参考答案

试　题

一、填充题（共68分）

1. 《金匮要略》的古传本是北宋翰林学士_____在馆阁蠹简中发现的。

2. 脏腑经络先后病篇开篇即提出_____,并举例如_____。

3. 仲景提出千般疢难不越三条,一者,_____

_____;二者,_____

_____;三者,_____。

4. 时令与气候应适应,反常则病。反常的气候,仲景总结有_____,

有_____,有_____,有_____四种。

5. 痼疾加以卒病,当先治其_____。

6. 刚痉是在项背强急的基础上,证见_____

_____者。

7. 柔痉是在项背强急的基础上,证见_____

_____者。

8. 痉病而里热壅盛者,可与_____汤。

9. 湿家身烦疼,可与_____;一身尽疼发热,日晡所剧者,

可与_____。

10. 防己黄芪汤治_____者。

11. 中暍,汗出恶寒,身热而渴者,用_____。

12. 百合病的正治方剂是_____。

13. 仲景指出蚀于_____为惑,蚀于_____为狐。

14. 甘草泻心汤重用甘草为君的意义是_____。

15. 阳毒用_____主治。阴毒用_____主治。

16. 疟病主脉为_____脉。

17. 疟母治宜_____。

18. 身无寒但热,骨节疼烦,时呕,名曰_____,治宜_____。

19. 疟多寒者,名曰_____,_____主治。

20. 疟病发渴者,宜用_____。

21. 中风,邪在于络,_____,邪在于经,_____,

邪入于腑,_____,邪在于脏,_____。

22. 治大风四肢烦重,心中恶寒不足者,用_____。

23. 除热瘫痫,用_____。

24. 乌头汤的组成是乌头、_____。

25. 血痹,外证身体不仁,用_____治之。

26. 虚劳,男子失精,女子梦交,_____主之。

27. 虚劳里急,悸、衄,腹中痛,梦失精,四肢酸疼,手足烦热,咽干口燥,
_____主之。

28. 虚劳里急,诸不足,_____主之。

29. 虚劳腰痛,少腹拘急,小便不利者,_____主之。

30. 虚劳诸不足,_____,薯蓣丸主之。

31. 酸枣仁主治_____。

32. 内有干血,腹满不能饮食,肌肤甲错,两目黯黑,_____
_____主之。

33. 热在上焦者,因咳为_____。

34. 咳而上气,喉中水鸡声,_____主之。

35. 咳逆上气,时时吐浊,但坐不得眠,_____主之。

36. 咳而脉浮者,_____主之。

37. 大逆上气,咽喉不利,止逆下气者,_____主之。

38. 肺痈喘不得卧,_____主之。

39. 肺痈咳而胸满,振寒脉数,时出浊唾腥臭,久久吐脓如米粥者,_____
_____主之。

40. 肺胀,咳而上逆,其人喘,目如脱状,脉浮大者,_____主之。

41. 肺胀,咳而上气,烦躁而喘,脉浮者,_____主之。

42. 苇茎汤的组成是_____。

43. 奔豚汤的组成是_____
_____。

44. 阳虚阴盛而致奔豚,当用_____。

45. 阳虚水饮内动,欲作奔豚,当用_____。

二、简答题(共24分)

1. 什么叫"厥阳"?

2. "五邪中人"指哪五邪?

3. 治疗风湿,宜如何正确发汗?

4. 百合病症状颇多,而其中常见不变的症状是什么?

5. 阳毒的临床表现是什么？

6. 桂枝芍药知母汤的主治证是什么？

7. 肺痈的主证是什么？

三、病案分析(8 分)

李某,女,75 岁。高年形瘦体弱,平素不禁风寒,不耐劳作。稍受外感则每易发热咳嗽,稍有劳累则必定气喘息促。半月前因外感发热咳嗽,未得及时治疗,至今虽外邪自解,但口干咽燥,气喘息促,咳嗽频作,吐出大量白色涎沫,面色萎黄,纳食少进,口淡乏味,精神疲惫,卧床不起。脉虚缓,舌质淡白少苔。

请分析此为何病？当用何方？并写出方剂药名及各药剂量。

参考答案

一、填充题(共 68 分)

1. 王洙 (1分)

2. 上工治未病 (1分)

见肝之病,知肝传脾,当先实脾 (2分)

3. 经络受邪,入脏腑,为内所因也 (2分)

四肢九窍,血脉相传,壅塞不通,为外皮肤所中也 (2分)

房室、金刃、虫兽所伤 (2分)

4. 未至而至 (1分)

至而不至 (1分)

至而不去 (1分)

至而太过 (1分)

5. 卒病 (1分)

6. 发热无汗,反恶寒 (1分)

7. 发热汗出,不恶寒 (1分)

8. 大承气 (1分)

9. 麻黄加术汤 (1分)

麻黄杏仁薏苡甘草汤 (1分)

10. 风湿,脉浮身重,汗出恶风 (2分)

11. 白虎加人参汤 (1分)

12. 百合地黄汤 (1分)

13. 喉 (1分)

阴 (1分)

14. 清热解毒 (1分)

15. 升麻鳖甲汤 （1分）

    升麻鳖甲去雄黄蜀椒 （1分）

16. 弦 （1分）

17. 鳖甲煎丸 （1分）

18. 温疟 （1分）

    白虎加桂枝汤 （1分）

19. 牝疟 （1分）

    蜀漆散 （1分）

20. 柴胡去半夏加栝蒌根汤 （1分）

21. 肌肤不仁 （1分）

    即重不胜 （1分）

    即不识人 （1分）

    舌即难言,口吐涎 （1分）

22. 侯氏黑散 （1分）

23. 风引汤 （1分）

24. 麻黄、芍药、黄芪、甘草、蜜 （2分）

25. 黄芪桂枝五物汤 （1分）

26. 桂枝加龙骨牡蛎汤 （1分）

27. 小建中汤 （1分）

28. 黄芪建中汤 （1分）

29. 肾气丸 （1分）

30. 风气百疾 （1分）

31. 虚劳虚烦不得眠 （1分）

32. 大黄䗪虫丸 （1分）

33. 肺痿 （1分）

34. 射干麻黄汤 （1分）

35. 皂荚丸 （1分）

36. 厚朴麻黄汤 （1分）

37. 麦门冬汤 （1分）

38. 葶苈大枣泻肺汤 （1分）

39. 桔梗汤 （1分）

40. 越婢加半夏汤 （1分）

41. 小青龙加石膏汤 （1分）

42. 苇茎、桃仁、瓜瓣、薏苡仁 （2分）

43. 甘草、川芎、当归、半夏、黄芩、生葛、芍药、生姜、甘李根白皮　（3 分）

44. 桂枝加桂汤　（1 分）

45. 茯苓桂枝甘草大枣汤　（1 分）

二、简答题（共 24 分）

1. 有阳无阴,故称厥阳。　（3 分）

2. 指风、寒、湿、雾、食五邪。　（3 分）

3. 但微微似欲出汗者,风湿俱去也。　（3 分）

4. 口苦、小便赤、脉微数。　（3 分）

5. 面赤斑斑如锦纹,咽喉痛,吐脓血。　（3 分）

6. 诸肢节疼痛,身体尪羸,脚肿如脱,头眩短气,温温欲吐者。　（5 分）

7. 口中辟辟燥,咳则胸中隐隐痛,脉反滑数,咳唾脓血。　（4 分）

三、病案分析（共 8 分）

此属肺痿。　（2 分）

当用麦门冬汤。　（2 分）

麦门冬五钱　炙甘草三钱　（4 分）

党参四钱　大枣七枚

制半夏二钱　粳米一把　（自加）

茯苓四钱

CM100《金匮要略》期中考　　　學號 B9265443　　姓名 莊振鴻　　得分 99

一、填充題（共68分）

1. 《金匮要略》的古傳本是北宋翰林學士 林億 在館閣蠹簡中發現的。 ✗ -1

2. 臟腑經絡先後病篇開篇即提出 上工治未病 ，並舉例如
   2分 見肝之病，知肝傳脾，當先實脾，四季脾旺不受邪，即勿補之 。

3. 仲景提出千般疢難不越三條，一者，2分 經絡受邪，入臟腑，為內所因也 ；二
   者，2分 四肢九竅，血脈相傳，壅塞不通，為外皮膚所中也 ；三者，2分 房室、金刃、蟲獸所傷 。

4. 時令與氣候應適應，反常則病。反常的氣候，仲景總結有 未至而至 ，
   有 至而不至 ，有 至而不去 ，有 至而太過 四種。

5. 痼疾加以卒病，當先治其 卒病 。

6. 剛痙是在項背強急的基礎上，證見 發熱無汗，反惡寒 者。

7. 柔痙是在項背強急的基礎上，證見 發熱汗出，而不惡寒 者。

8. 痙病而裏熱壅盛者，可與 大承氣 湯。

9. 濕家身煩疼，可與 麻黃加朮湯 ；一身盡疼發熱，日晡所劇者，可
   與 麻黃杏仁薏苡甘草湯 。

10. 防己黃耆湯治 2分 風濕，脈浮，身重，汗出惡風 者。

11. 中暍，汗出惡寒，身熱而渴者，用 白虎加人參湯 。

12. 百合病的正治方劑是 百合地黃湯 。

13. 仲景指出蝕於 喉 為惑，蝕於 陰 為狐。

14. 甘草瀉心湯重用甘草為君的意義是 清熱解毒 。

15. 陽毒用 升麻鱉甲湯 主治；陰毒用 升麻鱉甲湯去雄黃、蜀椒 主治。

16. 瘧病主脈為 弦 脈。

17. 瘧母治宜 鱉甲煎丸 。

18. 身無寒但熱，骨節疼煩，時嘔，名曰 溫瘧 ，治宜 白虎加桂枝湯 。

（长庚大学学生《金匮要略》期中考试优秀答卷）

405

《金匮要略》期末考试试题及参考答案

试　题

一、填充题(共 54 分,每格 1 分)

1. 胸痹,心中痞,留气结在胸,胸满,胁下逆抢心,_____主之,_____亦主之。

2. 胸痹,胸中气塞短气,_____主之,_____亦主之。

3. 病者腹满,按之_____为虚,_____为实,可下之。

4. 病腹满,发热十日,脉浮而数,饮食如故,_____主之。

5. 心胸中大寒痛,呕不能饮食,腹中寒,上冲皮起,出见有头足,上下痛而不可触近,_____主之。

6. 肝著,_____主之。

7. 甘草干姜茯苓白术汤主治_____之病。

8. 短气有微饮,当从小便去之,_____主之,_____亦主之。

9. 病悬饮者,_____主之。

10. 呕家反不渴,心下有_____故也,_____主之。

11. 小便不利者,有水气,其人苦渴,_____主之。

12. 渴欲饮水,水入则吐者,名曰_____,_____主之。

13. 水气病有_____,有_____,有_____,有_____,有_____五种。

14. 防己茯苓汤主治_____为病。

15. 茵陈蒿汤主治_____。

16. 酒黄疸,心中懊憹或热痛,_____主之。

17. 男子黄,小便自利,当与_____。

18. 下血,先血后便,此_____也,_____主之。

19. 心气不足,吐血衄血,_____主之。

20. 呕家有痈脓,不可治_____,_____尽自愈。

21. 大半夏汤主治_____者。

22. 食已即吐者,_____主之。

23. 橘皮竹茹汤主治_____者。

24. 肠痈,肠内有痈脓,_____主之。

25. 肠痈,脓未成,可下之,_____主之。

26. 蚘虫之为病,令人吐涎,心痛发作有时,毒药不止,_____主之。

27. 乌梅丸主治_____。

28. 妇人宿有癥病,经断未及三月,而得漏下不止,当下其癥,_____
_____主之。

29. 妇人有漏下者,有半产后下血不绝者,有妊娠下血者,均可用_____
_____主之。

30. 妊娠呕吐不止,_____主之。

31. 妊娠小便难,饮食如故,_____主之。

32. 产妇腹痛,腹中有干血着脐下,_____主之。亦主_____
_____。

33. 产后下利虚极,_____主之。

34. 妇人中风,七八日续来寒热,发作有时,经水适断,此为_____,
_____主之。

35. 妇人咽中如有炙脔,_____主之。

36. 甘麦大枣汤主治_____。

37. 妇人之病,因_____、_____、_____,为诸经水断绝。

38. 温阴中坐药,宜用_____。

二、问答题(共 33 分)

1. 栝蒌薤白白酒汤的主治证是什么? (6 分)

2. 乌头桂枝汤的主治证是什么? (5 分)

3. 痰饮病的治疗大法是什么? (4 分)

4. 四饮何以为异? (18 分)

三、病案分析(13 分)

周某,女,48 岁,农民。1979 年 6 月初诊。去年深秋劳动结束后,在小河中洗澡,受凉后引起全身发黄浮肿,为凹陷性,四肢无力,两小腿发凉怕冷,上身出汗,下身不出汗,汗发黄,内衣汗浸后呈淡黄色,下午低热,小便不利,脉沉紧,苔薄白。

请回答此为何病? 当用何方? 并写出方剂中的药名。

参考答案

一、填充题(共 54 分)

1. 枳实薤白桂枝汤 (1 分)

　人参汤 (1 分)

2. 茯苓杏仁甘草汤 （1分）

　　橘枳姜汤 （1分）

3. 不痛 （1分）

　　痛者 （1分）

4. 厚朴七物汤 （1分）

5. 大建中汤 （1分）

6. 旋覆花汤 （1分）

7. 肾著 （1分）

8. 苓桂术甘汤 （1分）

　　肾气丸 （1分）

9. 十枣汤 （1分）

10. 支饮 （1分）

　　小半夏汤 （1分）

11. 栝蒌瞿麦丸 （1分）

12. 水逆 （1分）

　　五苓散 （1分）

13. 风水 （1分）

　　皮水 （1分）

　　正水 （1分）

　　石水 （1分）

　　黄汗 （1分）

14. 皮水 （1分）

15. 谷疸 （1分）

16. 栀子大黄汤 （1分）

17. 小建中汤(或虚劳小建中汤) （1分）

18. 近血 （1分）

　　赤小豆当归散 （1分）

19. 泻心汤 （1分）

20. 呕 （1分）

　　脓 （1分）

21. 胃反呕吐 （1分）

22. 大黄甘草汤 （1分）

23. 哕逆 （1分）

24. 薏苡附子败酱散 （1分）

25. 大黄牡丹汤 （1分）

26. 甘草粉蜜汤 （1分）

27. 蚘厥 （1分）

28. 桂枝茯苓丸 （1分）

29. 胶艾汤(或芎归胶艾汤) （1分）

30. 干姜人参半夏丸 （1分）

31. 当归贝母苦参丸 （1分）

32. 下瘀血汤 （1分）

    经水不利 （1分）

33. 白头翁加甘草阿胶汤 （1分）

34. 热入血室 （1分）

    小柴胡汤 （1分）

35. 半夏厚朴汤 （1分）

36. 脏躁 （1分）

37. 虚 （1分）

    积冷 （1分）

    结气 （1分）

38. 蛇床子散 （1分）

二、问答题(共33分)

1. 胸痹,喘息咳唾,胸背痛,短气,寸口脉沉而迟,关上小紧。 （6分）

2. 寒疝,腹中痛,逆冷,手足不仁,若身疼痛者。 （5分）

3. 病痰饮者,当以温药和之。 （4分）

4. 其人素盛今瘦,水走肠间,沥沥有声,谓之痰饮。 （4分）

    饮后水流在胁下,咳唾引痛,谓之悬饮。 （4分）

    饮水流行,归于四肢,当汗出而不汗出,身体疼重,谓之溢饮。 （5分）

    咳逆倚息,短气不得卧,其形如肿者,谓之支饮。 （5分）

(第4题,以上共18分)

三、病案分析(13分)

此为黄汗病。 （5分）

当用芪芍桂酒汤 （4分）

    黄芪 芍药 桂枝 苦酒 （4分）

台湾学子临别赠言

连老师：
这一個月来真是辛苦你了，除了每天備課到很晚，還得忍受遠遠的大太陽、大風大雨，還有不太好吃的食物。老師上的課真的很好，讓我對方劑又有更深的體會，謝謝老師，希望老師能再来教我們上課，也祝老師平安健康。*+^^*

學生 施?婷敬上
2005. 8. 31
（今天又一個颱風過境）

Dear 连老師：
還記得第一天見到老師的感覺，就是個盡責又富有素養的老師，果然在一個月的教導下，有種相見恨晚的感覺。十分地喜愛老師您，謝謝老師這個月的傾囊相授，您辛苦了。祝 健康快乐
學生 吳思穎上

连老師：
謝謝您這麼認真地為我們備課，金匮要略這門課經過您的講解後變得條理清晰、層次分明，而您的考試方向又不為難同學們，讓我對您十分敬佩！祝身体健康
學生 林孟穎

Dear 老師：
就像您說的，"聚在一起就是一種緣份"，所以我也很珍惜和老師那天給老師授課的機會。願以後有機會能再相見喔！！
學生 胡心瀅上

祝：
天天順心
健康快樂

连老師：
說什麼，都不及一句感謝，真的很謝謝老師的教導，不只是在課程上的內容，還有許多醫生該具備的知識與品德，在您身上所見的是一種醫師最深邃的智慧與修養。真的很?仰這一個月來，謝謝老師把我們都當成自己的學生，真的很?，除了要感謝老師這樣努力又認真的教導，對我們也是如此的細緻，真的很感謝！希望在2005年的八月這一段時光，也能成為老師一?值得珍藏的回憶。一段緣來不易，?更多我們彼此珍惜。祝您一切順利，身體健康、平安。
學生 ??上

Dear 连老師：
謝謝老師一個月來的指導，讓我們可以在短時間內了解金匮的框架，以及層次分明的現代應用，誠如老師所說"仲景書是要用一輩子琢磨"，體會：在金匮課結束後，我會記得老師說的話，醍醐灌頂的！！
祝 平安 順利
學生 陳?仁謹上
2005. 7. 7

Dear 老師：
老師真是個特別的人！從第一次上課起，就無比嚴肅認真的上課！聽老師說自己如何備課，就感到十分慚愧。有了老師如此未雨綢繆的講解，我也沒老師一半認真唸書，?以後要好好地?BS！記得第一次跟老師講話還十分害怕。但是老師起?貌起?親切的，一點也不像其他位高權重的老師，令人印象十分深刻，之前問老師對這裡生活、飲食等方面適應，老師就和藹地?我們台灣的生活的事情過得去就好。實在讓我非常敬佩，希望我在學習上途也能學習這種未雨綢繆向老師看齊！！
學生 張?婷上

DEAR 连老師：
這一個月來真是辛苦您了！每天都盡心盡力地講解條文和方劑，晚上又要為隔天備課。透過老師清晰地講解，讓我不懂專文也能夠有效地掌握對仲景?巧思的方劑更深一層的體會！！
謝謝老師心
學生 莊佩?上

（长庚大学学子临别赠言）

赠言一

Dear 连老师：

　　能够有您这样的老师来教导我们，是我们的幸运。艰涩的古文在您的解说下，都变得容易了解。但愿学弟学妹们有这个荣幸再上您的课！

学生　盈盈　敬上

2005.9.1

赠言二

Dear 连老师：

　　十分感谢您如此用心的指导。因为您浅显易懂、却深入浅出的解说，使得我们能对《金匮》有更深一层的认识。而您的用心，学生都能感受得到。非常谢谢您的教导!! 祝您身体健康、平安顺利！

学生　轩慈　敬上

411

赠言三

Dear 连老师：

　　感谢老师您这一个月以来辛苦的备课以及讲课。要把所有内容压缩，密集地在一个月内上完，实在是件不容易的事呢。^_^。而且老师您还体谅到我们，帮我们划重点，真是太令人感动了……也祝福老师您身体健康、平安顺心。像您这么认真又亲切的好老师一定要继续造福更多人的呀~^_^

学生　郭仲滢　敬上

赠言四

Dear 连老师：

　　上老师的课，让我们如获至宝。浅出深入，使我们了解《金匮》博大精深、变化无穷。老师授课认真不倦，耐心说明讲解，让大家受益匪浅。谢谢老师！

学生　作弘　敬上

赠言五

Dear 连老师:

　　谢谢你近一个月来的教导。老师认真地备课,又帮我们划重点,使我们考试不仅能掌握重点,也更清楚《金匮》的大方向。唉,终于摆脱《伤寒论》懵懵懂懂的惨况了。

　　希望学弟妹以后也能受您教诲。祝您身体健康、事事顺心!

学生　琬翔　敬上

赠言六

Dear 连老师:

　　感谢您一个月来用心的教导。虽然《金匮》不是一门容易的学科,但经由老师深入浅出的讲解,也让我们多多少少有点入门的感觉! 一个月辛苦的备课辛苦您了! 祝您身体健康、平安顺心!

学生　玟欣　敬上

412

赠言七

连老师:

　　最有趣的时刻,是病案讲解,脑袋里总会不由自主思考挑战,也对枯涩的条文多了点感触。中医是条漫长的路,希望也能像您终身有所体悟!

姜智钊
2005. 9. 1

赠言八

Dear Dr. 连:

　　承蒙照顾,实感荣幸。吾与师之一席话,胜吾之苦读三天。幸甚幸甚,遇汝等明师,乃吾之三生有幸。今遇离别之时,千分不舍。望师时时悬念,体态安康,阴阳调和,健康永存!!!

　　Bye – Bye!

学生　张家芃　上

赠言九

连老师:

谢谢您这一个月的教导。诚如您说的来台湾结"缘",您备课的用心,只要上过一堂课就能深深的体会。深入浅出的教我们该如何念《金匮》,更能指点我们重点,很高兴能当您的学生。

学生　昱玮　敬上

赠言十

连老师:

一个月的教导收获很多,尤其老师课后另有重点复习,让我们知道哪些才是重要条文,而非在众多条文中盲目背诵,失去感觉。时间很快就过来,希望有机会能够再来台湾玩。老师 Bye – Bye。

学生　思尧
2005.09.01

赠言十一

Dear 连老师:

感谢老师一个月来辛苦的教导,将每个条文教的浅显易懂(虽然说是易懂啦……)。不过每次看到老师的书本上写的满满皆是,就感到十分愧对老师……无论如何,还是感谢再感谢,祝您身体健康。

学生　晏维　敬上
学生　明峰　敬上

赠言十二

连老师:

感谢老师一个月以来用心的讲课,听到老师每堂课都花了这么多时间在准备,就觉得自己还不够用功。祝身体健康。

学生　炳翰　敬上

赠言十三

Dear 连老师：

很高兴能在《金匮》这门课上接受老师的教导，老师为我们打开《金匮》沉重的锁，我们会很认真探其究竟，希望不会辜负老师对我们的期望，看到老师辛苦的备课，其实我们压力也很大，担心自己对老师的讲授是否有很好的吸收。中医领域的东西学不完学不全，老师的一身经验可以带领我们找到很多捷径，很感谢老师的教导！

Moved 学生　孟泽

2005. 9. 1

赠言十四

连老师：

感谢能飞来台湾教我们《金匮》，虽然课程被压到 1 个月，但能感受到老师如沐春风的教导，谢谢老师。希望老师有空能再来台湾。

学生　乔为　敬上

赠言十五

To 连老师：

感谢老师一个月以来的教导。虽然成绩不甚理想，但我会努力的。

学生　家正

赠言十六

连老师：

在这短短的一个月中，感谢老师用朴实的语言，引领我们进入仲景的思维，还有中医的核心观念之中，谢谢老师这么辛苦的每天为我们备课，我会努力去体会这些条文的。祝您身体健康，一切平安顺心！

学生　瀚华　敬上

赠言十七

连老师：

感谢您一个月来对我们的用心栽培（虽然我是很混的学生），希望老师的教导能继续延续到别人的心中。

学生　凌志　敬上

赠言十八

亲爱的连老师：

这个月您认真、精彩的授课，真是辛苦了！尤其是要在这么短的时间内，将《金匮》的精华介绍给我们。老师古朴又亲切的态度留给大家很难忘的印象呢！希望您以后再度来台湾，可以来学校找我们一起聊天喔！祝福　身体健康

学生　张育维　敬上

415

赠言十九

亲切又辛苦的连老师：

在一个月内要将这堂不轻松的课扎实又完整的上完，老师备课真的辛苦了！在讲授古文之余，老师总是举些自身的体会让我们加深印象，真的是获益良多！谢谢老师一个月来的辛劳！老师辛苦了！！

学生　志豪　敬上

赠言二十

连老师：

老师这个月辛苦您了，那天听您在课堂上说您每日花了不少时间备课，让我们这些学生真是有点汗颜。不过老师您在课堂上补充的学问让整堂课变得更为有趣，我想老师您真的是一位可以把学生引入殿堂的好老师吧！今日我们之间的缘分告一段落了，希望来日我们有机会再续未完之缘。

学生　为仁　敬上

赠言二十一

连老师：

感谢您认真的为我们备课,从课堂上,我获得了满满的知识,真是太感谢您了。

"经师易得,良师难求",我们永远记得您。

学生　纪乃宇　敬上

赠言二十二

连老师：

辛苦了,一学期的课压缩到一个月上完,虽然感觉像是补习班,不过可以感觉老师花很多时间备课,之前说过一堂课要花约四、五堂的时间。老师也因此不太能休息,也没办法在台湾多跑几个地方,今天就是最后一次课了。谢谢老师!

学生　吴书睿

416

赠言二十三

连老师：

感谢老师认真用心地教导,在短短一个月上完整本《金匮》。老师想必备课非常辛苦吧!? 总之,谢谢您让我们一窥中医的博大精深,也学习老师谦恭而仁心仁术的精神,祝您身体健康~

学生　陈正伦　敬上

赠言二十四

连老师：

感谢您辛苦的备课,让我们拥有轻松却不失精彩的《金匮》课。虽然只是短短的一个月,但学到的却是一辈子的知识,《金匮》让您教到有一种很满足很痛快的感觉!! 超感谢你的^_^~

学生　逸群　敬上

赠言二十五

连老师：

在短短的时间里面备课实在不容易；尤其自己对于教学的要求高更是辛苦。师者，所以传道授业解惑也。我自己能清楚感受一字一句钻研的发现！谢谢老师指导！！

学生　简士杰　敬上

赠言二十六

连老师：

这一个月来真是辛苦你了。除了每天备课到很晚，还得忍受这边的大太阳、大风、大雨，还有不太好吃的食物。老师上的课真的很好，让我对方剂又有更深的体会，谢谢老师！希望老师能再来帮我们上课，也祝老师平安健康。

学生　施懿婷　敬上
2005.8.31
（今天又是一个台风过境）

417

赠言二十七

Dear 连老师：

还记得第一天见到老师的感觉，就是个尽责又富有学养的老师。果然在一个月的教导下，有种相见恨晚的感觉，十分地喜爱老师您。谢谢老师这个月的倾囊相授，您辛苦了，祝健康快乐！

学生　吴思颖　上

赠言二十八

连老师：

谢谢您这么认真地为我们备课，《金匮要略》这门课经过您的讲解后，变得条理清晰、层次分明，而您的考试方向又不为难同学们，让我们对您十分敬佩！祝身体健康

学生　林孟颖　上

赠言二十九

Dear 连老师:

就像您说的,"聚在一起就是一种缘分",所以我也很珍惜和老师聊天,给老师授课的机会。愿以后有机会能再相见哦!!

学生　胡心濒　上

赠言三十

连老师:

说什么,都不及一句感谢。真的很谢谢老师的教导,不只是在课程上的内容,还有许多医生该具备的知识与品德。在您身上所见的是一种医师最深邃的智慧与修养,真的令人很敬仰! 这一个月,看到老师比我们更辛苦的备课,真的令人很舍不得。感谢老师这样努力又认真的教导,对我们也是如此的和蔼,真的很感谢! 希望在 2005 年的八月这一段时光,也能成为老师一段值得珍藏的回忆。一段得来不易的缘分,更令我们都珍惜。祝您一切顺利、身体健康、平安!

学生　施沛志　上

418

赠言三十一

Dear 连老师:

谢谢老师一个月来的指导,让我们可以在短时间内了解《金匮》的框架,以及层次分明的现代应用。诚如老师所说"仲景书是要用一辈子来琢磨、体会"。在《金匮》课结束后,我会记得老师说的话,继续精进的!!

祝　平安　顺利

学生　陈冠仁　谨上
2005.9.2

赠言三十二

Dear 连老师:

老师真是个特别的人! 从第一次上课起,就无比严肃认真的上课! 听老师说自己如何备课,就感到无比惭愧。有了老师如此精彩的讲解,我也没老师一半认真念书,我以后会好好改进的!记得第一次跟老师讲话还十分害怕,但是老师超礼貌超亲切的,一点都不像其他位高权重的老师,令人印象十分深刻!之前问老师对这里的生活、饮食是否能适应,老师说除了追求学问之外的事情,过得去就好,实在让我非常钦佩。希望我在学习之路也能学习这种精神,向老师看齐!!

学生　张慧卿

赠言三十三

Dear 连老师:

这一个月来真是辛苦您了!每天都尽心尽力地讲解条文和方剂,晚上又要为隔天备课……透过老师清晰地讲解,让我不仅对条文能够有大致地掌握,对于以前所学的方剂更有深一层的体会!!

谢谢老师

学生　庄依洁　上

419

赴台湾长庚大学讲学日记

2005 年 7 月 31 日

上午 9 时 20 分离家,从萧山机场乘 KA627 港龙航空飞至香港为下午 1 点,本应转机,不可出机场,因博士生李凯平打来电话,欲与李致重教授见我一面,畅谈别后,故与移民局官员商量,同意见面,可出机场。于是走出接机大厅,于地铁快客入口处等待。下午 3 点 20 分凯平、致重兄及吴梓新三人均到,同道相见,分外欢喜。致重兄仍为振兴中医鼓与呼,要求重视中医人文素质培养,并在港出版《中医复兴论》增订本。致重兄拿来四本,托我转交江西医学院一附院匡萃璋(亦在长庚大学教书)及长庚大学中医系沈建忠主任等人。下午 6 点,我抵达台北,友人凌白蒂女士及其夫婿游鄂生先生已进机场迎接。其弟之女四岁,患肺炎后刚出院,面黄消瘦、干咳,欲请我诊治。长庚大学中医系秘书许权维先生接我到长庚大学边的朴园度假村203 房间住宿。游先生一行随后亦到,为小孩开方培土生金,拟补中益气汤加味。后许权维先生来给课表。晚与家人报平安。备课到半夜一点钟方睡。

2005 年 8 月 1 日

早晨,许权维来接我去看中医系、图书馆、教学信息中心、教室。9 点半回朴园,又备课至 11 点半多。下午由金匮小老师(即课代表)蔡盈盈陪同去教室上课,并由同学录像,上课三节,即"金匮要略方论序"、"绪言"及"脏腑经络先后病脉证治第一"的前二段,自己感觉良好,精神亦爽,同学亦颇用心领悟。台湾学生素质好,有礼貌,上课前起立鞠躬,喊"老师好",下课后亦起立鞠躬,喊"谢谢老师"。

2005 年 8 月 2 日

王永庆为长庚大学题词"勤劳朴实",可能即"朴园"之来历。长庚历来用较少的钱办较多的事。今天早上与山东王振国、黑龙江刘树民、江西匡萃璋言及,均认为长庚主意好。仅数人的中医系班子,请来国内最好的师资,如北京鲁兆麟讲《内经》、成都邓中甲、陈潮祖讲《方剂》,真是太合算了。国内就应如此,聘知名专家来讲课,避免近亲繁殖,又提高了教学质量。今晨与家里通电话,知父母均在发热、咳嗽,曈曈给爷爷用银翘散加桑菊,给奶奶用桑菊饮合泻白散,再嘱曈曈给老人多吃天生白虎汤西瓜及绿豆粥等。晚上备课到 10 点钟,觉目痛,右眼已红,病皆起于过用也。

2005 年 8 月 3 日

早晨与家里通电话,知父母发热均已退,颇为安心。长庚大学内有人工湖一个,内养黑天鹅二只,自由戏水,颇为好看,又有鸭数只,大金鲤鱼数百尾,环境宜人。早晚凉风习习,真一搞学问之净地也。我所居之朴园,边上树木颇多,鸟类从早到晚啾啾鸣叫。人与自然和谐相处,亦一净土也。下午上二节课。晚又备课到 11 点,准备回去将录像全部整理出来成书,可名《台湾讲经记——金匮要略方论讲稿》。将自己三十余年来之经验、体会结合各注家、各教材之优点,提出自己的理解,确能启发后人。又在台湾讲《金匮》(经典、医经),弘扬祖国优秀传统文化,每天精心备课到深夜,眼睛充血,确是下了苦功。此地又静,能 72 学时讲完一门课,无杂事打扰,在平时也是不太可能的(会议、门诊不断),故要珍惜这一讲学机缘,尽量能源于前人,又提出自己的新见解来,真正是心悟、今释,才不枉来台一个多月。

2005 年 8 月 4 日

　　早上 8 点 10 分至 10 点讲课二学时,10 点半许权维来,把我的行李、书籍从朴园搬到长庚大学内"蕴德楼"03 号房间,这里装潢一新,开门窗后凉风习习,环境颇好。中午开始就有暴雨倾盆而下,是大台风"马莎"之影响。晚餐后实在雨大,从饭厅走回来虽仅数十步,衣、裤、鞋、袜尽湿透。

2005 年 8 月 5 日

　　今天台湾七个县市均停课,停止上班。我幸好在蕴德楼 303 宿舍内,外面狂风怒号,暴雨如注。因风太大,窗户开了一个小缝,便似觉感受寒湿,故中餐后盖厚被睡了一个多小时,起床后又喝了不少热茶,双手出了一些汗便好了。看舌苔白润胖大,似阳微而受寒湿也。晚上 8 点半游鄂生与白蒂偕其弟弟、弟媳、侄女凌靓洁来,小孩子身体大有好转,脉舌亦有转机,再用原方黄芩改为五分,嘱再服七剂可瘥。

2005 年 8 月 6 日

　　早上游鄂生与白蒂来蕴德楼接我去台中,先到台中荣总医院 10 层看望其父凌清澡。凌公脉结,右关有力,舌苔薄腻边紫暗,沉睡(用镇静剂故),痰多,足微浮肿,余进生脉散加味。然后去凌公家,为凌太太及其太亲公金学川(浙江乐清人)治病,治病毕,亦为游鄂生开一方治消渴病所致皮肤瘙痒。后有友人苏宽吉到凌家接我,苏家在"中国医药大学"附近,到其家后看到昔日的学生杨秀媛、徐秀艳均在,她们的孩子也在。秀媛有两个孩子,大儿子已九岁,秀艳有三个孩子,她们现在住在一起,上、下楼层,均在教孩子读经,即《大学》、《中庸》、《论语》、《孟子》、《易经》、《道德经》、《孝经》、《三字经》、《弟子规》等。我不太相信,便叫孩子一起背老子《道德经》,秀媛之子最大带头,五人排好队,从老子第一章"道可道,非常道,名可名,非常名"背起,一口气背到第六章,年纪最小的仅五六岁,真是厉害,不可思议。看到杨秀媛、徐秀艳现儿女成行,教之读经,并作为一个职业,招孩子四个班读经、读英文,真是培养未来人才之一途。

2005 年 8 月 7 日

　　上午 4 点半闻中台禅寺之晨钟敲响,再睡一小时后起床。早餐后去中台禅寺游览。再乘车去浦里台湾地理中心留影纪念。又去南投县竹山镇,有德山寺甚为清净,依照百丈怀海大师古训,真是清净佛地。抄录了弘一法师的联语数则,如"欲除烦恼先忘我,事有因缘莫羡人"、"常乐柔和忍辱法,安住慈悲喜舍中"等。

2005 年 8 月 8 日

早餐后又开始备课。下午讲课三节,傍晚苏宽吉夫妇并其岳母来治病。晚上凌白蒂带其弟来,借我摄影机可拍摄上课情况,十分感谢她。

2005 年 8 月 9 日

上午上课三节,下午本应再上三节,因人累,故仅讲二节后即下课。晚上苏宽吉夫妇又带林坤城先生及夫人、女儿来治病。晚备课。

2005 年 8 月 10 日

上午上课三节,已讲到"血痹虚劳病篇"了。中午午休后食白蒂所给释迦一只,甘甜味美。吃了以后精神佳,口也不渴,苔也不腻了。名为释迦,非但其外形似释迦之头发髻,亦其本质似释迦之利人也必矣! 故下午备课精神颇佳。

2005 年 8 月 11 日

傍晚与游智胜主任同去吃饭,席间幸会长庚大学医学院院长魏福全教授。魏搞整形外科,在国际上有知名度,与上海张涤生、陈中伟均是好朋友,一性情中人也。他到过北京、上海、南京、广州,对祖国大陆感觉颇好。合影后散席,由长庚纪念医院中医医院副院长张恒鸿送我回长庚大学蕴德楼,正好李致重托我带一本《中医复兴论》给他,张恒鸿是中国医药学院的毕业生,人聪明,为人不错。他很希望与我院有合作关系,并希望通过李凯平多多联系,多多交流。

2005 年 8 月 12 日

今天上午备课,下午又是 3 节课。一周共 16～17 节课。如果加上备课时间(每节课最少需要二节课的备课时间),就有 48～51 节。实际每天工作时间上课、备课共 10 小时以上,故常常备课到晚上 12 点左右。时常目睛红、涩痛,这辈子没有如此累地长时间讲课过。希望能把三十余年学习经典的学识积累讲出来,整理成《台湾讲经记》,还是很有意义的。为我录像的学生名叫汪家正,是台北人,我要求一定要录好像。昨天讲肺痈有一部分未录成,汪家正建议我把录音带也带回祖国大陆去,这样二者可以互参了。他说台湾至少周学时 35 节课,即每天 7 节课,并要学八年。我们周学时 25 节以下,可能真是太少了!

今天下午有"珊瑚"小台风来,大风下雨。晚上白蒂之弟开车来接我去台北永和镇为姚佐治将军治病。老将军乃安徽桐城姚鼐之后代,非常谦和,亲自在门口迎接。为将军及夫人还有其孙女、媳妇治病，将军91岁，右关脉有力，真高人也。诊病毕，再去白蒂弟弟家为其孩子治病。回长庚大学已是近12点钟了。

2005年8月13日

上午去拜会姜通老先生。到达永和中正路650号姜通先生之中医诊所，已是11时20分。姜老今年94岁高龄，为台岛执业中医师中最为年长者。系浙江中医专科学校第一届毕业生，是时傅嬾园为校长，徐究仁、沈仲圭等均是教师。姜老自称已52年未吃米饭，每天喝牛奶3000ml，每3小时喝500ml，如下午3点、6点、9点各吃500ml。因他下午3点上班，晚上9点下班，有时上午也要看病，一天70余号病人，多则100号，真是不易。姜老腰背笔直，步履轻快，确是养生有道。姜老介绍已花20多万新台币研究治糖尿病药，是用小的苦瓜为主药（大的无效），还有羊角菜等（越南有）。姜老说自己每天起床饮用鲜藕汁一杯，认为水果中以藕最为益人，补血、凉血、止血、活血面面俱到。姜老并云，桑椹、霍山石斛、杞子治老人眼不明最好。桑椹、桑叶均养人，是好东西。下午2点10分，我散步到台北重庆南路书店一条街，先后看了近十个书店。在台湾商务印书馆买了梁启超的《中庸注》，又在三民书店买得康熙年间上元湛愚老人所写之《心灯录》，明心见性，直指人心，宗旨在即心即佛。

423

2005年8月14日

上午在房间内出《金匮》期中考试卷。11点钟后何永庆来接我到台北莲池阁与陈紬艺老先生、焦金堂老先生、林竹松先生夫妇会面。陈紬艺为浙江苍南老乡，中华自然疗法世界总会创会会长，是老前辈、老朋友了。焦金堂原为国民党中央委员，陆委会总干事，现为健康通讯杂志社发行人。林竹松乃台湾海峡两岸经济文化促进会会长，曾二次被邓小平接见，亦被其他中央领导接见过。大家见面甚欢。焦金堂说：现在要搞三大革命，即足下革命（步行）、饮食革命（不吃西方的汉堡等食品）、医疗革命（推广自然疗法）。极是！中餐毕，永庆夫妇开车陪我去方宁书教授家，方教授夫妇见我来非常高兴。方先生学禅宗颇有心得，写了《也是诗》一书，在台颇有影响。方先生很赞成禅宗公案"吃茶去"，要放下自己的执着心。方先生说要"惜福、培福、感恩、报恩"，"信佛"就是"幸福"。方先生原为经国先生之学生，在多处大学执教。

2005 年 8 月 15 日

上午紧张备课到中午 12 点,下午 1 点钟又去上课三节,并将期中考试卷交许权维。晚备课。

2005 年 8 月 16 日

上午备课到 10 点,去上课二节。中餐应学生之邀,去参加学生午餐活动,系学生勤工俭学奖励经费,说明台湾学生尊师重教。餐毕回宿舍,再备课到一点钟,又去上课四节,确是劳累。自昨晚备课到深夜 12 点,今晨 7 点起又备到 10 点,中午又备,才能将四节课保质保量上完。故下课后已很疲惫,回宿舍后又要备明天的课了,眼睛均要闭起来,再勉强睁开,全靠责任心、事业心啊!要为台湾人民植中医之根,要写成《台湾讲经记》,必须要备好课,上好课,才能录好像、整理成文啊!晚餐后散步毕,再备课到 12 点休息。实在眼睛睁不开了!

2005 年 8 月 17 日

至今天已讲好一半课了,说快亦快,说慢亦慢,在人生路上有一个多月认认真真、一心一意地备课、上课,搞学问也不多得,也是一个缘吧!当然也是上课最多、最累的一个月,整天备课、上课,周学时 16 节,加备课算它 32 节,共 48 节,日近 10 节,眼睛实在太累,干涩而痛、充血,睡眠亦太少,但总算熬过了一半了!中午午休一个小时,再起床备课到三点多钟,苏宽吉带其小女郁婷来诊病,赠台湾版《历代名方精编》给苏兄。晚餐后去明清湖散步,边上即是体育学院,有游泳池等。晚备课。自 8 月 7 日从埔里回来后,埔里友人赠我百香果四十个左右,我每天餐后吃一、二个,确实很香,很酸甜。要连籽吃,可囫囵吞,亦可嚼碎吃下,此果仅出于南投埔里一带,藤蔓生,蛇喜食之。自来台湾,在商店、水果行里均未见到,想是埔里水特好,得天独厚,故有此特产也。

2005 年 8 月 18 日

上午在房间备课,眼红,故也不敢过多看书。下午 2 点~5 点又上课,晚上凌大荣与其夫人来,带其岳父母,并岳母之姐来看病。

2005 年 8 月 19 日

今日是农历七月十五中元节。下午上课,精神尚可,已上到"消渴小便利淋病脉证并治第十三"了。

424

2005 年 8 月 20 日

上午去台中荣总医院去看望凌老先生,凌老今日凌晨起发高热,足冷面红,脉结,左关弦,痰稠,视其舌光红而干,乃阴伤之极,又有痰热,为拟生脉散加龙、牡益气阴而固脱,再加当归、丹参活血,川贝、栝蒌皮、茯苓化痰,黄芩清热。再去凌家,为其夫人诊病,膝关节疼痛已大见好转,再前方加味治之。并为游先生处方。诊毕,去鹿港游览。鹿港乃古镇,属彰化管辖,有古庙已被白蚁侵蚀,现正在翻建。晚上在来来豆浆店吃豆浆一碗,加小笼包一客,颇为舒服。来来豆浆在台湾有名,极浓厚,真极品豆浆也。

2005 年 8 月 21 日

上午去台北,买书二本。下午天热,买莲雾解渴。可惜天公不作美,突然大雨倾盆,跑到火车站边之天桥上,躲雨约四十分钟,大雨、打雷、狂风,并有一分钟时间有地震感,自觉桥在摇。等到雨小,即乘车回林口。

2005 年 8 月 22 日

今天拜访了长庚大学医学院院长魏福全,赠他《历代名方精编》一本,并题词"治心何日能忘我,操术随时可误人",魏很高兴,并诚邀我今后再来台湾讲学。晚上看电视,听如本法师引开悟大师云:无病第一利,知足第一富,善友第一亲,涅槃第一乐。

2005 年 8 月 23 日

上午、下午均有二节课,故忙于备课也。傍晚在长庚大学山脚下之学生宿舍区走走,周边环境确实很美,是一清静读书去处。然从山脚往上走,虽有水泥台阶,也走得气喘冒汗了。今日电视报道台湾近来经济很不景气,成衣厂五个月未发薪,工人排队来台北游行。泰国外劳在高雄捷运打工,待遇非人,工人发生暴动,火烧工房。1 千余外劳暴动,真是史无前例。

2005 年 8 月 24 日

今日许权维已联系好我的返航机票。我赠长庚大学中医系《历代名方精编》台湾版一本,上书"业进德进"四字。上午上课"黄疸病脉证并治第十五",课后又赠一直为我录像之汪家正同学《中医必读》一本,并嘱咐他于 9 月 5 日为我整理出一整套录像、录音带带回杭州,以便整理出《台湾讲经记——金匮要略方论讲稿》。既讲金匮,融会各家,深入浅出,并有自己理论与临床见解,又联系中基、中诊、中药、方剂、伤寒、温病、内经等知识,时作串解,使学生真正能理解中医之精髓,掌握中医之基本功。又穿插入文、史、哲知识,医德、爱国、爱中医之理念,真正做到传道授业解惑也。并请汪家正录下半小时长庚之校景以作留念。台湾学生节俭朴素,从未见有奇装异服者,饮食亦极其简单,校园内禁烟、禁酒,从未见有剩菜剩饭者,是可取之处也。

2005 年 8 月 25 日

上午先到匡翠璋、刘翠玲夫妇处小坐,并赠送给匡氏夫妇《历代名方精编》一册,再回房间备课。下午 1 点半,学生开始进行《金匮》期中考。学生反映医案分析有些人没有做好,是麦门冬汤证案。长庚的学生很辛苦,整个暑假未放,到 9 月 9 日《金匮》期末考,9 月 12 日又要开学了。但学生没有怨言。台湾主要是大气候不好,不重视中医,中医自生自灭。社会上中医考试只要小学毕业即可,能背一些《医宗金鉴》即可应试,故使得不少大学生们均不愿日后做中医,真是可惜!长庚医类专业,每学期学费 6 万新台币,一年要 12 万,合人民币 3 万,故学生均很俭朴,求学不易。

2005 年 8 月 26 日

下午由林口长庚乘车去台北长庚,由白蒂之弟大方与其同事陈家荃一起接到陈家,为其父母治病。陈自己两年前车祸,迄今瘀血未净,投桃红四物汤加味。晚餐毕,再去大方家,早就有患者等在其家。共诊 6 人,最后大方之妻也诊了病,乃气血两虚之经少眩晕也。诊毕已是 11 点了,白蒂开车把我送回学校。到校已正 12 点了,甚觉疲惫。

2005 年 8 月 27 日

早上送山东王振国教授回大陆。之后到台北忠孝东路,先看了善导寺,除有大雄宝殿一座外,没有人气。再乘地铁三站到纪念馆,瞻仰中山先生事迹。在那个时代,提出三民主义,确属不易。中山先生最伟大之处在于提倡"天下为公"、"博爱"。一楼是事迹图片,二楼、三楼均为书画展。一直看到 1 点多,再走到附近之台北市政府边之 101 大楼。即台湾最高的房子,有 101 层,现开放五层为购物场所,亦无甚特殊货品。晚 9 点,学生蔡盈盈陪其亲戚小女孩来治癫痫,我诊其左关弦,右脉缓,舌红少苔,山根色青,易怒,食少,夜寐难以入睡,自觉咽中有痰涎,拟归芍异功合甘麦大枣汤、酸枣仁汤、四物汤加味。

2005 年 8 月 28 日

上午批《金匮》期中考试卷。学生参加考试者共 42 位,其中学号

B9205043 莊依洁为 99 分,其余 98 分 2 人,94 分 1 人,90 分 1 人,(共 5 人 90 分以上);80~89 分者共 18 人;70~79 分 5 人,60~69 分 9 人,50~56 分 3 人,42、41 分各 1 人(共 5 人不及格)。符合正态分布,余心甚惬。据了解,不及格者均为未来听课者。因有一部分同学不想学中医了,故未来听课。这几个人临时抱佛脚,背一下,但毕竟是不行的。午饭后何永庆夫妇陪我去基隆港看大海轮,再去一高山上望基隆港,下山后,又去看国际书道比赛。

2005 年 8 月 29 日

今天课后有学生张慧卿、胡心濒、施懿婷来我处诊病,均为气血虚弱之体,脉沉细,苔薄白。台湾的学生课业压力重,周学时数 35 节以上,暑假也不休息,吃得也不好,真是辛苦。汪家正给我拿来了他拍摄的校园风光,拍得不错。

2005 年 8 月 30 日

听说明后天有大台风"泰利"来台湾,又全球最大飓风"卡翠娜"侵袭美国,估计恢复电力供应就要两个月之久。台湾的台风也真大,估计明后天学生要停课了。还有最后的 8 节课了。

2005 年 8 月 31 日

上午由许权维先生带我、张爱平(福建)、刘树民(黑龙江)及匡萃璋夫妇一起出发,冒着风雨去游览。先去桃园县的莺歌镇,那里是瓷器出品最多的地方。然后去大溪,大溪风景尚可,有慈湖。今日下午台湾大部分地区如台中、台东、花莲已纷纷停班停课,飞机亦已停飞,因"泰利"台风快到。今晚电视讲明日将有 10 级大风,桃园停班停课,超市蔬菜涨价,葱卖 200~300 元新台币/kg。

2005 年 9 月 1 日

今日受"泰利"台风影响,桃园县全部停止上班、上课,故今日的三节课就不去上了,虽然林口一带无甚风雨,但也得停课了。那就整天在房间备课,将所有的课均备完。晚餐后去匡萃璋、刘翠玲夫妇宿舍聊了一会天,因匡明日清早回大陆,作一道别。

2005 年 9 月 2 日

上午在房间里出《金匮》期末考试卷(连同标准答案)。下午 1 点钟上课一直到 5 点钟后才结束,总算结束了所有教学任务共 72 学时。自觉是尽力尽职了！学生们均依依不舍，与我合影留念，并要我在书上签字留念。学生们并赠我卡片一张，内尽是临别赠言，肯定我的教学成绩，让我感动。台湾学生是努力、向上、纯朴的，有其可爱之处。

2005 年 9 月 3 日

上午与大荣之夫人金凤霖女士一起乘飞机去屏东为其祖父金学川先生（乐清人）治病。屏东为台湾最南部之县城。诊毕，到佛光山游览，佛光山今日欣逢七月三十盂兰盆会，人潮涌涌，均在念诵心经、大悲咒。然后去大雄宝殿，在山上建此大殿，非常庄严。山中之师父，个个彬彬有礼。游览毕，乘车去台中白蒂家，为其父开一方。其父已出院，左尺脉虚浮大，脉数且结，舌淡红有薄苔，考虑肾阴大伤，心之气阴亦大伤，兼夹痰热，拟生脉合地黄饮子加味。并为其母、游先生等一一开方。

2005 年 9 月 4 日

今日上午到台湾故宫博物馆游览，有彭楷栋先生捐赠的佛像文物特展"法象威仪"，并有历代佛像艺术、青铜器、玉器（包括良渚文化之玉琮）、瓷器（包括南宋官窑、哥窑、弟窑、汝窑）、竹雕、书法、画作等。各种玉器中，最珍贵的是翡翠白菜。明代仇英的画甚美，还有皇帝印章、皇帝珍砚、多宝格、花石砚等。今天最值得一提的是看到了汉王莽"新莽嘉量"青铜器，整个容器为一斛，高 25.3cm，净高 23cm，升约 100～150ml 可容，合约 10～15ml 可容，斛约 1000～1500ml 可容，基本是十进制。还知道了观世音之名在唐代因为避李世民之讳，故去世字，即称观音。下午 3 点半去阳明山游览，阳明山原称草山，蒋中正到台后改名阳明山。阳明山甚大，山上有硫磺矿，温泉热度可煮熟鸡蛋。之后又到龙山寺观世音菩萨道场参观。里面人山人海，还有华佗之殿。

2005 年 9 月 5 日

今日为几位朋友及其亲属治病。晚餐时白蒂、大方、大荣三姐弟全家均到，算是为我送行，并答谢我四年来为其父诊治之辛劳。凤霖之姑姑并把 9 月 3 日在佛光山的照片均印好，请凤霖带给我，亦颇有心。

2005 年 9 月 6 日

今日早晨 7 点何永庆开车来接我到茶楼与陈紬艺会长、董延龄、王静修中医师一起早餐。这三位均是忠厚长者，医道好。至 10 点半依依惜别。又到姜通医师处,与之告别。下午回到学校,我为长庚中医系题字"厚德载物"、"大医精诚"、"温故知新"等。

2005 年 9 月 7 日

早晨 6 点,由长庚中医系许权维先生开车载我去桃园中正国际机场,经香港转机返杭州。

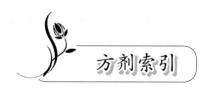

方剂索引

431

433